생애주기별

성장과 발달 3판

Growth and Development Across the Lifespan

GROWTH AND DEVELOPMENT ACROSS THE LIFESPAN, THIRD EDITION
ISBN: 978-0-323-80940-5

Library of Congress Control Number: 2021932120

This **Korean** edition of ***GROWTH AND DEVELOPMENT ACROSS THE LIFESPAN, THIRD EDITION by Gloria Leifer, Eve Fleck*** is published by arrangement with Elsevier Inc.

GROWTH AND DEVELOPMENT ACROSS THE LIFESPAN, THIRD EDITION by Gloria Leifer, Eve Fleck 의 해당 한국어판은 Elsevier, Inc. 와의 계약을 통해 (주)학지사메디컬에서 출간 되었습니다.

생애주기별 **성장과 발달** 3판
Growth and Development Across the Lifespan 3rd Edition

2023년 1월 10일 1판 1쇄 인쇄
2023년 1월 20일 1판 1쇄 발행

지은이 | Gloria Leifer · Eve Fleck
옮긴이 | 이수연 · 구현영 · 박성희 · 송민선 · 유소영 · 임지영 · 정현정 · 최희승
펴낸이 | 김진환
펴낸곳 | 학지사메디컬 HAKJISA MEDICAL
04031 서울특별시 마포구 양화로 15길 20 마인드월드빌딩
대표전화_ 02-330-5188 팩스_ 02-326-0338
등 록 | 2010년 2월 8일 제313-2010-36호
메 일 | hakjisamd@hakjisamd.co.kr
홈페이지 | http://www.hakjisamd.co.kr

ISBN 978-89-6069-999-1 93510

가 격 | 28,000원

생애주기별
성장과 발달

3판

Gloria Leifer · Eve Fleck 공저

이수연 · 구현영 · 박성희 · 송민선 · 유소영 · 임지영 · 정현정 · 최희승 공역

Growth and Development Across the Lifespan

Gloria Leifer, RN, MA, CNE
Professor, Obstetric and Pediatric Nursing
Riverside City College
Riverside, California

Eve Fleck, MS, ACE GFI, ACE PT, NASM CPT
Lecturer, Kinesiology
California State University, Northridge
Northridge, California

ELSEVIER

학지사메디컬 HAKJISA MEDICAL

간호사이자 인도주의자였던 어머니 *Sarah Masseyaw Leifer*와
소아과 의사, 남편이자 세계 여행자인 *Daniel Peretz Hartston, MD*
그리고
Heidi, Paul, Ruby
Barnet, Michelle,
Daniel, McKenzie, Tess, Sofia
Amos, Gina, Spencer, Ryan
Eve, Zoe, Elliot, Ian
에게 바친다.
그들은 나에게 인생의 항해에 대한 아름다움과 기쁨 그리고 도전에 대해 알게 해 주었다.

Gloria Leifer Hartston

나의 아이들 *Zoe, Elliot, Ian*
그리고 나의 어머니 *Gloria*에게 바친다.
당신은 나에게 삶의 의미와 목적을 부여하고 사랑으로 채워 주었다.

Eve Fleck

나의 삶에 활력을 불어넣어 주신 아버지께 바친다.
아버지의 발자취를 따르도록 노력하겠다.
재치와 유머 감각을 선물해 주신 어머니께도 감사드린다.
나의 열정적인 창의력을 견뎌 준 훌륭한 남편 Paul과
나의 전부이자 어른스러운 딸 Jessica에게도 특별히 감사드린다.

Janet Servoss

역자소개

대표역자

이수연

편집위원

이수연 · 구현영 · 임지영

집필진

이수연 거제대학교

구현영 대구가톨릭대학교

임지영 차의과대학교

박성희 군산대학교

송민선 건양대학교

유소영 차의과대학교

정현정 동아대학교

최희승 서울대학교

역자서문

2012년부터 한국간호교육평가원에서 주관하는 간호학 학사학위 프로그램 인증이 본격화되면서 그동안 간호학 교육과정 편성에서 상대적으로 부족하다고 판단한 '인문사회과학' 교과목을 8학점 이상 이수하도록 기준을 제시하였다. 간호학에서 공통적으로 필요로 하는 지식, 기능, 태도와 관련된 '인간과 사회'에 대한 이해를 위한 교과목 편성을 강조하면서 인간의 성장발달을 학습할 수 있는 교재의 필요성이 대두되었다.

간호학에서 중요한 메타언어로서 간호(nursing), 인간(person), 사회와 환경(society and environment), 건강(health)과 같은 4가지 개념이 중요하다고 인지하고 있다. 이것은 간호학을 전공하는 학생이 간호가 무엇인지, 인간이 어떤 존재인지, 인간을 둘러싼 사회와 환경은 인간과 분리하여 생각할 수 있는지, 건강하다는 것은 질병이 없는 것인지 등을 학습하여야 한다는 의미이기도 하다. 이러한 맥락 속에서 간호사가 되려는 학생은 인간을 이해하기 위한 지식으로서 전 생애주기를 통한 인간의 성장과 발달을 학습하여, 인간 성장발달 단계별 정상적으로 발생하는 신체적 · 심리적 변화와 사회적 과업을 이해하는 것이 필요하다.

앞서 Elsevier의 『Growth and Development, Across the Lifespan, A Health Promotion Focus』 2판의 번역 작업은 2013년에 한국아동간호학회 회장인 박호란 교수님이 대표 역자로 참여하였고, 나 역시 그 당시 한국아동간호학회 이사로서 책 작업에 참여하였다. 그리고 2022년에 『Growth and Development, Across the Lifespan』 3판의 번역 작업은 현재 한국아동간호학회 부회장이면서 대구 가톨릭대학교 구현영 교수와 차의과대학교 임지영 교수가 편집위원으로서 원고를 면밀히 검토하고 적극적으로 편집방향에 대한 의견을 개진하여 이 작업을 무사히 진행할 수 있었다.

『생애주기별 성장과 발달』(3판)에서는 16장 전체를 번역하였다. 미국의 국민건강증진계획 2030은 우리나라와 다른 정부조직, 인구구성, 의료전달체계, 의료보험 등의 차이로 우리나라와 일치하지 않지만, 미국이 계획하는 건강증진 전체를 이해하는 것이 우리나라와 비교하여 국민의 건강증진을 이해할 수 있는 바탕이 된다고 생각하여 포함하였다.

이 책은 국민 건강에 영향을 끼칠 수 있는 정부 정책, 전 생애주기별 건강과 질병에서 고려할 문화적 요소뿐만 아니라 생활양식을 형성하는 과정에서 가족의 영향, 발달이론을 포함하고 있으며, 태아부터 고령 노인까지 전 생애주기별 정상 성장발달 특성을 학습할 수 있는 교재로 적절하다고 생각한다. 각 장의 마지막 부분은 학생이 학습한 내용을 통하여 임상적 판단할 수 있도록 사례를 제시하고 있으며, 연습문제를 통하여 학습 내용을 점검할 수 있도록 구성되어 있다.

또한 이 책은 생의 마지막을 계획하고, 생애주기에서 발생하는 상실, 슬픔, 사망을 다루고 있다. 간호학 전공 학생 또는 인간의 성장발달 단계를 이해할 필요성이 있는 모든 전공 학생에게도 유용하며, 특히 유아교육 관련 전공자, 청소년 전공자, 성인이나 노인 전공자에게도 도움이 될 수 있다.

대학에 대한 사회적 요구 증가, 대학 기본역량진단과 국고지원 사업뿐만 아니라 간호교육인증평가 등으로 번역 작업에 시간을 내는 것이 여의치 않음에도 불구하고 이 책의 번역에 적극적으로 동참해 주신 집필진분들의 노고에 우선 감사드린다. 더불어 이 책이 나오기까지 노력해 주신 학지사메디컬의 김진환 대표님과 편집부에게도 감사드린다.

마지막으로 이 책이 간호학을 전공하는 학생이 본격적인 간호학 전공 학습에 들어가기에 앞서 전 생애주기에 있는 인간을 성장발달 단계에 따라 이해할 수 있는 교양이나 전공기초 교과목으로 활용될 수 있기를 기대한다.

2022년 11월

대표역자 **이수연**

기여자

Janet Servoss, RN, BS, MSN, CGRN
Clinical Nurse IV, Endoscopy Educator
Endoscopy
St. Jude Medical Center
Fullerton, California

자문위원

Melanie Richeson, MA
Freelance Medical Editor
Unison Health
Toledo, Ohio
TEACH Lesson Plans

Laura Bevlock Kanavy, MSN, RN
Director
CTC of Lackawanna County Practical Nursing Program
Scranton, Pennsylvania
Test Bank

Liz Summers, MSN, RN, CNE
Coordinator of PN Program
Cass Career Center
Harrisonville, Missouri
Student Review Questions

감수자

Amanda Churchman, RN, MSN
Director of Practical Nursing Program
Practical Nursing
Red River Technology Center
Duncan, Oklahoma

Heather Clark, DNP, RN
Director
Penn State Practical Nursing Program
Penn State Lehigh Valley
Center Valley, Pennsylvania

Odelia Garcia, MS, MSN, BSN, RN
Vocational Nurse Instructor
Nursing
Texas State Technical College – Harlingen
Harlingen, Texas

Alice M. Hupp, BS, RN
Lead Instructor
Vocational Nursing
North Central Texas College
Gainesville, Texas

Lorraine Kelley, RN
Faculty
Department of Nursing and Emergency Medical Services
Pensacola State College
Pensacola, Florida

Darla K. Shar, MSN, RN
Associate Director
Nursing
Hannah E. Mullins School of Practical Nursing
Salem, Ohio

Molly M. Showalter, MSN Ed, RN
Interim Vocational Nursing Program Director
Department of Health Professions
Texas Southmost College
Brownsville, Texas

Elaine Kay Strouss
Dean–School of Health Sciences
School of Health Sciences
Community College of Beaver County
Monaca, Pennsylvania

저자서문

연령과 생애주기별 성장과 발달에 대한 이해를 하는 것은 간호사와 보건의료인에게 가치 있는 도구이다. 성장발달에 대한 지식은 대상자를 사정하고 계획하고, 건강관리를 적용하고 교육할 때 유용하다. 이 책은 학생이 전 생애에 걸친 성장과 발달을 학습하게 해 주고, 생애주기의 각 단계에서 정상적으로 일어나는 변화에 대한 이해를 통합할 수 있도록 도와준다.

성장과 발달 과정은 생애주기 발달을 이해하기 위한 체계를 형성한 연구자와 이론가에 의해 기록되어 왔다. 이 책은 생애주기의 각 단계에서 발생하는 전형적 신체와 행동 변화에 대한 특수한 이론과 개념을 살펴본다. 보건의료인이 정상 발달 단계에 익숙해질 때, 변화를 확인할 수 있고, 건강관리를 계획할 때 전형적 양상을 주목하여 언급할 수 있다.

차세대 시험 질문(next generation test question, NGN)을 대비하여 학생들의 임상판단을 확인하도록 각 장의 마지막에 복습을 위한 사례연구 내용을 포함하고 있다. 이 사례연구가 책을 읽는 독자의 입장에서 간호사 면허 시험의 질문 유형에 친숙해지는 것과 더불어 책 내용을 이해했다는 것을 증명해야 하는 도전이 될 수 있다.

이 책은 수정부터 죽음까지의 성장발달의 개념을 포괄적으로 살펴볼 수 있도록 하며, 간호사나 보건의료인이 자신의 전문적 목표를 달성하고 발휘할 수 있도록 국민건강증진계획 2030의 목표와 통합하도록 한다.

국민건강증진계획 2030은 공식적으로 2020년 8월 18일 발표하였으며, 2030년까지 달성할 국가적 목표를 나열하고 있고, 다양한 상황에 있는 생애주기의 모든 인구집단의 요구 충족과 관련된 계획이다. 질병 예방과 관련된 건강관리는 질병이 발생한 후 질병을 치료하는 것보다는 비용을 경감시키는 것에 초점을 맞추고 있다. 연구결과는 많은 유형의 질병을 예방하기 위하여 건강한 생활방식이 중요하다고 입증하고 있다.

생애주기의 모든 단계에서 학습이 일어나고 있으나, 각 단계에 있는 개인의 능력과 요구가 다르며 교육 방식의 효과에 영향을 끼친다. 생애주기의 각 단계마다 개인과 가족이 인생 여정 동안 반드시 달성해야 할 특별한 발달 과업이나 위기를 가지고 있다. 이 책은 신체적 변화, 학습 유형과 이러한 발달 과업이 어떻게 서로 영향을 끼치는지 이해할 수 있도록 한다. 이러한 이해는 욕구를 사정하고 가족의 역동성을 지지하는 계획을 세울 때 유용하며, 건강 유지에 참여하는 개인과 가족에게 힘을 부여할 수 있다.

21세기는 인구 증가, 국제적 관계의 갈등 심화, 건강 도전, 과학적 성취가 더 진전할 것이며, 이 모든 것은 전 세계의 사회, 경제, 건강 환경에 영향을 끼칠 수 있다. 건강을 증진할 수 있는 우리의 능력은 삶의 질을 풍부하게 하고, 수명을 연장할 수 있으며, 미래에 더 중요해질 수 있다. 건강 행위 증진과 건강한 생활양식은 삶의 질을 향상시키는 필수적인 부분이다.

이 책은 또한 미생물군유전체에 대한 새로운 지식과 이해가 생애주기 중 임신 기간과 신생아 단계 건강 행위를 교육하는 기회를 제공하며, 이는 신생아를 둔 성인의 건강에 영향을 끼치며 전 생애주기의 다양한 단계의 건강 유지에 영향을 끼칠 수 있음을 논의한다.

오늘날 사람들은 건강관리에 대하여 자신이 통제하고, 자신의 건강 요구와 관련된 의사결정 과정에 직접 참여하기를 원한다. 보완대체요법의 사용이 대중화되는 것은 자기 자신이 직접 건강관리와 예방을 하려는 경향을 반영한다. 지난 10년간 인터넷을 통하여 근거기반지식, 쉽게 접근 가능한 건강 클럽, 체육관, 자조집단 그리고 새로운 운동 견해가 빠르게 증가하고 있다. 2020년의 팬데믹 동안 원격모임이 가능한 줌(Zoom)이나 다른 온라인 프로그램에 의존하면서 원격통신을 통한 다양한 사업 서비스 제공과 건강관리를 지속할 수 있을 뿐만 아니라 모든 수준의 교육이 가능하게 되었고, 이는 위기가 지난 후에도 지속될 것이며 더욱 개선될 것이다. 또한 이것은 사람들이 자라고 성숙하고 나이가 들어가면서 건강과 관련된 관심이 증가한 것을 반영하기도 한다.

이 책은 수정부터 죽음까지 전 생애주기 각 단계의 신체적, 인지적, 사회적, 성격적 발달에 관한 개념과 이론을 설명한다. 또한 정상 발달에 영향을 끼치는 외부 요인으로서 문화와 환경을 다룬다. 각 장은 생애주기 단계별로 특징이 다른 개인적 우선순위, 기술, 제한 등을 통합한 교육 전략을 확인할 수 있도록 정보를 제공한다. 예를 들어, 보건의료인이 어린 아동에게 적용시키려는 교육 전략이나 기술은 청소년에게 적용시키려는 것과는 다를 것이다. 아동은 성인이 하는 것을 보고 배우지만 아동은 영향을 받을 만한 개인 경험이 없기 때문에 학습 과정과 해석은 성인의 경우와 다를 수 있다.

예방적 건강관리는 국민건강증진계획 2030 목표의 핵심적인 부분이다. 간호사나 보건의료인에게는 유전, 생의 단계, 환경이 인간행동에 어떻게 영향을 끼쳤는지 이해하는 것이 중요하다. 간호사나 보건의료인은 이러한 지식으로 개인 대상자의 고유한 욕구를 충족시킬 수 있는 교육과 건강관리 계획을 발전시킬 수 있다. 문화적으로 민감하며 발달연령에 맞는 방식으로 제공받은 정보로 힘을 얻은 대상자는 건전하고 건강한 생활양식을 결정할 수 있는 능력을 갖게 된다.

국민건강증진계획 2030 자료에서 측정 가능한 대부분의 건강 결과는 생애주기의 각 단계에서 개인이 선택한 것과 관련되어 있다. 보건의료인과 간호사는 대상자의 건강증진과 건강한 생활양식에 대하여 교육할 수 있는 최적의 자격을 갖추고 있다.

위기에 처한 사람들에게 건강한 식이, 운동, 정신 건강과 생활양식 선택에 대해 교육하기 위한 모든 교육 기회를 효과적으로 사용하는 것은 예방적 건강관리의 중추부이다.

Gloria Leifer Hartston, RN, MA, CNE

Eve Fleck, MS, ACE GFI, ACE CPT, NASM CPT

감사의 글

이 책은 많은 팀원의 노력으로 출간되었다. 저자들은 실질적인 기여자뿐만 아니라 이러한 결과를 위해 지원과 격려를 해 준 모든 분들에게 심심한 감사를 표한다.

Elsevier의 전 Senior Nursing Editor(수석 간호 편집인)인 Terri Wood는 저자들이 집필을 완료할 수 있도록 비전을 제시하고 신뢰를 보여 주었으며 저자의 노고를 지원하였다. 우리는 개정을 위해 그들의 전문지식을 공유하고 건설적인 조언을 해 준 교수 검토자들에게도 감사를 전한다. 특히 플로리다의 성 피터스버그에 위치한 Eckerd 대학의 심리학 조교수인 Marjorie Hardy 박사의 5장에 대한 세밀한 검토와 유익한 제안에 대해 사의를 표한다.

전문간호사 Janet Servoss가 집필진에 합류하였으며, 그녀는 병원의 내과 · 외과 영역에서 경험한 임상 전문성과 환자뿐만 아니라 전문가를 대상으로 예방적 건강실무를 교육한 경험을 많이 제공하였다. 우리는 그녀가 이 책에서 연구 조언가, 편집자, 특별한 기여자로서의 역할뿐만 아니라 2020년 코로나19 팬데믹 동안 병원의 전면에서 기여한 공로에 감사드린다. 그녀는 이 프로젝트가 진행되고 격의 없이 기한 내에 만날 수 있도록 하였다. Jessica Servoss는 이 책의 1판 삽화에 기여하였으며, 우리는 그녀의 업적과 성취를 자랑스럽게 생각한다.

이렇게 책이 출간된 것은 Elsevier의 간호 분야 편집부 Senior Content Strategists(수석 컨텐츠 전략가)인 Nancy O'Brien과 Brandi Graham, Senoir Content Development Specialist(수석 콘텐츠 발달 전문가)이며 교육, 참고문헌과 콘티 전문가인 Melissa Rawe, Content Development Specialist(콘텐츠 발달 전문가)인 Andrew Schubert의 도움이 있었기에 가능한 일이다. 편집부가 제공하는 유용한 도구와 뛰어난 기획과 편집 기술은 책이 출간되는 전 과정 동안 유용한 지침이 되었다.

Barnet Hartston 교수가 보여 준 격려와 지원, 아이디어를 자극하는 동기부여에 특히 감사드린다. 이 책에서 확인할 수 있는 삽화에 많은 활기를 불어넣은 사진 모델이 몇 분 있다. 그들의 인내심에 감사를 전하고 싶다. Amos Hartston와 Gina Hartston은 2020년 코로나19로 전 세계가 팬데믹일 때 어쩔 수 없이 사회적으로 고립되어 있는 동안 자발적으로 책을 집필할 수 있도록 편안하고 안전한 시설을 제공한 것뿐만 아니라 바쁜 일정에도 불구하고 개인적인 도움과 격려를 보내 주어 특별한 고마움으로 경의를 표한다.

저자는 이러한 협조를 통하여 형성된 상호적 지원과 존중에 대해 서로에게 감사를 표한다.

우리는 또한 뉴욕의 브롱스에 있는 Fordham 간호학교, 뉴욕시립대학교의 Hunter 대학, LA의 캘리포니아 주립대학, Northridge의 캘리포니아 주립대학, Riverside City 대학의 학생들에게도 감사를 표한다. 우리는 학생들을 통하여 학습 욕구를 이해하는 데 도움을 받았고, 전문적으로 도전하도록 자극을 받았으며, 교육과 집필에서 개인적으로 보람 있는 경력을 쌓아 갈 수 있었다.

이 책에 포함된 정보는 실무에만 해당하는 것이 아니기 때문에 간호학, 심리학, 상담학, 유아교육학과 같이 다학제적으로 건강과 관련된 전공 영역 학생들에게 유용할 수 있으며, 긍정적인 상호작용 결과에 영향을 미치는 특별한 연령 집단의 욕구, 위험요소와 도전을 이해해야 하는 전공 영역 학생들에게도 도움이 될 수 있다. 우리는 독자가 이 책에 포함된 정보를 통해 개인이나 가족 간의 의사소통을 증진시키고 효과적인 건강관리 계획을 세우는 데 도움이 되기를 희망한다.

Gloria Leifer Hartston, RN, MA, CNE
Eve Fleck, MS, ACE GFI, ACE CPT, NASM CPT

목차

CHAPTER 06 산전관리와 건강한 발달

CHAPTER 07 영아

CHAPTER 08 유아 · 학령전기

CHAPTER 09 학령기

CHAPTER 10 청소년기

CHAPTER 11 성인 전기

목차

CHAPTER 01

국민건강증진계획 2030

Healthy People 2030

개요

정의
- 국민건강증진계획 2030
- 국민건강증진계획 2030이 하려는 것
- 주요 건강지표
- 건강 결정요인
- 건강 상태

달성 단계와 목표

생애주기별 문제와 목표
- 태아기 및 영아 건강
- 아동기 건강
- 청소년 및 성인 초기 건강
- 노년기 건강
- 고령기 건강

국민건강증진계획 2030 목표 달성을 위한 보건의료인의 역할

세계보건

학습목표

1. 국민건강증진계획 2030이 무엇이고, 무엇을 할 것인지 설명한다.
2. 국민건강증진계획 2030에서 정의하는 공공보건 이슈를 제시한다.
3. 인구집단의 건강 상태를 어떻게 측정할지에 대해 논의한다.
4. 생애주기별 건강 문제 또는 목표를 제시한다.
5. 국민건강증진계획 2030 목표 달성을 위한 보건의료인의 역할에 대해 논의한다.
6. 전 세계 건강증진을 위한 보건의료인의 역할에 대해 논의한다.

주요용어

행동 behaviors
생물학 biology
건강 결정요인 determinants of health
식품 불안정성 food insecurity
건강 상태 health status
국민건강증진계획 2030 Healthy People 2030
영아 사망률 infant mortality rate
주요 건강지표 leading health indicators
기대수명 life expectancy
물리적 환경 physical environment
사회적 환경 social environment

1. 정의

1) 국민건강증진계획 2030

국민건강증진계획 2030(Healthy People 2030)은 2010년에서 2020년까지의 미국 내 건강관리 성과를 기반으로 제시하는 10년 단위의 보고서이다. 보고서는 이전 10년간의 성과뿐만 아니라 앞으로 10년 동안 우리가 해야 할 것을 제시하고 있다. 국민건강증진계획 2030의 주요 목표는 리더십 발휘하기, 국민의 건강과 복지 도모하기, 건강 불평등 감소, 전 생애주기의 건강, 삶의 질, 건강한 발달, 건강 행위를 증진하기 위한 사회적 · 물리적 환경을 조성하기이다.

2020년 미국 보건복지부(U.S. Department of Health and Human Services, USDHHS)에서 출판한 국민건강증진계획 2030은 미국 내 건강과 관련하여 가장 중요한 계획 문서이다. 국민건강증진계획은 1979년 건강관리 분야 350개 이상의 정부 기관, 조직, 전문가들에 의해 처음 발간되었다. 이후 국민건강증진계획은 10년마다 최신 통계 자료를 분석하여 구체적인 목표를 통해 건강관리의 진행 정도, 경향, 주요한 문제, 미래에 필요한 것을 강조하고 제시하였다. 구체적인 목표와 과제 수행 목표는 건강관리에 대한 달성 수준과 요구에 따라 주기적으로 수정되었다.

국민건강증진계획 2030은 국민건강증진계획 2020에 비해 전체적인 과제 수행 목표를 줄였다. 이에 2030년까지 달성해야 할 41개 주제 영역과 그 아래 355개 과제 목표를 포함하였다. 건강 문제와 건강실천행위의 개선 사항은 근거기반 지식에 따른다. 본 보고서에서는 대상자의 연령을 크게 네 그룹으로 나눈다: (1) 영아, (2) 아동, (3) 청소년 및 성인 초기, (4) 노년기 및 고령기

2) 국민건강증진계획 2030이 하려는 것

국민건강증진계획 2030은 2017년에 제정되었으며, 국민건강증진계획 2020에 비해 건강에 영향을 미치는 사회적 맥락에 초점을 맞추었다. 국민건강증진계획 2020이 질병에 초점을 두었다면, 국민건강증진계획 2030은 전 인류가 건강해질 수 있는 동등한 기회, 즉 건강 형평성에 초점을 두고 있다. 국민건강증진계획 2030의 비전은 "모든 사람이 그들의 전 생애주기 동안 자신의 건강과 복지에 대해 최대 잠재력을 성취하는 사회"를 만드는 것이다(USDHHS, 2030). 이러한 건강 형평성에 초점을 둔 구체적인 목표는 다음과 같다.

1. 건강에 대한 장애 요인을 제거한다.
2. 구조적이고 체계적인 편견과 차별을 해결한다.
3. 예방적 관리를 포함한 건강 형평성 증진을 위한 정책과 실무 지침을 개발한다.
4. 아동과 청소년에게 그들의 전 생애주기 동안 최상의 건강과 복지를 달성할 기회를 제공한다.
5. 건강한 신체적, 사회적, 경제적 환경을 조성한다.

국민건강증진계획 2030의 목표와 과제 수행 목표는 이 장에서 통합적으로 다룰 것이다. 전 생애

주기에 걸친 정상 성장발달을 도모하기 위한 건강한 생활습관에 대한 구체적인 과업과 위험 요인을 확인하고, 연령에 맞는 신체 활동과 같은 건강관리 중재를 제시할 것이다.

3) 주요 건강지표

건강지표는 생애주기 동안 건강 관련 개념을 측정하기 위한 지표이며, 주요 건강지표(leading health indicators)는 최근 10년간 우선순위가 높은 것을 선별하였다. 국민건강증진계획 2030의 주요 건강지표는 다음과 같다.

1. 의료접근성 : 의료보험 가입자의 증가 및 외래 진료를 통한 입원 방지
2. 예방적 의료 서비스 : 성인의 고혈압 관리, 아동의 표준 예방접종 확인(그림 1.1), 의료 접근 장애 요인인 도시의 쇠퇴, 주거지의 분리와 고립에 대한 감시
3. 환경의 질 : 생활 환경(공기, 물, 땅, 건물의 종류와 수), 사회인구학적 요인(연령, 성별, 교육 수준, 이주 배경, 인종, 직업, 수입 등), 폭염 취약계층, 삶의 질과 관련 있는 일반적인 환경(EPA, 2018)
4. 우발적 사고 사망 : 상해 및 폭력 발생, 화기 관련 사망자 수, 의도하지 않은 사망 관련 원인
5. 모아 건강 : 영아 사망률 및 모성 사망률 감소
6. 정신건강 : 정신적 스트레스와 자살 감소
7. 비만 : 아동과 청소년의 건강한 식습관과 신체 활동을 통한 비만 감소(그림 1.2)
8. 구강 건강 : 매년 2세 이상 유아가 구강관리 시스템을 이용하는 수 증가
9. 생식 및 성 건강 : 청소년이 처음 성관계를 가질 때 피임법 사용을 권장하여 신규 에이즈 환자 진단 감소

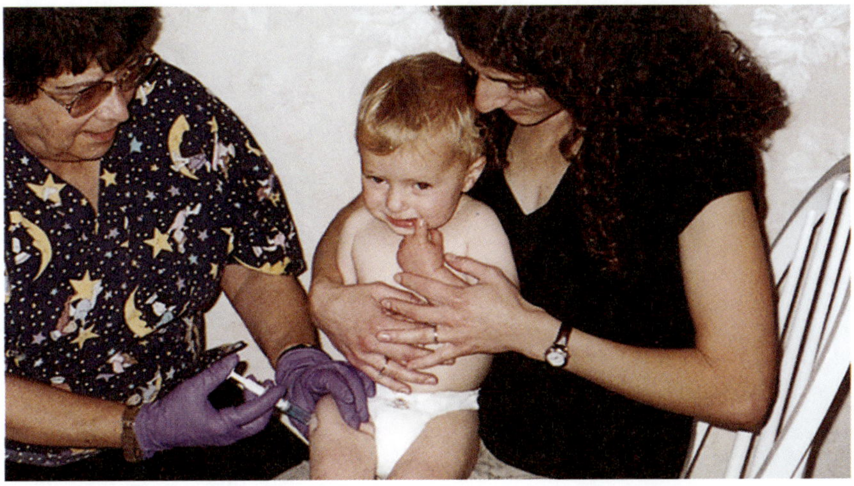

그림 1.1 어머니가 예방접종 중인 아동을 안는 자세로 잡고 있다. 현재 영유아 예방접종 일정은 www.cdc.gov/vaccines/index.html에서 확인할 수 있다.

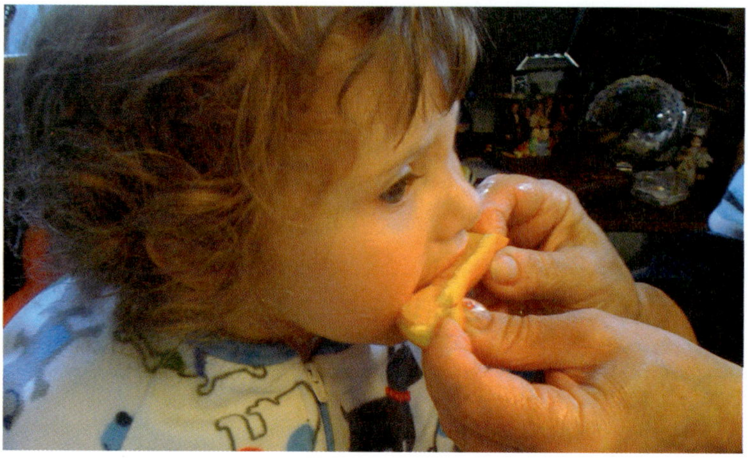

그림 1.2 아동은 생애 초기에 간식으로 주는 신선한 채소와 과일 맛을 보면서 건강한 음식과 영양에 대해 배우기 시작한다.

10. 사회적 결정요인 : 4학년이 되면 능숙하게 읽을 수 있는 학생 수 증가, 빈곤층 비율 감소, 식품 불안정성(food insecurity)을 가진 가구 수 감소, 가계 소득의 30% 이상을 주거비용으로 지출하는 가구 수 감소
11. 약물 남용 : 약물 과다 복용으로 인한 사망률 감소와 알코올 사용 장애 감소
12. 청소년 흡연율 감소(National Academies of Sciences, Engineering, and Medicine, 2020)

표 1.1에서 국민건강증진계획 2030의 주제, 지표, 목표가 어떻게 통합되어 진행되는지 제시하고 있다. 준비 역량은 근거로 제시할 문헌이 충분하지 않아서 주요 건강지표에는 제시되어 있지 않지만, 국민건강증진계획의 핵심 목표인 주제는 제시되어 있다.

표 1.1 국민건강증진계획 2030의 주제, 지표, 과제 수행 목표 예시

주제	지표	과제 수행 목표
의료 서비스 접근성	건강보험을 가지고 있는 인구 비율	치료 및 예방 관리를 받을 수 있는 대상자 수 증가
상해와 폭력	상해와 폭력을 겪은 인구 비율	의도치 않은 상해 사망 발생 감소
사회적 결정요인	건강한 생활환경을 누리는 인구 비율	빈번한 정신적 스트레스 줄이기 초등학교 4학년생 중 능숙하게 읽을 수 있는 학생 수 증가 저렴한 주택에 대한 접근성을 높이고 빈곤층 비율 낮추기
건강 관련 삶의 질	균형 잡힌 영양 섭취, 신체 활동과 같은 건강한 생활을 실천하는 인구 비율	식품 불안정성이 있는 가구 수 감소 비만과 고혈압 발생률 낮추기 알코올, 흡연, 약물 남용으로 인한 사망 줄이기

출처 : National Academies of Sciences, Engineering, and Medicine (2020). *Leading Health Indicators 2030: Advancing Health, Equity, and Well-Being*. The National Academies Press. https://doi.org/10.17226/25682

4) 건강 결정요인

건강 결정요인(determinants of health)은 건강 상태(health status)에 영향을 미치는 사회적, 경제적, 환경적 요인을 의미한다. 이러한 건강 결정요인에는 개인의 행동과 생물학적, 유전적 요인들이 포함될 수 있다.

행동 요인과 생물학적 요인은 상호 연관되어 있다. 생물학적 요인은 질병에 영향을 주지만, 행동 요인은 개인이 질병에 취약하게 하거나 질병을 극복할 수 있게 한다. 사회적, 물리적 환경은 행동 요인에 영향을 미친다. 예를 들어, 교육은 건강 행동을 촉진할 수 있으며, 환경 내 독소는 생물학적 요인에 악영향을 미칠 수 있다. 정책과 건강 서비스에 대한 접근성 또한 중요한 건강 결정요인으로 나타난다. 따라서 개인의 건강 행동은 일반적인 환경과 밀접하게 연관되어 있으며 국민건강증진계획 2030의 목표 달성에서 중요한 요인이다(그림 1.3).

생물학(biology)적 요인은 개인의 유전자, 가족력, 일생동안 발생하는 신체적, 정신적 건강 문제와 관련된다. 노화, 식이, 신체적 활동, 흡연, 스트레스, 알코올 및 불법 약물 남용, 상해와 폭행, 감염과 유해 물질은 질병과 장애를 일으킬 수 있으며, 이것은 개인의 "새로운" 생물학적 요인을 만들어낼 수 있다.

행동(behaviors) 요인은 내적 자극과 외적 환경에 대한 개인의 대응과 반응을 뜻한다. 행동 요인은 생물학적 요인과 상호관계를 가질 수 있다. 예를 들어, 흡연(행동 요인)은 폐의 세포를 변화시킬 수 있으며, 호흡이 짧아지고, 폐기종 또는 암(생물학적 요인)을 유발할 수 있으며, 이는 개인의 흡연(행동 요인)을 중단하게 만들 수 있다. 유사하게 심장병에 대한 가족력(생물학적 요인)은 개인

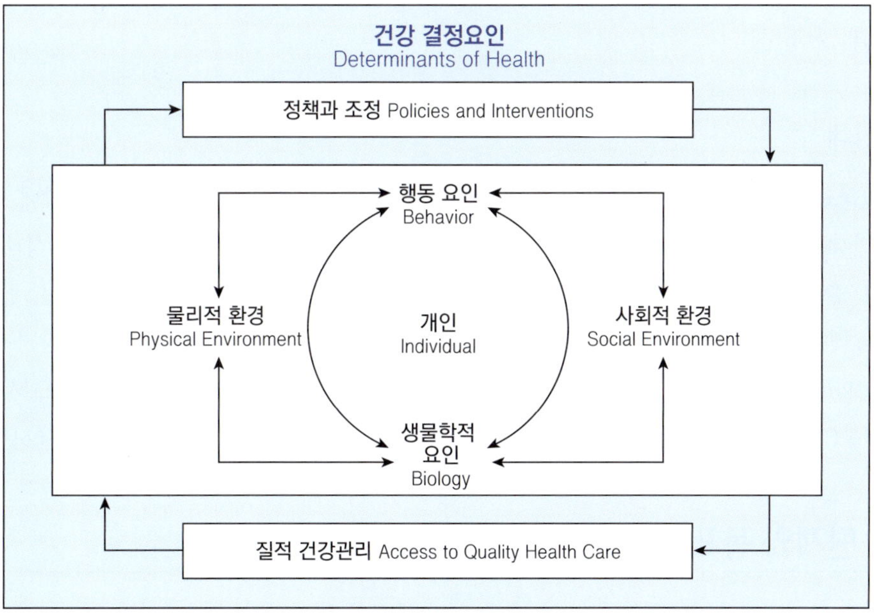

그림 1.3 건강 결정요인
출처 : 미국 보건복지부(2000). 국민건강증진계획 2010

이 건강한 식습관을 형성하며, 금연하고, 활동적인 생활방식(행동 요인)을 유지하게 하며, 이는 개인의 심장병 발생 확률을 낮출 수 있다(생물학적 요인).

개인의 선택과 개인을 둘러싼 사회적, 물리적 환경은 행동(행동 요인)을 변화시킬 수 있다. 사회적, 물리적 환경은 개인의 삶에 긍정적이거나 부정적인 영향을 주는 모든 요소를 포함하며, 이들 중 많은 부분은 개인의 즉각적이거나 직접적인 통제를 받지 않을 수 있다.

사회적 환경(social environment)에는 가족, 친구, 동료, 지역사회 내 공동체와의 상호작용이 해당한다. 또한 법의 집행, 직장, 종교시설, 학교와 같은 사회 기관을 포함한다. 주거, 대중교통, 지역사회 내 폭력 유무는 사회 환경의 또 다른 구성 요소이다. 사회적 환경은 문화적 관습, 언어, 개인적 · 종교적 · 영적 믿음으로 인해 고유한 특성을 가지며, 개인과 공동체의 건강에 지대한 영향을 미친다. 동시에 개인과 공동체의 행동(행동 요인)은 사회적 환경의 질에 영향을 미친다.

물리적 환경(physical environment)은 보고, 만지고, 듣고, 냄새를 맡고, 맛볼 수 있는 환경을 뜻한다. 그러나 물리적 환경에는 방사선, 오존, 화학적 유해 물질과 같이 무형의 요소도 포함된다. 특히 물리적 환경은 개인과 공동체가 가정, 학교, 직장 내에서 독성 물질, 자극 물질, 감염원, 물리적 위험에 노출된다면 개인과 구성원의 건강을 해치는 요소로 작용할 수 있다. 반대로 사람들이 일하고, 운동하고 놀 수 있는 깨끗하고 안전한 장소를 제공하는 환경은 건강을 증진시키는 물리적 요소로 작용할 수 있다.

정책과 조정은 개인과 지역사회의 건강에 매우 긍정적인 영향을 미칠 수 있다. 그 예로 흡연 예방을 위한 건강증진 프로그램, 자동차에서 어린이 안전벨트 착용 의무화 정책, 예방접종, 정신 건강 서비스 등이 있다. 이러한 개인과 공동체 건강증진을 위한 정책과 조정은 다양한 교통, 교육, 에너지, 주거, 노동, 사법기관 같은 시설과 장소 및 종교시설, 지역사회 기반 조직, 시민단체, 기업에서 시행할 수 있다.

5) 건강 상태

건강 결정요인에 대한 세부적인 내용을 살펴보면 인구집단의 신체적 · 정신적 건강 상태, 보험 청구 경험, 건강관리 이용 실태, 진료 기록, 유전 정보, 의료보험 자격, 장애와 같은 건강 상태를 이해할 수 있다. 출생률과 사망률, 기대 수명(life expectancy), 질병 이환율, 건강관리 접근성, 건강보험 보장성 외 몇 가지 요인에 의해 건강 상태를 평가할 수 있다. 이러한 요소들은 국민건강평가(Healthy People Review) 또는 국민건강(Health, United States) 등에서 보고하고 있다. 이 보고서들은 미국 전체 인구의 건강 상태를 설명하고 있다. 전 생애주기별 주요 사망 원인은 박스 1.1에 제시하고 있다.

2. 달성 단계와 목표

10년 주기로 국민건강증진계획의 목표와 과제 수행 목표가 정해지면 지역사회와 건강 전문가는 건강한 행동과 생활 습관을 유지하도록 실행 계획을 개발하여, 연방 정부, 주, 지역사회의 프로그램과 자

박스 1.1 연령대별 주요 사망 원인*

1세 미만
- 선천성 기형
- 조산과 관련된 장애
- 임신 합병증
- 영아돌연사증후군
- 의도치 않은 상해

1~4세
- 의도치 않은 상해
- 선천성 결함
- 암
- 살인/살해
- 심장병

5~9세
- 의도치 않은 상해
- 암
- 선천성 결함
- 살해
- 심장병

10~14세
- 의도치 않은 상해
- 자살
- 암
- 선천성 결함
- 살인/살해

15~24세
- 의도치 않은 상해
- 자살
- 살해
- 암
- 심장병

25~34세
- 의도치 않은 상해
- 자살
- 살인/살해
- 심장병
- 암

35~44세
- 의도치 않은 상해
- 암
- 심장병
- 자살

45~54세
- 암
- 심장병
- 의도치 않은 상해
- 자살

55~64세
- 암
- 심장병
- 의도치 않은 상해
- 만성 호흡기 질환
- 당뇨

65세 이상
- 심장병
- 암
- 만성 호흡기 질환
- 뇌졸중
- 치매

* 연령대별 발생 빈도가 높은 것부터 제시함
출처 : National Vital Statistics System, National Center for Health Statistics, Center for Disease Control and Prevention (2017). *10 leading causes of death by age group United States 2017*. Retrieved April 26, 2020, from https://www.cdc.gov/injury/wisqars/pdf/leading_causes_of_death_by_age_group_2017-508.pdf

원을 사용할 수 있도록 해야 한다.

국민건강증진계획 2030의 목표 중 하나는 삶의 질 증진과 수명 증진이다. 기대 수명은 특정 한 해에 태어난 사람이 살 것으로 예상되는 평균 수명이다. 1900년의 기대 수명은 47.3세였으며, 2019년에는 80.3세였다. 통계 수치는 확실히 개선된 것으로 나타나지만, 2019년 자료에서 미국보다 더 나은 기대 수명을 보이는 나라가 많다(표 1.2).

기대 수명에 대한 통계는 성별, 인종, 소득 및 교육 수준에 따라 확인할 수 있다. 여성은 남성보다 평균 6년 더 오래 살고, 백인 여성이 미국 내 다른 인종 집단보다 더 높은 기대 수명을 보이며, 교육 수준과 소득이 높을수록 기대 수명이 증가한다(CDC, 2019). 다른 국가의 기대 수명 통계는 해당 국가의 의료의 질, 풍토병, 사망률, 에이즈 감염을 반영할 수 있다.

1979년에 국민건강증진계획이 처음 시작된 이후 여러 분야의 목표에서 진전이 있었지만 아직 해야 할 것이 많다. 영아 사망률(infant mortality rate)은 한 나라의 건강 상태를 측정하는 주요한 지표로 정상 출생아 1,000명당 1세 이전에 사망한 영아 수이다. 1975년에 미국의 영아 사망률은 1,000명당 15명이었다. 1997년에는 1,000명당 7.2명으로 감소했으며(USDHHS, 2000), 2017년에는 1,000명당 5.8명으로 감소했다(CDC, 2019).

영양 관련 문제는 국민건강증진계획 2030의 또 다른 주요 관심 분야이다. 미국인의 70% 이상이 과체중이거나 비만이며, 병적으로 비만인 인구가 증가했다(The Scientific Report of the 2020 Dietary Guidelines Advisory Committee). 특히 우려하는 것은 젊은 연령층의 비만율 증가이며, 이는 전 생애주기의 건강에 지속적인 영향을 미치며, 특히 심혈관 질환, 2형 당뇨병, 일부 암의 위험 요인으로 작용한다. 식품 불안정성과 건강한 음식을 접하기 어려운 것은 이러한 문제를 가속화시킨다. 2018년에는 6백만 명의 어린이를 포함하여 3천 7백만 명 이상이 식품 불안정 상태를 경험하는 것으로 나타났다.

국민건강증진계획 2020의 2010~2014년 결과를 검토한 결과 과제 수행 목표의 약 53.9%가 달성되었거나 개선된 것으로 나타났다. 성인의 흡연율이 감소하고, 간접흡연에 노출되는 어린이가 감소하였으며, 신체 활동 목표를 충족하는 성인이 증가하고, 술과 약물을 사용하는 청소년이 감소하였다(USDHHS, 2014).

표 1.2 국가별 출생 시 기대 수명

순위	국가	기대 수명
1	모나코	89.30
2	일본	86.00
3	싱가포르	86.00
4	마카오	84.60
5	산 마리노	83.30
6	캐나다	83.40
7	아이슬란드	83.30
8	홍콩	83.20
9	안도라	83.00
10	이스라엘	83.00
11	건지(Guernsey)	82.80
12	몰타	82.80
13	스위스	82.80

표 1.2 국가별 출생 시 기대 수명(계속)

순위	국가	기대 수명
14	호주	82.70
15	대한민국	82.60
16	룩셈부르크	82.60
17	이탈리아	82.50
18	스웨덴	82.40
19	프랑스	82.20
20	저지(Jersey)	82.20
21	리히텐슈타인(Liechtenstein)	82.20
22	뉴질랜드	82.10
23	노르웨이	82.10
24	스페인	82.00
25	오스트리아	81.90
26	앵귈라(Anguilla)	81.80
27	버뮤다(Bermuda)	81.70
28	네덜란드	81.70
29	케이맨 제도(Cayman Islands)	81.60
30	맨섬(Isle of Man)	81.60
31	벨기에	81.40
32	슬로베니아	81.40
33	핀란드	81.30
34	푸에르토리코(Puerto Rico)	81.30
35	덴마크	81.20
36	아일랜드	81.20
37	독일	81.10
38	그리스	81.10
39	포르투갈	81.10
40	영국	81.10
41	생피에르 미클롱(Saint Pierre and Miquelon)	81.00
42	페로 제도(Faroe Islands)	80.60
43	대만	80.60
44	터크스 케이커스 제도(Turks and Caicos Islands)	80.30
45	미국	80.30
46	생바르텔레미(Saint Barthelemy)	80.20
47	성 마르탱(Saint Martin)	80.20
48	월리스와 포르투나(Wallis and Fortuna)	80.20
49	지브롤터(Gibraltar)	80.00
50	세인트헬레나 어센션 트리스탄다쿠냐 (Saint Helena, Ascension, and Tristan da Cunha)	80.00

출처 : Central Intelligence Agency (2020). Country comparison: Life expectancy at birth. *The World Factbook*. Retrieved April 26, 2020, from https://www.cia.gov/library/publications/the-world-factbook/fields/355rank.html.

3. 생애주기별 문제와 목표

1) 태아기 및 영아 건강

모성과 영아의 건강은 다음 세대의 건강 상태를 보여 주는 중요한 요소이다. 미국의 영아 사망률은 1979년부터 지속적으로 감소해 왔지만, 2017년 기준 55개 나라에서 미국보다 낮은 영아 사망률을 나타냈다(CIA, 2020). 2010년에서 2020년 사이 주요 개선 분야는 부모가 영유아를 재울 때 엎드린 자세가 아닌 바로 누운 상태로 재우도록 교육하여 영아 돌연사 증후군(sudden infant death syndrome, SIDS)을 감소시킨 것과 임신 초기 엽산 보충제 섭취를 통해 이분 척추와 같은 선천성 기형을 감소시킨 것이다. 또한 생후 첫날 모유수유를 할 수 있도록 '아기 친화적' 병원 지침을 수립하였다.

2) 아동기 건강

이 연령대의 전반적인 목표는 부모와 긍정적으로 소통하고, 부모가 책을 읽어 주며, 충분한 수면을 취하는 아동의 비율을 높이는 것이다. 만성 질환과 같은 건강 문제가 있는 아동은 나이에 맞는 치료를 받아야 하며, 학교에 갈 준비를 해야 한다. 아동의 건강 문제는 학교 교육과정에서 고려해야 하고, 선생님은 아동의 건강 문제에 대해서 잘 알고 있어야 하며, 모든 학교에 보건교사(학교 간호사)가 있어야 한다. 건강한 생활 습관의 중요성을 이해하고 선택하기 위해서 고등학교 교육과정을 마치도록 권장해야 한다. 미국 국민의 90%는 초등학교 졸업 후 9학년[1]에 입학한 후 4년 후 정규 졸업장을 받아서, 2030년까지 미국 내 노동인구 중 고등학교 졸업자 비율을 높이는 것이 최종 목표다(USDHHS, 2019). 학교 출석, 질병 기간 홈스쿨링, 학교 상담 서비스 등을 장려하는 것이 이러한 목표에 도달하는 데에 도움이 될 것이다. 양질의 교육에 대한 접근성을 높이고, 학생들의 대학 입학을 준비하고, 취학 전 헤드 스타트[2] 프로그램을 제공하고, 특수 교육이 필요한 아동에게 도움을 제공하고, 긍정적인 학생 성과를 달성하는 데에 도움이 되는 혁신적인 전략을 사용하는 것은 국민건강증진계획 2030의 또 다른 목표이다. 혁신적인 전략은 세계적으로 코로나19가 유행한 이후 특히 필수적이며, 교육자의 역할을 재정의하고 교육 공학적 기술력을 이용하여 필요한 교육을 급속히 확장된 형식으로 전달하고 있다.

학교보건 서비스는 전염병으로 인한 결석을 줄이기 위해 100년 전에 설립되었다. 현재 학교 보건 프로그램은 신체적, 정신적 건강이 아동의 학업 성적과 사회적 성취에 영향을 준다는 개념을 바탕으로 한다. 보건교사는 아이들의 발달을 평가하고, 특정 건강 문제를 선별하며, 지역사회 내 기관에 의뢰하고, 예방접종에 대한 정보를 제공한다.

---

1) 미국의 교육제도는 기본적으로 주마다 다르지만 보통 8학년을 마치고 9학년부터 12학년까지 4년제 중등 혹은 고등학교 과정이 있다. 교과과정은 정규(regular), 고급(honor), 대학 과목 선이수(AP) 3가지 수준으로 나뉜다.

2) Head Start는 미국의 저소득층 자녀를 위해 1965년부터 시행한 초등학교 입학 전 학교 교육 적응을 위한 프로그램이다.

3) 청소년 및 성인 초기 건강

2017년 청소년의 사망률은 10만 명당 51.5명이었다(CDC, 2017). 국민건강증진계획 2030에서는 예방적 건강관리에 대한 접근성 증진, 학교 출석률 개선, 고등학교 졸업을 위한 읽기와 수학 학습 능력 증진, 학교의 아침 급식을 통한 청소년의 영양상태 개선을 통해 청소년 사망률을 낮추는 것을 목표로 한다. 이 연령대의 건강지표는 현재 질병 상태로 인한 영향을 줄이기보다는 위험 행동을 예방하고 질병의 발병률을 줄이는 데에 초점을 맞추고 있다. 흡연 행위 감소, 알코올 섭취 감소, 건강한 식사 격려, 신체 활동 증진, 위험한 성행위 예방과 같은 활동은 장기적으로 긍정적인 결과를 가져올 것이다(Weiss, 2019).

4) 노년기 건강

수명은 길어졌지만, 노년기 독립적인 생활을 유지하는 것과 관련된 문제는 아직 완전히 해결되지 않았다. 노년기의 건강 목표는 예방 관리를 통해 건강, 기능, 삶의 질을 높이는 것이다. 과제 수행 목표는 신체 활동 증진, 전반적 심장 건강 상태 증진, 약물 오남용 감소, 낙상, 폐렴, 요로감염, 당뇨로 인한 병원 입원 감소 등이다.

5) 고령기 건강

고령기의 건강 관련 목표는 65세 이상 집단에서 매년 인플루엔자와 폐렴구균 예방접종을 시행하는 대상자 수를 늘려 백신으로 예방 가능한 질병 발생과 이로 인한 사망률을 낮추는 것, 75% 이상 고령 여성에서 발생하는 고관절 골절을 줄이는 것, 만성 신장 질환의 발견과 치료를 높이는 것, 치매 진단 도구의 가용성을 높여서 진단되지 않은 치매 대상자의 수를 줄이는 것이다.

4. 국민건강증진계획 2030 목표 달성을 위한 보건의료인의 역할

보건의료인은 국민건강증진계획 2030의 생애주기별 목표 달성을 위해 다음의 중요한 역할을 한다.

- 산전 관리 증진을 통한 저체중아, 미숙아 출산 빈도 감소
- 모유수유 촉진을 통한 신생아의 건강과 모아 유대감 증진
- 학령기 아동을 위한 영양, 식이와 운동, 흡연과 약물 사용, 건강한 생활 습관 교육
- 고용주 지원 프로그램을 통한 건강증진
- 의료관리조직[3]에 속한 환자에게 건강 교육 제공
- 선별 프로그램을 통해 질병의 조기 진단과 치료를 위한 건강 위험 요인 확인

3) Managed Care Organization (MCO)은 국가 재정 및 기타 자원을 제한하면서 구체적인 환자 성과를 이루어내기 위해 조직된 치료 조정 조직이다. 더 나은 치료, 더 나은 건강, 더 적은 비용의 3대 목적을 달성하고자 한다.

• 노인은 체계적인 건강증진 활동에 한 가지 이상 참여할 수 있도록 격려

2010년 의료 개혁법[4]에 의해 모든 국민이 건강보험에 가입하여 의료의 접근성을 높이고 국민건강증진계획 2030의 명시적 목표를 달성할 수 있도록 하고 있다. 이러한 의료 개혁은 지속적인 정치적 검토 사항이다.

5. 세계보건

국민건강증진계획이 시작되고 발전하는 동시에 세계보건기구(WHO)도 전 세계의 건강증진을 위한 노력을 시작했다. 1978년 카자흐스탄 알마아타에서 일차 의료에 대한 국제회의가 열렸으며, 이 회의에서 세계 공동체는 전 세계 인구의 건강을 보호하고 증진하여야 함을 촉구하였으며 세계보건의 목표가 설정되었다. 1986년의 캐나다 오타와에서 열린 국제회의에서 건강증진을 위한 헌장을 채택하였다. 이 헌장에서는 세계보건 증진을 '사람들이 자신의 건강에 대한 통제력을 높이고 건강을 향상시킬 수 있는 과정'으로 정의하였다(WHO, 1986). 1990년대에는 세계 곳곳에서 회의가 개최되었으며, 그 결과 환경 개선, 빈곤 퇴치, 생식 건강 서비스 제공, 청소년 건강, 여성의 권리 신장, 인권, 담배 규제에 대한 수행과제 목표를 발전시켰다.

영아 사망률 감소, 예방접종률 증가, 위생적으로 안전한 환경 제공을 통하여 세계보건이 향상되었다. 그러나 아직 많은 부분은 달성하지 못했다. 2000년 9월, 유엔(UN)은 건강과 빈곤 해결과 관련된 목표, 달성 수준, 지표를 명시하고 있는 '유엔 밀레니엄 선언'을 채택하였다. 2005년에 세계보건기구와 세계은행이 만나서 목표를 재진술하였으며, 2015년에는 전 세계의 지속 가능한 발전 목표의 달성을 가속화하기 위한 구체적인 단계가 제시되었다(United Nations, 2020). 유엔 밀레니엄 선언의 핵심 원칙은 인간의 발전은 공동의 책임이라는 것이다. WHO는 이러한 과정을 관찰할 것이며, 이는 국가건강정보시스템을 통해 보고될 것이다.

2030년까지 달성하고자 하는 목표는 극심한 빈곤과 기아 상태 해결, 모든 아동에게 기초 교육 제공, 성평등 증진 및 여성 인권 신장, 아동 사망률 감소, 모성 건강증진, 에이즈, 말라리아 및 다른 주요 질환의 확산 방지, 환경 지속가능성 보장 그리고 이 모든 것을 위한 전 세계의 협력 강화이다. 개발도상국이 이러한 목표에 도달하는 데에는 시간이 많이 걸리므로 교육은 이를 위한 중요한 첫걸음이다. WHO에서는 이러한 목표와 달성 수준을 통해 전 세계 의료 서비스 개선을 위한 협력 프로그램에 초점을 맞추고 있다.

건강 문제가 더 이상 특정 지역에 국한되는 것이 아니기 때문에 세계적인 노력이 필요하다. 2020년 코로나바이러스 감염병(COVID-19) 대유행에서 알 수 있듯이, 국가 간의 여행과 이동이 쉬워지면서 한 지역에서의 질병 발생이 세계의 다른 지역으로 빠르게 확산될 수 있다. 건강증진의 열쇠는 기술

---

4) Affordable Care Act, Health Care and Education Reconciliation Act는 미국 의료보험 시스템 개혁 법안으로 오바마 대통령이 2014년까지 미국 국민의 건강보험 가입을 의무화하는 법이다.

의 발전이 아니라 예방이다. 교육과 조기 건강관리를 통한 질병 예방이 필수적이다. 보건의료인의 문화적 역량과 전통적인 의료 전달 시스템에서 변화를 기꺼이 받아들이고자 하는 의지 또한 중요한 요소이다.

보건의료인은 지역사회와 협력하고 건강을 위한 협력체계를 형성해야 한다. 전 세계에서 산전 관리, 영양, 운동, 아동의 건강관리 접근성 향상은 세계보건 증진을 위한 중요한 시작점이다. 보건의료인은 전 세계로 뻗어 나가는 건강의 가교 역할을 할 수 있다. 해당 지역사회에서 문화적 역량을 갖춘 돌봄을 제공하는 것이 시작점이다. 보건의료와 관련된 정책 및 지침을 입법하기 위한 조직, 정치 단체 및 정부 기관과 협력하는 것은 시민으로서뿐만 아니라 보건의료인으로서의 책임이다.

요점 정리

- 국민건강증진계획(Healthy People)은 미국 보건복지부(USDHHS)에서 미국 의료분야가 10년간 성취한 것과 아직 성취하지 못한 것에 대해 발표한 보고서이다.
- 국민건강증진계획 2030은 건강 유지와 관련하여 우선 관심을 두어야 할 주요 건강지표를 제시하고 있다.
- 국민건강증진계획 2030의 가장 중요한 목표는 건강 형평성을 달성하고, 불균형을 해소하며, 건강, 삶의 질, 건강한 발달, 전 생애주기의 긍정적인 건강 행동을 증진하는 사회적 · 물리적 환경을 조성하는 것이다.
- 국민건강증진계획 2030이 다루는 일반적인 범주가 주제이다. 현 보고서에서는 41개 주제와 355개 수행 과제 목표가 있다.
- 수행과제 목표는 "대기 공기질 지수가 100을 초과하는 일수"와 같이 최종 목표를 향한 방향 진술이다.
- 지표는 수행과제 목표를 향한 성과를 측정하기 위한 우선순위가 높은 문제를 의미한다.
- 건강 결정요인은 유전학, 생물학, 정책, 법과 같이 건강 상태에 영향을 주는 사회적, 경제적, 환경적 요인을 뜻한다.
- 건강 상태는 출생률, 사망률, 기대 수명과 같은 통계 자료이다.
- 건강은 더 이상 한 지역의 문제로 국한될 수 없기에 건강을 증진하기 위한 범세계적 노력이 필요하다.
- 2015년 개정한 유엔 밀레니엄 선언에서는 전 세계적인 목표를 제시하고 있다.
- 문화적으로 수용 가능한 돌봄을 제공하는 것은 건강한 생활 습관에 대한 순응도를 높이고, 국민건강증진계획 2030의 목표 달성을 도울 수 있다.

사례 연구

보건교사와 보건의료인은 한 팀으로 일하며 학생들에게 건강 관련 주제에 대해 교육하여 국민건강증진계획 2030의 목표에 기여할 수 있다. 보건교사와 보건의료인이 초등학생과 중 · 고등학생 각 집단에게 교육을 제공한다. 이 상황에서 각 집단의 연령에 적합하고 국민건강증진계획 2030의 목표와 관련이 있는 수업의 주제를 나열하시오.

연습문제

1. 국민건강증진계획 2030의 목표를 모두 고르시오.

A. 건강 형평성 달성
B. 건강관리의 장해 요인 제거
C. 예방적 건강관리 권고
D. 일반적인 건강 문제 관리에 대한 연구 증진
E. 물리적, 사회적, 경제적 환경 증진

2. 국민건강증진계획 2030이 앞으로 10년간 우선순위가 높은 문제로 제시하고 있는 주요 건강지표를 모두 고르시오.

A. 건강관리에 대한 접근성 증진
B. 예방접종과 같은 예방 행위 제공
C. 실외 신체 활동 증진
D. 총기 사고와 사망 감소
E. 국민의 건강 상태 관련 출판물 증가

3. 전 세계의 건강증진 목표는 다음에 의해 감시된다(해당 항목 모두 선택).

A. WHO 회의의 조정
B. 의료 제공자
C. 국가 건강 조직 제도
D. 미국 보건 협회

4. 국민건강증진계획 2030을 바르게 설명한 것을 모두 고르시오.

A. 건강관리의 경과와 우선순위가 높은 미래의 요구에 대한 보고서
B. 건강관리 요구 관련 새로운 법에 대한 보고서
C. 의료 행위와 관련된 의무 사항
D. 2030년까지 이용할 수 있어야 하는 의료 시설
E. 미국보건사회복지부에서 발행함

5. 보건의료인은 다음을 통해 국민건강증진계획 2030의 목표 달성을 돕는다(해당 항목 모두 선택).

A. 질병이 있는 가난한 사람들을 치료함
B. 모유수유와 조기 산전 관리를 증진
C. 환자의 요구를 충족하기 위해 초과 근무에 동의함
D. 지역사회 기반 병원에서 일함

CHAPTER 02

건강관리에 대한 정부의 영향

Government Influences on Health Care

개요

건강관리에서 정부의 역할 이해
건강관리 법 제정
병원과 간호대학
다학제 건강관리팀
간호실무법
환자 권리장전

건강관리에서 정부의 역할
- 미국 보건복지부 서비스
  - *직접 서비스 제공*
  - *재정*
  - *정보 제공*
  - *정책 설정*

건강관리 비용 상승
- 건강관리 전달체계
- 사보험
- 건강관리 개혁
- 자가관리 강조

세계보건
미래의 건강관리

학습목표

1. 건강관리에서 정부의 참여 역사를 살펴본다.
2. 건강관리의 법률 제정과 법률이 건강관리 전달에 미치는 영향을 분석한다.
3. 건강관리비용에 영향을 미치는 몇 가지 요인을 나열한다.
4. 두 가지 유형의 건강관리 전달체계를 기술한다.
5. 건강관리 개혁을 포함한 현재 건강관리 정책을 논의한다.
6. 건강관리에서 미래 동향을 확인한다.
7. 건강관리 관련 정치적 활동에서 간호사 역할을 논의한다.

주요용어

인증 accreditation
연방정부 관보 Federal Register
건강유지조직 health maintenance organization (HMOs)
동종요법 homeopathy
수치료 hydrotherapy
사전 동의 informed consent
의료관리조직 managed care organization (MCOs)
의료보장 Medicaid
의료보험 Medicare
간호실무법 nurse practice acts
간호사 면허 소지 Nursing Licensure Compact (NLC)
직업안정 건강법 Occupational Safety and Health Act (OSHA)
건강관리계획 plan of care
정치행동위원회 political action committees (PACs)
특약의료조직 preferred provider organizations (PPOs)
실무 범위 scope of practice
실무표준 standards of practice

1. 건강관리에서 정부의 역할 이해

미국인의 건강과 복지 증진에 정부는 핵심적인 역할을 한다. 건강관리에서 정부의 기여와 영향을 이해하는 것은 중요하다(Mason, 2020).

이 장에서 미국 정부의 현재와 미래 건강관리 동향뿐만 아니라 건강관리에 참여한 역사를 제시한다. 이러한 지식은 건강관리 소비자와 보건의료인이 법률 제정에 대해 이해하고 그에 따른 투표권을 행사할 수 있게 한다.

2. 건강관리 법 제정

과거에는 군주와 교회 혹은 특별한 지식을 가진 사람이나 전문가가 지역이나 나라의 국민 전체를 위한 건강관리 결정을 하였다. 이러한 결정은 개인의 사례에 기초하여 판단하는 형태로 진화되었다. 판단과 결정이 반복되면서 법이 발달하였으며, 체계적인 규정의 일부가 되었다. 시간이 지나면서 미국에서 입법부나 입법기관이 입법 과정에 추가되면서 의회제도가 형성되었다. 사법 체계와 입법부는 연방정부, 주정부와 지역단위 3가지 수준의 정부로 조직되어 있다. 입법자는 대부분 지역사회 요구를 반영할 수 있도록 지역사회 국민에 의해 선출된다.

본래 법은 개인의 권리와 재산권을 주로 다루지만, 19세기에는 히포크라테스(Hippocrates), 도로시 딕스(Dorothy Dix), 클라라 바턴(Clara Barton), 플로렌스 나이팅게일(Florence Nightingale)과 같은 건강관리 지도자의 기본 원칙을 기초로 한 건강관리법이 발달되었다. 건강관리 현장의 지도자들의 노력으로 실무표준(standards of practice)(https://www.lawinsider.com/dictionary/generally-accepted-standards-of-medical-practice)이 발달하였으며, 건강 소비자 보호와 관련된 법의 토대가 되었다.

첫 번째 건강관리 법은 노동 현장에서 일하는 노예의 능력과 관련된 건강을 정의하는 것과 관련된 주제였다. 초기 법정 판례는 건강관리 전달체계 방법과 건강관리 전달체계에서 일하는 공급자에게 영향을 줬다. 환자 간호 문제는 상처 감염, 외상 간호, 특수한 연령과 관련된 건강 문제를 포함하고 있다. 건강관리자는 대부분 독학으로 배웠고, 환자 대다수의 건강관리 요구는 가족 구성원의 참여로 해결하였다. 건강관리 요구가 증가하면서 간호는 점점 더 복잡해졌고, 전문가가 필요하게 되었다.

3. 병원과 간호대학

1873년 뉴욕에서 나이팅게일의 간호 원칙을 반영하는 벨뷰 병원(Bellevue hospital) 간호학교가 설립되었다. 1881년 간호사인 클라라 바턴은 미국 적십자를 설립하였으며, 지역사회 건강 요구에 집중하였다. 1887년 미네소타 주의 메이요(Mayo) 형제는 건강관리를 하는 개인 진료소가 모인 집단 형태의 병원을 설립하였다. 미국의사협회와 록펠러 재단이나 카네기 재단과 같은 자선단체가 만들어지면서 전문 간호가 강조되고, 자가 간호는 상대적으로 낮게 평가되었다. 19세기 말경 미국에는 세 개의 간호학교가 있었다. 간호 지도자들은 미국 간호학교 교육감협회를 만들었으며, 나이팅게일 선서에 기초한 간호윤리강령을 채택하였는데, 이는 전문적 건강관리를 고양하는 미국의사협회의 구조와 유사하였다.

1903년 주정부에서 간호실무를 위한 면허를 요구하였고, 기존 간호사 훈련 학교연합이 전국간호대학연합(National League for Nursing, NLN)으로 발전하였다. 1911년 간호학교 동창 졸업생이 미국간호사협회(American Nurses Association, ANA)를 만들었다. 점점 간호사는 더 높은 교육이 필요하다는 신념과 이론적 지식이 증가하면서 뉴욕의 컬럼비아대학교에 간호교육자를 훈련하는 프로그램을 열게 되었다. 간호교육자를 위한 이 프로그램을 처음 개설한 이자벨 햄튼 롭(Isabelle Hampton Robb)과 매리 애들레이드 너팅(Mary Adelaide Nutting)은 간호 전문성을 주장하였다.

병원은 개업의와 비교하여 더 많은 자원을 제공하게 되면서 점점 더 건강관리를 위한 중심이 되었다. 건강 관련 센터가 발달하고 전문성이 증진되었다. 병원 내에 내과, 외과, 산부인과 같은 전문분야 서비스가 생기기 시작하였다. 병원과 관련된 정부 법률 제정의 초기 법 중의 하나가 1946년 입법한 힐 버튼 병원 건축법이었으며, 새로운 병원 설립 목적을 위해 주정부가 보조금을 제공하였다.

군인을 간호하는 군간호단이 만들어지면서 간호직은 발전할 수 있었지만, 일반 국민에게 간호는 잘 알려지지 못했고, 나중에 가서야 인정받을 수 있었다. 대부분의 간호학교가 병원에서 관리되다가 1965년 간호교육은 대학에서 이루어져야 한다는 미국간호사협회의 주장에 따라 간호전문직이 재탄생할 수 있었다. 간호사 면허를 위한 국가 자격시험 기준이 정해졌고, 오늘날 면허 간호사 대부분은 간호대학에서 학위를 받고 있다.

연방정부는 지역사회에서 환자를 간호하는 직업 간호사를 훈련시키기 위한 교육 기금을 제공하고 있다. 간호직업교육 프로그램은 13~18개월 동안 임상실무 관련 기술과 이론에 중점을 두고 교육한다. 오늘날 많은 면허실무 간호사(licensed practical nurse, LPN)와 직업간호사(licensed vocational nurse, LVN) 프로그램은 지역의 전문대학에서 진행하고 있다. 간호학사 프로그램은 대학교 이상에서 진행하고 있으며 혼합 및 원격 학습 기회가 많아지고 있다.

4. 다학제 건강관리팀

건강관리는 다학제 건강 제공자인 의사, 간호사, 검사실 기사, 방사선사, 사회사업가 등에 의존하는 산업으로 성장하였다. 건강관리팀의 목표는 환자의 최적의 신체적, 사회적, 정신적 안녕을 보장하는 것이며, 구성원은 포괄적인 간호를 제공하기 위하여 함께 노력하여야 한다. 팀 구성원 간 의사소통과 환자와의 의사소통은 중요한 필수 요소이다. 건강관리계획(plan of care)은 의사소통을 위한 도구로 발달되었으며, 환자 개인 건강관리계획, 가족 건강관리계획, 병원의 건강관리경로를 포함하고 있어서 환자 간호 요구의 개요를 파악할 수 있고 이러한 요구를 충족시킬 계획과 접근을 알 수 있게 도와준다.

간호사와 다학제 팀의 다른 구성원에 의해 제공되는 건강관리 표준은 환자를 위한 간호의 질을 보장하는 전문조직에 의해 개발된다.

5. 간호실무법

주정부는 간호실무법(nurse practice acts)을 가지고 있으며 주 안에서 적용하는 간호사 실무 범위를 정의하고 있다. 간호 실무 범위(scope of practice)는 전문가에 의해 수행되는 일상적이며 관습적인 기술의 법적 제한과 확인이다. 일상적이고 관습적인 기술은 전문성을 준비하기 위한 교육을 통하여 결정된다. 현재 주마다 간호실무법을 가지고 있으며, 간호 실무 범위에서 차이가 있기 때문에, 실무가 이루어지는 주의 간호실무법을 알아야 한다.

국가간호사면허협회는 여러 주에서 사용할 수 있도록[즉, 간호사 면허 소지(Nursing Licensure Compact, NLC)] 간호실무법을 설계하였으며, 간호사가 여러 주에서 활동할 수 있도록 돕는 것이다(NCSBN, 2020). 2020년 34개 주의 간호사는 별도의 지원 절차와 비용 없이 여러 주에서 사용할 수 있는 면허를 소지할 수 있게 되었으며, 추가로 아홉 개의 주가 결정을 기다리고 있다. 간호사의 이동과 순회 간호사 프로그램의 성장, 인터넷 사용으로 여러 주에서 간호사 면허를 사용하려는 요구가 증가하였다.

6. 환자 권리장전

2009년 소비자 보호와 건강관리산업의 질과 관련한 대통령 자문위원회는 환자의 권리장전과 의무를 채택하였다. 이 보고서는 건강관리체제에서 약정한 것으로 건강관리 제공자와 환자의 관계를 강조한다:

- 공정하고, 환자의 요구를 충족시킨다.
- 환자가 문제를 표현할 수 있는 방법을 제공한다.
- 환자가 건강관리에서 능동적인 역할을 할 수 있도록 권장한다.

소비자 권리를 포함하는 소비자 권리장전의 핵심 영역은:

- 환자가 건강관리 제공자를 선택할 수 있도록 한다.
- 환자가 응급 서비스를 받을 수 있도록 한다.
- 환자가 치료 결정에 참여하도록 한다.
- 존중을 받고 차별받지 않는다.
- 건강관리 정보에 대해 비밀을 유지한다.
- 불만 제기와 어려움을 호소할 수 있는 방법을 제공한다.

1973년 미네소타 주가 첫 번째로 환자 권리장전을 만들었고, 2003년에 미국병원협회가 보건의료

박스 2.1 보건의료인-환자 동반자 관계: 환자 기대 이해, 권리와 의무

우리병원 의료진은 환자가 병원에서 의사와 간호사의 도움을 받아야 할 때, 환자와 가족의 건강관리 요구를 충족할 수 있도록 전념한다. 우리병원의 헌신적인 의료진은 인종적, 종교적, 경제적 다양성을 가진 지역사회를 위해 일하고 있다. 우리 목표는 우리 가족과 우리에게 해주기를 바라는 것과 같은 간호와 관심을 환자와 가족에게 제공하는 것이다.

여기에서 환자가 진료받을 때 기대할 수 있는 기본적인 것을 설명하려고 한다. 또한 환자가 더 나은 입원 관리를 받는 데에 필요한 내용도 다룬다. 환자로서 언제, 어떤 질문이라도 할 수 있다. 질문할 수 없고, 대답을 듣지 못하면 입원 중에 더 많은 긴장감을 느낄 것이다. 환자가 병원에 입원해 있는 동안 편안하고 신뢰할 수 있는 것이 가장 중요하다.

입원 중 기대하는 것

질 높은 병원 관리

환자에게 필요한 것을 필요할 때 존중하는 태도로 따뜻하고 능숙하게 제공하는 것이 우선이다. 환자는 염려하는 것이 있거나 통증을 느끼면 의료인에게 말한다. 환자는 자신을 돌보는 의사, 간호사를 포함한 모든 보건의료인의 신원을 알 권리가 있으며, 이들이 학생, 수련의 혹은 연수생인지 알 권리가 있다.

청결하고 안전한 환경

우리병원은 환자의 안전을 위하여 최선을 다하고 있다. 병원은 특별한 정책과 절차를 통하여 환자 간호에서 실수가 발생하지 않도록 하며, 환자가 학대되거나 방치되는 일이 없도록 하고 있다. 입원 중 예기치 않은 일이 일어나면 환자에게 무슨 일이 있었으며, 환자 간호에서 어떤 결과가 발생할지 설명할 것이다.

환자 간호 참여

환자와 의사는 입원하기 전에 환자가 받을 치료적 관리를 결정하는 경우가 흔하다. 그러나 응급실에서는 이러한 결정이 병원에 있는 동안 내려진다. 의사결정은 다음 내용을 포함하여야 한다.

의학적으로 적절한 치료를 선택하기 위한 환자의 의학적 상태와 정보 제공 의사에게 정보를 구할 때 다음과 같은 내용을 이해하고 있어야 한다.

- 치료의 이점과 위험
- 치료가 실험이나 연구의 한 부분인지 여부
- 치료를 통하여 예측할 수 있는 기대와 삶의 질에 미칠 수 있는 장기적 효과
- 퇴원 후 환자와 가족이 수행해야 할 것
- 보험에서 보장할 수 없는 치료를 하는 경우 재정적 문제

치료를 선택하기 전에 필요한 정보를 의료인에게 확인하여야 한다.

치료 계획 협의 환자는 병원에 도착하면 전반적 치료에 대한 동의서에 서명한다. 수술, 실험적 처치 같은 경우는 계획하는 치료가 무엇인지 환자가 이해하고 동의했는지 문서로 확인해야 한다. 이러한 절차는 치료를 동의하거나 거부할 수 있는 환자 권리를 보호하는 것이다. 의사는 추천하는 치료를 거부하는 경우 발생할 수 있는 결과를 설명할 것이다. 또한 환자가 연구의 참여 여부를 결정할 권리를 보호하는 것이다.

환자는 정보 제공 환자는 자신의 건강과 보험에 관한 정보를 의료진에게 제공하여야 한다. 그래야 의료진은 환자의 치료적 관리에 대한 의사결정을 할 수 있다. 정보는 다음과 같다.

- 과거력, 수술, 입원 기간
- 과거 알레르기 반응
- 투약 혹은 식이보충제(비타민, 허브 등)
- 건강 계획할 때 어떤 네트워크나 입원 시 요구사항

건강목표와 가치 이해 환자가 가지고 있는 건강목표, 가치, 종교적 신념은 환자의 안녕에 중요한 요소이다. 환자의 입원 기간 중 건강목표, 가치, 종교적 신념을 최대한 고려할 것이다. 환자가 원하는 것을 의사, 가족, 간호 팀원이 알 수 있도록 한다.

박스 2.1 보건의료인-환자 동반자 관계: 환자 기대 이해, 권리와 의무(계속)

환자 대신 의사결정을 할 사람 환자가 의사결정을 할 수 없을 때 혹은 연명치료나 자연사 결정에 대한 위임장에 서명하였다면, 위임장 복사본을 의사, 가족, 간호팀에 전달하여야 한다. 환자와 가족이 어려운 결정을 할 때 상담사, 성직자 등의 도움이 필요하면 이용할 수 있다.

사생활 보호

우리는 환자가 의사와 다른 의료인과의 관계에서 건강이나 치료 관련 민감한 정보에 대한 비밀을 유지받도록 하고 있다. 주법, 연방법, 병원 운영 정책은 환자의 의료정보를 보호한다. 환자에게 정보 사용, 공개, 보호 방법을 기술한 개인정보보호 관련 공지문을 제공할 것이며, 사본을 얻는 방법을 설명할 것이다.

병원을 떠날 때 받을 수 있는 도움

주치의는 병원 의료진 및 지역사회 전문가와 협력할 것이다. 또한 환자와 가족도 치료에서 중요한 역할을 한다. 치료가 성공하기 위해서 환자는 약물, 식이와 치료계획을 잘 따라야 한다. 환자를 집에서 돌볼 때 가족도 도움이 필요할 수 있다.

환자는 병원에서 추후 관리를 위한 정보를 얻기 원하며, 진료 의뢰를 하는 것이 병원과 경제적 이해관계가 있는지 알고 싶을 것이다. 환자가 동의하는 범위에서 주치의나 전문가에게 치료적 관리에 대한 정보를 공유할 수 있으며, 병원 밖의 간호제공자와 협력할 것이다. 환자는 퇴원 후 집에서 필요한 자가관리 훈련에 관한 정보를 기대할 수 있다.

의료비 청구서와 보험금 청구 서류 준비 돕기

병원 직원은 환자에게 보험사 청구 혹은 의료보험이나 의료보장제도에 제공할 서류를 제공할 것이다. 직원은 또한 서류가 필요하면 의사에게 도움을 요청할 것이다. 의료비 청구와 보장 범위는 종종 복잡하여 혼란스럽다. 의료비 청구에 의문이 있으면 언제든지 병원 행정부서에 문의할 수 있다. 환자가 의료비 보장 혹은 치료계획에 대해 이해해야 한다면 보험회사 혹은 의료 혜택 관리자가 도와줄 수 있다. 의료보장 혜택이 없는 환자에게 재정적 도움을 주거나 다른 대안을 찾아볼 것이다. 병원은 환자가 다른 보장이나 도움을 받는 데에 필요한 자격 요건과 정보를 얻도록 도와야 한다.

출처 : 미국병원협회(2003). 환자 관리 동반자 관계. 이해, 기대, 권리와 의무.

인-환자 동반자 관계: 환자 기대 이해, 권리와 의무(박스 2.1)로 갱신하였다. 환자의 가장 중요한 권리는 사전동의(informed consent)이며, 간호사는 환자를 위해 계획한 건강관리를 받을 때 이점, 위험, 대안에 관한 정보를 환자가 이해할 수 있는 언어로 제공받았는지 확인하고 서명을 받아야 할 책임이 있다.

미국 정부는 신체적 · 정신적 장애가 있는 사람과 임신부에게 제공하는 건강관리에 대한 권한을 가지고 있다. 이러한 권리는 병원이 인증과 공인을 유지하려면 꼭 확인하여야 한다. 2010년 부담적정보험법 아래 환자 권리의 갱신은 기존에 가지고 있던 질병에 대하여 보험 혜택을 보장하는 것이다(CMS, 2010). 의료기관 인증(accreditation)은 기관이 미리 결정한 특수한 관리 기준에 부합하는지를 알아보는 과정이다. 비록 정부가 병원을 인증하는 것은 아니지만 어떤 기관으로부터도 인증을 받지 못하면 주정부나 연방정부 보조금을 받을 자격이 없어진다. 국제의료기관 인증 합동위원회는 병원이 인증을 받기 위하여 추구해야 할 기준을 채택하였다(박스 2.2). 병원이 다양한 인증 기관으로부터의 인증을 받기 위해 노력할 때, 이러한 많은 기준이 평가된다.

박스 2.2 국제의료기관 인증 기준

- **감염예방과 관리 :** 병원 감염을 감소하기 위한 광범위한 감염 통제 상황을 만들고 유지할 수 있는 실무
- **투약 관리 :** 투약 오류를 감소시키기 위해 약물 선택과 조달, 보관, 처방, 준비, 투여와 같은 업무와 감시를 잘 계획하고 수행할 수 있는 투약 관리 시스템을 제공
- **간호, 치료, 서비스 제공 :** 환자 요구 파악, 간호계획과 제공, 간호 조정 같은 것 포함
- **개인의 권리와 의무 :** 환자의 권리를 알려주는 것 포함; 환자가 자신의 권리를 이해하고 행사하도록 돕는 것; 환자가 가지고 있는 가치, 신념과 선호를 존중하는 것; 환자 간호와 치료 및 서비스와 관련된 환자 의무를 알려주는 것
- **환경 관리 :** 병원에서 안전하고, 기능적이며, 지지적인 환경을 통하여 높은 수준과 안전성을 유지하는 것. 병원에 오는 환자와 사람들을 지지하는 데에 사용되도록 기구와 장비를 배열하고 배치
- **응급 관리 :** 병원이 광범위한 잠재적인 응급상황에 효과적으로 대응하도록 계획하는 표준 포함
- **인적 자원 :** 직원 자격, 예비 교육과 훈련 제공을 확인할 수 있는 표준
- **정보 관리 :** 서비스를 제공하고 조정하고 통합하기 위해서 병원이 어떻게 정보를 취득하고 관리하고 사용하는지를 설명
- **리더십 :** 병원의 리더십 구조와 관계, 병원 문화와 조직체계의 성과와 운영 기술
- **생명 안전 :** 화재 위험을 최소화할 수 있는 구조와 작동 조건 및 응급상황에서 가동되는 체제 제공
- **의료인력 :** 자치 의료인력 구조, 면허를 가진 독립적인 전문 인력과 다른 의료요원
- **간호 :** 간호 방향, 간호 전달을 위한 지침, 간호서비스 제공을 안내
- **수행 향상 :** 간호 전달 과정의 수행과 수행 향상을 위한 자료를 사용하는 것과 관련된 표준
- **간호, 치료, 서비스 기록 :** 의무기록 내용과 기록의 구축, 인증, 보존과 발송 구조에서 요구하는 정책과 절차를 확인할 수 있는 포괄적인 문서

출처 : 국제의료인증기관(2013)에서 수정한 자료. 병원 인증 지침. 2020년 5월 9일 검색자료.
https://www.jointcommission.org/-/media/deprecated-unorganized/imported-assets/tjc/system-folders/assetmanager/accreditation_guide_hospitals_2011pdf.pdf?db=web&hash=350D19DE3CEF201A9C270B07B7D0FBCD.

7. 건강관리에서 정부의 역할

미국헌법 1조, 8항에서 중앙정부의 역할은 미국 시민에게 일반복지를 제공하고, 시민의 복지를 위하여 권한을 사용하는 것으로 기술하고 있다. 그래서 정부는 국민의 건강, 복지, 안전을 보호할 수 있다. 예를 들면, 지역사회 건강 유지를 위하여 주법은 비록 일부 예외는 허용하지만, 입학 전 학령기 아동에게 예방접종을 요구할 수 있다(CDC, 2015).

정부는 건강관리에 대해 점진적으로 참여를 시작하였다. 1912년 아동국이 설립되면서 아동의 요구를 연구하고, 여성과 영유아 지원 프로그램 등을 위한 정부 기관을 설립하였고, 중요한 지역사회 건강과 간호 의무를 정의하였다. 1921년 제정된 셰퍼드 타우너 법(Sheppard Towner Act)은 사회복지 정책에 영향을 미쳤다. 루스벨트 대통령의 뉴딜 정책은 대공황에서 나라를 회생시키고, 정부가 건강관리 비용을 지출할 수 있도록 설계하였다. 뉴욕의 바그너 시장은 1935년 사회보장법의 통과와 함께 국민보험계획을 제안하였으며, 이는 보건관리에 대한 정부의 참여를 팽창시키는 불씨가 되었다. 1937년 실업 보상과 노인 수당법이 통과되었다.

1) 미국 보건복지부 서비스

1939년 처음 미국 보건복지부가 미연방 안정국에 설립되었으며, 1980년 미국 보건복지부로 부처

명을 변경하였다. 보건복지부에서 발간한 국민건강계획은 오늘날 미국의 다수 기관에서 건강 관련 중요한 문서로 다루고 있다(1장 참조). 보건복지부의 지침에 따라서 지방자치단체, 주정부, 연방정부가 직접 서비스를 제공하거나 재정, 정보 제공, 정책 설정을 한다.

직접 서비스 제공

직접 서비스는 원주민, 군인과 가족, 재소자에게 건강관리를 제공하는 것을 포함하고 있다. 또한 결핵과 같은 질병을 선별 관리하고, 아동에게 예방접종을 하는 직접 서비스이다.

재정

정부는 건강교육프로그램을 위해 기금을 사용하고, 의료보험, 의료보장, 사회 안전 프로그램을 통하여 건강관리를 위한 재원을 제공한다(박스 2.3). 또한 정부는 의학과 간호연구와 교육을 위한 기금을 제공하고 있다.

박스 2.3 의료보험과 의료보장

의료보험(Medicare)은 보장 프로그램의 일종으로 급여공제를 통한 기여 후 받는 혜택
의료보장(Medicaid)은 사회복지 프로그램과 유사하며 요구에 기초하여 제공하거나 빈곤층에게 제공되는 혜택
이러한 제도는 복잡한 공식을 사용하여 치료비를 결정한다. 많은 서비스가 포함되지 못할 수 있고 서비스가 제공될 때 추가 비용이 발생할 수 있다.

정보 제공

국립보건원(National Institutes of Health, NIH), 질병통제예방센터(Centers for Disease Control and Prevention, CDC) 등의 정부 기관은 주요 통계, 인구 조사, 건강 조사 결과와 같은 보고서를 주기적으로 작성하고 있다. 미국 건강으로 정보를 발간하고 있으며, 연간 보고서는 미국 거주자의 건강 상태를 짧은 소식지로 제공하고 있다.

정책 설정

미국 대부분의 건강관리 입법은 보건복지부에 위임되어 있으며, 일부 특수 분야인 환경 건강이나 직업 건강 관련 입법을 다루는 정부 기관은 분리되어 있다. 보건복지부의 공공 보건 서비스 부처는 미국 시민의 건강관리를 감독하고, 간호 분야, 치과 분야, 의료 분야 등 다양한 전문직의 책임을 관할하는 부서를 가지고 있다.

건강관리 관련 연방정부의 입법(표 2.1)은 연방정부 관보(Federal Register)에 기록되거나 출간된다. 각종 규약의 개정은 연구 결과, 시민 의견, 주기적 공청회를 통하여 이루어진다. 법이 통과될 때 규제 준수를 위한 민간 부문의 감시가 이루어진다.

비록 각 미국 시민은 사생활 보호와 자유를 누릴 권리가 있지만, 연방정부의 법은 전 세계가 2020년 신종 코로나바이러스 감염병(COVID-19) 팬데믹을 경험한 것처럼, 지역사회 개인의 건강

표 2.1 건강 관련 연방법 사례

1798	상업 선박의 의료 제공을 위해 해양병원 서비스 법(결국은 미국 공공 의료서비스가 됨)
1878	감염병 있는 사람의 입국을 방지하는 항만 검역법
1879	미국 국립보건국 설립
1901	식품과 약물 제조, 표시, 판매를 감시하는 순수 식품의약법. 후에 미국식품의약국(Food and Drug Administration, FDA)이 됨
1912	아동 건강국을 설립하여 아동 노동법을 제정. 아동건강국은 10년마다 아동 요구에 초점을 맞추기 위해 모임
1921	셰퍼드 타우너 영유아 보호법은 모성과 아동의 건강과 복지를 위한 기금을 제공
1935	사회보장법이 통과됨. 제6호는 공공건강서비스를 제공할 수 있는 내용 포함. 의료보험과 의료보장 프로그램의 발달이 가능해짐
1939	미국 연방 안정국이 건강, 교육과 복지 서비스를 결합
1940	전염병 센터, 현재는 CDC가 조지아주 애틀랜타에 설립 간호사 훈련법이 간호교육을 권장하기 위한 기금을 제공
1944	공중위생법이 하나의 공공보건법으로 통합
1945	매카란-퍼거슨법은 정부가 건강 보험 계획을 규제할 수 있는 권한을 기술
1946	힐-버튼법은 보험에 가입되지 않은 이들을 치료하기 위한 병원 건립을 가능하게 함
1947	육군간호대 설립
1948	미국 국립 보건원(The National Institutes of Health, NIH) 설립
1954	환경 보건 향상을 위해 태프트 위생 공학 센터 설립
1955	의학 문헌에의 접근성을 높이기 위하여 미국 의학 도서관 설립
1964	건강 개선은 간호교육을 위한 기금 증가로 이어짐
1965	사회보장법 제8호 개정은 의료보험이 노인과 장애인을 간호할 수 있도록 함 사회보장법 제19호는 의료보장을 통하여 가난한 사람이 의료급여를 받을 수 있도록 함
1970	산업안전보건법은 작업 현장과 환경 건강에 초점을 맞춤
1971	환경보호국이 모든 환경 프로그램을 감시하기 위해 설립
1972	국가안전보장법이 개정되어 건강관리를 위한 건강유지조직(HMOs)과 특약의료기구(PPOs)를 활성화. 건강유지조직 발달을 위한 보조금 제공
1973	건강유지조직법은 고용인이 연방정부의 승인을 얻은 건강유지조직(HMO)의 적용을 받도록 고용주에게 요구했고, 주정부의 감독을 의무화함
1980	영아 조제유법은 영아 조제유 제조 관련 표준을 규정함
1981	종합예산조정법은 요양원, 전문요양시설, 재가건강관리기관 등과 같은 다양한 건강증진 계획을 위한 예산을 승인함
1982	조세형평정책법은 사회보장법을 개정하여 포괄수가제를 수립하였으며, 이것으로 건강관리에 엄격한 지불 규칙을 적용하는 급격한 변화가 일어남
1985	강화된 종합조정법을 통하여 직업을 잃은 후 보험 혜택을 받을 수 없을 때도 당분간 연장할 수 있도록 보장함

표 2.1 건강 관련 연방법 사례(계속)

1989	전문간호사가 제공한 간호에 대한 수가를 승인함
1990	건강증진계획법에 의해 1979 국민건강보고서를 발간하였으며, 국가 차원의 건강증진 목표를 확인하고 감시하고 있음. 국민건강증진계획 2000과 국민건강증진계획 2010이 수립되었음
1996	국민건강보험양도와 책임법이 제정되어 의료보험 변경, 의료정보 보호, 기존 질병에 대한 보험 적용이 가능해짐
1997	사회복지법 개혁을 통하여 부양아동가족 보장 제한을 규제함
2002	공공건물에서 금연하도록 법 규정 치과 치료에 사용하는 아말감을 합금하거나 혈압계와 같은 의료기구에 수은의 사용을 금지함 학교 건물에 사용하는 석면을 제거하는 사업을 만듦 납과 화학물 중독 예방 및 선별 검사 프로그램을 수립함 국토안전보호법은 테러 공격에 대비하여 국가의 공공 보건 안정성을 기술함
2003	국민건강보험양도와 책임법이 전국적으로 실시됨
2005	공공비상대비법은 공공건강을 위협하는 응급상황이 발생하면 국민을 보호하기 위하여 빠른 백신 생산을 촉구할 수 있음 환자 안전과 질 향상법은 이상 반응, 사고 날 뻔한 사례, 위험한 상태를 감시하기 위하여 데이터베이스를 구축하고 보고하도록 촉구함
2006	노화에 대한 백악관 회의 후 2006년에 노인에게 서비스를 제공할 수 있는 미국노인법이 통과되었으며, 2020년 서비스 제공이 확대됨
2009	건강회복 및 재투자법. 이 부양책은 건강 정보 기술, 건강 기록 비밀 유지를 채택하며, 가난한 사람을 위한 의료보장과 건강관리를 위한 새로운 기금을 제공할 수 있게 함. 예방과 복지를 위한 법안 발의를 촉진하고 의학 연구를 가능하게 하였음 가족 흡연 예방 및 담배규제법이 1990년 통과되었고, FDA에서 전자담배, 연기 없는 담배 등 모든 담배 제품의 제조, 판매, 유통을 규제하도록 승인하였음. 이 법은 담배회사가 학교, 운동선수, 사회 모임 등에 견본품을 제공하거나 후원하는 것을 금함. 또한 지역 내 자동판매기에서 담배를 판매할 수 없도록 함(Chen, 2011)
2010	환자 보호 및 부담적정보험법. 3천 2백만 무보험자에게 보험 혜택을 확대한 법이며 오바마 케어라고 부름. 의료보험 급여세금을 서비스에 지불할 수 있도록 함. 보험회사가 개인이나 가족의 보험 수혜를 거부할 수 있는 권한을 제한함
2017	미국의료법은 부담적정보험법 중 몇 가지 주요 항목을 폐지하고 대체함(AMA, 2017)

과 복지를 보호하기 위하여 필요하다고 생각하면 격리를 명령할 수 있다. 또한 주정부 법도 특별한 건강관리 행위를 명령할 수 있다. 예를 들면, 어떤 주는 모든 대학생이 건강보험에 가입하도록 요구하였고, 이는 등록금에서 지불되었다.

직업 건강은 주정부의 직업안전 건강법(Occupational Safety and Health Act, OSHA)이 규제하고 있으며, 이 법은 고용주가 고용인의 건강과 안전 보호를 위해 유지할 안전 표준을 요구하며, 근로자가 지속적으로 당하는 상해를 보고하도록 명령할 수 있다. 근로자는 자신이 일하는 환경에 독성이 있는지 알 권리가 있다. 일하는 동안 발생하여 삶의 변화를 초래한 모든 상해에 대해 건강관리를 받고 경제적 보상을 받을 권리가 있다. 주정부의 법은 재가 관리와 호스피스 시설을 허가하고 자격증을 교부하고 있으며, 또한 보험회사와 노동조합을 어느 정도 규제하고 있다.

일부 연방정부법은 성인 초기의 사회적 발달에 영향을 미칠 수 있다. 예를 들면, 18~25세 남성은 징병제에 등록하여야 한다. 위기 상황에서 징병을 요구할 수 있으며, 여기에 해당하는 남성은 출생일에 따른 무작위 번호 순서에 의해 현역에 징집될 수 있다. 연방정부법과 지방자치법에 의해 음주, 운전, 노동 가능한 연령을 규제하고 있다.

정부는 사회보장 혜택을 누릴 수 있는 노인 연령을 정한다. 빠르면 62세경 혜택을 이용할 수 있지만, 빨리 혜택을 받기 시작하면 은퇴 연령까지 이용할 수 있는 혜택은 감소할 수 있는데, 이는 은퇴자의 출생 연령에 따라 다르다(SAS, 2020).

또한 어떤 주는 엄격한 이혼법을, 또 다른 주는 관대한 이혼법을 적용하므로 가족은 정부의 영향도 받는다. 최근 대부분의 주는 낙태를 허용하고 있으며, 아동의 발달단계 요구를 지속적으로 충족시킬 수 있는 양육자에게 양육권을 주기 위해서 가능하면 아동의 생물학적 부모에게 양육권을 부여하는 것을 선호하고 있다.

8. 건강관리 비용 상승

1) 건강관리 전달체계

미국의 근래 역사에서 건강관리 비용은 꾸준히 증가하였으며, 앞으로도 계속 증가할 것이다. 의료보험이나 의료보장 같은 건강급여를 도입하였지만, 증가하는 비용은 건강급여제도 유지를 위협하고 있다. 오늘날 건강관리의 질을 유지하면서 비용을 억제해야 하는 도전에 직면하고 있다. 원가관리는 국가 차원의 건강목표, 재정지원 혜택, 건강관리 권리, 가용 자원 활용, 처방 약물 비용, 국민의 건강관리 요구 변화와 같은 쟁점에 맞서 해결해야 하는 문제이다.

질 보장 국가위원회(The National Committee for Quality Assurance)가 설립되었고, 건강관리 비용의 표준화와 통제를 시도하는 의료관리조직(managed care organization, MCOs)을 검토하고 승인하였다. 건강유지조직(health maintenance organization, HMOs)은 선지불한 사람의 건강관리를 제공하고, 특약의료조직(preferred provider organizations, PPOs)은 전문가와 계약하여 서비스별 지불에 동의한 특별한 집단에게 서비스를 제공하고 있다. 정부가 후원하는 건강관리 프로그램에서 남은 비용은 정부가 후원하는 다른 프로그램에서 사용할 수 있으며, 연방정부의 재정 적자를 감소시키는 데에 도움이 된다. 따라서 미국의 전 국민은 건강관리 비용에 관심을 갖게 되었다.

2) 사보험

건강관리 비용 증가는 개인 건강보험 가입자의 보험료 인상을 초래하였다. 고용주는 건강보험 비용의 일부를 책임지고 있으므로, 이 비용은 소비자 물가에 반영되어야 하고, 결국은 생활비가 상승하게 된다.

건강증진

예방과 조기중재는 건강관리 비용을 감소시키는 중요한 열쇠이고, 국민건강증진계획 2030의 핵심이다(1장 참조). 인간 유전체 규명 프로젝트(Human Genome Project)는 심각한 만성문제가 되어 비용이 많이 들기 전에 건강관리 전문가가 예측하고, 조기 발견하며, 치료하도록 한다(6장 참조). 이 프로젝트를 통하여 취득한 정보는 미래에 효율적으로 사용되어 만성 건강관리 문제 발생을 줄일 것이다.

3) 건강관리 개혁

역사적으로 미국 국민은 건강관리 프로그램에 정부가 참여하는 것을 반대하며, 일반적으로 '사회의료' 보장제도에 저항하는 경향이 있다. 건강관리 제도를 개혁하려는 노력은 비용을 관리하고, 건강관리에의 접근성을 높이며, 누가 비용을 지불할 것인지를 확인하는 것을 포함해야 한다. 그러나 특정 건강 문제의 경우, 소비자가 주로 염려하는 두 가지 주제는 적용이 제한되는 것과 미래의 건강관리에서 건강관리를 할당받을 가능성이 있는지에 관한 것이다. 건강관리 개혁은 중요한 정치적 문제이며, 한 정당에 의해 만들어진 법과 정책이 다른 정당이 선출되면서 바뀔 수 있다.

4) 자가관리 강조

질병 예방과 조기 발견 및 중재에 대한 강조로 입원환자에서 외래환자 중심의 건강관리 전달로 점차 변하고 있으며, 교육을 통해 건강한 행동을 증가시키고 질병을 예방할 수 있다. 치료에서 질병 예방, 병원 중심에서 지역사회 중심의 건강관리로 전환되면서, 자가관리는 건강관리 개혁에 중요한 요소가 되었다. 자가관리는 새로운 개념이 아니다. 18세기와 19세기에는 조산사와 비전문 실무자가 흔했다. 1830년과 1840년대에 자가관리에 대한 관심이 높았으며, 물을 이용하는 수치료(hydrotherapy)와 자연 치유력을 위하여 질병과 비슷한 증상을 일으키는 물질을 극소량 사용하여 병을 치료하는 동종요법(homeopathy)이 흔했다.

1959년 도로시 오렘(Dorothy Orem)이 간호실무와 관련된 자가관리 모델을 발전시켰다. 1960년에는 간호이론가인 마사 로저스(Martha Rogers)가 건강관리에서 전인 간호를 제안하였고, 1989년 간호이론가인 진 왓슨(Jean Watson)이 건강증진에서 간호사와 환자의 관계가 중요하다고 봤다. 오늘날 자신의 몸에 대한 통제력을 자신이 가지려는 요구가 생기면서 자가관리가 다시 각광을 받고 있다. 카이저 재단(Kaiser Permanente Foundation Health Plan)과 같은 많은 건강관리 조직에서 모든 회원에게 자가관리 지침을 배분하였다. 자가관리, 영양, 운동 교실은 이미 이용 가능하며 대중적으로 사용하고 있다.

보완대체의학(complementary and alternative medicine, CAM)은 지역사회에서 개인이 사용하고 있으며, 많은 응용사례가 기존 건강관리 현장에서 성공적으로 채택되었다(Schiff, 2019). 건강증진과 질병 예방을 위해 건강관리기관은 자가관리 교육을 실시해 왔는데, 이는 비용 경감을 위해 효과적인 방법이기 때문이다. 지방자치 주민 대상으로 선별과 교육 프로그램을 확대하는 것은 지역사회 요구를 기반으로 이루어진다. 교육기관에 안전한 환경을 제공하고 학교 교육과정에 자가 관리 건강 개념을 포함하는 것은 현대 건강관리 개혁에 매우 중요하다. 간호교육 프로그램은 지역사회에서 건강한 개인으로서 학생 경험을 증진시키고 있다. 다양한 인구 집단에게 문화역량을 갖춘 건강관리를 하기 위하여 의학과 간호학 교육과정에 문화적 요소가 통합되어야 한다. 고용인의 건강을 지원하기 위한 직업 건강 프로그램과 건강관리 정보를 잘 전달하기 위하여 홈페이지를 이용하는 것 또한 미래 건강관리에 중요하다.

9. 세계보건

1945년 유엔(UN)은 전 세계 모든 사람의 공통 목표인 인권, 평화, 경제적 · 사회적 발전을 증진시키기 위하여 많은 국가를 연합하였다. 유엔 본부는 뉴욕시에 있으며, 1946년 전 세계 건강과 건강연구를 증진하기 위한 목적으로 전 세계에 적용할 수 있는 정책과 서비스를 수립하기 위하여 만든 세계보건기구와 연례적으로 만나고 있다(1장 참조).

10. 미래의 건강관리

연방정부의 입법과 기금 마련은 정부의 건강관리 참여를 증가시켰다. 건강관리 비용 증가, 건강관리 요구 증가, 다양한 건강관리 전달체계의 성장 또한 연방정부의 지속적인 개입을 초래하였다. 공공 보건 프로그램은 건강을 증진하고 질병의 조기 발견과 중재를 통하여 건강관리 비용을 감소시킬 수 있다. 정부 기관은 중요한 통계 자료를 제공하여 요구가 필요한 영역을 확인하고 중재전략을 발전시킬 수 있도록 한다.

정치적 영향력은 정치행동위원회(political action committes, PACs)에 의해 촉진되었다. 정치행동위원회는 그들의 요구를 지지하는 입법자에게 금전적 기여를 제공함으로써 법률제정이 필요하다는 인식을 갖도록 하여 법률제정에 영향을 미치고 있다. 미국간호사협회와 다른 의료조직은 간호사와 환자의 요구를 대변하기 위하여 정치행동위원회를 가지고 있다. 많은 간호사는 선출 공무원으로서 봉사하고 있으며, 간호사 입법자는 건강관리 문제를 이해시키는 역할을 돕고 있다.

미래 건강관리에서 가장 중요한 간호사 역할은 환자를 지지하고 교육하며, 비용 효율과 간호의 질을 높이고, 지방자치, 주정부, 연방정부의 입법 과정에 참여하는 것이다. 간호사는 정부의 역할이 건강관리와 관련되어 있으며 건강전달체계에 영향을 미치고 있다는 것을 인식하여야 한다. 이러한 이유로 간호사는 건강관리와 관련된 법을 논의하고, 신설하며, 통과시킬 때 간호사와 환자의 요구를 보장할 수 있도록 정치적 영역에 적극적으로 참여할 필요가 있다.

요점 정리

- 건강관리에서 정부의 역할은 미국 헌법 1조, 8장에 기술되어 있으며, 미국의 일반건강증진, 복지, 안전을 증진할 수 있는 권한을 부여하는 것이다. 개별 주정부 법은 대중의 건강관리를 위해 확장하고 자금을 마련한다. 건강관리 실무의 표준은 건강관리 법률을 기초로 한다.
- 1946년 힐 버튼 병원 건축법은 새로운 병원을 지을 때 자금을 제공할 수 있게 하였다.
- 군인을 간호하는 육군 간호단이 만들어지면서 간호가 직업으로 발전하기 시작하였다.
- 다학제 건강관리팀은 의사, 간호사, 임상검사실 기사, 방사선사, 사회사업가 등을 포함하고 있다.
- 지방자치 정부는 간호실무 지침을 수립하고 전문직 간호의 각 수준에 맞추어 실무 범위를 정의하였다.
- 34개 주는 광범위 간호실무법에 참여하여, 간호사가 여러 주에서 활동할 수 있게 하였다.
- 미네소타 주가 첫 번째로 환자 권리장전을 법으로 만들었다.
- 의료기관 인증을 받지 않은 병원은 주정부나 연방정부 보조금을 지원받지 못할 수 있다.
- 1935년 제정한 사회보장법은 공공 보건 관리에서 정부의 참여를 확대하였다.
- 연방정부의 보건복지부는 직접 서비스 제공, 정보 제공, 건강 관련 입법을 제공한다.
- 유엔은 전 세계 건강 정책, 서비스와 연구를 수립하기 위하여 세계보건기구와 연례적으로 만나고 있다.
- 연방정부에서 만든 법이 통과되면 연방정부 공보에 출간된다.
- 직업 건강은 직업안전과 건강협회(Occupational Safety and Health Association, OSHA)에 의해 규제되고 있으며, 작업 현장의 건강과 안전 표준을 정하고 있다.
- 연방정부는 국민건강증진계획 2030의 목표를 달성하기 위한 입법과 재정을 지원하고 있다.
- 정치행동위원회 활동에 의해 정치적 영향력이 증진되었으며, 간호사는 환자의 요구를 대변하고 건강관리 쟁점을 설명할 수 있다.
- 2010년 환자 보호와 부담적정보험법은 모든 미국인의 건강관리 접근성에 대한 문제를 제기하였으나, 2017년 선출된 정부에 의해 개정되었다.

사례 연구

간호사와 다른 건강관리 근로자는 건강 관련 입법의 인식을 높이기 위하여 정치행동위원회와 연합할 수 있다. 정치행동위원회를 통하여 홍보하거나 촉진할 수 있을 것으로 생각하는 현재 건강 관련 개혁과 관련된 주제를 한 가지 논의하시오.

연습문제

1. 왼쪽 칸에 있는 정부 기관과 오른쪽 칸에 제시한 일차적 기능을 연결하시오.

정부 기관	기능
의료관리조직(managed care organization, MCOs)	A. 건강관리 비용 통제
건강유지조직(health maintenance organization, HMOs)	B. 선지불한 사람의 건강관리 제공
특약의료조직(preferred provider organizations, PPOs)	C. 특별한 집단에게 제공할 수 있는 서비스별 지불

2. 다학제적 '건강관리계획'을 위한 건강관리팀에 해당하는 것을 모두 고르시오.

A. 환자/의뢰인/가족과 관련된 건강관리제공자 간 의사소통을 위한 도구
B. 환자 간호를 위한 표준 기술
C. 의뢰인/환자를 위한 건강관리제공자 확인
D. 의뢰인의 목표나 요구 모음집으로 이러한 목표에 도달할 수 있는 계획된 접근

3. 간호실무법으로 옳은 것을 모두 고르시오.

A. 전국적으로 적용할 수 있는 간호 실무 범위 정의
B. 한 주에만 적용할 수 있는 간호 실무 범위 정의
C. 여러 주에서 간호사 면허를 사용할 수 있는 것 포함할 수 있음
D. 간호사 행위의 기능과 제한을 정의
E. 환자 권리장전 포함

4. 미국 보건복지부의 기능으로 옳은 것을 모두 고르시오.

A. 가난한 사람을 위한 병원 운영
B. 대부분 건강관리 법안 작성
C. 국민건강증진계획 2030 감시
D. 병원의 우수성 기준 수립
E. 대부분의 건강관리 전문가의 면허 감시

5. 정치행동위원회가 건강관리에 영향을 미치는 방법은?

A. 건강관리법 작성
B. 건강관리정책에 투표할 수 있는 입법자 지지
C. 지방자치의 요구를 연구
D. 간호사에게 고액 급여 촉진

CHAPTER 03

성장발달에 대한 문화적 고려사항

Cultural Considerations Across the Lifespan and in Health and Illness

개요

정의
문화와 임신
문화와 신생아
문화와 아동
문화와 청소년
문화와 성인
문화와 노인
문화와 건강 신념
문화와 질병
문화와 죽음
문화와 교육
문화와 음식
보완대체요법과 문화
문화적으로 역량 있는 건강관리를 위한 정부의 역할

학습목표

1. 문화와 문화적 표현을 정의한다.
2. 신념과 가치의 차이를 서술한다.
3. 오늘날 성인에게서 나타나는 다양한 신념과 가치를 규명한다.
4. 문화와 개인의 가치가 일상생활과 건강 행위에 미치는 영향을 논의한다.
5. 건강증진 교육에서 문화와 가치의 연관성을 설명한다.
6. 보완대체요법을 정의한다.
7. 문화적으로 적합한 건강관리 증진을 위한 정부의 역할을 논의한다.

주요용어

문화 변용 acculturation
대체의학 alternative medicine
신념 beliefs
보완의학 complementary medicine
문화적 인식 cultural awareness
문화적 돌봄 cultural care
문화적 역량 cultural competence
문화적 중재 cultural interventions
문화적 민감성 cultural sensitivity
문화적 고정관념 cultural stereotyping
문화 culture
민족성 ethnicity
자기 민족 중심적 ethnocentric
고정관념 stereotyping
가치관 values

이 장은 타인의 문화적 요구에 대한 이해가 건강증진 서비스의 결과를 개선하고, 비용 효과적인 건강관리, 오류감소 및 건강행동 이행을 증가시켜 국민건강증진계획 2030의 목표를 달성하는 데 도움이 되는 방법에 대한 구체적인 예를 제공하고자 한다.

1. 정의

문화(culture)는 일반적인 사회적 집단에 공유되고 가족의 세대를 통해 전승되는 일련의 학습된 가치, 신념, 관습 및 행동이라고 정의한다. 문화는 음식 선택, 양육방식 및 치료 선택에 영향을 줄 수 있다. 건강관리자는 가족 구성원을 존중하는 적절한 음성언어, 몸짓언어, 사적인 공간 사용 및 손짓에 대해 관찰하고 시범을 보임으로써 문화적 민감성(cultural sensitivity)을 설명할 수 있다. 종교는 문화와 밀접한 관련이 있으며, 적절한 종교적 개입은 대상자와 그 가족의 영적 욕구를 충족시키기 위해 민감하게 통합되어야 한다. 개인의 문화는 역동적이고 끊임없이 변화하며 능동적이거나 수동적인 요소를 포함한다. 개인의 문화적 가치는 독특하고, 시간이 지남에 따라 변화하며, 자존감 그리고 삶과 건강에 관한 결정에 영향을 미친다. 따라서 문화적 민감성과 인식은 효과적인 건강관리를 위한 필수적인 요소이다.

문화적 역량(cultural competence)은 나와 다른 신념, 가치, 전통 및 관습에 대한 인식이고 수용이며 존중이다. 대상자의 문화나 종교를 무시하지 않기 위한 건강관리자로서의 적응 능력은 문화적 역량의 핵심이다.

문화적 역량은 건강관리자가 최적의 건강관리를 제공하기 위해 의미 있는 중재를 고안하는 데에 도움이 될 수 있다. 건강관리자는 개인이 문화적으로 독특하고, 문화나 인종 집단뿐만 아니라 문화집단 내에도 문화적 다양성이 있다는 것을 이해해야 한다. 이 장에서는 대상자에게 문화적으로 적절한 치료 계획을 개발하려는 출발점으로, 문화적으로 적합한 치료는 모든 문화집단에 존재하지만, 문화에 따라 적용 범위가 다른 여섯 가지 '필수적 문화 현상'(Giger, 2020)을 평가하는 것을 포함한다. 이 여섯 가지 현상은 박스 3.1에 요약되어 있다.

같은 문화권에 있는 사람은 모두 같은 방식으로 행동하고 같은 것을 믿는다고 가정하는 것이 문화적 고정관념(cultural stereotyping)이라고 하는데, 이것은 불쾌할 수 있고 적절한 치료 제공에 방해가 될 수 있다. 다양한 인구집단과 일을 할 때는 개인차에 민감해지는 것이 특히 중요하다.

박스 3.1 모든 문화집단에 존재하는 몇 가지 본질적 현상

- **의사소통:** 비언어적/언어적 반응의 사용과 같은 것
- **접촉:** 접촉 시 수용 또는 경직됨과 같은 것
- **공간:** 대화할 때 선호하는 거리
- **사회 조직:** 결혼 여부, 가족에서의 역할, 일과 같은 것
- **시간:** 과거, 미래 또는 현재 방향과 같은 시간; 시간표의 중요성
- **환경 통제:** 자기 조절, 종교, 방문자, 실내 온도와 같은 것

출처 : Giger, J., & Davidhizar, R. (2002). Transcultural nursing assessment, *International Nursing Review 37*(1), 199 – 203.

미국은 다문화 사회이다. 2010년 인구의 약 72%가 백인/유럽계 혈통, 14%가 아프리카계 미국인, 17%가 히스패닉계 미국인, 약 5%가 아시아계 미국인이었으나, 이러한 통계수치는 계속 변하고 있다(U.S. Department of Commerce, U.S. Census Bureau, 2017). 2050년에는 백인/유럽 인구가 47%로 감소하고 히스패닉계 미국인이 29%로 증가하는 큰 변화가 있을 것으로 예상된다(UN, 2019). 미래 세대가 서구 문화에서 태어나고 자라면서, 단순하고 당연하게 특정 인종, 종교, 문화를 식별하기가 더욱 어려워질 것이다. 이렇게 진화하는 사회에서 건강관리자는 생활 습관을 변화시켜야 하는 당뇨병과 같은 질병을 진단받은 환자의 반응을 더 주의 깊게 평가하고, 그들이 수용 가능한 방식으로 개인적 신념과 문화적 신념을 변화시키도록 안내해야 한다.

신념(beliefs)은 다음 세대로 전승되는 가치관과 행위를 문화적으로 가르쳐서 일상생활과 건강관리 습관에 어떻게 반응하고 행동하는지 결정하게 한다. 가치관(values)은 무엇이 옳은지 그른지, 좋은지 나쁜지에 대한 깊은 감정이다. 개인의 가치관은 대부분 아동기에 학습되며 10세까지 형성된다(Wold, 2008). 가치관은 문화의 영향을 받는데, 서양 문화에서 높이 평가되고 격려되는 행위 중 일부는 다른 문화권에서는 그렇지 못할 수 있다.

민족성(ethnicity)이란 같은 문화적 유산을 갖는 사람들이 공유하는 문화적 양식이다. 언어, 선호하는 음식, 특수한 관습, 가족 규율 및 종교적 신념은 같은 민족끼리 종종 공유된다. 문화적 인식(cultural awareness)은 대상자의 혈통이나 문화를 인식하며 그들의 문화가 문제와 쟁점 및 교훈을 다루는 데에 어떤 영향을 미치는지 인식하는 것을 의미한다. 건강관리자는 자기 민족 중심적(ethnocentric)이지 않도록 주의해야 하는데, 자신의 문화적 기준에 따라 다른 사람의 문화를 평가하지 말아야 하며, 자신의 문화, 신념, 가치가 다른 것보다 우월하다고 확신하지 말아야 한다. 건강관리자는 의료 및 건강증진 활동을 계획할 때 환자의 문화적 신념, 가치 및 관습을 각 상황에 적용해야 하지만, 고정관념(stereotyping)이나 추측은 피해야 한다. 새로운 문화에 적응하는 문화 변용(acculturation)은 종종 같은 문화집단 내에서 실제적인 차이를 낳는다. 긍정적인 결과를 위해 의료 시스템에 들어오는 모든 환자에게 문화적 평가를 해야 한다.

문화적 돌봄(cultural care)은 문화적 역량이 높은 건강관리자가 대상자의 문화적 가치, 신념, 습관을 존중하면서 대상자가 건강 행위를 수정하여 유익한 결과를 얻도록 하는 건강증진 행위이다(Cherry, 2019; Giger, 2020). 문화적 중재(cultural interventions)는 건강관리 정보가 특수한 문화 양식, 색, 그림, 기호 등을 포함하는 방식으로 제시될 때 문화적 가치를 반영함으로써 내용에 신뢰성을 더하여 이루어진다. 건강관리 정보는 필요할 때마다 통역사에 의해 대상자의 언어로 제공하여야 한다.

대상자의 전통적 관습을 가능한 한 많이 건강관리 계획에 포함시키는 것이 중요하다. 예를 들어, 산모가 출산 후 음식이나 경구투여 약물을 거부했다면 산모에게 적합하지 않은 음식으로 인식했거나 약을 먹기에 음료 온도가 적절하지 못한 것으로 인식했기 때문일 수 있다. 이런 경우 제공된 돌봄은 여성의 문화적 관습과 갈등을 일으킨다. 그러나 투약 시 물에서 얼음을 빼거나 실온의 물을 주고 따뜻한 수프를 제공한다면 그 문제는 쉽게 해결할 수 있을 것이다. 특정 문화적 관습이 항상 선호된다고 가정하기보다는 건강관리 제공자가 돌봄 계획을 조정할 수 있도록 이러한 선호도와 관련된 질문을 포함해야 한다. 질문의 예시는 표 3.1을 참조한다.

표 3.1 문화적 민감성과 관련된 질문 예시

주제	사정을 위한 질문 예시
식사	물: 얼음물이 좋으세요? 미지근한 물이 좋으세요? 음식: 좋아하는 음식이나 먹으면 안 되는 음식이 있나요?
가족 구조	건강 문제, 치료 계획 및 회복에 대한 선택을 논할 때 가족 구성원이나 지역사회 사람 중 누가 참여하기를 원합니까?
선호하는 의사소통 방법	당신의 건강 문제와 치료 계획을 설명하는 데 도움이 되는 통역사를 원하십니까? 당신은 어떤 언어가 가장 편합니까?
정보의 이해 (대상자에게 의료지침에 대해 단순히 설명을 이해했는지 묻는 것이 아니라 이해했는지 확인하기 위해 건강관리 내용을 다시 말해주기를 원하는지 환자에게 부드럽게 물어보세요. "끄덕이기" 또는 "예"라는 대답이 항상 완전한 이해/동의를 나타내는 것은 아닙니다.)	치유를 계속하기 위해서는 어떻게 하면 좋은지 말해주세요. 혈당 검사 방법을 알려주세요.

참고 : 올바른 질문을 하는 것은 문화적으로 민감한 치료 계획을 제공하는 데 중요하다. 신념이나 행동을 추측하는 것은 적합하지 않다.

2. 문화와 임신

가족의 문화적 배경은 가족 구성원의 출산 경험에 대한 견해에 큰 영향을 미친다. 임신한 여성이 무엇을 실행해야 하는지는 다음과 같은 질문을 통해서 적절하게 접근할 수 있다.

1. 임신기를 건강한 시기, 힘든 시기 혹은 질병이 있는 시기로 여기는가?
2. 출산 과정을 위험하다고 보는가?
3. 출산은 개인적인 혹은 공개적인 경험인가?
4. 어떤 도움이 필요한가? 수용되는가?
5. 가족의 역할로 기대하는 것은 무엇인가?

수많은 비서구 문화권에서 여성은 출산 후 최소 20~40일을 쉬도록 하고 있다. 일부는 오로가 완전히 끝날 때까지 머리와 몸을 씻는 것을 피하고 있다. 일부 문화에서는 임신, 분만, 출산을 '차가운' 상태라 여기기 때문에, 에어컨이 있는 방이나 차가운 음료 역시 허용하지 않는다. 일부 문화권에서는 초유를 아기에게 주지 않고 버리고, 분만 후 첫 주 동안은 채소를 먹지 않기도 하는데, 이는 개별적인 관리 계획에 포함하는 것이 필요할 것이다. 서구 문화에서 아기가 주로 선물을 받는 대상인데 비해, 많은 비서구 문화에서는 엄마가 관심의 초점이 되기도 한다(Giger, 2020).

3. 문화와 신생아

신생아는 부모와의 사회적 상호작용을 확립하며 태어날 때 '백지 상태'가 아니다. 신생아는 부모를 인지하고 부모에게 반응하며 부모와 소통하는 능력이 있으며, 성공적인 관계가 발전하기 위해서는 부모가 영아의 신호에 반응하는 능력이 있어야 한다. 문화는 부모–영아의 상호작용 유형과 발달하는 영아 행동의 표현에 영향을 미칠 수 있다.

4. 문화와 아동

문화적 관행은 발달 시기에 영향을 미칠 수 있다. 예를 들어, 권위적 양육 형태를 가진 가족에게서 아동의 모방 발달은 늦어질 수 있다. 왜냐하면 권위적 양육 형태의 가족은 아동이 의존적이고 순응하는 것에 가치를 두고 있기 때문이다.

5. 문화와 청소년

청소년의 독립이 모든 문화권에서 동등한 가치를 갖는 것은 아니다. 예를 들어, 어떤 문화권에서는 청소년기를 발달 단계로 인정하지 않기 때문에 청소년이라는 용어가 없다. 청소년은 추상적 사고가 가능하고, 전통적이고 종교적인 관습과 상징을 통해 정체성 발달이 안정된다. 수많은 문화에서 개인이 아동기부터 성인기를 지날 때 특수한 의식을 행한다. 이러한 관행은 바르미츠바(bar mitzvah)나 퀸시네라(quinceanera)와 같은 상징적 의식이나 기념행사일 수 있고, 청소년이 성인의 책무를 맡을 수 있는지를 보는 특수한 기술 습득 확인을 위한 실질적 시험일 수 있다. 청소년이나 초기 성인은 종종 전통적인 가족 가치관이나 신념과 충돌할 수 있는 생활방식, 사고, 행동의 독특한 변화를 경험한다. 음악, 옷 스타일, 소셜 미디어의 사용에 대한 취향의 변화는 생활양식에 영향을 주며, 종종 더 어린 연령 집단에서 일어나는 행동 변화는 이전 세대의 문화적 배경과 아주 다를 수 있다. 이러한 선호도 변화는 가족에 의해 수용될 수도 있고, 반항으로 인식되어 거부될 수도 있다. 변화는 일시적인 '유행'의 형태로 일어나기도 하고, 지속될 수도 있으며, 다음 세대의 관습과 가치에 영향을 줄 수 있다.

6. 문화와 성인

일부 문화나 종교에서 여성은 월경 기간과 출산 후에 불결한 상태에 있다고 생각한다. 또한 일부 종교에서 신앙심이 깊은 남편은 이 기간에 아내와 접촉하지 않는다. 건강관리자는 이러한 관습을 조사하고 이에 민감하며, 필요할 때 도움을 제공할 수 있다.

일부 종교에서는 산아제한을 격려하지 않거나 금지하여, 금욕의 방법을 통한 자연스러운 가족 계획만을 허용한다. 어떤 경우에는 건강관리가 영적인 구조에서 이루어지며, 필수 예방접종이나 개인 피임약을 수용하는 신자도 있지만, 예방약을 거부하는 신자도 있다.

문화에 따라 여성의 폐경 경험에 대한 강조가 다르다. 나이가 존중되는 문화에서 폐경은 중요하지 않을 수 있다. 젊음, 성적 매력, 신체적 아름다움에 높은 가치를 두는 서구 문화에서, 폐경과 관련된 신체 변화는 자존감 문제를 가져올 수 있다.

7. 문화와 노인

대부분 문화에서 노인의 삶과 건강에 대한 긍정적 태도를 격려한다. 수많은 문화에서 노인은 지혜의 근원이며 손주를 양육하고 훈육하는 중요한 역할을 한다고 기대한다. 또한 노인은 손주를 돌보는 사람으로 선호되고 양육 시 조언자로 받아들여진다. 휠체어에 의존하거나 양로원에 있는 많은 노인은 가족들과 만남이 제한되지만, 가족과 만남을 도와줄 수 있는 것은 어떤 것이든 매우 중요하다.

8. 문화와 건강 신념

많은 비서구 문화권에서는 뜨거운 것과 차가운 것의 균형이 건강과 질병에 영향을 준다고 믿는다. 이런 신념은 체액이론(humoral theory)으로 알려졌으며, 전통적으로 뜨거운 질병에는 차가운 치료법을, 차가운 질병에는 뜨거운 치료법을 사용해 왔다. 이는 양(빛, 열, 건조)과 음(어둠, 추위, 습함)의 힘에 대한 생각과 유사하다. 이러한 힘은 인간의 건강 상태의 균형과 조화에 영향을 미치는 것으로 믿는다. 차가운 질병이나 상태는 임신, 귓병, 가슴 통증, 마비, 위장관 질환, 류머티즘과 결핵을 포함하고, 전통적으로 고기, 계란, 뜨거운 수프, 멜론, 튀긴 음식과 같은 뜨거운 음식(Yang)으로 치유된다. 뜨거운 질병은 치아 문제, 인후통, 발진 및 신장질환을 포함하며, 전통적으로 과일, 채소, 차가운 음료 및 맥주 등과 같은 차가운 음식(Yin)으로 치료된다. 음식은 자체 온도가 아니라 대사될 때 몸에 주는 영향에 따라 뜨겁고 찬 것으로 분류한다. 몸과 마음 그리고 영혼의 조화를 안녕으로 정의하는 문화적 요소도 있다. 이러한 경우 총체적 접근으로 치유하는 것을 높이 평가한다.

9. 문화와 질병

특별한 날에 행동의 제한이 있을 수 있다. 이 기간에 전기, 통신, 음식, 여행이 제한될 수 있다. 문화적으로 행동에 제한이 있는 기간에 진료나 치료과정이 있는 경우 환자에게 크게 위험하지 않은 한 연기해야 한다. 수염을 반드시 깎아야 한다면 전기면도기를 사용해야 하고, 면도칼은 사용할 수 없다.

일부 종교에서는 중증 환자에게 세례를 한다. 이를 위해서 건강관리자는 환자가 의식을 잃기 전에 가능하면 종교지도자에게 알려야 한다. 일반적으로 성체를 모시기 전에는 일정 시간 고형 음식 섭취를 금하고 있다. 묵주나 종교적인 메달은 환자의 침대나 환의에 걸어 둘 수도 있다. 환자는 머리맡에 종교적인 서적을 두고 그 위에 아무것도 놓아두지 말 것을 요청할 수 있다. 의학적 필요에 의해서가 아니라면 종교 장식물은 항상 착용해야 한다. 일부 여성은 입원해 있는 동안 머리덮개를 계속 할 수 있다. 일부 종교인은 종교적 이유로 약물, 심리치료, 수혈이나 혈액제제가 포함된 약품을 거부할 수 있다. 그러나 오늘날 자가수혈이라든지 혈장 대체제와 같은 대안 수혈 방법을 사용할 수 있다.

질병을 전생에 지은 죄의 결과나 현세에 지은 죄에 대해 속죄하기 위한 것으로 여기는 문화적 신념도 있다. 요가와 같은 집중 명상 시간을 요구하거나 치유에 필요하다고 생각한다. '아픈 사람의 역할'에 어울리는 사회적 행동은 문화적 배경이나 대상자의 개인적 가치에 따라 다양하며, 요구가 많아지거나 조용히 받아들일 수 있다. 따라서 치료 계획을 수립할 때 환자의 문화적 요구를 평가하기 위해 문화적으로 적절한 질문을 하는 것이 중요하다.

10. 문화와 죽음

1991년 미연방법인 환자의 자기 결정권법은 개인이 자기 치료에 참여하는 것을 허락하기 위해 의학 정보를 완전히 공개한다는 법적 권리이다. 비서구 문화권에서는 가족의 재량으로 환자에게 정보를 제공한다. 서구 문화권에서는 대부분 개인의 삶에 높은 가치를 두기 때문에 환자는 모든 정보를 제공받고 가족에게 무엇을 공개할지를 결정한다. 수많은 비서구 문화권에서는 가족의 복지가 우선이며 삶과 죽음의 결정은 집단의 승인으로 이루어진다.

어떤 문화에서는 죽어가는 환자의 몸에서 영혼이 떠날 때 누군가 꼭 곁에 있어야 한다. 전통적으로 매장은 사망 후 24시간 이내에 해야 하는데, 매장할 때까지 시신을 혼자 두지 않는다. 시신은 수의를 입혀 관에 넣고 손톱을 포함해서 금속 물체는 관 안에 넣을 수 없다. 장례식 동안이나 이후 7일 동안은 꽃도 허용하지 않는다. 상중에는 거울을 다 덮고 가족은 낮고 단단한 의자에 앉기도 한다.

많은 문화에서 마지막 장례 의식은 의무이다. 어떤 이들은 매장보다 화장을 선호하고, 숭고한 곳을 향하여 시신을 눕힌다. 일부 문화에서 신체는 자기 소유가 아니기 때문에 화장, 부검과 장기기증을 금지한다.

종교지도자는 축복의 의미로 고인의 목과 손목에 실을 감을 수 있는데, 매장하는 경우보다 화장하는 경우에 선호된다. 다른 문화권에서는 죽음의 불가피성을 수용하라고 가르치며 환생을 믿는다. 자살, 폭력으로 인한 사망이나 아이의 죽음은 특별한 의식을 필요로 할 수 있는데, 죽음의 순간 마음 상태가 좋지 않았기 때문이다. 또한 임신한 여성이 장례식에 참석하는 것은 불운을 가져다준다고 생각한다.

어떤 사람들은 죽어가는 사람이 가족과 아이들에게 둘러싸인 긍정적인 분위기를 경험하기를 원한다. 어떤 사람들은 집에서 사람이 죽으면 집에 나쁜 운을 줄 것이라 믿고, 병원에서 죽는 것을 선호하거나 시신 매장을 위해 전문가를 준비시키기도 한다. 다른 문화권에서는 병원보다 준비된 가정에서 존엄한 죽음을 맞이하는 것을 선호하는데, 죽음을 영적인 일로 간주하기 때문이다.

어떤 문화에서는 죽음의 순간에 잘 차려입어야 한다고 믿는다. 그러므로 건강관리자는 이러한 신념을 잘 파악하여 환자의 죽음이 임박하면 가족에게 알려서 원하는 의복을 병원에 가져올 수 있게 한다. 일부 문화권에서는 판, 총알이나 의료장치와 같은 내부 금속 물체는 매장 전 신체에서 제거하고, 지퍼나 단추 같은 금속 물체가 사망 후 신체에 닿지 않도록 한다.

11. 문화와 교육

미국의 무수히 많은 문화가 건강관리 교육에서 오해되고 있다. 타인의 기쁨을 중요시하는 문화권의 사람들은 조화로운 관계를 유지하기 위해서 다른 사람의 질문에 대한 답으로 그들이 듣고 싶어 한다고 생각하는 정보를 제공할 수 있다. 정확한 정보를 수집하기 위해서 중립적인 방법으로 질문해야 한다. 일부 문화권의 사람들은 직접적인 눈 맞춤은 무례하다고 여겨서 존경의 표시로 바닥을 응시할 수 있는데, 이를 집중하지 않는 것으로 오해해서는 안 된다. 어떤 환자들은 지속적인 눈 맞춤을 불운을 가져다주는 '악마의 눈'과 관련 있다고 해석한다. 어떤 사람들은 머리는 신성하여 만지거나 쓰다듬어서는 안 된다고 믿는다. 영아의 천문을 만지는 것은 의학적 처치 때문에 부모가 허용한 것이 아닌 이상 무례한 행동이라 해석할 수 있다. 많은 문화에서는 침묵이 다른 사람에 대한 존중이라 해석하는 반면, 다른 문화에서는 발언자에게 동의하는 것으로 해석한다. 그러나 어떤 문화에서는 대화하는 동안 침묵하지 않으려 노력한다. 이러한 사실을 고려하고 통역자를 적절하게 사용해야 한다. 가능한 한 당황스럽거나 비밀스러운 일을 논의할 때 가족 구성원을 통역자로 사용해서는 안 된다. 온라인 통역사는 일반적으로 직접 통역을 제공할 수 없을 때 사용할 수 있다.

12. 문화와 음식

많은 문화와 종교는 축제 행사의 필수 부분으로 특정 음식을 포함하고, 어떤 음식은 제한하기도 한다. 예를 들어, 어떤 사람은 술이나 뜨거운 음료를 마시지 않지만(예수 그리스도 후기 성도 교회), 어떤 사람은 매월 첫 번째 일요일에 금식한다. 문화는 모든 육류 섭취를 금지하거나 돼지고기와 같은 특정 육류만을 제한하거나 육류 제조에 대한 제한을 할 수 있다. 따라서 건강관리자는 돼지고기가 함유된 젤라틴 성분의 약 처방에 대해 인지해야만 한다. 일부 종교에서는 한 끼 식사에 육류 또는 특정 종류의 생선과 유제품을 함께 내놓을 수 없다. 영양은 개별 환자의 치료 계획에서 중요한 부분이며, 그러한 관행에 관한 질문은 특별한 식사 처방을 따르도록 하는 데 중요하다.

13. 보완대체요법과 문화

수년간 서양의학은 병원 환경에서 환자를 치료하고 약을 제공하였으며, 환자는 건강관리계획에 참여하는 일이 드물었다(예방보다는 주로 치료적 관리). 자신의 신체를 조절하고 건강관리 결정을 하려는 요구와 가족, 문화적 신념, 가치를 고려하려는 요구가 커지면서 병원을 벗어나서 가정과 지역사회에서 건강관리를 하는 자기관리의 움직임이 생겼다(Micozi, 2018). 건강증진과 안녕 유지에 초점이 맞춰지면서 건강관리 제공자는 건강 소비자가 개인적 요구와 문화적 가치에 가장 적합한 선택을 하도록 촉진하고 건강관리를 조정하는 사람으로 인식되곤 한다. 자기관리, 건강증진, 질병 예방에의 강조가 국민건강증진계획 2030의 목표에 명확하게 반영되어 있다.

보완대체의학(CAM)은 점점 대중화되었다. 대체의학(alternative medicine)은 서양의학 대신 사용할 수 있는 치료법이다. 보완의학(complementary medicine)은 서양의학과 함께 사용하는 치료법이다. 분만 중 지압, 항암치료 중 항구토 팔찌 착용과 같은 수많은 CAM 실무는 서양 건강관리 실무에서도 타당성을 입증하여 채택하고 있다(그림 3.1). 자기관리, 안녕 및 질병 예방 등은 CAM의 핵심이며,

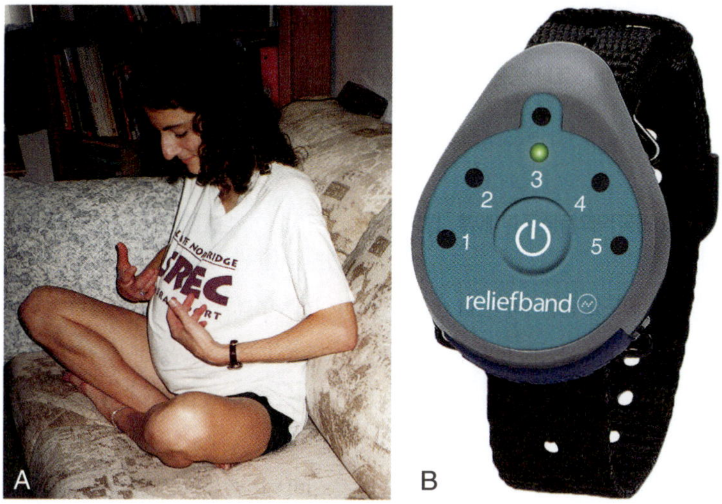

그림 3.1 A: 경찰법은 손끝을 사용하여 원을 그리면서 복부를 천천히 마사지 하는 것으로 큰 직경의 신경섬유를 자극하여 통증 전달을 차단한다. 간지러운 느낌을 주지 않도록 충분한 압력을 가해야 한다. 이것은 CAM의 형태로 분만을 진행하는 동안 효과적으로 사용된다. 이 치료법은 관문통제이론에 의한다. B: Reliefband는 FDA에서 승인하였고, 임부의 구역 구토(입덧)를 치료하기 위해 고안된 비침습적 경피적 장치이다. 이 장치는 피부 표면에서 가장 가까운 정중신경이 있는 안쪽 팔목에 대어준다. 정상적인 위장관 리듬을 회복하기 위해 중추신경계로 전기적 신호를 전달하면서 신경을 자극하는 프로그램화된 진동을 발산한다. 이것은 경피적 전기 신경 자극을 주는 CAM의 한 형태이다(Courty Reliefband Technologies, www.reliefband.com).

이것은 사회적, 문화적 그리고 영적인 측면과 아울러 생리적 측면까지 고려한다.

일부 치료법은 질병을 위해 처방한 약과 반대작용을 할 수 있으므로, 모든 환자의 CAM 요법 사용을 평가해야 한다. 일부 CAM 치료법은 '민간요법'에서 유래되었거나 여러 나라에서 고대로부터 오랜 사용으로 효과가 입증된 요법이나 특수한 문화를 거쳐 전해오는 치료법이다. CAM 치료에는 마사지, 기치료, 침술과 지압, 발반사요법, 동종요법(homeopathy), 바이오피드백, 아로마요법, 심상요법, 허브 치료 등이 포함된다.

14. 문화적으로 역량 있는 건강관리를 위한 정부의 역할

미국 국립보완대체요법센터(The National Center for Complementary and Integrative Health, NCCIH)는 특수 보완대체요법의 효과를 입증하고 의학 저널에 그 결과를 보고하는 미국국립보건원(The National Institutes of Health, NIH)의 한 기관이다. 미국 보건사회복지부 소수민족 건강과 비교문화 건강관리국에는 문화적 건강관리 역량에 관한 활동과 정책을 촉진하는 특수한 보건연구품질청(Agency for Healthcare Research and Quality, AHRQ)이 있다. 미국 소수민족건강관리국(The U.S. Office of Minority Health)은 적절한 문화와 언어로 건강서비스에 관한 정보를 제공한다. 문화적으로 다양한 작업 환경에서 효율적으로 작업하는 데 필요한 태도, 행위, 지식 및 기술을 증진하는 것이 표준 권고지침 중 하나이다. 문화적으로 역량 있는 건강관리는 의사소통 능력을 증진하고, 교육을 강화하며, 국민건강증진계획 2030의 목표를 달성하는 데에 도움을 줄 수 있다.

2019년 3억 2,820만 명의 미국인 중 39.6%가 백인이 아니라고 응답하였다. 2055년 미국에서 인종적으로나 민족적으로 단일한 다수 집단은 사라질 것으로 예측된다(Pew Research Center, 2016). 의료보조 프로그램의 문화적으로 다양한(백인이 아닌) 회원 수는 이미 60%에 이르렀다(Kaiser Family Foundation, 2013). 이런 추세를 결코 무시해서는 안 되며 보건의료인은 적절한 문화와 언어로 건강서비스(CLAS)를 제공해야 하고, 문화적으로 역량 있는 건강관리를 제공해야 한다. 건강관리와 관련된 문화를 이해하면 다음의 결과를 얻는다.

- 건강관리 서비스를 개선할 것이다.
- 비용 효과적인 건강관리를 강화할 것이다.
- 오해로 인한 실수가 감소할 것이다.
- 국민건강증진계획 2030의 목표를 달성하는 데 도움이 될 것이다.

문화적 관습에 관한 추가적 정보는 본문 전체와 참고문헌을 통해 확인할 수 있다.

요점 정리

- 문화는 세대를 통해 계승되는 가치와 신념, 관습으로 정의한다.
- 민족성은 문화유산을 함께 갖는 가족 집단에 의해 공유되는 문화적 양식으로 정의한다.
- 문화적 가치는 아동기에 형성되고 10세까지 확실해진다.
- 문화적 인식은 대상자의 문화적 신념, 관습, 가치관을 배우고 자신의 것과 어떻게 다른지 이해하는 것을 의미한다.
- 문화적 역량은 대상자의 문화적 신념이나 관습을 무시하지 않으면서 건강관리를 적용하는 능력이다.
- 효과적인 의사소통과 사적 공간에 대한 민감성은 문화적으로 역량 있는 건강관리를 제공할 때 고려할 중요한 요인이다.
- 미국의 많은 문화가 건강관리와 건강교육 시 잘못 이해되거나 잘못 해석될 수 있다.
- 대체의학은 전통적으로 서양의학 치료법 대신 사용하는 치료법이다.
- 보완의학은 전통적으로 서양의학 치료와 함께 사용하는 치료법이다.
- 건강관리는 병원에서 가정과 지역사회로 중심이 바뀌었으며 질병의 예방과 안녕에 초점을 두고 있다.
- 건강관리자는 개인적 요구와 문화적 가치를 충족시키는 가장 유용한 방법을 선택하기 위해 대상자에게 힘을 부여하는 촉진자이다.
- NCCIH는 보완대체요법의 효과를 연구하는 국립보건원의 기관이다.
- 소수 민족 건강관리국은 문화적, 언어적으로 적절한 서비스(CLAS)에 대한 정보를 제공한다.

사례 연구

최근 자녀들과 함께 모국에서 미국으로 이주한 어머니가 십대 딸이 학교 친구들처럼 옷을 입고 전과 다르게 행동한다면서 딸을 잃어버릴 것 같아 걱정된다고 한다. 이러한 변화를 이해하고 관리하는 방법을 알려달라고 요청할 때, 대상자와 어떤 요소에 대해 논의하겠는가?

연습문제

1. 대체의학, 보완의학, 문화적 중재를 구별하여 적합한 곳에 표시하시오.

	대체의학	보완의학	문화적 중재
화학요법 중 메스꺼움 방지용 팔찌 사용	☐	☐	☐
종교적 이유로 수혈을 거부하는 환자에게 혈장 대체제 제안	☐	☐	☐
환자는 처방된 약물 대신 침술을 택함	☐	☐	☐
환자는 처방된 물리치료 대신 척주 지압 치료를 받기로 함	☐	☐	☐
문화적 신념을 고려하여 환자에게 차가운 물 대신 실온의 물을 제공함	☐	☐	☐
병원 환경에서 출산 시 조산사 또는 둘라(doula)의 참석	☐	☐	☐

2. 다음 중 문화적으로 역량 높은 건강관리를 촉진하는 데 정부의 역할은 무엇인지 모두 고르시오.

A. 대체 보완 치료의 효과를 연구하고 보고한다.
B. 같은 진단을 받은 모든 환자가 같은 치료를 받도록 요구하는 법률을 제정한다.
C. 의료 환경에서 종교적 휴일이 인정되는 지침을 설정한다.
D. 의료에서 문화적 역량과 관련된 행동과 정책을 촉진한다.
E. 언어적으로 적절한 의료 서비스에 대한 정보를 제공한다.
F. 보건의료인에게 두 개 이상 언어를 유창하게 말할 것을 요구한다.

3. 젤라틴 성분이 포함된 것은 건강에 좋지 못하다고 믿고 있는 대상자가 처방된 비타민 정제를 거부한다면 간호사가 해야 할 중재는 무엇인가?

A. 그의 신념에 이의를 제기한다.
B. 비타민 정제의 필요성과 가치에 대해 교육한다.
C. 성직자의 도움을 받아 그가 알약을 먹을 수 있도록 설득한다.
D. 그의 신념을 존중하고 다른 비타민 처방을 찾는다.

4. 의료 서비스 정보를 제공할 때 건강관리자는 다음 중 무엇을 수행해야 하는지 모두 고르시오.

A. 대상자에게만 얘기한다.
B. 가족 구성원 중 의사결정자를 포함한다.
C. 항상 영어로 명확하게 쓰인 지침을 제공한다.
D. 추가 질문이 있을 때를 위한 연락처를 제공한다.

5. 용어와 맞는 올바른 정의는?

용어		정의
문화적 역량		A. 자신의 실천 기준에 따라 개인의 문화적 신념과 가치를 평가하는 것
문화		B. 특정한 문화를 가진 사람은 대부분 특정한 행동을 믿고 실행한다.
문화적 민감성		C. 자신과 다를 수 있는 신념과 가치에 대한 인식과 존중
문화적 고정관념		D. 적절한 언어 및 몸짓언어와 개인 공간을 사용한다.
자기 민족 중심적		E. 음식 선택, 육아 방식, 치료 선호도에 영향을 미치는 학습된 가치관, 신념, 관습

CHAPTER 04

성장발달에 대한 가족의 영향

The Influence of Family on Developing a Lifestyle

개요

학습목표

1. 다양한 유형의 가족 구조를 정의한다.
2. 가족의 발달 단계를 열거한다.
3. 가족체계이론을 정의한다.
4. 가족체계 스트레스 유발인자의 예를 제시한다.
5. 가족생활 방식이 아동 발달에 미치는 영향을 논의한다.
6. 세 가지 아동 양육 방식을 기술한다.
7. 세 가지 발달이론을 열거한다.
8. 문화가 개인의 가치, 신념과 가족 구성원의 행동에 미치는 영향을 나열한다.
9. 가족이 부적절한 기능을 하는 요소를 정의한다.
10. 기술과 디지털 미디어가 가족과 아동 발달에 미치는 긍정적 영향과 부정적 영향을 논의한다.
11. 재난이 가족과 발달에 미치는 영향을 이해한다.
12. 지역사회가 가정과 아동 발달에 미치는 영향을 기술한다.

주요용어

혼합가족 blended family
문화 동화주의 cultural assimilation
문화적 상대주의 cultural relativism
문화 충격 culture shock
발달 단계 developmental stage
발달 과업 developmental task
역기능 가족 dysfunctional family
민족 중심주의 ethnocentrism
페이스북 우울증 Facebook depression
가족 family
가족체계이론 family systems theory
외상 후 스트레스 장애 posttraumatic stress disorder (PTSD)
음란문자 sexting
형제자매 간 경쟁 sibling rivalry
이론 theory

1. 정의

가족(family)은 기본적인 인간의 사회적 체계로, 구성원 사이에 책무가 있고 상호작용을 포함한다고 정의된다. 가족 구성원의 책무는 가족이 신체적 건강과 정서적 안녕을 유지할 수 있도록 하는 것과 아동의 성공적인 발달에 대한 책임을 포함한다. 대부분 사람에게 가족은 개인에게 가장 강력한 영향을 끼치는 집단이다. 모든 구성원이 항상 최적의 건강 상태여야만 건강한 가족인 것은 아니다. 건강한 가족은 생애주기 동안 위기, 도전, 변화에 성공적으로 적응할 수 있다. 이를 위해 간호사나 보건의료인은 가족 기능과 아동 발달에 미치는 다양한 요인을 이해해야 하며, 환자와 가족 단위를 포함한 전인 간호를 해야 한다.

1) 가족 구조

지난 40년 동안 미국에서 가족 구성과 가족의 문화적 배경은 극적으로 변화했다. 전통적으로 아버지가 밖에서 일하고 어머니가 집에서 자녀를 돌보던 형태의 핵가족에서 매우 다양한 양상으로 변해왔다. 미국에서 18세 이하 자녀가 있는 부부의 수는 1950년 44%에서 2000년 24%로, 2020년 19%로 감소했다(PRB, 2020). 부모와 매일 시간을 보낼 수 있는 자녀는 감소하고 있는데, 이는 직장의 요구가 많아지기 때문이다. 맞벌이 부모는 자녀가 일어나기 전에 출근하고, 자녀가 잠든 후 집에 돌아오는 경우가 많다. 부모의 역할모델링, 상호존중, 자녀 양육에 대한 참여의 평등을 유지하기 위해서는 유연성이 필요하다.

부모가 모두 집 밖에서 일하는 맞벌이 가족이 미국 사회에서는 일반적인 기준이 되고 있고, 점점 더 많은 어머니가 일차 소득자 역할을 하거나 외벌이를 하고 있다. 2019년 결혼한 부부 가정의 64.2%가 남편과 아내 모두 맞벌이를 하지만, 40%의 가구는 어머니가 일차 소득자다(미국 노동부, U.S. Department of Labor, 2017). 업무에 대한 책임, 경력 향상을 위해 필요한 교육, 자녀 양육에 대한 요구는 압박감을 유발하며, 세심한 계획표 짜기, 밀접한 의사소통, 융통성과 상호지지가

박스 4.1 맞벌이 가족의 10가지 잠재적 과제

1. 자녀 양육 준비에 대한 요구
2. 자녀의 활동에 참여할 시간
3. 학업성취를 지지하고 격려하는 시간
4. 또래와 상호작용할 수 있도록 지지하고 격려할 시간
5. 아동 중심 가족 활동을 가지는 시간
6. 가족 구성원이 집을 떠나는 여행을 가려면 면밀한 계획이 필요
7. 가정과 육아 활동에 필요한 에너지 부족
8. 예기치 않은 질병이나 상해 관리의 어려움
9. 자녀 혼자 처리해야 할 일이 많아짐
10. 식사 시간에 건강한 영양 섭취를 선택하고 유지하는 것

필요하다. 맞벌이 가족의 자녀는 어릴 때부터 독립성을 강요받을 수 있으며, 부모가 직접 감독하지 않고 아동이 혼자 할 수 있는 능력을 과대평가하는 경향이 종종 있다. 급성 질환, 만성 질환이나 훈육과 행동 문제가 있을 때 이런 가족 구조에서는 부가적인 스트레스가 발생할 수 있다(박스 4.1).

동성 부부에 의한 양육은 가족 구조에 다양성을 제공하기도 한다. 입양 기관은 아이를 동성 부모 가정에 배치하는 것에 개방적이고 이러한 가족 구조에 대한 사회적 수용이 증가하고 있다. 자존감, 성격, 또래 관계, 행동 문제, 학업성취도를 측정했을 때, 동성 부부 가족이나 이성 부부 가족에서 자란 아동 간에 큰 차이가 발견되지 않았다. 성적 정체성과 상관없이 좋은 양육은 긍정적인 결과를 가져오며, 동성 부부가 양육한 아이들이 다양성에 더 관대하고, 다른 아이들에 대해 더 양육적인 태도를 보였다(Garfield, 2009).

최근 몇 년간 다른 인종이나 종파 간 결혼한 가정이 증가하고, 사회적 수용 또한 증가하고 있다. 이들 부부는 사회적 낙인이나 확대가족으로부터 분리될 위험이 있는데, 이는 사회적 지원 체계와 가족의 안정에 영향을 미칠 수 있다(Garfield, 2009). 포괄적 임무가 있는 기관이나 다른 가족과의 협력은 필요한 상호작용을 제공할 수 있다. 이러한 가정에서 자란 아이들은 다른 인종과 종교에 대한 민감도가 향상되기도 한다(Garfield, 2009).

오늘날, 많은 조부모는 함께 사는 손주들을 위해 가장과 일차 양육자 역할을 하기도 한다. 많은 조부모는 이 책임을 육아에 대한 '두 번째 기회'로 받아들이고 손주들과의 긴밀한 관계를 즐긴다. 이러한 가정의 아이들은 연방 지원 프로그램에 의존하는 아이들보다 행동과 학교 성적이 더 좋은 것으로 나타났다. 그러나 조부모의 소득이 종종 제한되고 조부모가 동료 집단으로부터 고립되어 우울증

표 4.1 가족 구조의 다양성

가족 유형*	설명
핵가족	전통적-남편, 아내, 자녀(생물학적 혹은 입양)
확대가족	조부모, 부모, 자녀, 친척
한부모 가족	여성이나 남성이 독립하여 가정을 꾸린 경우(개인적 선호, 이혼, 사별 혹은 유기와 같은 이유)
위탁 부모 가족	역기능 가족, 가족 부재 혹은 개인적인 가족 문제로 인해 법적 절차를 통해 보내진 아동을 양육하는 부모
대안 가족	공동 가족
맞벌이 가족	양쪽 부모가 일하는 경우(개인적인 욕구나 필요 때문에)
혼합가족	자녀의 어머니나 아버지, 한쪽 의붓부모, 자녀
일부다처 가족	동시에 두 명 이상의 배우자
동성애 가족	한 명의 동성애자나 두 명의 동성 부부가 이전의 부부관계에서 얻은 자녀, 입양 혹은 인공수정을 통해 자녀를 데리고 있는 경우
동거 가족	결혼하지 않고 이성 혹은 동성 부부가 자녀와 함께 사는 경우(대학생이 경험하는 동거 형태는 기숙사 혹은 대학 캠퍼스 안이나 밖의 집에서 남녀가 시설을 공유하면서 사는 경우)

*가족 유형이 모두 법적으로 승인된 것은 아닐 수 있다.
출처 : Leifer, G. (2019). *Introduction to maternity & pediatric nursing* (8th ed.). Elsevier.

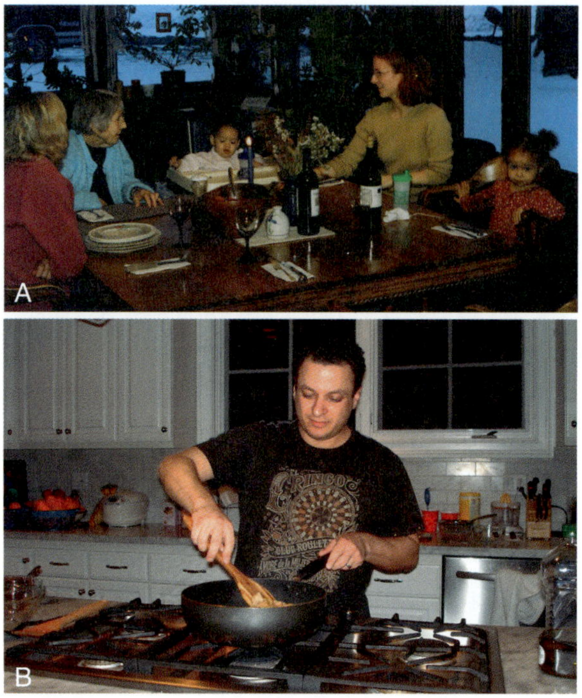

그림 4.1 A: 여러 세대가 가족 기념행사를 위해 식탁 앞에 모여 있다. 이러한 활동은 가족 구조를 강화한다. B: 건강한 식생활은 영양가 높은 음식을 신선할 때 요리하는 것에서 시작한다.

과 건강 문제의 위험에 처할 수 있으므로, 이러한 아이들이 연방 빈곤 수준 이하로 사는 경우도 있다(Garfield, 2009). 또한 조부모의 기대가 부모의 기대와 다르면 스트레스가 발생할 수 있다.

가족의 변화는 모두 육아와 발달에 어떤 형태로든 영향을 미친다. 표 4.1은 미국에서 발견되는 몇 가지 유형의 가족 구조를 나열한 것이다. 어떤 가족 구조에서든 양육의 본질적인 핵심은 자녀에 대한 헌신이다. 양육 방식은 이혼, 환경 빈곤, 부모의 질병이나 사망으로 위협을 받는다. 부모와 자녀 간 의사소통은 자녀가 자기 또래와는 다른 특정 생활방식에 적응할 수 있도록 도와준다. 아동은 최적의 발달을 이루기 위해 소속감, 지원, 삶의 일관성을 경험할 필요가 있다(그림 4.1A).

2. 아동의 성장발달에 미치는 가족의 영향

가족 구조에는 아동의 성장과 발달에 영향을 미칠 수 있는 많은 요소가 있다. 흔히 볼 수 있는 가족의 변화 측면이 이 장에서 논의된다.

1) 가족 크기

형제간 관계는 유일하고 독특하다. 형제자매가 있다면 사회적 상호작용에 필요한 기술을 어린 시절에 경험하고 발달시킬 수 있도록 도와주고 지지할 수 있다. 손위 형제가 있다면 동생의 언어발달 기회를 제공할 수 있으나, 첫째아나 외둥이는 언어발달을 위한 부모와의 상호작용이 더 길고 집중적으로 이루어질 수 있다. 이러한 일대일 인간관계를 가진 아동은 어린 나이에도 불구하고 더 많은 어휘력과 대화기술을 발달시킨다. 외둥이는 사회적인 경험이 제한될 수 있으나 어린이집이나 유치원을 다니면서 사회적인 기술이 발달할 기회를 얻고 외로움이 줄어들 수 있다. 근처에 살 수도 있는 확대가족은 사촌을 통해 외동이와 교류 및 나눔의 기회를 제공하고, 조부모의 존재는 추가적인 사랑과 관심을 제공할 수 있다.

2) 형제자매 간 터울

동생이 태어날 때 형이나 언니의 나이는 아동의 반응에 영향을 준다. 동생이 왔을 때 1세 아동은 징징대고 매달리며, 2세 아동은 배변훈련과 수유에서 퇴행을 보이고, 4세 아동은 분노발작을 보일 수 있다. 5세 이상 아동은 동생을 보호하는 감정을 느낄 수 있다. 형제자매 간 터울이 4년 이하일 경우 공통된 경험은 형제자매 간 경쟁(sibling rivalry)이 증가할 수 있다는 것이다. 형제자매 간 경쟁은 가족 내 2명 이상의 형제가 싸우고 대립하는 것이다. 이는 인간관계 기술과 갈등 조정 능력을 향상시킬 기회를 제공하므로 아동 발달에 긍정적인 면이 있으나, 가족 간에 긴장과 혼란을 유발할 수 있다.

3) 이혼

부모의 이혼은 아동의 사회심리적 건강과 발달에 영향을 미친다. 아동은 갑작스럽게 한부모 가정이나 재혼으로 인한 혼합가족에 던져지는 느낌을 가질 수 있다. 이혼 가정의 아동은 나중에 행동이나 학습에서 어려움을 경험하는 경우가 많다(Kim, 2011). 아동에 대한 공동 양육권은 결정을 내린 동기에 의해 일부 결정된다. 가장 좋은 동기는 양쪽 부모와 지속적인 관계를 유지하는 것이지만, 부모의 편의 때문에 또는 아동을 돌보는 데에 전념할 수 없어서 이런 결정을 하는 경우가 흔하다. 아동의 사회심리적 적응은 공동 양육권의 형태와 관계없이 부모 간 적대감이 존재하는지가 더 중요한 요인이다.

아동이 부모의 이혼에 대해 준비할 수 있도록 해야 하며, 아동이 이러한 결과에 어떠한 책임도 없다고 확신할 수 있도록 해야 한다. 부모가 이러한 확신을 아동에게 주어도 아동은 자신을 비난하는 경우가 흔하다. 이혼 후 자녀가 기대하는 삶의 형태와 양쪽 부모의 지속적인 관계 유지뿐만 아니라 자녀의 요구 등에 어떤 변화가 있을지 자녀와 대화를 나누어야 한다. 자녀가 양쪽 부모를 계속 사랑하고 이러한 감정을 자유롭게 표현할 수 있도록 허용해야 한다. 표 4.2는 이혼 후 아동의 나이와 발달 단계에 따른 전형적인 반응과 간호사나 건강관리팀이 제공할 수 있는 지침이나 중재를 제시하였다.

표 4.2 이혼에 대한 연령별 반응

연령	증후 및 증상	필요한 중재
학령전기	퇴행 엄지 빨기 공포감 증가 수면장애 버려질 것에 대한 공포	일상적인 가정생활 유지 사랑에 대한 확신을 줌 아동과 지내는 시간을 늘림 잠자는 의식을 만들거나 유지
학령기	슬픔에 빠져 있음 거부당한 느낌 부모의 부재로 대체되는 것에 대한 공포 집중의 어려움으로 학업성적이 낮음 감정을 표현하는 데에 두려움	아동이 양쪽 부모를 사랑할 수 있도록 허용 부모를 자유롭게 방문할 수 있도록 도움 현재와 미래에 대한 걱정 감소 학교 행사에 참여 아동을 절친한 친구나 배우자 대신으로 생각하지 않도록 함
청소년기	자신의 미래 결혼에 대한 걱정 가치관과 도덕성에 대해 다시 생각해 봄 우울이나 자살 위험 가족에 대한 책임감이 커질 수 있다고 추정	가정의 책임을 지나치게 위임하지 않도록 함 중립을 지키는 것에 대해 토의하도록 격려 흥미로운 일을 추구하도록 격려 지지체계를 사용하도록 도움
성인기	맏이에게 의존 증가 공포, 불안, 분노를 자주 표현 자녀의 요구를 파악하지 못함	한 부모 지지집단에 참여하여 상담받도록 함 전문적 상담을 받도록 격려 사회보장이나 재정지원 정보를 참고하도록 함
노인기	우울, 외로움, 무력함, 비통함 자녀나 손주에게 의존 증가	집단에 합류하도록 격려 개인적으로 흥미 있는 활동 증가

출처 : Tanner, J. L. (2009). Separation, divorce and remarriage. In W. Carey, A. Crocker, W. Coleman, E. Elias, & H. Feldman (Eds.), *Developmental and behavioral pediatrics* (4th ed). Elsevier; Leifer, G. (2019). *Introduction to maternity and pediatric nursing* (8th ed). Elsevier.

4) 의붓자녀 및 위탁 아동

혼합가족(blended family)은 한쪽 배우자나 양쪽 배우자가 자신의 전 결혼에서 낳은 자녀를 데리고 새로운 가족을 구성하는 경우이다. 자녀는 새로운 집, 학교 환경, 규칙과 자신에게 낯선 이복형제나 의붓형제에 적응하여야 한다. 그러다 보면 생물학적 부모로부터 관심이 멀어지는 경우가 많고, 더 많은 가족 내에서 관심을 적게 받을 수 있으며, 재혼 자녀 사이에 억울함이 생길 수 있다. 재혼 자녀가 자기 부모 대신에 의붓부모를 어머니나 아버지로 부르는 것에 죄책감을 느낀다면 다른 이름을 부를 수 있다.

위탁시설에 보내지는 아동은 부모 모두 돌봐주지 않는 상태에서 낯선 환경에 직면해야 한다. 이런 경우 머무는 기간이 확실하지 않으면 불안하고, 다른 사람을 신뢰할 수 없게 된다. 2017년 미국에서 위탁시설에 보내진 아동은 442,995명이었다(Child Welfare Information Gateway, 2019). 1980년부터 1995년 연방 법률에 따라 모든 위탁기관은 가족 재결합을 중요한 목표로 추진하여, 아동을 위탁기관에 맡기기 전에 생물학적 가족을 대신할 친척을 먼저 찾고 있다(Child Welfare Information Gateway, 2020).

표 4.3 만성 질환에 대한 연령별 이해

연령	질병 개념
학령전기	마술적 사고
학령기 초기	구체적, 경직된 생각
학령기 후기	증상을 나열할 수는 있지만 이해가 제한됨
청소년기	질병의 원인을 더 많이 이해
성인기	질병에 포함된 추상적 원리와 개념을 이해

출처 : Thyen, U., & Perrin, J. (2009). Chronic health conditions. In W. Carey, A. Crocker, W. Coleman, E. Elias, & H. Feldman (Eds.), *Developmental and behavioral pediatrics* (4th ed). Elsevier; Kleigman, R., Stanton, B., St. Geme III, J., Schor, N., & Behrman, R. (2016). *Nelson textbook of pediatrics* (20th ed.). Elsevier.

5) 만성 질환

아동, 부모나 친척이 만성 질환을 앓고 있다면 형제 관계에 긴장을 일으킬 수 있으며, 가족의 정서적, 심리적, 경제적 자원을 정확하게 배분해야 하는 문제가 생긴다. 부모는 건강한 아동에게 좀 더 독립적인 행동, 더 많은 책임감, 돌봄제공자의 역할을 기대하므로, 아동의 활동은 또래의 정상 활동과는 거리가 먼 것이 될 수 있다. 일부 자녀는 아픈 가족에게 화를 낼 수 있지만, 대부분 자녀는 만성적으로 아픈 가족과 지낸 경험으로 공감하는 능력이 더 발달한다(표 4.3). 자녀는 아픈 가족의 요구, 한계, 감정을 소통하고, 돌보는 사람의 요구와 감정 및 가족에게 미치는 영향을 인식하는 것은 가족 구성원 간 분노와 애착의 결정적인 차이를 만들 수 있다. 지역사회에서 돌봄 제공자 집단을 도와줄 수 있는 단체를 찾을 수 있다.

자녀의 죽음을 경험한 부모는 남은 자녀를 과잉보호할 수 있으며, 자녀가 또래와 상호작용하고 정상적인 독립심을 발달시킬 기회를 뺏을 수 있다. 간호사는 말기질환이 가족에게 미치는 영향과 특성 및 가족의 강점, 대처 양식과 전략을 확인하여 이것이 발달과 행동에 미치는 결과를 설명하고 논의할 수 있다. 건강관리팀에 의해 건강관리, 지속적인 교육, 최적의 성장발달 증진을 위한 포괄적인 계획을 세우고 수행해야 한다.

신생아에게 만성 질환이나 기형이 있으면 가족은 지속적으로 슬픔 과정을 경험한다. 이는 충격, 부정, 분노, 우울, 위축, 적응과 조정 과정을 거친다. 가족에게 새로운 위기가 나타나면 가족 구성원은 이전 단계로 역행하거나 대처와 조정 능력 발달이 지연된다. 보건의료인은 이러한 단계를 인지하고, 사회적 지지망을 만들기 위해 가족의 회복력을 판단하여 가족과 지역사회 자원을 활용하도록 가족을 도울 수 있다.

6) 보육 서비스 이용

개별적인 아동 돌봄이나 주간 보육 시설은 부모의 자녀 양육을 대신하며, 현재 유모, 확대가족, 형제, 개인이 고용한 아기 돌보는 사람보다 자주 사용되고 있다. 2018년 매달 813,200가구와 약 132

만 명의 아동이 육아 지원을 받았다(U.S. Department of Health and Human Services, 2019). 아동 돌봄, 주간 보육 시설은 제공하는 돌봄을 명칭에 따라 자세히 규명하고 있지는 않다. 미국 공중보건학회(American Public Health Association)는 건강과 안전을 위하여 보육 시설을 규제하고 있으나, 성장발달을 도모하는 능력은 매우 다양하다. 양질의 주간 보육 시설은 아동의 인지발달에 이바지할 수 있다(8장 참조).

3. 이론을 통한 가족의 이해

이론(theory)은 관찰한 정보를 이해하기 위해 기초를 형성하는 개념의 집단이다. 수용된 이론은 논리적이고 지속적이며, 과거와 현재의 연구를 통합한다. 이론은 가족 상호작용이나 개인의 성장과 발달을 연구할 수 있는 길을 제공한다. 이론은 왜 이러한 일이 일어나는지 알 수 있도록 도와주고, 이론을 통하여 개인이나 가족이 경험하는 문제에 필요한 중재를 제공하거나 확인하는 데에 유용하다. 개인의 성장과 발달에 관한 다양한 이론은 5장에서 자세히 다룬다.

1) 가족체계이론

가족체계이론(family systems theory)은 가족 기능이 상호 연결되어 있다는 이해를 기초로 한다. 이것은 가족 구성원 한 명에게 일어난 일이 가족 전체에 영향을 끼친다는 것을 의미한다. 질병은 개인만의 문제는 아니다. 모든 것을 가족 상호작용 맥락에서 보아야 한다. 예를 들어, 아동이 식욕부진과 같은 문제를 가지고 있다면 가족 전체가 영향을 받는다. 아동의 문제는 가족체계에 영향을 미치고, 가족체계는 아동이 경험하는 문제로부터 회복될지, 혹은 계속될지에 영향을 끼친다. 식욕부진과 같은 개인의 많은 문제는 역기능 가족체계 징후로 나타날 수 있다. 가족체계이론에 따르면, 중재는 영향을 받은 개인뿐만 아니라 가족 전체를 포함하여 이루어져야 한다. 종종 가족 집단을 안정시키는 것이 개인의 문제를 안정시키는 데에 도움이 된다.

조지타운대학교의 머레이 보웬(Murray Bowen)은 가족체계이론의 선구자 중 한 명이고, 아르헨티나의 살바도르 미누친(Salvador Minuchin)은 1974년에 가족 치료의 가치에 대해 처음 기술하였다. 이들 연구자는 가족 내에 생물학적, 발달적, 심리적, 사회적 요인 간 상호작용이 있으며, 이는 각 가족 구성원의 행동을 결정짓는다고 하였다. 가족은 안정 상태를 추구하는 자연적인 경향이 있다. 예를 들어, 한 자녀가 매우 공격적이며 계속해서 규율을 어긴다면, 다른 자녀는 가족의 안정을 유지하기 위하여 착한 아동의 역할을 맡을 것이라고 하였다. 이러한 과정을 가족 역동이라고 부른다. 아동 지도사 존 보울비(John Bowlby, 1951)는 어떻게 아동의 고통이 가족의 고통을 반영하는지 기술하면서, 최적의 건강 상태로 회복되기 위해 아동과 가족을 모두 치료해야 한다고 하였다. 그러므로 건강관리자가 가족의 구조와 의사소통을 이해하는 것이 중요하다. 최근 문제가 있는 개인보다 가족 전체를 치료하는 것이 선호되는데, 그렇게 하는 것이 건강관리 결과가 더 빠르고 오래 지속되기 때문이다.

가족 아프가

1978년 가브리엘 스밀크스타인(Gabriel Smilkstein)은 가족 기능을 사정하기 위하여 가족 아프가(family Apgar)를 개발하였다(박스 4.2). 처음에는 의사와 심리학자가 가족의 적응, 성장, 발달과 문제해결 능력을 사정하기 위하여 사용하였다. 다학제 간 건강관리팀 중에서 보건의료인의 역할은 가족 기능을 관찰하고 각 가족 구성원이 도달하려는 욕구를 보장하는 것이다. 간호사가 이용할 수 있는 지역사회의 자원, 예를 들어 사회기관, 학교 전문가, 심리학자나 소아 · 청소년과 의사에게 의뢰하는 것은 문제를 발견하고 적절한 조기 중재를 시작하도록 돕는다. 전통적인 가족이 아니어도 수용하고, 부모 자신의 신체적, 심리적 욕구를 충족시키도록 돕는 것은 부모가 자녀를 돌볼 수 있도록 하는 첫 단계이며, 가족 전체가 최적의 성장과 발달을 증진할 수 있도록 한다(그림 4.2).

박스 4.2 가족 아프가

A 적응(Adaptation) – 자원을 공유하고 가족 구성원을 돕는 것
P 협력(Partnership) – 가족 구성원의 의사소통과 참여
G 성장(Growth) – 가족 구성원이 책임을 공유하는 방법
A 애정(Affection) – 가족 구성원의 정서적 상호작용(가시적, 비가시적)
R 해결(Resolve) – 가족 구성원이 문제를 해결하고 예방하기 위해 시간, 비용, 공간을 사용하는 방법

출처 : Smilkstein, G. (1978). The Family Apgar: a proposal for a family function test and its use by physicians. *Journal of Family Practice* (6) , 1231 – 1238.

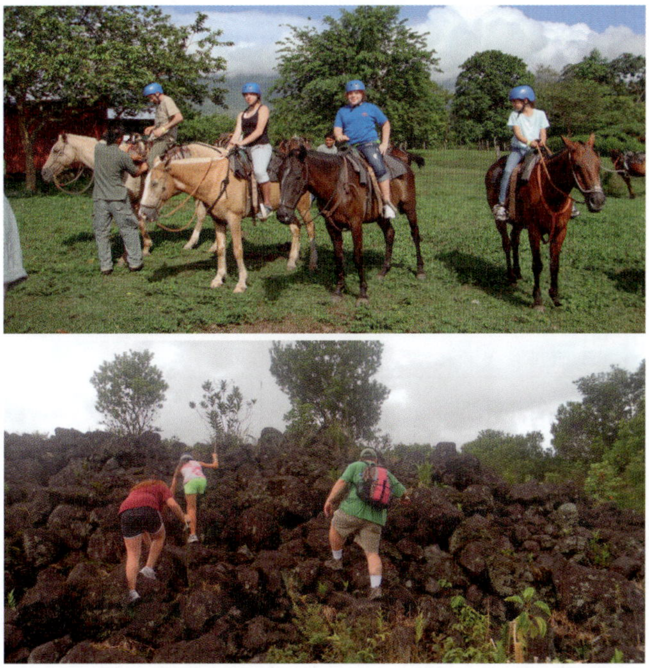

그림 4.2 국민건강증진계획 2030의 목표에 따라, 함께 운동하거나 함께 활발한 놀이 활동하는 가족은 생활 주기에 걸쳐 운동에 대한 긍정적인 태도를 촉진한다. 건강한 활동은 집 안이나 밖에서 일어날 수 있다.

2) 발달이론

성장과 발달에 관한 다양한 이론이 있으며(5장 참조), 각각의 이론은 운동, 인지, 사회성 등 발달에서 강조하는 특수 분야를 강조한다. 장 피아제(Jean Piaget)는 인지발달이론을 제공하고, 지그문트 프로이트(Sigmund Freud) 이론은 무의식적인 소망 때문에 동기화되는 행동을 포함한다. 발달에서 사회심리이론은 개인과 환경 간 상호작용을 다루므로 이해하는 것이 중요하다.

에릭 에릭슨(Erik Erikson)은 사회심리 이론가 중에서 가장 널리 알려진 학자이며, 5장과 이 교재 전체에서 에릭슨의 개념을 다루고 있다. 에릭슨의 발달이론과 관련된 부모의 성장과 발달은 11장에서 자세하게 기술하고 있다(표 11.2 참조).

발달 단계(developmental stage)는 특정 기술과 행동을 획득하는 인생의 시기로 정의된다. 각 단계는 전 단계에서 획득한 것을 통합하고, 진입에 필요한 기술, 행동과 발달 과업을 포함하며, 다음 단계의 기술, 행동과 발달 과업을 성공적으로 달성하게 한다. 대처전략, 지지체계, 의미 있는 관계를 이용하여 심리적 갈등을 다루는 것은 성격 발달에 큰 영향을 끼친다.

로버트 헤비거스트(Robert Havighurst)는 성인 후기와 노년기를 포함한 각 발달 단계에서 학습하는 일련의 발달 과업을 기술한 이론가이다. 헤비거스트는 각 발달 단계에서 획득해야 하는 기술은 사회가 결정한다고 강조하였으며, 배우기 위한 준비와 이러한 기술을 획득하도록 가르치는 적절한 시기를 활용할 수 있으나, 생의 후반기에는 이러한 것이 어려울 수 있다고 하였다.

베티 뉴만(Betty Neuman)은 간호 이론가로, 간호사와 건강관리팀원은 대상자와 가족의 요구를 모두 다루어야 하며, 가족 환경에서 가족의 상호작용을 유지하는 방향으로 특별한 노력을 기울여야 한다고 믿었다. 이 이론은 스트레스를 줄이고 최고의 안녕 상태를 이루기 위한 구체적인 중재를 해야 한다는 것을 기본으로 한다.

에블린 듀발(Evelyn Duvall)은 가족 이론가로 가족 발달의 구체적인 단계를 제시하였다. 발달 단계마다 숙달해야 할 새로운 역량이 있으며, 독특한 특성을 지녔다. 단계마다 다양한 신체적, 심리적 발달이 동시에 일어나며, 모든 과정이 통합된다.

4. 가족의 성장과 발달

1) 가족생활주기에 따른 발달 과업

부모교육 프로그램은 부모가 긍정적인 육아 방식을 발달시키도록 돕기 위해 이용할 수 있다(표 4.4). 적절한 훈육 관리, 의사소통 능력, 사회적 지원이 중요하다.

발달 과업(developmental task)은 개인이 환경에 대처하거나 자신의 발달을 촉진시키도록 돕는 능력이나 기술을 말한다. 발달 과업은 순서대로 일어나며, 각 단계에서 발달 과업을 성취하는 것은 다음 단계 발달에 필요하다. 신체적, 인지적, 심리적, 운동, 사회심리적 발달 과업이 있다. 개인과 가족은 전 생애를 통하여 단계마다 이루어야 할 발달 과업이 있으며, 내용은 다음과 같다.

- 신체적 능력은 운동과 신경발달을 통하여 이룰 수 있는 기능적 능력을 포함한다.
- 정서적 능력은 자아 인식, 공감 능력, 긴장과 좌절에 대처하는 전략을 사용하는 능력을 포함한다.
- 사회적 능력은 긍정적인 인간관계를 형성할 수 있는 능력을 포함한다.

일부 이론가의 개념은 5장과 생애주기를 다루는 각 장에 제시되어 있다. 개별적인 이론가에 대한 자세한 내용은 심리학이나 인류학 교재를 참조한다.

표 4.4 부모교육 프로그램 구성 요소

구성 요소	활동
아동 발달 및 행동에 대한 지식	아동 발달에 적합한 환경을 제공 아동 발달을 학습 긍정적인 정서적 발달을 촉진
긍정적인 부모-자녀 상호작용	규율에 중점을 두지 않은 긍정적인 상호작용의 중요성 배우기 긍정적인 상호작용을 촉진하는 기술 사용 긍정적인 관심 제공
민감성과 친밀함	아동의 정서적 요구에 민감하게 반응하기 적절한 신체 접촉 및 애정 제공
감정 소통	적극적인 경청을 사용하여 의사소통 촉진 아동의 감정 파악 및 표현하도록 돕기
훈육적 소통	명확하고 적절하며 일관된 기대치 설정 제한 및 규칙 설정 적절한 결과를 선택하고 따르기
훈육과 행동 관리	아동의 잘못된 행동 이해하기 적절한 훈육 전략 이해 안전하고 적절한 감시와 감독 강화 기법 사용 도전적인 행동에 대한 문제해결 사용 일관성
아동의 사회성 및 친사회적 행동 촉진	다른 사람들과 나누고, 협력하며, 사이좋게 지내도록 가르치기 예의를 갖추기
아동의 인지능력과 학업능력 증진	언어 및 문해력 개발 촉진 학교생활 준비 촉진

The nurse can use "teachable moments" to review parenting skills that will enhance the development of positive parent–child interactions and promote optimal developmental and behavioral outcomes. The CDC provides evidence-based resources and content for parent education.
출처 : U.S. Centers for Disease Control and Prevention (2009). *Parent training programs: insight for practitioners*. CDC.

2) 보건의료인의 역할

발달 단계와 가족 및 개인의 발달 과업을 이해하는 것은 건강관리팀이 개별적인 간호를 제공하도록 한다. 개인이나 가족은 생애주기에서 각 발달 단계의 과업을 달성할 때 최적의 성장과 발달에 이른다. 건강관리팀은 대상자나 가족의 건강관리를 계획하고 수행하기 전에 문화적 영향뿐만 아니라 가족과 개인의 발달 단계를 고려해야 포괄적인 요구를 충족시킬 수 있다.

3) 육아 방식

가족 발달의 초기 단계에서 부부는 다양한 가족 기능 양식을 채택할 수 있는데, 이는 부부의 문화적 배경에 따라 달라진다. 어떤 부모는 자녀의 의견과 상관없이 의사를 결정하는 권위적인 방식을 따른다. 이 접근 방식은 가정 내 갈등을 줄일 수 있지만, 자녀의 자기 효능감 및 자연스러운 성향을 따르는 능력을 감소시킬 수 있다. 민주적인 방식은 자녀가 의사결정 과정에 참여할 수 있도록 하며, 가족 구성원 모두가 서로 존중한다. 이러한 육아 방식은 유용한 협력 수단을 개발하도록 돕지만, 가족에 영향을 미치는 결정에 대한 논쟁으로 이어질 수도 있다. 자유방임형은 규칙이 없고, 필요할 때 최소한의 훈육을 하며, 충동을 통제하려는 노력 없이 가족 구성원 모두에게 완전한 자유를 제공한다. 이러한 육아 전략은 자연스러운 결과와 개인의 책임에 대한 개념을 강화할 수 있지만, 구조적인 부재로 인해 혼란을 초래할 수 있다. 어떠한 양육 방식이나 가족 발달을 선택하든지, 부모가 선택한 방식의 일관성을 유지하는 것이 안정적인 가족 역동 발달을 위해 중요하다.

기능적인 가족은 안정적인 단위(일관된 구성원으로 형성된)로 가족 구성원의 신체적 · 심리적 건강 상태를 증진하는 방향으로 갈등, 스트레스, 문제를 다룰 수 있는 일관된 규칙을 가지고 있다. 역기능 가족은 구성원이나 규칙이 일관되지 못하며, 구성원 간의 관계가 좋지 않고, 갈등과 문제를 잘 다루지 못하며, 지역사회 자원을 찾아 도움을 요청하지 못하는 경우가 흔하다. 역기능 가족 양식은 가족 구성원의 반사회적 행동을 일으키는데, 이러한 행동은 다른 사람의 권리를 침해할 수 있다. 이러한 가족을 건강관리팀에 조기 의뢰하여 가족 구성원이 자긍심을 되찾아서 다음 세대에 가족 기능부전이 되풀이되는 것을 막을 수 있다.

가족 구성원이 문제가 있으면 보건의료인은 가족이 이를 어떻게 인식하고 있는지, 대처 기술이 있는지, 지지체계를 이용할 수 있는지 판단하여야 한다. 이것이 가족 건강관리 계획의 핵심이다. 간호사나 보건의료인의 역할은 가족이 문제를 관리할 수 있도록 도와주는 것이다. 적절하게 이용할 수 있는 지역사회 자원센터에 가족을 의뢰하고, 추후 관리를 제공하는 것은 간호 계획에서 중요하다.

문화적 고려사항

문화가 가족에 미치는 영향

문화는 가족처럼 개인 간의 상호작용으로 공유되는 일련의 학습된 가치, 신념, 관습과 행동으로 정의된다(3장 참조).

문화 동화주의(cultural assimilation)는 특정 문화 집단 구성원이 다른 집단의 관행에 적응하여 자기 집단의 특성을 잃어버리는 과정이다. 이는 종종 문화의 '서구화'라고 불리며, 미국에서 시간을 보낸 결과 가족의 기능과 행동을 미국의 관점에서 수용하게 되는 것이다.

문화 상대주의(cultural relativism)는 특정 문화의 표준화된 사회적 관행을 정상으로 보는 개념이다. 어떤 문화에서 정상적인 관행이 다른 문화에서는 정상적인 관행으로 받아들이지 않을 수 있다는 것이다.

문화 충격(culture shock)은 급작스러운 문화 환경 변화가 개인이나 가족에게 미치는 영향이다.

사람들이 세계 일주 여행을 할 때, 가족이 대륙에서 대륙으로 이주할 때 다른 문화 집단 간 교류가 발생한다. 문화적 배경은 의사소통과 인식 방법, 건강과 질병에 대한 반응에 영향을 미친다. 예를 들어, 어떤 문화에서는 장애에 대한 반응이 감추는 것이라면, 다른 문화에서는 사회에 재진입하는 것이 치료의 목표가 된다.

민족 중심주의(ethnocentrism)는 자신의 문화가 행동의 표준이며 다른 문화보다 우월하다고 믿는 신념이다. 보건의료인은 자신의 문화적 신념을 이해하여야 하며, 대상자의 신념과 어떻게 다른지 인식하고 있어야 한다. 대상자가 자신의 문화적 신념과 관행을 바꿀 수 있다고 기대하는 것은 비현실적이다. 대상자와 가족의 문화적 신념 및 관행과 갈등을 일으킬 수 있는 요소를 피하도록 건강교육을 계획한다. 의사소통 방식은 문화적 관행과 관련되어 있다. 문화를 이해하고 효과적인 가족 구성원 중 누구와 의사소통하여야 하는지 아는 것은 효과적인 건강관리에 필수적이다.

문화적 역량은 자신의 문화와 다른 행동 및 관행에 대한 문화적 민감성, 수용, 존중을 포함하고 있다. 다양한 문화에 대한 지식과 건강관리 전달체계에 적응하는 능력으로 다른 집단의 문화나 종교를 침범하지 않는 것이 문화적 역량의 핵심이다. 보건의료인은 문화적으로 다양한 사회에서 효과적인 건강관리 제공을 위하여 의사소통과 행동에 대한 문화적 장애물을 극복하여야 한다. 생애 주기의 단계와 관련된 문화적 신념과 관습은 3장에서 논의되었다. 문화를 평가하는 것은 가치관, 사회경제적 상태, 의사소통 양상, 영양, 언어, 종교 관행, 건강 신념과 질병에 대한 문화적 관점을 포함하여야 한다. 보건의료인은 제한된 정보를 바탕으로 추측하기보다 개별 가족 문화를 가장 잘 다루는 방법을 사정하기 위해 관련된 질문을 하는 것이 중요하다. 이는 문화적 고정관념을 피하는 데에 필수적이다.

개인의 요구를 사정하기 위한 질문의 예는 다음과 같다.

- 어떻게 처리되기를 원하십니까?
- 누가 당신의 치료에 영향을 미치는 결정에 참여합니까?
- 당신에게 좋은 보살핌이 어떤 의미인지 말해주세요.
- 당신이 유지하고 싶은 개인적인 일상이 있나요?
- 성별이 다른 사람이 당신을 보살피는 것에 대해 어떻게 생각하나요?

출처 : JAMARDA Resources (2020). *Cultural diversity training and educational products for health care providers*. http://www.jamardaresources.com/

5. 전자 매체와 기술의 영향

전자 매체는 전 세계 사람들의 생각과 행동에 즉각 접촉할 수 있도록 한다. 아동이 매체에 노출되는 횟수가 많아지면서 아동의 발달과 행동에 긍정적인 영향과 부정적인 영향을 끼칠 수 있다.

가장 좋은 전자 매체 활용 방법은 성인이 선택한 내용을 가족이 함께 보고, 자녀와 시청 내용에 대해 생각을 나누는 것이다. 하지만 아동이 가족과 함께 시청하는 것은 일상적이지 않다는 연구 결과가 있으며(Kaiser Family Foundation, 2010), 청소년의 95%가 스마트폰에 접근할 수 있는 상황에서 대부분의 기기 사용 시간은 부모의 지도와 무관하였다(Rocha, 2019). 아동이 선택하는 많은 프로그램이 아동의 나이에 적합하지 않은 것이다.

텔레비전이나 전자 매체 시청은 수동적인 경험이지만, 아동의 발달 단계는 이야기를 진행하는 방식, 문화적 준거나 이야기의 연속성 방해 등을 포함하는 복잡한 이야기 구성을 이해하는 능력에 영향을 끼친다.

등장인물의 움직임, 음향 효과, 동영상과 고음의 목소리를 담는 것은 어린 아동을 집중시킨다. 일부 연구에서는 폭력적인 내용이 공격 성향이 있는 아동에게 공격적인 행동을 유발할 수 있다고 하였으며, 다른 연구는 아동이 같은 내용을 반복적으로 보면서 도덕적 이탈이 발생할 수 있음을 발견하였다(Teng et al., 2019). 1990년에 미국에서 제정한 아동 텔레비전법은 중요한 시청 시간대와 가족 시청 시간대 프로그램을 정의하였으며, 어린 아동이 텔레비전을 볼 수 있는 시간에 방송되는 프로그램을 조절하도록 하였다. 시청자는 더 이상 좋아하는 프로그램을 특정 시간에 보기 위해 기다리지 않는다. 미국의사협회(The American Medical Association, AMA)는 보건의료인에게 아동의 텔레비전 시청에 대한 지침을 제공하였으며, 보건의료인은 건강한 생활 상담의 일부로 부모에게 자녀의 텔레비전 시청을 감시할 수 있도록 돕고 있다(박스 4.3).

폭력적인 텔레비전 프로그램보다 폭력적인 비디오게임에 대한 관심이 많다. 비디오게임 놀이는 상호작용, 모방, 반복, 보상, 강화 등이 포함되어 있으며, 이는 행동을 배우는 데에 포함되는 기본 요소와 같다. 그러므로 상호작용하는 폭력성 비디오게임은 공격적인 행동을 배우고 모방할 위험이 있다. 상호작용하는 비디오게임 동안 신체에서 도파민 분비가 증가하는데, 도파민은 학습, 집중, 운동 능력 통합과 관련된 것으로 알려져 있다(Pagain et al., 2010). 일부 폭력성 비디오게임에서는 폭력을 재미와 보상으로 배울 수 있다. 즐거운 경험과 폭력적 행위가 연관되어 폭력 행동을 배우게 될 수 있다(Kaiser Permanente, 2019). 어떤 비디오게임은 전 세계에 있는 낯선 사람과 인터넷으로 실시간 놀이를 할 수 있으며, 게임에 참여하는 사람과 불건강하거나 위험한 관계를 맺게 될 수 있다. '쿠키'와 위치 추적은 이러한 배경 특징을 모르는 아이들에게 위험을 초래할 수 있다. 부모는 비디오게임 시간을

박스 4.3 부모교육: 대중 매체 관리법

- 자녀가 보는 텔레비전, 비디오게임, 인터넷 웹사이트(SNS 포함)를 감시하고, 자녀의 소셜 미디어 계정에 친구하거나 팔로우하기
- 자녀를 돌보는 방법(즉, 자녀가 조용히 있도록 하거나 오랜 시간 즐겁게 할 목적)으로 전자 매체를 이용하지 않도록 함
- 시청이 가능한 영화에 대한 가족의 지침을 작성함
- 자녀에게 상업 광고나 기타 광고를 이해하도록 설명해 줌
- 대중 매체를 보는 것과 균형을 맞춰서 활동적인 놀이와 사회화 기회를 제공함
- 개인 정보 접근을 제한하기 위해 개인 정보 설정이 켜져 있는지 확인함

제한하곤 하지만, 사용되는 응용 프로그램이나 게임 유형을 제한하지는 않는다. 어른도 스크린 타임을 즐기지만, 자녀 우선순위임을 확인함으로써 모범이 되는 것이 중요하다. 어른이 휴대전화에 정신이 팔리면 자녀는 무시당한다고 느낀다. 식사 시간에는 화면을 보지 말아야 하며 가족이 함께 하는 시간에 알림은 무음이어야 한다.

비디오게임과 애플리케이션은 운동, 집안일, 바깥 놀이, 취미활동, 독서, 음악과 숙제를 대체하지 않아야 하며(Graham & Forstadt, 2010), 부모는 자녀를 진정시키기 위해 기기를 사용하는 것을 피해야 한다(Chen & Adler, 2019).

아동이 사용하는 매체의 긍정적인 효과도 많다. 세서미 스트리트(Sesame Street)는 어린 아동에게 긍정적인 메시지와 교육을 제공한 텔레비전 프로그램의 예이다. 비디오게임은 손과 눈의 조정 능력을 향상하므로, 폭력적인 내용이 없는 많은 게임을 활용할 수 있다. 컴퓨터게임과 웹사이트는 상호작용과 주의 집중을 도와 문제처리 기술과 문제해결 능력을 발달시키는 데에 도움이 된다(그림 4.3). 연습과 반복 행동은 주기적인 보상으로 이어지며 흥미 유발, 집중 유지, 발달 능력을 증진할 수 있다.

현재 학교와 지역사회 도서관 대부분에서 컴퓨터를 이용한 교육을 제공하고 있으며, 소액을 내거나 무료로 집에서도 사용할 수 있다. 원격 수업은 집에서 청소년이나 성인이 대학 학점을 이수할 수 있도록 한다. 또한 온라인 자동차 운전학원에서 자세와 행동을 교정하는 것도 일반화되어 있다.

인터넷은 외견상 끝없는 정보의 원천이지만, 타당성을 확보하기 위하여 정보의 출처를 평가하는 방법의 비판적 사고가 중요하다. 컴퓨터와 인터넷은 중요한 서비스와 사회적 상호작용에 접근할 수 있도록 한다.

- 은행 업무와 다른 형태의 금융 활동이 온라인에서 이루어진다.
- 노인은 건강 문제에 대한 정보를 찾을 수 있고, 이는 건강 문제에 대한 이해를 높이며 건강관리팀의 교육을 강화할 수 있다.
- 시각 장애인을 위하여 화면의 글자 크기를 조정할 수 있다.

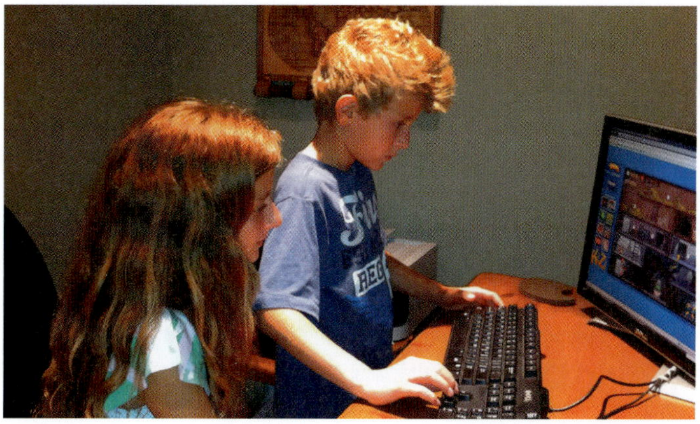

그림 4.3 컴퓨터게임은 상호작용기술 발달을 돕고, 인터넷은 많은 정보를 제공할 수 있다.

- 영어를 제2외국어로 사용하는 사람에게 자신의 모국어로 번역한 정보를 제공하므로, 즐거움과 이해를 증진할 수 있다.
- 외출이 쉽지 않은 장애인은 바깥세상과 개인적인 접촉을 즐길 수 있다.
- 노인은 이메일과 Facetime, Skype, Zoom과 같은 프로그램을 이용하여 가족, 친구와 밀접하게 소통할 수 있다.

1) 사회적 연결망 사이트의 성장

미국 성인의 70% 이상이 소셜 미디어(Instagram, Facebook, Twitter, LinkedIn, YouTube, Pinterest 등)에 접속한다(Pew Research Center, 2019). 이러한 매체는 사람들이 서로 의사소통하고, 배우고, 정보를 얻고, 관심을 공유하고, 개인적인 질병이나 문제에 대한 지원을 찾도록 한다. 사회적 연결망은 아동의 건강한 성장발달에 긍정적인 효과와 위험을 동시에 가진다.

미국 아동청소년 정신과학 아카데미(The American Academy of Child and Adolescent Psychiatry)에 따르면, 청소년의 90%가 소셜 미디어를 사용하고, 과제 시간을 제외한 하루 평균 9시간을 온라인에서 보낸다고 보고했다(AACAP, 2018). 1998년 아동 온라인 개인정보 보호법에 따르면 소셜 미디어 플랫폼은 13세 이상의 연령 제한을 두고 있지만, 어린 아동은 쉽게 접근하기 위해 거짓말을 한다고 밝히고 있다(FTC, 2013). 페이스북 우울증(Facebook depression)은 사회적 연결망 사이트를 과도하게 사용하여 수면 양상, 식습관이 바뀌고, 또래와 가족으로부터 고립되어 결국 전반적인 우울증에 시달리는 십대에게 흔히 사용하는 용어이다. 부적절한 콘텐츠 및 위험한 사람에의 노출, 사이버 괴롭힘, 신체 수치심 또는 음란문자(성적으로 노골적인 문자 메시지 및 사진 전송 또는 수신, sexting), 수면 변화 및 사생활 침해는 모두 잠재적 위험 요소이다(AACAP, 2018).

부모는 매체 사용에 관한 기술을 배우고, 아동 활동을 감시하며, 다른 일상 활동을 논의하는 것처럼 연결망 경험을 논의하고 공유할 필요가 있다. 보건의료인은 부모에게 기술과 매체의 적절한 사용을 격려하는 자원을 안내하여 부모가 매체의 혜택을 누리면서 위험을 피하도록 한다(박스 4.4).

박스 4.4 인터넷 안전을 위한 자원

www.isafe.org – 1998년에 설립되었으며, 미국 의회의 승인을 받았음. 이 사이트는 사이버 공간을 안전하고 교육적인 장소로 만들기 위해 아동의 온라인 경험을 보호하는 데 전념하고 있음

www.getnetwise.org – 현명한 인터넷 사용을 돕기 위해 기술 업계에서 후원하는 공공 서비스임

www.ikeepsafe.org – 데이터 안전 인증, 교육 자원 및 커뮤니티 정보를 통해 아동, 학교와 가족에게 디지털 안전을 제공한다는 사명으로 2005년에 설립되었음

www.onguardonline.gov – 연방 무역 위원회(Federal Trade Commission)에서 제공하는 웹사이트로 교육자와 학부모를 위한 무료 온라인 보안 정보를 제공함. 아동에게 해커와 사기꾼에 대해 가르칠 수 있는 대화형 비디오게임도 제공됨

6. 가족과 발달에 미치는 재해의 영향

재해는 삶의 한 부분으로 자연재해(즉, 태풍, 지진, 홍수)나 인재(즉, 전쟁이나 재앙적인 기름 유출) 형태로 나타날 수 있다. 과거에는 실제 재해 현장에 있지 않은 이상 사건을 곧 잊고 충격적인 장면에 관한 생각도 많지 않았다. 하지만 현재 일상생활에 매체가 포함되면서 세계 곳곳에서 일어나는 재해를 매우 자세히 계속해서 전달받을 수 있다.

2001년 9월 11일 뉴욕 세계무역센터에서 비극적인 공격이 일어나는 장면을 많은 가정에서 텔레비전으로 시청하였으며, 그 후 몇 개월에서 몇 년간 재방송되었다. 이 사건은 테러가 개인의 가정과 삶으로 들어왔으며, 재해 현장에 직접 가지 않았음에도 불구하고 사건이 일어나고 있음을 느끼고, 사건의 여파를 경험할 수 있게 했다. 아동이 가정 내 사적인 공간에서 텔레비전을 통해 재해 장면을 목격하고 부모의 반응을 관찰하는 것은 현장에 있는 피해자와 비슷한 영향을 준다.

아동이 부모의 폭력이나 가족생활이 붕괴하고 격변을 겪는 사건을 목격한 후 외상 후 스트레스 장애(posttraumatic stress disorder, PTSD)로 고통받는다는 연구 결과가 있다(Kleigman et al., 2016). 외상 후 스트레스 장애는 극도의 외상 스트레스 요인에 따른 특징적인 증상의 발달로 정의되었다(Torres, 2020). 최근에 상해를 입거나 폭력을 경험한 아동의 외상 후 스트레스 장애 징후와 증상은 사회적 위축이다. 또래 아동에 비해서 잘 놀지 않고 심각해 보이고; 우울, 불안, 무기력하거나 불신감이 있으며; 자기 보호 행동을 보이기보다는 포기하고, 공포에 빠르게 반응하며; 미래에 대해 음울한 견해를 가진다. 어린 시절 상해를 받은 성인을 포함해서 외상 후 스트레스 장애가 있는 성인은 비슷한 정서와 행동을 보일 수 있다. 성인 또한 폭력적이거나 부정적인 경험을 예상하거나 때로는 의도치 않게 추가적인 상해 위험을 증가시키는 선택과 반응을 한다. 외상 후 스트레스 장애 증상은 심리 치료로 경감되거나 예방할 수 있다.

전쟁 동안 태어난 남아가 어머니와의 과잉 애착으로 발달 지연이 있었다는 연구 결과가 있다(Chartrand et al., 2008). 이러한 과잉 애착은 어머니와 자녀의 과잉보호 관계에서 나타날 수 있으며, 전쟁 스트레스의 직접적인 영향을 받았다. 재해로 인한 정서적 상해는 아동에게 영향을 끼칠 수 있으며, 부모의 반응에 영향을 받기도 한다.

아동은 재해에 대한 반응으로 불안을 보이거나 혼란스러워하거나 혼돈, 활동 방해, 무감동, 위축, 수면장애나 섭식장애를 보인다. 이러한 반응은 학업성취를 방해하고, 식욕 저하를 일으키며, 결국 성장과 발달에 영향을 준다. 재해에 대한 반응으로 학령기 아동은 이전 발달 단계 능력이나 행동 상태로 퇴행할 수 있다. 놀이하는 동안 공포, 장면 회상, 재현을 흔히 경험한다. 청소년이 나타내는 반응으로 성적으로 난잡해지거나 공공기물을 파손하거나 약물 남용을 하는 경우가 있다.

이러한 반응은 아동의 재해에 대한 지각과 부모가 행동 모델로 대처하는 능력에 따라 나타난다. 만약 아동이 직접 재해에 관련되거나 아동의 삶에 낯선 자가 침입하였다면 이러한 반응은 강화될 수 있다. 아동은 의존적이기 때문에 재해 후 일어날 수 있는 추가적인 상해에 더 취약하다. 부모나 지역사회가 영향을 입은 경우에도 아동의 기능이 방해받는다. 재해 후에 한 달 이상 우울함이나 긴장이 있다면 정신감정을 의뢰할 수 있다.

종종 부모는 아동의 반응을 인식하지 못하거나 사건이 아동에게 미친 영향을 축소화하려는 경향이 있다. 간호사와 보건의료인은 재해의 여파를 경험하고 있는 아동에게 외상 후 스트레스 장애 징후가 보이는지 살펴보아야 한다.

부모가 구조요원일 때 자녀는 부모의 위험한 활동에 대해 불안을 느낄 수 있고, 전문적인 지원이 필요할 수 있다(9.11 테러에서 증명된 것처럼). 간호사, 건강관리자와 교사는 재해에 대비하여 준비하고 훈련하며 환경에서 위험을 인식하는 능력을 발휘할 수 있어야 한다. 2020년 코로나19 팬데믹(세계적 대유행)으로 가족들은 바이러스 확산을 억제하기 위해 집에서 장기간 격리되어야 했다. 이는 일, 학교, 운동, 수면, 사교 활동과 같은 일상생활에 큰 지장을 초래했다. 회복을 촉진하고 성장을 유지하기 위해 새로운 일상을 빠르게 자리잡게 해야 했다. 대부분의 교육과 사회적 기반은 사업, 학교 및 놀이 구역이 폐쇄되었던 동안 온라인으로 이동하였다. 부모와 자녀를 위해 사회적 상호작용을 유지하는 것은 어려운 일이었고, 에너지 출구는 거의 없었다. 적절한 사회화의 부족은 아동의 불안과 비정상적인 발달을 이끌 수 있다(Kleigman et al., 2016). 2020년 대유행으로 장기화된 스트레스는 많은 가정의 고용 소득 상실과 폐업으로 인한 경제 위기로 인해 더욱 악화하였다. 이는 또한 식량 부족과 공급 불안을 초래했다. '새로운 정상(new normal)'은 장기간 팬데믹의 결과로 형성되었으며, 생존자들의 삶과 발달에 계속해서 영향을 미치고, 앞으로 수십 년 동안 연구될 것이다.

1) 건강관리팀의 역할

아동을 돌보는 전문가는 학습을 위해 제공하는 전자 매체와 혁신적인 교육에서 매체의 역할을 이해하고 인정해야 한다. 아동 자신이 시청할 내용을 선택하고, 부모가 균형 잡힌 생활양식을 위한 긍정적인 방향으로 매체를 사용할 수 있도록 도와야 한다. 수준 높은 프로그램에 대해 대중을 교육하고, 폭력과 외설물 및 기타 부정적인 측면을 감소시키며, 양질의 프로그램을 홍보하기 위해 전문가 집단, 산업체 및 정부 기관과 협조하는 것이 필요하다.

간호사와 보건의료인은 재해에 대한 반응이 개인적인 상해 위협이나 재해 장소와 가까이 있었던 것에 의해서만 영향을 받는 것이 아니라 사건에 대한 부모의 반응에 의해서도 영향을 받는다는 것을 인지해야 한다. 부모는 자녀를 더 많이 정서적으로 지지하고, 자녀의 환경이 안전하다는 확신을 주며, 친숙하고 지속적인 일상을 유지하도록 지도받아야 한다. 부모에게 아동의 나이에 맞는 수준에서 재해에 관해 이야기하도록 격려한다. 아동이 자신의 감정을 표현하도록 그림을 그리거나 놀이를 할 수 있다. 부모는 가족 구성원이 어떻게 서로 도울 수 있는지 검토할 수 있다. 자녀와 가족의 대처 능력을 감시하며, 필요에 따라 전문가에게 의뢰하여야 한다.

7. 가족과 발달에 미치는 지역사회의 영향

많은 지역사회에서 소득이 제한된 가족에게 주택이 제공되지 못하기도 한다. 집이 없는 가정에서 양육되는 아동의 수가 급격히 증가하고 있다. 심리적 안녕과 사회적 관계 발달이 위험한 상태이고, 가족 기능이 차질을 빚고 있다. 노숙자 보호소에서의 삶은 혼란스럽고, 부모는 당황스러움과 무력감을 느낀다. 보건의료인은 이러한 상황을 인식하고, 이용 가능한 대체 주택과 지원을 소개하려고 노력해야 한다.

아동의 발달에 영향을 끼치는 인간관계는 가족을 중심으로 시작된다. 아동이 자라면서 관계가 확대되고, 외부환경은 아동의 성장과 발달뿐만 아니라 가족에게도 영향을 미친다. 교사, 지도자, 클럽, 팀과 동료들은 각각 가족 단위에 대한 요구가 있고, 가족 구성원의 성장과 발달에 미치는 영향이 크다. 바깥 활동은 대부분 사회적 행동규범을 배우고, 소속감을 발달시키며, 긍정적인 자아상을 발달시키는 데에 도움이 된다. 생애주기별로 이루어지는 바깥 활동의 영향은 다음 장에서 다룬다.

8. 건강한 생활양식 습관

운동과 음식에 대한 태도는 가정에서 형성되며, 가족은 건강한 생활양식 습관을 발달시키는 데에 결정적인 역할을 한다. 아동은 부모를 역할 모델로 삼고, 자신이 본 것을 대부분 정상이라고 생각한다. 활동적인 부모는 자녀를 정규적인 신체적 활동에 참여시킬 가능성이 크지만, 활동성이 떨어지는 부모는 자녀에게 비활동적인 환경을 제공하는 편이다(그림 4.2). 매일 재미있는 가족 활동(걷기, 잡기 놀이나 자전거 타기)으로 텔레비전 시청과 컴퓨터나 비디오 게임 60분을 대신한다면 건강한 습관을 형성하고 가족 관계를 증진할 수 있다. 신체적으로 활동적인 아동은 신체적으로 활동적인 성인이 될 가능성이 크며, 생애 후기에 질병과 장애가 발생할 위험이 감소한다(Landry, 2016).

건강한 음식 선택 또한 가정에서 시작할 수 있다. 부모와 돌봄 제공자는 주로 신선한 음식과 물을 섭취하고 가공식품과 탄산음료 섭취를 제한함으로써 모범을 보여야 한다(그림 4.1B). 아동은 부모를 보고 생활양식 습관을 발달시키므로 어른은 모범을 보여야 한다.

9. 가족 중심 건강관리

가족 중심 건강관리에서 가족은 개별적인 가족 구성원을 위한 치료를 계획하는 데에 중심이 된다. 가족 구성원의 건강관리를 돕고 지지하고 대처하기 위해 가족 연결망의 강점을 확인하고 가치를 부여하는 것이 중요하다. 오늘날 가족은 환자에 대한 전적인 책임을 건강관리자에게 넘기지 않는다. 병원은 가족의 병원 방문 시간을 연장하여 가족 구성원이 간호에 참여할 수 있도록 허용한다. 가정 간호 서비스는 가정환경에서 환자를 간호할 수 있게 하며, 가족이 전문가로 기능하고, 간호사나 건강관리팀은 가족에게 자율권을 주는 동반자 관계에서 조정자와 자문가로서 기능하도록 확장되었다. 가족 중심 간호를 위하여 간호사와 보건의료인은 먼저 문제에 대해 가족이 어떻게 지각하는지 듣고, 건강 간호팀이 지각한 것에 대해 대화를 나누며, 유사점과 차이점을 확인하여야 한다. 문화적 역량을 갖추고 가족을 단위로 이해한다면, 간호사나 보건의료인은 의미 있고 효과적인 가족 중심 건강관리를 제공할 수 있다.

요점 정리

- 가족은 가족 구성원 간에 상호작용과 책무를 가지고 있는 사회적 체계이다.
- 가족 구조는 핵가족, 맞벌이 가족, 확대가족과 한부모 가족, 혼합가족 등이 있다.
- 전통적인 가족은 결혼기, 임신과 출산기, 양육기, 진수기, 가족 축소기와 노년기 가족으로 발달한다.
- 가족체계이론은 가족의 한 구성원에게 일어난 사건이 가족 전체에 영향을 미친다는 이해를 기본으로 한다.
- 가족생활 양식; 가족의 크기, 수, 형제간 터울; 가족 건강 모두 아동의 성장과 발달에 영향을 미친다.
- 육아 방식은 권위적인, 민주적인 혹은 자유방임형으로 분류할 수 있다.
- 문화는 가족이 공유하는 일련의 학습된 가치, 신념과 관습의 집합이다.
- 기술의 발전과 전자 매체의 사용으로 정보에 관한 연구와 가정에서의 학위 취득이 가능하게 되었다.
- 폭력이 포함된 비디오게임과 텔레비전 시청은 자녀의 성장과 발달에 부정적인 영향을 끼친다.
- 외상 후 스트레스 장애는 재난 현장을 화면으로 생중계로 본 후, 개인적인 경험을 한 후 또는 사건에 대한 부모의 태도에 반응한 후 발생할 수 있으며, 성장과 발달에 영향을 미칠 수 있다.
- 부모는 긍정적인 결과를 보장하기 위해 자녀가 사용하는 소셜 네트워킹 사이트를 감시하도록 안내되어야 한다.
- 가족은 건강한 생활양식 습관을 발달시키는 데에 중요한 역할을 한다.
- 교사, 지도자, 클럽, 동료들과 같은 지역사회 구성원은 가족 단위의 성장과 발달에 영향을 미치고, 가족 단위에 대해 요구가 있다.

사례 연구

최근에 이혼한 어머니가 십대 딸과 어린 아들과 함께 새 동네로 이사하였다. 엄마는 친구도 없고 쓸쓸해 보이는 딸을 이끌어주는 사람이 자기밖에 없을까 봐 걱정한다. 딸은 어린 남동생을 돌보고 집안일을 돕는 데에 매우 열심이다. 이 가족이 새로운 생활에 건강하게 적응하도록 보건교사나 보건의료인이 도울 수 있는 중재는 무엇인가?

연습문제

1. 미국 소아과학회에 따르면, 아동과 청소년이 사용하는 소셜 네트워킹 사이트는 어떠해야 하는지 모두 고르시오.

A. 13세 미만은 금지되어야 한다.
B. 성인에 의해 감시되어야 한다.
C. 우울증과 고립을 일으킬 수 있다.
D. 동료들과 협동하고 학습할 기회를 제공한다.

2. 가족의 정의로 옳은 것을 고르시오.

A. 양쪽 부모와 한 명 이상의 자녀로 구성되는 구조
B. 책무와 상호작용을 포함하는 사회적 체계
C. 유전적으로 관련된 사람들의 집단
D. 함께 사는 사람들의 집단

3. 아동의 성장과 발달에 영향을 미치는 가족 내 요인에 해당하는 것을 모두 고르시오.

A. 가족 규모
B. 형제자매간 터울
C. 이혼
D. 그들이 사는 주(도시)
E. 부모의 정치적 견해

4. 1990년 아동 텔레비전법에서는 '황금 시간대'를 다음과 같이 정의했다(해당 항목 모두 선택).

A. 아동이 TV를 볼 가능성이 큰 시간
B. 가장 인기 있는 프로그램이 방영되는 시간
C. 현재 뉴스 방송이 방영되는 시간
D. 가족 대부분이 함께 있는 식사 시간
E. 가족이 함께 TV를 볼 수 있는 시간

5. 발달 과업은 다음과 같은 역량이나 기술을 포함한다(해당 항목 모두 선택).

A. 환경에 대처하는 것을 돕는다.
B. 순차적으로 발생한다.
C. 특정 나이에 발생한다.
D. 운동 기술을 포함한다.

CHAPTER 05

발달이론

Theories of Development

개요

정의
발달이론 이해의 중요성
발달이론과 행동소아학의 역사
발달이론
- 정신분석이론(프로이트)
- 정신역동이론(융)
- 생애주기 단계: 심리사회이론(에릭슨)
- 심리사회이론(레빈슨)
- 인지이론(피아제)
- 인지이론(로에빙거)
- 구성적 이론(케건)
- 언어와 문화이론(비고츠키)
- 사회적 · 경제적 영향(브론펜브레너)
- 욕구위계이론(매슬로우)
- 환경이론(로저스)
- 행동주의이론(왓슨)
- 행동주의적 성격이론(파블로프와 스키너)
- 성격의 사회학습이론(반두라와 미쉘)
- 도덕발달이론(콜버그)
- 자아상의 발달(쿨리와 미드)
- 노년의 발달 과업(펙)
- 노년의 발달 과업(헤비거스트)
- 은퇴기 발달단계(애칠리)
- 성장발달에 영향을 미치는 기타 요인

학습목표

1. 발달이론을 열거한다.
2. 행동주의이론에 대해 논의한다.
3. 심리사회이론에 대해 논의한다.
4. 환경이론에 대해 논의한다.
5. 인지이론에 대해 논의한다.
6. 성인 학습자에게 영향을 미치는 중요한 요인에 대해 논의한다.
7. 발달이론을 이해하는 것이 특정 발달 단계에 있는 사람을 교육하는 데에 어떤 도움이 되는지 논의한다.
8. 생애주기별 생리적, 인지적, 성격적, 사회적, 정서적 변화를 열거한다.
9. 각 생애주기의 독특한 성격과 행동 특징에 대해 논의한다.
10. 자신과 가족을 더 깊이 이해할 수 있도록 연습한다.

주요용어

행동주의이론 behavioral theories
고전적 조건화 classical conditioning
인지이론 cognitive theories
엘렉트라 불안 Electra anxiety
외향성 extrovert
인본주의이론 humanist theories
정보처리이론 information-processing theory
내향성 introvert
거울 자아 looking-glass self
도덕적 추론 moral reasoning
오이디푸스 콤플렉스 Oedipus complex
조작적 조건화 operant conditioning
정신역동이론 psychodynamic theories
사회학습이론 social-learning theory
사회문화이론 sociocultural theories

1. 정의

이론은 의미 있는 사실과 관찰로 이루어진 과학적 연구를 바탕으로 한 진술이다. 행동주의이론(behavioral theories)은 특별한 행동의 발달을 해석하고 인간관계에서 개발되는 사회적 기술을 설명하기 위해 고안되었다. 정신역동이론(psychodynamic theories)은 성격-기질 발달과 각 연령에 따른 심리적인 과제에 초점을 둔다. 인지이론(cognitive theories)은 사고 발달 증진에 초점을 둔다. 인본주의이론(humanist theories)은 사랑과 애착 같은 인간 경험이 행동과 성격 발달에 미치는 영향을 설명한다. 사회문화이론(sociocultural theories)은 문화가 행동에 어떤 영향을 주는지 설명한다. 발달이론은 하나만 있는 것이 아니다. 각 이론은 생의 각 단계에 관한 중요한 통찰력을 제공한다. 따라서 인간 발달은 이들 이론의 통합을 통해 가장 정확히 이해될 수 있다.

2. 발달이론 이해의 중요성

발달이론은 생애 각 단계에서 정상적으로 발생하는 생리적, 심리적, 행동적 변화에 중점을 둔다. 생애주기에서 각 단계의 행동은 문화, 환경, 과거 경험, 가족, 건강 상태와 이 모든 사건에 대한 개인의 반응에 의해 영향을 받는다.

성장발달에 관한 연구는 태아 수정부터 시작되어 일생에 걸쳐 이루어진다. 성장발달에 영향을 미치는 것에 대한 이해는, 긍정적인 것이든 부정적인 것이든, 간호사, 보건의료인, 교육자가 행동을 예측하고 각각의 단계에 반응하며 사람들이 왜 그런 식으로 행동하는지 이해하는 데 도움을 준다. 이제 우리는 성인도 아동과 마찬가지로 예측 가능한 발달 단계를 거친다는 것을 알고 있다. 그러므로 탄생부터 노인기에 이르기까지 연속선상에 있는 성장발달 연구는 다양한 삶의 경험이 각 시기의 성장과 발달에 영향을 미치는 방법에 대한 포괄적인 이해를 제공한다. 이러한 행동과 성격에 대한 이해는 보건의료인과 교육자가 효과적인 중재를 제공하고, 자신이 돌보고 가르치는 이들의 삶이 향상될 수 있도록 신체적 · 정신적 건강관리 업무를 적극적으로 실행할 수 있도록 한다.

생애주기 고려사항

생애주기의 각 단계에서 독특한 변화가 발생한다(그림 5.1). 그러므로, 각 단계의 적절한 시기에 제공되는 중재는 건강 실무에 효과적인 영향을 미칠 수 있으며, 국민건강증진계획 2030의 목표를 달성할 수 있게 해 준다. 욕구에 대한 예측은 효과적인 건강교육 계획을 개발할 수 있도록 돕는다.

3. 발달이론과 행동소아학의 역사

발달의 핵심 개념은 찰스 다윈(Charles Darwin)이 자신의 아들이 신체적, 감정적, 추론적 능력을 어떻게 보이는지를 세심하게 기술한 『유아에 관한 전기적 단상(Biographical Sketch of an Infant)』을

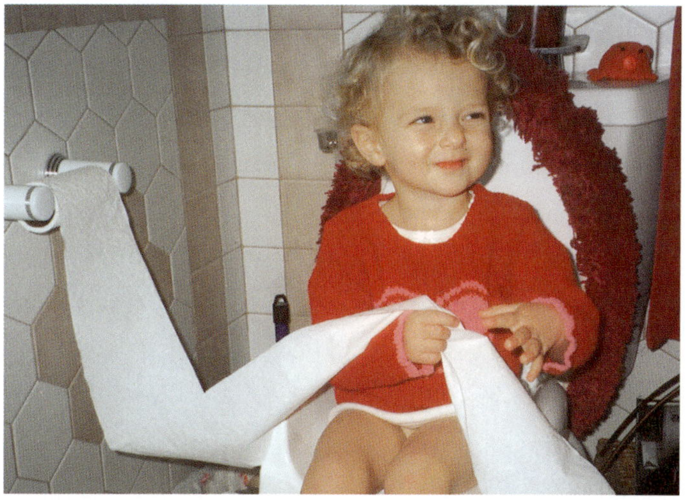

그림 5.1 **배변 훈련.** 배뇨와 배변 조절을 배우는 것은 유아기의 발달 과업이다. 유아용 변기를 사용할 수 있으며, 나중에 아동은 성인 변기를 사용하려고 한다.

쓴 1800년대에 시작되었으며, 이 책은 오늘날 우리가 아동 발달을 바라보는 시각의 기초를 이룬다. 1900년대 초, 다윈의 사촌인 프랜시스 골튼(Frances Galton)은 발달 및 지능 검사를 연구하고 설계했으며, 이후 알프레드 비네(Alfred Binet)와 시어도어 사이먼(Theodore Simon)은 '표준(norms)', 즉 정상적인 행동과 개입을 필요로 하는 더딘 행동을 식별하는 척도를 개발했다. 비네-사이먼 검사(Binet-Simon test)는 1905년에 처음 발표되었고, 이후에 지금의 스탠포드-비네 지능검사로 재설계되었다.

1900년 초, 이반 파블로프(Ivan Pavlov)는 공포증 개념의 기초가 되는 '조건반사(중립 자극이 생리학적 반응을 일으키는 능력)'를 설명했다(발달이론에 관한 부분 참조).

1934년, 아놀드 게젤(Arnold Gisell)은 발달상의 전형적인 이정표를 확인한 『유아기의 행동 도해서(Atlas of Infant Behavior)』를 출판했다. 프로이트는 감정과 정서적 장애를 확인한 것으로 알려졌다. 그는 심리사회적 발달의 다섯 단계와 행동에 영향을 미치는 의식적, 무의식적 영향의 개념을 설명했다. 에릭슨은 오늘날까지도 유효한 이러한 이론을 더욱 정교하게 다듬었다. 제임스 볼드윈(James Baldwin)은 감각과 지각의 영역을 연구하였고, 인지발달 이론을 설명하는 데 피아제에게 영향을 끼쳤다. 미국의 행동주의 심리학자인 제임스 왓슨(James Watson)은 조건화를 통해 아동의 행동을 통제하는 것에 관한 글을 썼다. B.F. 스키너(B.F. Skinner)는 이 개념을 더욱 세련화시켜 '조작적 조건화', 즉 행동을 억제하기 위한 강화 자극의 사용을 포함시켰다.

마리아 몬테소리(Maria Montessory)는 아동이 유능한 존재라고 믿었고, 아동의 나이보다 역량을 반영하여 학교 수준을 조정한 교육 이론가였다. 그녀의 학파는 오늘날에도 여전히 인기를 누린다.

로리스 말라구찌(Lois Malaguzzi)는 교육은 만족감이 중요하며, 사실을 전달하기보다 경험을 탐구하는 것에 바탕을 두고 창의력, 표현력, 상상력이 발달하는 평생학습 경험이라고 믿었다. 연구에 따르면, 도움을 받지 못하고 혼자 남겨진 미취학 아동은 자신의 문제를 해결할 수 있지만, 어른이 답을 제공하고 문제를 해결해주면 아동은 답을 찾는 과정에 참여하지 않는다고 하였다(Gopnik, 2016).

시어도어 루스벨트(Theodore Roosevelt) 대통령은 1909년 '아동과 청소년에 관한 백안관 회의'를 소집했고, 1935년에 아동국(Children's Bureau)을 창설했으며, 10년마다 열리는 백악관 회의에서 다룰 문제로 공중보건과 아동 의료 문제를 포함시켰다. 제2차 세계대전 이후 많은 이익 옹호 단체가 장애 아동의 요구에 초점을 맞추었고, 1952년에는 정신 장애 진단 및 통계 편람(DSM)을 발간하여 정신 및 정서 장애의 진단 기준을 명확히 했다. 소아과 의사들이 발달 문제를 가진 아동을 돕는 데에 특별한 기술이 필요하다는 점을 깨달으면서 전문분야로서 행동소아학(behavioral pediatrics)이라는 개념이 서서히 나타났다. 미국 소아과학회는 1949년에 정신건강을 소아학의 전문 분야로 지정했고, 1975년에는 행동소아학을 포함시켰다. 이 명칭은 1975년 『북미 소아학(Pediatric Clinics of North America)』이라는 간행물에 기록되었고, 이후 출판물, 학술지, 훈련 프로그램 등이 이어지면서 소아과위원회는 소아과 내 전문 분야로 행동소아학을 인정하게 되었다.

4. 발달이론

1) 정신분석이론(프로이트)

지그문트 프로이트는 인간의 정신 기능에 상호작용하는 세 가지 요소가 있다는 것을 확인한 정신분석 이론가이다. 세 요소는 다음과 같다.

- 본능(id; 무의식)은 태어날 때부터 존재하며, 즉각적인 기쁨이나 만족을 추구하는 충동을 일으킨다.
- 자아(ego)는 자기 자신을 바라보는 관점 또는 타인에게 보여 주고 싶은 자신의 이미지이다.
- 초자아(superego)는 3세에서 5세 사이에 나타나며, 사회적으로 용납될 때까지 즉각적인 욕구 충족을 억제하며, 무엇이 옳고 그른지 인지하는 것이다. 도덕적 기준이나 양심으로 알려져 있다.

프로이트는 사회가 무의식의 불안을 일으키는 혼재된 메시지를 전할 때 갈등이 생긴다고 믿었다. 이러한 갈등은 표면으로 드러나며(의식 또는 자아), 개인의 감정과 행동으로 나타난다. 프로이트가 기술한 방어 기전은 불안에 대항하여 방어하며, 인간의 깨어 있는 의식 상태로부터 불쾌한 감정을 숨김으로써 자아를 보호한다(박스 5.1).

프로이트는 생애주기 동안 성격이 성장, 발달, 변화하지만, 초기 단계에서의 경험은 개인의 성격 형성에 강력한 영향을 미친다고 믿었다. 또한 성 특성(sexuality)을 즐거움으로 인식하는 신체적 자극을 표현하는 것으로 정의하였다(Gormly & Brodzinsky, 1989). 프로이트는 심리성적 발달 단계를 기술하였다(표 5.1).

오이디푸스 콤플렉스(Oedipus complex)는 남근기 동안에 발생하며(3~6세) 어린 남아가 엄마의 사랑과 관심에 대해 아빠와 경쟁하는 것이라고 하였다. 이 발달 단계에 있는 남아는 반대 성을

박스 5.1 대처 방어 기전

- **합리화 :** 용납하기 어려운 행동에 대해 그럴듯한 변명을 하는 것
- **억압 :** 불쾌한 경험을 '잊어버리는 것'
- **투사 :** 자신의 생각이나 감정을 다른 사람의 탓으로 돌리는 것
- **전위 :** 어떤 사람에게 느낀 감정(보통 분노)을 죄 없는 다른 사람에게 표현하는 것
- **반동 형성 :** 자신의 감정과 반대로 행동하는 것(예: 실제로는 불안함을 느끼지만 확신에 찬 행동을 취함)
- **퇴행 :** 미성숙한 행동으로 돌아가는 것
- **동일시 :** 어떤 집단의 긍정적인 정체성이 자신에게 반영될 수 있도록 그 집단에 합류하는 것
- **승화 :** 사회적으로 용인될 수 없는 충동을 사회적으로 용인되는 충동으로 방향을 바꾸는 것(예: 공격성을 축구로 전환하는 것)

표 5.1 프로이트의 심리성적 발달 단계

단계	나이	설명
구강기	생후 첫 1년	입과 빠는 욕구에 집중한다.
항문기	유아기	대소변 조절을 배우는 데에 초점을 둔다(그림 5.1).
남근기	학령전기	자기 중심적인 태도를 가진다. 자위 행위를 하기도 하며, 이성 부모와 자신을 동일시한다. 초자아도 이 시기에 발달한다.
잠복기	학령기	성적 충동을 억압하는 법을 배우고 근면, 성취감, 삶의 기술 등에 집중한다.
생식기	사춘기	이성과 관련된 성적 충동을 다룬다(남근기에 비해 성숙됨). 파트너와 함께 서로의 즐거움을 추구한다.

출처 : Haith M, Benson J: Encyclopedia of infant and early childhood development, Waltham, MA, 2008, Elsevier; Kleigman R, Stanton B, Gemel, Shor N, Behrman R: Nelson's textbook of pediatrics, Philadelphia, 2011, W.B. Saunders; Carey W, Crocker A, Elias E, Feldon H, Coleman W: Developmental-behavioral pediatrics, ed 4, Philadelphia, 2008, W.B.Saunders.

가진 부모로부터 관심받는 것을 더 좋아한다. 남근기 후기에 남아는 아빠와 동일시하며, 다시 부모 모두에게서 관심받기를 바란다. 엘렉트라 불안(Electra anxiety)은 어린 여아가 아빠의 사랑과 관심에 대해 엄마와 경쟁하는 것이며, 이 시기 말에 여아는 경쟁을 멈추고 엄마와 다시 동일시하며, 양쪽 부모로부터 관심받기를 바란다.

오이디푸스 콤플렉스와 엘렉트라 불안의 성공적인 해결은 성숙한 성 역할과 정체성 발달의 기초가 된다고 믿었다. 프로이트는 아동기 경험이 성인기 성격을 형성하는 중요한 역할을 한다고 믿었지만, 성인도 발달을 계속하는 존재로 보지는 않았다. 이런 이유로 프로이트의 이론에서 사춘기 이후 단계는 확인되지 않는다.

2) 정신역동이론(융)

스위스 의사인 칼 융(Carl Jung)은 프로이트와 함께 연구하였으나, 성 특성이 행동 발달의 바탕이 된다고 믿지는 않았다. 융은 발달이 성인기까지 확대된다고 믿었으며, 40세가 '인생의 정점(noon of life)'이라고 하였다. 융은 성격의 근간이 가족 문화의 과거가 반영된 것이며, 한 사람이 성인으

로서 경험을 인지하는 방법은 무의식적으로 형성된다고 보았다. 융은 성격의 특성을 내향성(introvert, 자신의 내부 본질에 초점을 두는 조용한 사람)과 외향성(extrovert, 환경에서 타인에 초점을 두는 개방적인 사람)으로 설명한 것으로 잘 알려져 있다. 융은 억압된 감정을 인지하고 대처 기전이 성숙되는 중년기에도 성격은 변할 수 있다고 믿었다. 인간이 자신의 재능과 능력을 인지하는 과정을 자아실현으로 정의하였다.

3) 생애주기 단계: 심리사회이론(에릭슨)

에릭 에릭슨의 이론은 사회적 환경과 사회적 상호작용에 근거하여 성격 발달의 각 부분을 설명하고 있다. 각 단계는 사회적 위기 또는 과업을 포함하고 있는데, 다음 단계로 성공적으로 넘어가기 위해서는 과업을 긍정적으로 해결해야만 한다. 예를 들어, 영아기에 양육자와의 신뢰 확립에 실패한다면 나중에 타인과 친밀감을 형성하는 것이 어려울 수 있는데, 친밀감은 다른 사람과 신뢰감을 형성하는 능력에 기초를 두기 때문이다. 각 단계의 과업을 성공적으로 성취하는 것은 개인의 전체적인 성격과 독특한 강점 및 약점 발달에 기여할 것이다(표 5.2).

성인기 또한 취업, 결혼과 가족, 친구, 문화와 종교, 여가 등을 포함하여 계속 진행된다. 각 단계는 적어도 몇 년 정도의 안정 기간을 가지며, 가치를 추구하고 선택을 하게 된다. 단계마다 과도기가 있고, 이때 재평가와 수정이 일어난다. 예를 들어, 한 단계에서 결혼하게 되었다면, 이혼은 과도기 단계에서 발생할 수 있다. 선택과 변화는 성인기의 성장과 발달에 관한 장에서 자세히 다룬다.

에릭슨의 이론은 생산성(generativity)을 포함한다. 에릭슨은 부모가 자녀의 성장과 함께 성숙하고, 각 단계에서 부모-자녀 상호작용에 의해 영향을 받는다고 믿었다. 그는 부모의 양육 단계를 설명하였다(표 5.3).

표 5.2 에릭슨의 생애주기 단계

단계	나이	긍정적 성취
신뢰감 대 불신	영아	개인의 욕구를 충족하기 위해 다른 사람에 대한 신뢰가 발달한다. 그 결과 다른 사람과 자신을 신뢰하게 된다.
자율성 대 수치심, 의심	유아	독립적으로 행동하는 능력은 스스로를 긍정적으로 신뢰하는 것과 같다.
솔선감 대 죄책감	학령전기 아동	역할 모델을 모방하고 규칙을 따른다. 사회적 상호작용에서 자기조절을 경험한다.
근면성 대 열등감	학령기 아동	친구를 사귀고 독립적으로 학교 과제를 완성할 수 있는 능력이 발달한다.
정체성 대 역할 혼란(혼동)	청소년	자신과 자기가 믿고 있는 것에 대해 알게 되며, 진로 목표를 발전시킨다.
친밀감 대 고립감	성인 전기	인생의 전부를 다른 사람과 나눌 수 있는 능력이 발달한다.
생산성 대 자기 침체	성인 중기	의미 있는 방식으로 사회에 기여할 수 있다.
자아 통합 대 절망감	성인 후기	삶의 성취감을 유지하고, 깊은 후회를 경험하지 않는다.

출처 : Haith, M., & Benson, J. (2008). Encyclopedia of infant and early childhood development. Elsevier; Kleigman, R., Stanton, B., Geme, J., Shor, N., & Behrman, R. (2016). Nelson's textbook of pediatrics (20th ed.). Elsevier; Carey, W., Crocker, A., Coleman, W., Elias, E., & Feldman, H. (2009). Developmental-behavioral pediatrics (4th ed.). W.B. Saunders.

표 5.3 양육 행동 단계

단계	양육 행동
1단계 : 부모의 이미지	부모로서 자신의 모습을 마음에 그려보기
2단계 : 권위	자녀의 자율성이 증가함에 따라 양육기술에 대해 의문을 제기
3단계 : 통합	자녀가 더욱 독립적으로 변하면서 자녀에게 동기를 부여할 책임을 느낌
4단계 : 독립	권위적인 역할을 유지하면서 십대 자녀를 지지할 수 있는 방법을 배움
5단계 : 떠남, 출발	자녀가 미래를 준비하고 집을 떠남에 따라 자녀를 성인으로 대함

4) 심리사회이론(레빈슨)

다니엘 J. 레빈슨(Daniel J. Levinson)은 에릭슨의 이론을 정교화한 이론가이다. 레빈슨은 환경, 문화, 개인 간 상호작용은 '생의 직물(fabric of life)'이라고 믿었다. 그는 개인이 삶의 구조나 사건에 순차적으로 들어간다고 믿었다. 각 구조의 과업은 구체적이고 식별 가능하다. 예를 들면, 레빈슨은 성인 초기(pre-adult)를 17세에서 22세 사이로 정의하였다. 성인 초기는 처음으로 가족의 울타리를 벗어나서 청소년기와 독립적인 성인기 사이에 놓인 다리와 같은 기간이다. 그는 성인 전기(22~45세)는 가장 활기차고 생활력이 강한 시기로 결혼, 경력, 생활양식 같은 중요한 선택을 하는 시기라고 설명하였다. 성인 중기(45~65세)는 정신적, 신체적 기능이 점차 감소하는 이행기로 설명하였다. 성인 후기(65~80세)는 조부모 세대로, 새로운 목표를 설정하고, 가족, 친구 관계, 지역사회에 참여하는 정도를 정하는 과업이 있다고 하였다. 고령 노인기는 80세부터 시작되고, 비록 개인적으로 사회적인 상호작용을 지속할지라도 죽음을 맞이하는 과업을 포함한다고 하였다. 각 단계의 구체적인 내용은 최신 정의와 함께 다음 장에 제시하였다.

5) 인지이론(피아제)

장 피아제는 스위스 심리학자이며, 발달에서 인지적으로 중요한 시점을 강조한 학자이다. 피아제는 세상을 이해하고 논리적으로 연결하기 위해 학습과 관련된 네 가지 발달 단계를 설명하였다(표 5.4).

피아제의 이론은 환경에서 감각과 운동의 상호작용을 포함한다. 영아는 블록을 잡는 방법을 배우고, 블록과 자기 몸과의 관계를 배운다. 즉, 영아가 블록을 떨어뜨리면 블록이 바닥에 떨어진다는 것을 배운다. 점차 영아는 블록을 다른 블록 위에 쌓을 수 있음을 배우고, 점차 블록을 사용하여 집이나 다른 물건처럼 보이는 것을 만들 수 있게 된다.

이러한 상호작용은 다양한 나이와 발달 단계에서 아동의 사고 또는 정보처리를 포함한다. 정보 입력으로 시작하는 정보처리이론(information-processing theory)에 따르면, 정보가 입력되고 머릿속에서 처리되면 판단과 의사결정을 하게 한다. 이는 문제해결과 비판적 사고 능력의 기초가 된다. 기본적인 정보처리 기술은 나이에 따라 변하지 않는다. 처리 속도와 효율성만이 성인기까지 지속적으로 개선된다. 피아제의 단계는 단순히 생각의 양적인 변화가 아니라 생각의 질적인 변화를 포함한다.

표 5.4 피아제의 인지발달 단계

단계	나이	인지적 측면에서 중요한 단계
감각 운동기	출생~2세	대상 영속성, 인과 관계, 하루 중 시간의 변화 등을 이해한다.
전조작기	2~7세	무생물에도 생명이 있다고 생각한다. 아동은 자신이 세상의 중심이라고 믿으며, 오직 눈에 보이는 명백한 것만 본다. 추상적인 관계는 보지 못하고 한번에 정보의 일부만 이해할 수 있다. 언어 능력이 발달한다. 흉내 내기 놀이, 상상 놀이를 한다. 규칙을 이해하기 위해 논리를 사용하기 시작한다.
구체적 조작기	7~11세	둘 이상의 정보를 동시에 이해할 수 있다. 세상을 현실적으로 이해한다. 미래보다 현실에 초점을 둔다.
형식적 조작기	청소년	추상적으로 사고하고 상징을 이해할 수 있다. 가설을 세울 수 있다. 미래지향적이 된다. 이론의 기초를 이해한다. 문화적 관습은 청소년이 '규칙'을 이해하고, 무엇이 옳은지에 대한 도덕적 감각을 발달시키는 데에 도움이 되는 역할을 한다.

출처 : Benson, J. (2020). *Encyclopedia of infant and early childhood development*. Elsevier; Kleigman, R., Stanton, B., Geme, J., Shor, N., & Behrman, R. (2016) *Nelson's textbook of pediatrics* (20th ed.). Elsevier; Carey, W., Crocker, A., Coleman, W., Elias, E., & Feldman, H. (2009). *Developmental-behavioral pediatrics* (4th ed.). W.B. Saunders; Piaget, J. (1926). *The language of the child*. Harcourt Brace.

6) 인지이론(로에빙거)

제인 로에빙거(Jane Loevinger)는 피아제의 발달 모델을 성인기 단계까지 확장하였다. 로에빙거는 자아가 요구에 적응해가며, 이는 비판적 사고에 중요한 토대가 된다고 믿었다. 또한 자아 발달은 성인기의 삶 동안 주목할 만한 사건들로 인해서 점진적으로 발달한다고 믿었다.

7) 구성적 이론(케건)

로버트 케건(Robert Kegan)은 피아제와 유사한 구성적 발달이론을 주장하였다. 케건은 개인이 일생 동안 환경과 상호작용하고, 삶의 의미를 부여하는 안정성의 변화를 통과한다고 믿었다. 이론의 핵심은 타인과의 상호관계를 맺으려는 욕구와 독립성을 유지하려는 욕구이다.

8) 언어와 문화이론(비고츠키)

레프 비고츠키(Lev Vygotsky)는 사회적, 문화적 경험이 최적의 성장과 발달에 반드시 필요하다고 믿었다. 뇌의 생리적인 성숙은 언어발달을 가능하게 하고, 아동이 생각하고 행동하는 방법에 영향을 미친다. 그의 이론에 따르면 언어가 성격 발달에 중요한 영향을 미친다는 것이다. 표 5.5는 언어 기술과 사회적 상호작용이 어떻게 서로 영향을 미치고 학습에 기여하는지를 보여 준다. 사람들은 스스로 성취할 수 있는 것과 사회적 상호작용을 통해 다른 사람의 도움을 받아 할 수 있는 것을 배운다. 이를 건강 교육과 연계시킬 수도 있다.

표 5.5 비고츠키의 언어발달이론

나이	언어 능력	성인의 반응
영아	울음과 옹알이	부모는 아기가 울면 안아주거나 장난감을 준다.
유아	사물을 가리킨다.	어른은 유아가 가리키는 물건의 이름과 뜻을 설명해준다.
학령전기 아동		
3세	놀거나 움직일 때 혼잣말을 말한다.	부모가 아동의 모든 언어를 들을 수도, 듣지 못할 수도 있다.
4세	하려는 행동을 스스로에게 말한다.	부모는 자녀가 참고 기다리며 자제할 때 칭찬한다.
학령기 아동	이야기와 사회적 상호작용에 참여한다.	자녀의 말을 경청하는 부모는 자녀가 사건과 경험을 어떻게 해석하는지 이해할 수 있다. 부모는 자녀가 스스로 할 수 있는 것과 다른 사람의 도움을 받아서 할 수 있는 것을 발견할 수 있도록 허용한다.

출처 : Benson, J. (2020). *Encyclopedia of infant and early childhood development*. Elsevier; Kleigman, R., Stanton, B., Geme, J., Shor, N., & Behrman, R. (2016). *Nelson's textbook of pediatrics* (20th ed.). Elsevier; Carey, W., Crocker, A., Coleman, W., Elias, E., & Feldman, H. (2009). *Developmental–behavioral pediatrics* (4th ed.). W.B. Saunders; Vygotsky, L. (1962). *Thoughts and language*. MIT Press.

9) 사회적 · 경제적 영향(브론펜브레너)

유리 브론펜브레너(Urie Bronfenbrenner)는 성장과 발달에 영향을 주는 사회적 · 경제적 요소들을 제시하였다(표 5.6). 이 이론은 아동이 다른 환경에서 어떤 다른 취급을 받는지, 그러한 차이가 아동이 자신을 바라보고 이해하는 태도에 어떤 영향을 미치는지에 대한 통찰력을 제공한다.

표 5.6 브론펜브레너의 사회적 발달이론

사회적 관계	성격 발달의 영향력
부모, 형제자매	아동의 성별에 따라 사람들이 아동을 대하는 방법이 달라지며, 다른 사람들이 아동을 대하는 태도는 아동의 행동에 영향을 미친다. 아동에 대한 부모의 기대는 아동의 자기 가치에 대한 인식에 영향을 준다.
교사, 아이 돌보미	아동에 대한 교사와 아이 돌보미의 인식은 아동의 자기 이해에 영향을 미친다. 교사와 아이 돌보미는 활동적이거나 공격적인 아동을 좋지 않게 평가할 수 있으며, 조용한 아동을 더 좋게 평가하기도 한다.
학교, 이웃, 지역사회	운동 능력을 타고난 아동은 코치에게 높게 평가받을 수 있지만, 학문적으로 재능이 있는 아동은 비슷한 인정을 받지 못할 수 있다.
행정적 지역사회	학교 지역사회 센터와 프로그램을 위한 자금 지원은 아동이 사회적 기회를 경험하는 능력에 영향을 미친다. 에너지와 행동을 적절하게 쏟지 못하면 반사회적이 될 수 있다. 빈곤은 영양 부족을 초래할 수 있는데, 이는 학습하고 발달하는 능력을 방해할 것이다.

출처 : Benson, J. (2020). *Encyclopedia of infant and early childhood development*. Elsevier; Kleigman, R., Stanton, B., Geme, J., Shor, N., & Behrman, R. (2016) *Nelson's textbook of pediatrics* (20th ed.). Elsevier; Carey, W., Crocker, A., Coleman, W., Elias, E., & Feldman, H. (2009). *Developmental–behavioral pediatrics* (4th ed.). W.B. Saunders; Bronfenbrenner, U. (1979). *The ecology of human development*. Harvard University Press.

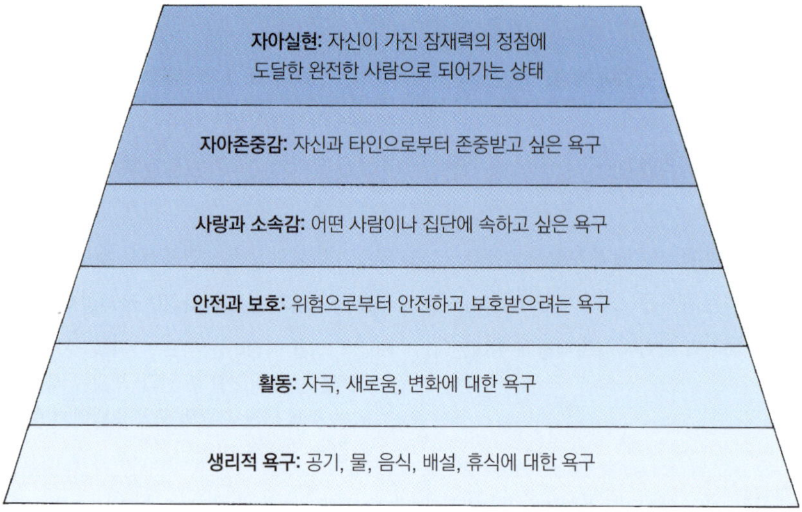

그림 5.2 매슬로우의 욕구위계이론의 수정판
출처 : Leifer, G. (2019). *Introduction to maternity and pediatric nursing* (8th ed.). Elsevier.

10) 욕구위계이론(매슬로우)

아브라함 매슬로우(Abraham Maslow)는 욕구 단계를 기술하였다. 매슬로우에 따르면, 개인은 기본 욕구가 충족되면 더 높은 사고와 자기 만족의 단계로 움직일 수 있다. 이러한 욕구를 삼각형으로 설명하였다. 삼각형의 기초는 생존을 위한 기본적인 생리적 욕구를 나타내고, 각 단계의 욕구가 성취되어야 상위 단계, 즉 삼각형의 위쪽으로 올라갈 수 있다(그림 5.2). 기본적인 욕구를 충족하면 자아실현 방향으로 이동할 수 있다. 자아실현은 자신의 재능과 능력을 깨닫고, 삶의 목표와 욕구를 만족스럽게 달성하는 것이다. 자신이 가진 잠재력의 정점에 도달하는 것이다. 예를 들어, 심각한 빈곤 상태에서는 식량과 숙소에 대한 기본적인 생리적 욕구가 채워지지 못한다. 기본적인 생존 욕구를 채우는 것 외에 다른 것을 생각할 수 없으므로 상위 목표나 궁극적인 자아실현으로 나아갈 수 없다. 자아실현은 현실에 대한 정확한 이해, 근거에 기초한 판단, 독립적이고 창조적인 자아를 받아들이는 것을 포함한다.

11) 환경이론(로저스)

칼 로저스(Carl Rogers)는 장애물이 없다면, 인간은 자아 개념에 기초하여 자연스럽게 자신의 긍정적인 운명을 만들어 갈 수 있다고 믿었다. 그는 환경에 대한 지배력과 긍정적인 관계 형성이 자아개념을 형성하는 데에 도움이 된다는 이론을 세웠다. 인간은 자신이 되고 싶은 인간의 유형에 대한 생각을 가지고 있다. 때때로 이상적인 자신과 실제 자신 사이에 차이가 생기기도 한다. 만약 이상적인 자신이 실제 자신과 공통점이 많다면, 자신의 잠재력을 충분히 발견하며 행복을 성취한다. 로저스에 따르면, 자아 성취는 인간이 이상적인 자아처럼 자신이 많은 것을 할 수 있음을 깨달음으로써 일어난다.

12) 행동주의이론(왓슨)

존 왓슨(John Watson)은 행동주의의 아버지로 알려져 있다. 그는 환경과 경험이 성격을 형성한다고 믿었다. 타고난 기질이나 욕구는 왓슨이론의 기본이 되지 않는다. 그의 이론은 파블로프의 성격발달에 대한 조건화이론과 스키너의 조작이론과 관련이 있다.

13) 행동주의적 성격이론(파블로프와 스키너)

이반 파블로프와 B.F. 스키너의 이론은 학습과 환경에서의 상호작용이 발달의 중심이 된다고 보았다. 이는 행동주의이론으로 알려졌다. 행동주의자들은 성격과 행동은 학습되고, 구별 가능한 특정한 시기는 없다고 믿었다. 각 경험은 성인의 성격을 형성하는 데에 도움이 된다.

이들 이론가는 환경과 개인이 환경에 반응하는 방식이 그 사람의 성격 발달에 영향을 미친다고 믿었다. 파블로프는 고전적 조건화 이론(theory of classical conditioning)을 개발하였다. 조건화는 환경에서 연관되는(짝을 이루어서) 것에 반응하는 것이다. 예를 들어, 어떤 사람이 식중독을 일으키는 음식을 먹었다면 그 음식에 혐오감이 생길 것이다. 그 음식과 식중독을 함께 경험했기 때문에 식중독은 그 음식과 짝을 이루게 된다. 이러한 이유로 식중독이 다시 일어나지 않더라도 그 특정 음식은 부정적인 감정과 연관된다.

스키너는 상이나 처벌과 같은 행동 결과를 포함하는 조작적 조건화(operant conditioning)에 대해 설명하였다. 예를 들어, 보상으로 긍정적 행동을 강화할 경우 그 행동의 규칙적인 발현을 이끌어낸다. 강력한 보상은 칭찬, 인정, 특별한 관심을 포함할 수 있고, 장난감, 현금, 좋아하는 음식이나 디저트와 같은 물질적인 보상, 특별한 활동, 특별한 권리의 형태로 "합산"될 수 있으며, 부정적인 자극을 제거해 주는 것이 될 수 있다.

학습된 정보를 긍정적으로 강화함으로써 긍정적인 건강 실천이라는 결과를 가져올 수 있기 때문에, 이들 이론은 건강 교육에도 유용하게 활용된다. 반대의 경우도 가능하다. 만약 코치가 처벌로 학생에게 운동장을 뛰게 하거나 팔 굽혀 펴기 15번을 시키면, 학생은 운동을 부정적인 활동으로 인식하게 되고 즐겁지 않은 경험으로 여기게 된다. 이러한 부정적인 인식은 인생 후반에 좌식 생활과 비만에 이르게 할 수 있다. 운동이나 치료적 이행과 같은 건강한 행위에 대한 보상은 건강한 행위를 촉진할 수 있다.

14) 성격의 사회학습이론(반두라와 미쉘)

알버트 반두라(Albert Bandura)와 월터 미쉘(Walter Mischel)은 사회적 학습이 성격 발달의 토대를 이룬다고 믿는 이론가였다(Bandura, 1977). 사회학습이론(social-learning theory)은 행동에 대한 노출과 모방을 포함한다. 아동은 종종 자신이 본 것을 모방한다. 만약 아빠가 잔디를 깎고 칭찬을 받았다면, 아동은 상황을 관찰하고 그 행동의 긍정적인 측면에 대한 강화를 받는다. 아동은 호기심, 자신이 존경하는 사람의 행동을 따라하고 싶은 마음, 긍정적인 강화를 받고 싶은 마음에서 그 행동을 따라하게 될 것이다. 아동 초기의 모델은 보통 부모다. 학령기 아동에게는 또래 친구나 교사가 모델이 된다. 그러므로, 불법적이거나 위험한 행동으로 친구들의 칭송을 듣는 아동은 이러한 사회적 환경에 노출된 학령기 아동의 역할 모델이 될 수 있다. 공격적인 행동과 성별에 따른 고정관념 행동은 또래 친구들에 의해 강화될 수 있다.

15) 도덕발달이론(콜버그)

도덕적 추론(moral reasoning)은 개인이 옳고 그른 것의 차이를 구별할 수 있게 하는 일련의 사회적 규칙의 발달이며, 도덕적 행동은 이러한 규칙에 대한 인식과 통합에 기반한다. 로렌스 콜버그(Lawrence Kohlberg)의 도덕발달이론은 피아제의 이론과 밀접하게 관련된 세 단계로 구성된다(표 5.4). 최근 연구결과에 의해 세 번째 단계(후인습적 단계)의 수정안이 제시되기도 했지만, 콜버그의 도덕 발달 단계(표 5.7)는 훌륭한 이론으로 인정받고 있다. 캐롤 길리간(Carol Gilligan)의 연구는 후인습기 도덕 사고에 대한 설명에 이의를 제기하였으며, 콜버그의 연구가 여성을 제외했다고 지적하였다.

도덕적 행동은 일반적으로 학습된다고 여겨졌다. 부모나 교사는 아동이 도덕적으로 건전하고 바람직한 행동을 할 때 보상을 준다. 아동에게 확고하고 사랑이 담긴 태도로 옳고 그름에 대해 가르침으로써 도덕적 행동의 발달을 가져올 수 있다.

표 5.7 콜버그의 도덕 발달 단계

단계	나이	행동
전인습적 수준	유아	처벌을 피하기 위해 규칙을 준수함
	아동 초기	처벌을 피하려고 애씀
인습적 수준	학령기 아동	인정이나 상을 받기 위해 규칙에 순응함
후인습적 수준	청소년과 성인	다른 사람들에게 "좋은 사람"으로 인식되기 위해 규칙을 따름. 책임감이 발달함
	노인	사회적 법규와 관습을 뛰어넘는 자신만의 원칙이 발달함. 독립적임

출처 : Benson, J. (2020). *Encyclopedia of infant and early childhood development*. Elsevier; Kleigman, R., Stanton, B., Geme, J., Shor, N., & Behrman, R. (2016) *Nelson's textbook of pediatrics* (20th ed.). Elsevier; Carey, W., Crocker, A., Coleman, W., Elias, E., & Feldman, H. (2009). Developmental-behavioral pediatrics (4th ed.). W.B. Saunders; Kohlberg, L (1964). Development of moral character and moral ideology. In H. Hoffman, & L. Hoffman, L. (Eds.), *Review of child development research*. Russell Sage.

건강증진

다른 사람이 자신의 행동을 어떻게 느끼는지 이해하도록 돕는 것(공감)이 아동의 도덕적 행동 발달을 촉진하는 좋은 방법이다. 처벌은 종종 저항과 거부를 초래하며 교훈을 얻는 데서 초점이 빗나가게 할 수 있다. 그러므로 처벌은 도덕적 행동을 가르치는 데에 효과적인 수단이 아닐 수 있다.

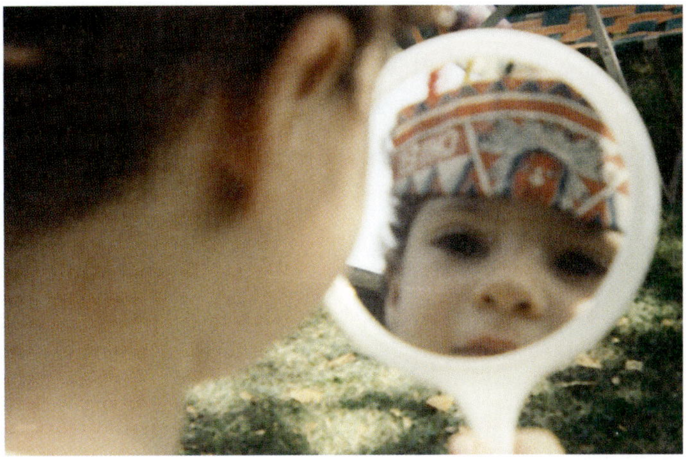

그림 5.3 자아상은 학령전기에 상상 놀이를 통해 발달하기 시작한다.

16) 자아상의 발달(쿨리와 미드)

찰스 홀튼 쿨리(Charles Horton Cooley)는 거울 자아(looking-glass self)에 대한 이론을 창시하였고, 자아상이 다음 세 단계로 형성된다고 주장하였다. (1) 자신을 타인에게 어떻게 묘사하는지 상상하는 것, (2) 타인이 나를 어떻게 평가하는지 상상하는 것, (3) 자아 개념이나 나에 대한 생각을 형성하기 위해 앞에서 설명한 두 가지 이미지를 합하는 것. 예를 들어, 만약 교사가 아동을 비난한다면, 아동은 교사가 자신을 바보로 여긴다고 생각할지 모른다. 아동은 자아 개념을 통합하여 자신이 바보라고 생각할 수 있다.

조지 허버트 미드(George Herbert Mead)는 쿨리의 이론을 발전시켜서 자아 발달의 세 단계를 제시하였다. 첫 번째 단계에서 아동은 자신의 주변을 모방한다. 아동이 청소하는 엄마를 모방하기 위해 장난감 빗자루를 사용하거나, 아빠의 잔디 깎는 행동을 모방하기 위해 장난감 잔디 깎는 기계를 사용한다. 아동은 엄마 아빠의 입장이 되어 바닥을 닦거나 잔디를 손질하는 것에 대해 자랑스러운 감정을 느낄 수 있다. 아동이 언어, 비디오, 책의 세계를 경험할 준비가 되었을 때, 슬픔, 샐쭉한 얼굴, 행복한 얼굴 등 다른 사람과의 상호작용에서 언어나 다른 상징을 사용하는 두 번째 단계가 시작된다. 세 번째 단계에서 아동은 스파이더맨 같은 슈퍼히어로처럼 다른 사람인 체 가장하고 그 역할을 연기한다. 아동 중기가 되면 자신의 역할과 다른 사람의 역할에 영향을 미치는 법을 이해하게 된다(그림 5.3). 아동은 다른 사람의 기대에 대해 배우고, 한 사람이 인생에서 딸, 자매, 엄마, 할머니 그리고 선생님과 같이 다양한 역할을 담당한다는 것을 인식하게 된다.

17) 노년의 발달 과업(펙)

로버트 펙(Robert Peck)의 이론은 은퇴에 대한 대처, 노화로 인한 정상적인 생리적 쇠퇴에 대한 적응, 피할 수 없는 죽음에 대한 직면 등을 포함하는 노년의 발달 과업에 기초하고 있다. 펙의 이론은 에릭슨이 설명한 생산성을 유지하기 위해 이러한 도전에 긍정적으로 직면하고 절망을 피하려는 욕구를 포함한다. 노년기에 능력 변화와 한계 증가에도 불구하고 긍정적인 자아상과 자존감을 유지하는 것은 건강한 변화를 추구하기 위해 필수적이다.

18) 노년의 발달 과업(헤비거스트)

로버트 헤비거스트(1974)도 자신을 수용하고 생의 의미를 유지하는 시기인 성인 후기의 발달 과업을 기술한 이론가였다. 노인의 발달 과업은 나빠진 건강 상태, 줄어든 수입, 배우자와의 사별, 동료 집단에서의 사회적 역할 변화, 변화된 생활방식 등에 적응하는 것을 포함한다.

19) 은퇴기 발달 단계(애칠리)

로버트 애칠리(Robert Archley)는 은퇴와 관련된 노년기의 다섯 발달 단계를 기술하였다(표 5.8). 더 자세한 내용은 13장을 참고한다.

20) 성장발달에 영향을 미치는 기타 요인

위에 언급한 이론에 덧붙여 성장발달에 영향을 미치는 다른 요인들이 있다. 문화적 신념과 관습(3장 참조), 성별의 차이 등은 사람들이 아동을 어떻게 대하는지에 따라 발달에 영향을 미친다. 종종 아이가 태어날 때부터 여자 아이에게는 분홍색 옷을 입히고, 남자 아이에게는 파란색이나 갈색 옷을 입힌다. 부모가 선택한 장난감 역시 성 역할에 영향을 미친다(Watkins, 2016).

빈곤은 아동의 경험치를 감소시킬 수 있으며, 뇌와 신체 발달에 필요한 영양이 부족할 수도 있다. 노숙하는 아동은 종종 건강관리를 제대로 받지 못하고, 노숙 청소년은 약물 중독, 성폭행, 기타 성장발달에 영향을 미치는 문제에 노출될 수 있다. 부모는 학교와 가정에서 아동의 학습 경험의 질을 높이기 위해 교사와 협력해야 한다.

생애주기 동안 발달 단계마다 성취해야 하는 발달 과업과 해결해야 하는 과제가 있다. 심리적 성장은 생애주기의 모든 단계에서 일어나며 인간의 성격, 행동, 건강을 변화시킬 수 있다.

표 5.8 애칠리의 은퇴기 발달 단계

단계	핵심
은퇴전기(Preretirement)	은퇴에 대해 꿈꾼다.
밀월기(Honeymoon)	은퇴 후 자유를 즐긴다.
환멸기(Disenchantment)	권태로움으로 인해 새로운 우선순위를 설계한다.
안정기(Stability)	필요한 존재로 존중받는 것을 느끼기 시작한다.
말기(Terminal)	재취업이 필요해지거나 건강이 악화되어 변화가 생긴다.

요점 정리

- 인간의 발달은 유전, 출생 순서, 성별, 환경 등 많은 요소에 의해 영향을 받는다.
- 이론은 특정 행동의 발달을 설명하기 위해 설계되었고 연구결과를 토대로 한다.
- 발달이론은 보건의료인, 간호사, 교육자가 생애주기의 다양한 단계에서 욕구, 학습 방식, 행동을 이해하도록 도와준다.
- 각 발달 단계에서 욕구, 학습 방식, 행동을 이해하는 것은 간호사, 보건의료인, 교육자가 교육 중재를 계획할 수 있도록 하며, 이는 국민건강증진계획 2030의 목표를 달성하는 데에 기여할 것이다.
- 성장발달의 이해는 긍정적인 건강관리 실무를 위한 교육 방법을 설계하는 데에 도움이 될 것이다.
- 지그문트 프로이트는 본능, 자아, 초자아를 정의한 정신 분석가이며, 심리성적 발달 단계를 설명하였다.
- 칼 융은 성인기까지 발달이 계속되며, 40세를 '인생의 정점'이라고 믿었다.
- 에릭 에릭슨은 영아기부터 노년기까지 인생의 단계를 정의한 심리사회이론을 설명하였다.
- 장 피아제는 세계 환경과 관련된 이해를 중심으로 하는 인지발달이론을 개발하였다.
- 제인 로에빙거는 피아제의 발달이론을 성인기까지 확장시켰다.
- 로버트 케건은 일생의 변화와 안정에 대해 피아제의 이론과 유사한 구성적 발달이론을 설명하였다.
- 레프 비고츠키는 발달 과정과 관련된 언어와 문화에 관한 이론을 발표하였다.
- 유리 브론펜브레너는 사회적 · 경제적 압박이 성장발달에 영향을 미친다고 믿었다.
- 아브라함 매슬로우는 자아 실현에 도달하는 욕구위계이론을 기술하였다.
- 칼 로저스는 인간이 환경 지배를 통해 자신의 운명을 형성한다고 믿었다.
- 이반 파블로프와 B. F. 스키너는 성격 발달의 행동주의이론을 발전시켰다. 그들은 고전적 조건화와 조작적 조건화가 어떻게 환경과 반응하여 행동에 영향을 주는지 설명하였다.
- 존 왓슨은 행동주의의 아버지로 알려져 있다.
- 알버트 반두라와 월터 미쉘은 성격 발달의 기초로써 성격의 사회학습이론을 연구하였다.
- 로렌스 콜버그는 도덕적 추론을 바탕으로 성격 발달을 설명하였다. 그는 도덕적 행동은 학습된 행동이라고 믿었다.
- 찰스 홀튼 쿨리는 성격 발달의 거울 자아 이론을 제시하였으며, 조지 허버트 미드는 자아 발달의 3단계를 설명함으로써 이론을 확장시켰다.
- 로버트 펙은 노년기의 발달 과업을 설명하였다.
- 로버트 헤비거스트는 성인 후기의 발달 과업을 설명하였다.
- 로버트 애칠리는 인생에서 은퇴 단계와 관련된 노년기의 발달 단계를 설명하였다.
- 마리아 몬테소리는 아동이 유능하다고 믿었던 교육 이론가이며, 아동의 나이보다는 역량을 반영할 수 있도록 학교 수준을 설계하였다.
- 로리스 말라구찌는 교육이 사실을 전달하기보다는 탐구에 바탕을 두어야 한다고 믿었다.

사례 연구

성장과 발달이론에 기초하여, 왼쪽에 나열한 진단들이 오른쪽에 나열된 연령 집단의 발달과정에 가장 큰 영향을 미칠 수 있는 이유를 설명하시오.

진단	연령 집단
턱 골절	영아
다리 골절	유아
팔 골절	학령기 아동

연습문제

1. 설명 내용에 해당하는 발달이론을 표시하시오.

	피아제	프로이트	에릭슨
놀이는 영아가 감각운동단계에서 원인과 결과를 이해하도록 돕는다.	☐	☐	☐
영아는 구강기에 해당하므로 물건을 입으로 탐색한다.	☐	☐	☐
까꿍 놀이는 영아가 대상영속성을 이해하도록 돕는다.	☐	☐	☐
영아가 원할 때 수유하면 영아는 양육자에 대한 신뢰감을 배운다.	☐	☐	☐

2. 자아 실현에 도달하기 위한 욕구 단계를 기술한 이론가는 누구인가?

A. 이반 파블로프
B. 아브라함 매슬로우
C. 로렌스 콜버그
D. 로버트 펙

3. 보건의료인이 발달이론을 이해하는 것은 다음 중 어떤 행위에 도움이 될 것인가?

A. 면허 시험에 통과한다.
B. 긍정적이고 건강한 행위를 증진하기 위해 효과적으로 중재한다.
C. 어린 아동을 위한 효과적인 훈육을 계획한다.
D. 국민건강증진계획 2030의 목표를 분석한다.

4. 대상영속성에 대한 이해는 발달 단계의 일부라는 것을 설명한 학자는 누구인가?

A. 장 피아제
B. 아브라함 매슬로우
C. 로렌스 콜버그
D. 지그문트 프로이트

5. 이반 파블로프는 다음의 영향 요인에 의해 성격과 행동이 발달한다고 믿었다. 영향 요인은 무엇인가?

A. 조건 반응
B. 유전적 통제
C. 긴밀한 부모의 지도
D. 생활 연령

CHAPTER 06

산전관리와 건강한 발달

Prenatal Influences on Healthy Development

개요

인간 게놈 프로젝트
유전
- 유전상담
- 유전자 치료
  - *선별검사 절차 및 치료*
  - *ELSI*

태아 발달
- 쌍둥이

출생 전 단계
- 결정적 시기
- 임신 중의 미생물군집과 신생아의 성인기 건강에 미치는 영향
  - 독소
  - *임신 중 운동*
- 출생 전 단계 모성 적응

출산 과정

신생아
모성 전환기
- 산후 운동

아버지 또는 중요한 사람
형제자매
조부모
신생아의 발달 과업과 반응
- 지능 발달
- 놀이 활동과 신생아 발달

학습목표

1. 인간 게놈(유전체) 프로젝트의 목표를 설명한다.
2. 인간의 수정 및 착상 단계를 설명한다.
3. 태아 발달의 결정적 시기에 대해 토론한다.
4. 최적의 산전관리가 신생아의 건강 및 성인기까지의 건강에 미치는 영향을 설명한다.
5. 임신 중의 운동의 기능을 설명한다.
6. 임신 기간 동안 운동방법이 어떻게 변화되어야 하는지 설명한다.
7. 쌍둥이의 두 가지 유형의 유사점과 차이점을 비교한다.
8. 신생아기 미생물군집 노출이 성인기 건강에 미치는 영향에 대해 토론한다.
9. 모성으로의 전환 과정에서 발생하는 여성의 정서적 변화에 대해 토론한다.
10. 신생아 양육에 영향을 미치는 문화를 이해하는 중요성에 대해 토론한다.
11. 부모와 신생아 사이의 유대감과 애착에 대해 토론한다.
12. 신생아를 달래는 방법을 설명한다.
13. 신생아의 성장과 발달을 촉진하는 장난감과 놀이의 유형을 한다.

주요용어

대립 유전자 allele
아프가 점수 Apgar score
애착 attachment
유대감 bonding
염색체 chromosome
이란성의 dizygotic
우성 유전자 dominant gene
군집붕괴 dysbiosis
자궁외임신 ectopic pregnancy
마주보기 en face
몰입 engrossment
태아 알코올 증후군 fetal alcohol syndrome
태아 fetus
유전자 치료 gene therapy
유전자 부호 genetic code
유전상담 genetic counseling
게놈(세포나 생명체의 유전자 총체) genome
임신(기간) gestation
임신성 당뇨 gestational diabetes
미생물군집 microbiome
일란성의 monozygotic
다태아 multifetal
돌연변이 mutated
신생아의 neonatal
형제자매간 경쟁 sibling rivalry
증후군 syndrome
생존가능한 viable
바이러스 벡터 virus vector

1. 인간 게놈 프로젝트

성장과 발달은 생물학과 환경의 영향을 받는다. 성인기 질환의 모태 기원에 관한 연구는 인간 게놈 프로젝트의 발전에 기여했다. 미국 국립보건원(National Institute of Health, NIH)과 미국 에너지부(Department of Energy, DOE)는 인간 유전자 구성의 비밀을 조사한 많은 과학자에게 이 프로젝트를 맡겼다. 인간 게놈 프로젝트(Human Genome Project)는 인간 유전자의 구성을 결정하는 유전자 지도를 포함하였고, 2001년 프로젝트를 완료함으로써 모든 인간 유전자의 식별이 이루어졌다. 연구 자금은 여러 보조금을 통해 마련되었다. 이 프로젝트는 공식적으로 1990년에 시작되어, 연구 결과의 초안이 2001년에 출판되었다. 프로젝트의 목표는 다음과 같다.

- 인간 DNA에 포함된 30,000개 이상의 유전자 확인
- DNA에 포함된 수십억 개의 화학물질의 염기서열 결정
- 결과 분석을 위한 도구 개발
- 관련된 윤리적, 법적, 사회적 함의(ELSI)에 대한 방안
- 민간에서 일반인들이 사용할 수 있도록 기술 이전

2. 유전

세포는 모든 생물 시스템의 기본 작동 단위이고 게놈(genome)은 모든 세포에 포함된 완전한 DNA 세트이다. 게놈에 있는 DNA는 염색체에 있는 세포의 유전자 부호다. 염색체(chromosome)는 단백질과 DNA가 실처럼 연결된 것으로 모든 세포의 핵 안에 존재한다. 각각의 염색체는 유전자를 포함하고 있으며, 게놈에는 약 30,000개의 유전자가 있다. 이러한 세포 내의 유전자 또는 유전자 부호(genetic code)는 세포 내의 모든 단백질에 대한 정보를 전달하여 신생아가 물려받을 특성을 결정한다(그림 6.1).

유전은 어머니, 아버지 양쪽 유전자 쌍에 의해 조절된다. 이 유전자의 쌍을 대립 유전자(allele)라고 부른다. 유전자는 우성일 수도 있고 열성일 수도 있다. 우성 유전자(dominant gene)는 열성 유전자를 압도하여 우성의 특성이 자손에게 4분의 3 정도 유전된다. 자손의 4분의 1 정도에서 열성의 특

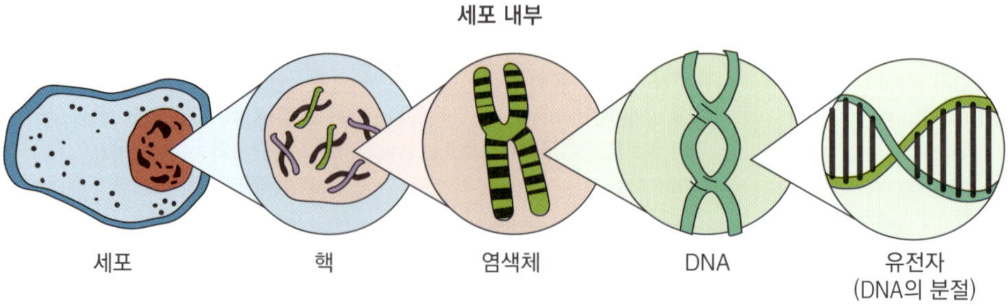

그림 6.1 세포는 핵, 염색체, DNA, 유전자 등을 가지고 있다.
출처 : Leifer G: *Maternity nursing: an introductory text*(11th ed.). Saunders.

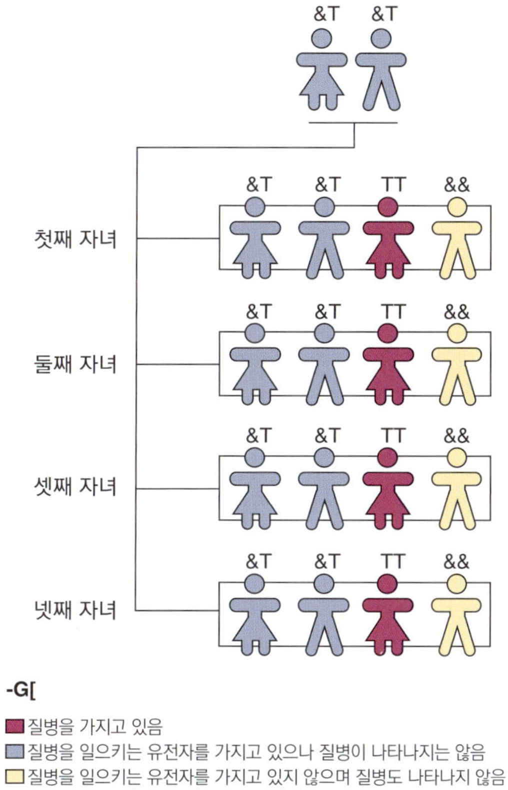

그림 6.2 **우성 및 열성 성향의 유전.** 부모는 각각 하나씩의 질병 우성 유전자(D)와 질병 열성 유전자(r)를 가지고 있다. 이 그림은 자녀들이 질병을 가질 가능성에 대해서 보여 준다.
출처 : Leifer G: *Maternity nursing: an introductory text*(11th ed.). Saunders.

성을 나타난다(그림 6.2).

돌연변이(mutated, 비정상적 변이)유전자 및 정상유전자의 특징과 역할에 대해서 연구하는 것은 돌연변이 유전자를 교정하고 특정증후군을 일으키는 누락된 유전자를 대체하는 유전자 치료를 가능하게 한다. 증후군(syndrome)은 비정상 상태의 증상이나 징후들의 집단이다. 특정유전자증후군이 특정행동패턴을 발생시키는 것으로 알려져 있다. 행동패턴은 환경에 대한 반응의 결과이며, 이는 성장과 발달뿐만 아니라 아동의 자아상에 영향을 미칠 수 있다. 예를 들어, 다운증후군을 일으키는 유전적 이상, 당뇨병 산모의 통제되지 않은 포도당 수치, 임신 중 영양부족은 신생아의 성장과 발달에 영향을 미치는 인지적 손상을 초래할 수 있다.

1) 유전상담

유전상담(genetic counseling)은 유전학자(유전 질환 전문가)와 부모 사이의 의사소통으로, 신생아에게 비정상을 초래할 수 있는 유전자의 위험에 대해 논의하는 것이다. 행동은 유전과 환경적 요인의 영향에 의해 형성된다고 알려져 있다. 인간 게놈 프로젝트의 성공으로 유전적 문제와 그 결과로 발생하는 행동에 관한 보다 상세한 연구가 가능하게 되었다. 연구자들은 결함이 있는 DNA를 복구하는 치료유전자(therapeutic genes), 결함있는 유전자를 파괴하는 자살유전자(suicide genes), 누락된 유전자를 대체할 수 있는 순수유전자(pure genes)를 개발하였다.

2) 유전자 치료

유전자 치료(gene therapy)에는 바이러스 혹은 박테리아 벡터(virus or bacteria vector, 몸의 특정 세포에 들어갈 수 있는 능력을 가진 바이러스나 박테리아)의 뒷면에 치료유전자를 위치시키는 것이 포함된다. 이 벡터가 새로운 유전자를 결함이 있는 유전자로 옮기면 세포는 삽입된 유전자의 더 많은 복사본을 생산할 수 있게 된다. 또한 결함이 있는 세포들이 몸에서 제거될 수 있고, 유전적으로 변형될 수 있으며, 몸으로 되돌아갈 수 있다. 유전자 치료 어플리케이션의 대부분이 암 치료에 초점을 맞추고 있지만(Lundstrom, 2019), 박테리아에서 자연적으로 발생하는 유전자 편집 시스템의 발견과 함께 CRISPR–Cas9 시스템(클러스터 된 정기적인 인터스페이스 짧은 회문 반복과 CRISPR 관련 단백질 9의 줄임말)은 게놈 편집 및 치료의 적용 접근 방식을 크게 확장시켰다(National Institutes of Health, 2020). 미국 식품의약국(FDA) 생물학적 평가 및 연구 센터(CYBER)에서 유전자 치료에 대해 규제하고, 표준화된 정책을 개발하고 있다.

선별검사 절차 및 치료

빈혈의 종류에 대한 헤모글로빈 전기영동이나 페닐케톤뇨증(PKU, 페닐알라닌이 체내에 축적되어 정신지체를 일으키는 상태)에 대한 구트리검사(Guthrie test)는 DNA를 보지 않고 특정 유전적 문제가 있는 환자를 선별할 수 있다. 그러나 DNA 기반 유전자검사는 보균자를 탐지하고, 민감성을 식별하며, 증상 발생 전 진단을 가능하게 할 수 있다. 보균자 검사가 가능하기 때문에 겸상적혈구 및 시상혈구 질환(적혈구의 이상 형상 또는 유형을 유발하는 유전 질환), 테아삭병(Tay–Sachs disease, 신경세포 파괴로 초기 아동기에 정신 및 운동 저하와 사망 초래), 낭포성 섬유증(폐와 소화기능 장애를 일으키는 외분비선의 기능 이상) 등의 질환에 대한 유전상담을 초기에 할 수 있다.

헌팅톤무도병(Huntington's Chorea)과 루게릭병(Lou Gehrig's disease, 근위축성 측삭경화증)과 같이 성인기에 증상이 발현되는 질병도 증상이 나타나기 전에 진단할 수 있다. 그러나 정확한 검사 결과를 해석하기 위해서는 유전자 전문가가 필요하다. 이 검사의 유형은 환자에게 미치는 심리적 영향과 환자의 현재와 미래의 취업 또는 생명 보험 자격에 미치는 영향 등을 판단할 수 있는 전문가 팀을 필요로 한다. 유전자 검사를 할 수 있다고 하더라도 감당할 수 있는 비용이 아닐 수도 있고, 최적의 의료 관리가 아닐 수 있다.

ELSI

ELSI (Ethical, Legal, Social Implications) 프로그램은 유전자 치료의 윤리적, 법적, 사회적 함의를 연구하기 위해 개발되었다. 유전자치료 기술에서 DNA를 복구하는 방법이 DNA를 손상시켜서 잠재적으로 새로운 질병을 일으키지 않도록 개선될 필요가 있다. 지난 15년 동안의 연구는 유전자 치료에 대한 진전과 연구의 복잡한 사회적 의미에 대한 이해를 발전시켰다(Bentley et al., 2017).

3. 태아 발달

수정은 정자가 여성의 나팔관 윗부분으로 들어가면서 난자에 침투할 때 발생한다. 수정이 일어날 수 있는 시간은 짧다. 정자는 5일까지 생존하지만, 난자는 배란 후 24시간밖에 생존하지 못한다(10장 참조). 난자는 항상 X염색체를, 정자는 X염색체와 Y염색체를 전달한다. XX염색체의 조합은 여아가 되는 반면 XY 조합은 남아가 된다. Y염색체를 운반하는 것은 정자이므로 남성 파트너가 아기의 성별을 결정한다. 그러나 에스트로겐 수치와 생식관의 pH가 X 또는 Y 염색체를 가진 정자의 생존율과 나팔관으로의 이동 속도에 영향을 미치기 때문에 모체도 수정에 어느 정도 영향을 미칠 수 있다(Ross & Ervin, 2016).

접합체(zygote)는 정자와 난자의 결합에 의해 형성되는 세포이다. 이 세포는 빠르게 증식하고 발달한다. 1주일 이내에 자궁으로 들어가 자궁벽의 상측 뒷부분에 부착된다[나팔관이 좁아서 접합체가 나팔관을 자유롭게 통과하여 나오지 못하면 나팔관이 파열된다. 이를 자궁외임신(ectopic pregnancy)이라고 한다]. 이 세포는 자궁벽에 착상된 후 내배엽, 중배엽, 외배엽이라고 불리는 층으로 분화한다. 각각의 층은 신체의 각기 다른 기관으로 발달한다. 2주간 성장과 발달하는 접합체는 배아(embryo)라 하고, 생후 9주째부터 출생의 발달 단계까지는 태아(fetus)라고 한다. 태아의 발육은 표 6.1과 같다.

수정 후 3주째에는 심장이 뛰기 시작하고 신경관(중추신경계의 시작 부분)이 형성된다. 이러한 이유로, 임부는 태아의 정상적인 신경관 발달에 필요한 비타민과 엽산을 적절하게 섭취해야 한다. 콩, 렌즈콩, 완두콩과 같은 콩과 엽산이 풍부한 잎이 많은 녹색 채소의 섭취를 권장한다. 신경관 형성 시 엽산이 결핍되면 이분척추(spina bifida)와 같은 질환이 발생할 수 있다. 태반은 임신 3개월 말에 태아의 순환을 조절한다. 탯줄을 통해 태아를 태반에 밀착시키고 있고 얇은 막으로 임부와 태아의 혈액을 분리하고 있기 때문에 정상적인 상태에서 모체와 태아의 혈액은 섞이지 않는다.

임신(gestation) 20주가 되면 태아는 생존할 수 있는(viable) 것으로 간주된다(자궁 밖에서도 생존할 수 있다). 그러나 이 단계에서 폐에 계면활성제라고 불리는 물질이 부족하여 특별한 신생아 집중치료가 필요하게 된다. 계면활성제는 임신 28주에 일부분 생성되고, 임신 32주에 풍부하게 분비되어 태아의 폐에 축적된다. 임신 38주에 태아는 만삭으로 간주되지만 보통 임신 40주까지 태어날 준비를 진행한다.

여성은 가능한 한 빨리 산전관리를 시작해야 한다. 임부와 아기 모두의 건강을 위해서 임신 중 적절한 영양 섭취와 운동이 유익하며, 매달 산전관리센터를 방문하여 임신 상태를 모니터링해야 한다.

표 6.1 배아 및 태아 발달

<table>
<tr><th>나이</th><th>길이 및 무게</th><th>발달</th></tr>
<tr><td>3주
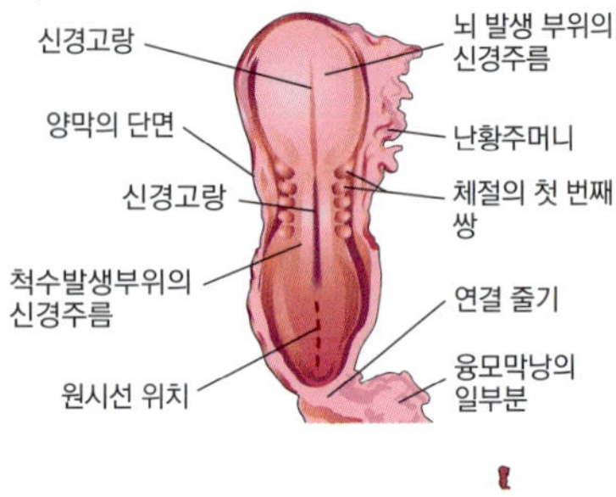

실제 크기 2.5 mm</td><td>1.5~2.5mm</td><td>단일관모양(single tubular)의 심장이 형성된다.
신경관 형성; 원시 척수 및 원시 뇌가 나타난다.</td></tr>
<tr><td>4주
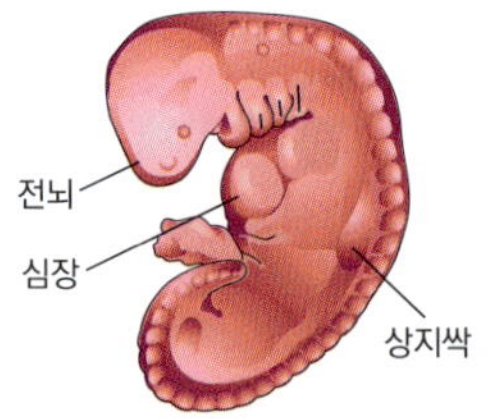
</td><td>3.5~4mm</td><td>심장이 피를 내보낸다.
식도 및 기관이 분리된다; 위가 형성된다.
신경관이 닫힌다; 전뇌가 형성된다.
상지싹 및 하지싹이 나타난다.
귀 및 눈이 형성되기 시작한다.</td></tr>
<tr><td>6주
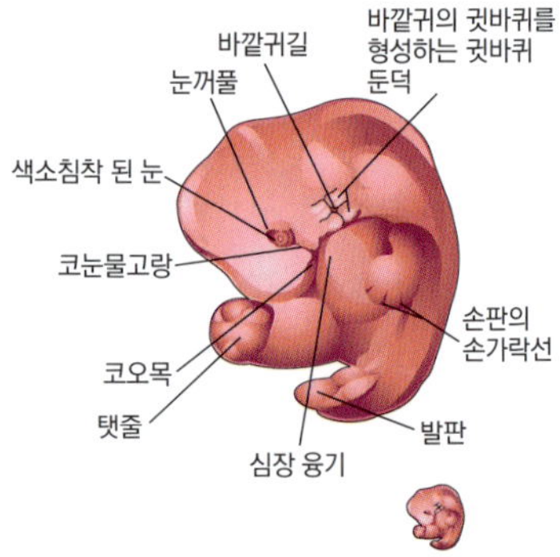

실제 크기 11.0 mm</td><td>11~13mm</td><td>두개골 및 턱뼈가 골화된다; 손과 팔꿈치가 분화된다.
귀길(auditory canal)이 형성된다;
눈이 분명하게 보인다.
심장이 모두 네 개의 방(chambers)을 가진다.
코안과 윗입술이 형성된다.</td></tr>
<tr><td>8주
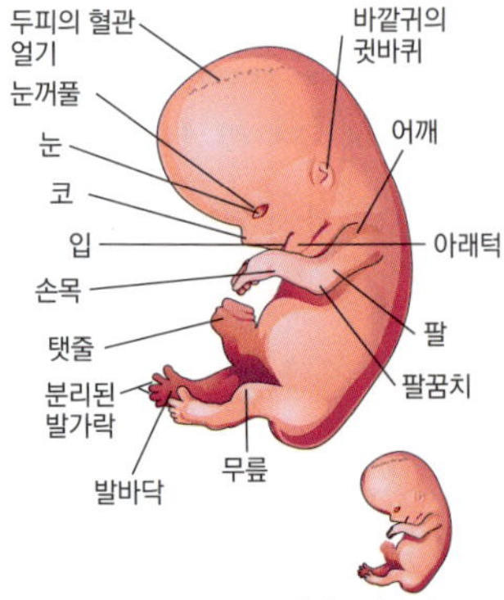

실제 크기 30.0 mm</td><td>30mm 머리~엉덩이 길이, 6g</td><td>배아는 뚜렷한 사람의 모양을 가진다.
의도적으로 움직인다.
꼬리가 사라진다.
성 기관(sex organ)이 형성된다.
대부분의 외부 및 내부 구조가 형성되기 시작한다.
태아기가 시작된다.</td></tr>
</table>

표 6.1 배아 및 태아 발달(계속)

나이	길이 및 무게	발달
17주 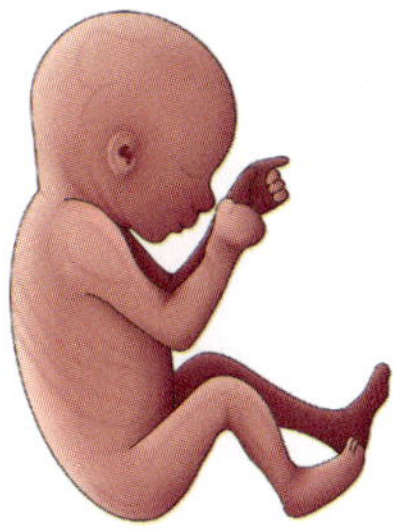	150mm 머리~엉덩이 길이, 260g	초음파상에서 생식기관 및 발의 움직임이 관찰된다; 엄마가 태아의 움직임을 느낄 수 있다. 뼈가 골화된다. 눈의 움직임이 생긴다. 태아가 양수를 빨아서 삼킨다. 난소에 난자가 생긴다. 피부밑 지방은 아직 없다. 피부가 얇아서 두피의 혈관이 관찰된다.
25주 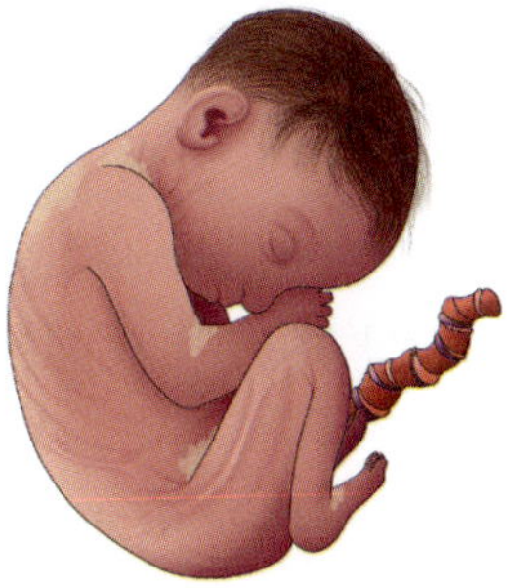	28cm 머리~발꿈치 길이, 780g	피부밑 지방이 없어서 주름진 피부 및 마른 몸이 관찰된다. 눈을 뜬다. 태아는 생존이 가능(viable)해진다. 엄마가 태아의 움직임을 더 강하게 느낀다. 태아는 수면 및 운동의 주기를 가진다. 태아기름막(태지, vernix caseosa)이 피부에 존재한다. 배냇솜털(lanugo)이 몸을 덮는다. 갈색지방이 형성된다. 폐가 계면활성제(surfactant)를 분비하기 시작한다. 손톱이 나타난다. 호흡운동이 시작된다.
29주 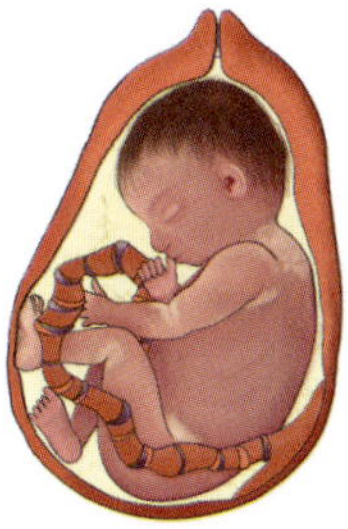	38cm 머리~발꿈치 길이, 1,260g	태아가 자궁내에서 안정된 자세(머리태위; cephalic presentation)를 취한다. 중추신경계(central nervous system)가 기능하기 시작한다. 피부밑 지방이 생겨서 피부 주름이 줄어든다. 비장에서의 혈액생성이 중단되고 골수에서 혈액을 생성하기 시작한다. 폐에서 계면활성제의 생산이 늘어난다.
36주 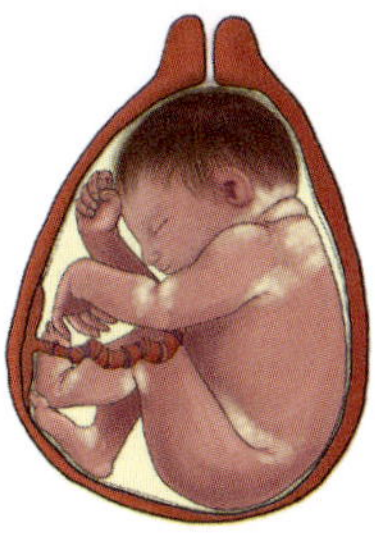	48cm 머리~발꿈치 길이, 2,500g	피부밑 지방이 존재한다. 피부는 부드럽다. 움켜잡기반사(grasp reflex)가 나타난다. 머리둘레와 배둘레가 같다. 폐에서 계면활성제의 생산이 대폭 늘어난다.

주: 만삭(full term)은 38~40주를 의미한다. 머리~발꿈치 길이는 48~52cm(18~21inches)이고, 무게는 3,000~3,600g(6 lb, 10 oz to 7 lb, 15 oz). Unnumbered Figures 6.1, 6.2, 6.3, 6.4 from Moore, K.L., & Persaud, T.V.N. (2008). *The developing human: clinically oriented embryology* (8th ed.). Saunders. Unnumbered Figures 6.5, 6.6, 6.7, 6.8 from Jessica Servoss, artist (2020).

1) 쌍둥이

쌍둥이 또는 기타 다태아(multifetal)(예: 세쌍둥이, 네쌍둥이 등)가 임신될 수 있다. 이란성(dizygotic) 쌍둥이라고도 불리는 이접합체의 쌍둥이는 배란 시 두 개의 난자가 배출되고 각각의 난자가 서로 다른 정자와 수정될 때 발생한다. 쌍둥이는 같은 성별일 수도 있고 아닐 수도 있으며, 그들은 동일한 수준이 아니라 형제자매처럼 서로가 비슷해 보인다. 일란성(monozygotic) 쌍둥이는 하나의 수정란이 두 개의 배아로 분리될 때 발생한다. 이 쌍둥이들은 같은 성별이고 유전적으로도 동일하다(외모도 서로 매우 비슷하다). 대부분의 쌍둥이들은 자궁이 과도하게 팽창하거나 태반이 만삭까지 필요한 영양분을 공급하지 못하기 때문에 조산아로 태어나는 경우가 많다.

4. 출생 전 단계

1) 결정적 시기

기본적인 구조가 발달하는 임신 첫 3개월 동안, 태아는 수없이 많은 결정적 시기들을 맞이하게 된다. 많은 요인이 태아의 성장과 발달에 영향을 줄 수 있다. 예를 들어, 영양 부족은 생산되는 세포 수를 감소시켜, 출생 후 건강 문제를 일으킬 수 있다.

신체 모든 기관은 영양, 약물 및 기타 환경 요인들로부터 영향을 받는 결정적인 시기가 있어서 태아의 발달과 기능에 영향을 미친다. 이 결정적 시기에 질병, 영양 부족 또는 독소 노출이 되면 특정 기관이나 계통의 발달 장애 또는 기능 장애가 유발될 수 있으며, 이는 신생아기에서는 나타나지 않고 성인이 된 후에 나타날 수도 있다.

건강증진

임부와 태아의 안녕 상태는 출산 후 신생아의 기대 수명에 영향을 미친다. 국민건강증진계획 2030의 목표에 따르면, 다음 세대의 질병을 예방하기 위해서는 엄마와 아기의 영양 개선이 필요하며 초기 아동기의 감염에 대한 노출을 줄여야 한다.

2) 임신 중의 미생물군집과 신생아의 성인기 건강에 미치는 영향

'Human Microbiome Project'는 인간의 미생물 군집이 건강과 질병에 미치는 영향에 대해 이해하는 데 도움을 주기 위해 설계되었다(Valentine et al., 2019). Microbiome(미생물군집), 즉 마이크로(작은)와 바이옴(유기체)은 우리 몸에 살고 있는 아주 작은 유기체로 이루어진 큰 집합체이다. 미생물군집은 정상적인 생리, 발달 및 건강에 중요한 역할을 한다.

태아는 산모의 자궁에서 발달하면서 미생물군집과 상호작용한다. 산모의 몸에 존재하며 산모의 식단과 건강습관에 영향을 받는다. 임신 관련 스트레스나 질병 또는 임부가 섭취하는 약물은 모체의 미생물군집에 영향을 미칠 수 있다. 신생아의 출생 시뿐만 아니라 이후의 성장발달 단계의 건강에도 영향을 미친다. 출생 전후의 엄마와 영아 사이의 미생물군집 교환은 영아기 이후 건강 및 질병과 관련이 있다(Valentine et al., 2019).

영아는 태내 발달 과정과 출생 시 산도를 통해, 생후 첫 몇 시간 동안 어머니와 상호작용할 때 그리고 모유수유를 통해 미생물군집을 획득한다. 이러한 미생물군집 교환은 영아, 아동, 그리고 성인으로서의 신생아의 건강에 지속적인 영향을 미친다. 모유수유는 분유수유와 비교하여 신생아에게 다양한 미생물군집을 제공한다. 발열과 같은 사건 발생은 미생물군집에 변화를 유발하여 영아의 건강에 영향을 미치고, 더 나아가 성인이 된 후에도 영향을 준다. 항생제 사용도 미생물군집에 변화를 일으켜 염증이나 만성 장애를 초래할 수 있다. 미생물군집의 변화나 손상은 군집붕괴(dysbiosis)라고 한다. 연구자들은 다양한 삶의 단계에 존재하는 지배적인 미생물군 또는 미생물군집을 확인했다. 노년기의 미생물군집은 치매의 발병을 초래할 수 있으며, 생애 초기의 미생물층의 불균형은 자폐증을 유발할 수도 있다(Wu et al., 2019).

건강 유지와 질병에 대한 면역 수준은 태내발달과 신생아기 동안 획득한 미생물군집의 영향을 받는다. 초기 단계의 적절한 식단과 건강 습관은 성인기의 건강에 영향을 미친다.

독소

테라토겐(teratogen, 독소)은 태아의 성장에 해로운 영향을 끼친다. 태내발달 중에 독소에 노출되면 기형, 질병 또는 유산을 유발할 수 있다. 알코올과 같은 물질을 모체가 섭취하면 태아의 세포 성장을 방해할 수 있다. 예를 들어, 신생아의 태아 알코올 증후군(fetal alcohol syndrome)은 정신 지체 및 얼굴기형을 초래한다. 임신 중 기분전환용 약물 노출은 신생아의 조산, 발작 장애, 학습 장애를 유발할 수 있다. 산모의 흡연은 신생아의 저체중을 초래할 수 있다. 임신 중에 임부가 고양이 배설물과 접촉하면 신생아에게 치명적일 수 있는 톡소플라스마증이라고 불리는 질환이 발병할 위험이 있기 때문에 피하도록 해야 한다. 임산부의 산전 식이요법에 세심한 주의가 필요하다. 예를 들어, 임신 중 특정 음식을 과도하게 섭취하면 태내발달에 영향을 미칠 뿐만 아니라 이후 신생아의 건강에 영향을 미칠 수 있다. 감초의 구성 성분인 글리시리진(Glycyrrhizin)은 태아에게 코르티솔 과다분비를 유발할 수 있다. 일부 연구에 따르면 임부가 감초 섭취가 많으면 신생아가 성인이 되었을 때 인지능력, 기억력, 공격성에 관련된 문제 등에 결함이 발생했다는 연구 결과가 있다(Ross & DeSal, 2017).

산전관리, 환경 독소 및 약물에 대한 결정은 태아가 성인이 되었을 때 대사, 발달 및 병리학적 상태에 영향을 미치며, 이는 여러 세대에 걸쳐 영향을 미칠 수 있다(Ross & DeSal, 2017). 즉, 할머니가 임신했을 당시의 산전 건강관리가 그녀의 자녀는 물론, 손자, 증손자의 건강에까지 영향을 미칠 수 있다.

건강증진

임부의 질병은 반드시 예방해야 하고, 태아에 대한 부작용을 예방하기 위해 임신 중에는 기형을 유발하는 테라토겐을 피해야 한다.

임신 중 운동

운동은 임신 기간 동안 건강과 체력 수준을 유지하는 데 중요하다. 체중 감량이 목표가 되어서는 안 된다. 운동으로 인한 효과는 건강하게 체중 증가를 촉진하고 에너지 수준, 기분, 수면 및 근육 긴장도를 향상하며, 임신성 당뇨(gestational diabetes)의 위험을 감소하는 것 등이 있다. 임신 중에 발생하는 당뇨병은 출산 과정에 부정적인 영향을 줄 수 있지만 분만 후에는 대부분 사라진다. 운동 프로그램은 임신으로 인해 제2형 당뇨병이 발병한 여성의 포도당 수치를 관리하는 데 중요한 역할을 한다(Halvatsiotis et al., 2020). 피트니스 프로그램은 산모가 분만에 대처하는 능력을 향상시킬 뿐만 아니라 회복을 강화하고 산후 우울증의 위험을 감소시킬 수 있다(Poyatos-León et al., 2017). 최소한 주 5일, 하루 30분 이상 중등도의 운동을 하는 것은 임신 중 과도한 체중 증가를 예방하는 데 도움이 된다(Vargas-Terrones et al., 2019; 그림 6.3).

임신 전에 활동량이 많지 않았던 임부는 서서히 걷기나 수영을 포함한 가벼운 운동 프로그램을 시작할 수 있다. 임신 전에 활동적이었던 여성은 체온이 과도하게 상승하지 않도록 방지(열이 태아에게 전달되어 산소 요구량이 증가하기 때문)하는 등의 몇 가지 간단한 프로그램 수정으로 대부분 안전하게 운동을 지속할 수 있다. 임신 중에 운동하게 되면 고려해야 할 몇 가지 안전상의 문제가 있다. 임신 중에 분비되는 호르몬은 관절의 이완을 증가시키므로 운동 범위가 과도하게 되면 부상을 입을 수 있다. 또한 임신으로 인한 무게중심 이동은 균형감각에 문제를 일으켜 낙상의 위험을 증가시킬 수 있다. 임신 첫 3개월 이후에 임부는 태아에게 혈액 공급을 원활하게 하기 위해 운동 중에는 바로 누운 자세를 피해야 한다. 또한 임부는 충분한 수분 섭취를 유지하고 임신 기간 동안 운동 전문가의 지도를 받아야 한다.

운동 중에 질 출혈, 기타 분비물, 자궁 수축 혹은 태아 움직임 감소가 나타나면 임부는 운동을 중단해야 한다. 과도한 체중 증가는 피해야 하지만 적절한 태아 발달을 위해 임신 중 음식 섭취는 적합해야 한다. 하루에 300칼로리를 증가하는 것은 임신 기간 동안 예상되는 25~30파운드(11.3~13.6kg)의 체중 증가를 달성하는 건강한 방법이다.

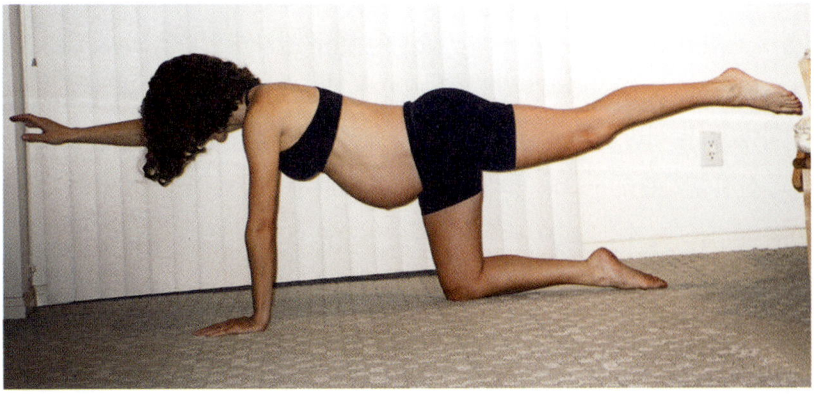

그림 6.3 가정에서의 가벼운 스트레칭뿐만 아니라 스텝 에어로빅, 수영, 출산 전 요가 등은 임부의 건강에 도움을 준다.

3) 출생 전 단계 모성 적응

자녀 양육의 양상 변화, 맞벌이 가구의 증가 및 떨어져서 생활하는 대가족의 증가 등은 예비 부모들이 이용할 수 있는 사회적 지원 체계에 영향을 미친다. 대규모 건강관리기관(Health Maintenance Organizations, HMOs)이나 건강관리시설이 임신 기간 동안 각 임산부를 관리하는 개인 주치의를 보장해 주지 않을 수 있기 때문에 의사에 대한 의존도가 감소되고 있다.

계획했거나 원하는 임신인 경우, 임신에 대한 태도는 대부분 긍정적이다. 만약 임신이 의도하지 않은 것이라면, 부모가 긍정적인 태도를 갖도록 도와주거나 입양이나 낙태와 같은 대안을 선택하도록 돕기 위한 중재와 전문가 의뢰가 필요하다. 임신 시기 또한 중요한 고려 사항이다. 십대 청소년 부모는 성인기로의 전환을 성취하지 못했을 수 있고, 여전히 그들 부모 가정의 보호 환경에 있을 수 있어 독립성을 확립하기 위해서는 보다 강도 높은 적응 기간이 필요하다.

건강증진

부모는 임신, 출산 및 육아에 관한 건전한 결정을 내리기 위해 충분한 정보가 필요하다. 부모는 부모 역할과 앞으로 다가올 생활 방식의 변화에 관한 발달 문제에 관여해야 한다.

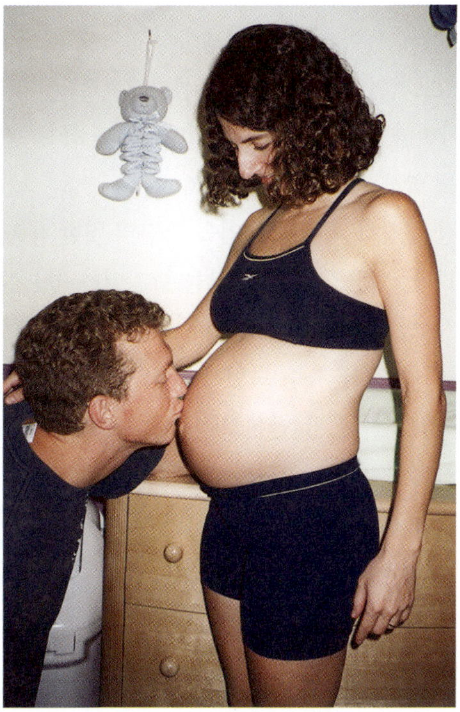

그림 6.4 아빠와 태아의 유대관계는 태아의 움직임을 느낄 수 있을 때 시작한다.

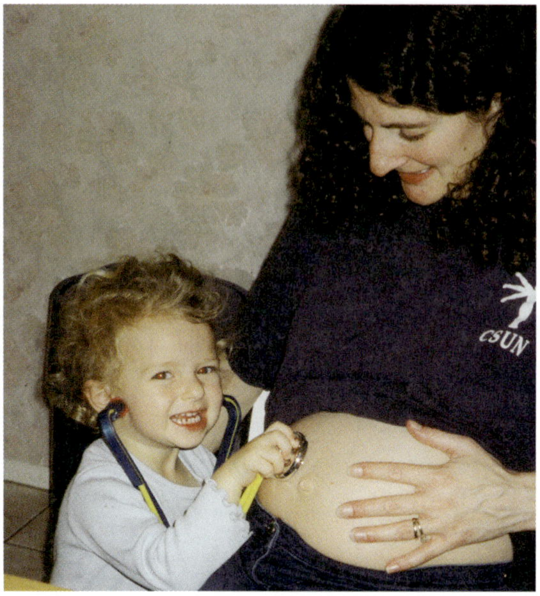

그림 6.5 형제자매는 동생의 출생을 기대하게 된다.

결혼 후 가정을 꾸리는 첫 단계(4장과 11장 참조)는 부부 상호 간 목표 확립 후 결혼, 거주지 마련, 재정적 책임, 교육 추구 및 생활 방식 선택에 적응하는 것을 포함한다. 에릭슨에 따르면, 부양 자녀를 책임지는 부모의 역할에 들어가는 것은 생산성(generativity) 단계의 시작이다. 임부가 자궁 안에서 태아의 움직임을 느끼면 아기의 출생을 심리적으로 준비하는 동기가 된다. 애착이 생기면 태아와의 유대감도 증가한다. 임부의 배우자나 파트너가 함께 육아 수업에 참석하면서 태아의 성장발달에 대한 애착과정을 함께 할 수 있다(그림 6.4).

부모 발달의 첫 번째 기간은 각각 특정한 과업을 가진 뚜렷한 세 단계를 포함한다. 첫 번째 단계는 수정되었다는 것을 발견하는 반응기이다. 부모들은 기뻐하거나 실망할 수 있다. 생활방식의 변화에 대해 의논할 것이다. 두 번째 단계는 임신 2기(임신 4~6개월)에 나타나는데, 이때 태아의 움직임을 느끼고 태아의 초음파 사진을 자주 보면서 임신했다는 사실이 명확해지는 시기이다. 부모들은 아기의 건강을 염려하고 그들의 가족과 집에서의 아기의 위치에 대한 자리매김을 계획한다(그림 6.5). 세 번째 단계는 임신 3기(7~9개월)에 해당하며, 이 시기는 실제 출산을 위한 계획이 초점이 된다. 임부의 배우자나 파트너는 출산과정에서 관심을 받기 위해 경쟁심을 느끼거나 걱정을 하기도 하고 소외감을 느낄 수도 있다. 오랜 갈등이 다시 불거질 수도 있다. 부모들은 신생아를 돌보는 책임에 대한 준비가 부족하다고 느낄 수도 있다. 지역사회에서 많이 이용하는 육아 교실에 부모를 의뢰할 수 있다.

5. 출산 과정

출산은 정상적인 생리 과정으로 산모와 태아 모두의 건강에 영향을 미친다. 진통과 분만은 유행이나 전염병 발생 동안 지역사회가 격리되지 않는 한 아버지나 그 외 중요한 사람들 혹은 조부모가 적극적으로 참여할 수 있는 가족의 행사이다. 분만실에서 파트너나 조부모가 얼마나 지지적인 역할을 하는지를 결정하는 것은 보통 산전교실의 출석 정도와 부모의 문화적 배경에 따라 다르다.

산모는 산과 병원에서 분만할 것인지, 독립형의 사설 분만 센터나 또는 가정에서 분만할 것인지 선택할 수 있다. 산부인과 전문의(여성건강 전문교육을 받은 의사), 전문간호사(상급 실무교육을 받은 면허 간호사) 혹은 조산사(상급 분만교육을 받은 면허 간호사)는 분만 과정을 관리감독하면서 분만에 함께 참여할 수 있다. 조산사는 분만 과정 동안 산모와 함께 있으면서 진통과 분만을 도울 수 있도록 특별한 교육을 받는다. 출산 과정은 4단계로 이루어진다. 첫 번째 단계는 자궁이 이완되고 자궁경부가 짧아지면서 소실되는 단계이다. 두 번째 단계는 아기가 하강하면서 출생하는 단계이고, 세 번째 단계는 아기가 출생한 후에 태반이 만출되는 단계이다. 이 분만의 단계에서 태아의 심박동과 산모의 자궁수축을 세심하게 감시해야 한다. 네 번째 단계는 회복 단계로, 유대감이 형성되고 가족이 단합되고 있는지 관찰한다.

6. 신생아

신생아가 태어나고 탯줄을 절단하면, 신생아가 어머니의 자궁 밖 생활에 적응하기 위해 많은 생리적 변화가 일어난다. 폐가 확장되면 순환 양상이 변화하면서 태내에서 폐를 우회하던 모든 혈액이 신생아의 폐로 순환하면서 산소를 공급받게 된다. 푸른색을 띠던 아기의 피부색은 신생아가 울면서 산소화가 이루어져 빠르게 정상 피부색으로 환원된다. 예열해 놓은 침대에 신생아를 눕혀서 양수를 빨리 닦아 건조하게 해 주고, 신생아가 자신의 체온을 안정시킬 수 있을 때까지 열 손실을 최소화하기 위해 신생아의 머리에 모자를 씌워 준다.

신생아의 활력징후를 측정하고, 출생 후 1분과 5분에 아프가 점수(Apgar score)를 평가한다. Apgar 점수는 맥박, 호흡, 근 긴장도, 피부색 및 반사 과민성을 측정한다(4장에 설명된 family Apgar와 다른 개념이다). 1에서 10까지의 점수는 신생아의 상태를 반영하고 향후 소생술이 필요한지를 결정하게 한다. 절단한 제대 혈관의 응고에 도움이 되는 비타민 K를 투여하고, 실명을 초래할 수 있는 신생아 안염과 클라미디아 감염을 예방하기 위해 눈에 항생제 연고를 투여한다. 신생아 확인을 위해 신생아와 산모 및 중요한 지인의 손목에 고유번호가 있는 밴드를 부착하고 신생아는 발 도장을 찍는다.

간호사는 출생 후 가능한 한 빨리 부모와 신생아 사이의 유대감과 애착을 촉진시키는 것이 매우 중요하다(그림 6.6). 유대감(bonding)은 부모와 신생아 사이의 강한 정서적 결속을 의미한다. 애착(attachment)은 부모와 아기의 상호작용의 결과로서 시간이 지나면서 더욱 애정 어린 유대관계로 진전되는 것을 의미한다. 유대감은 임신 기간 중에 시작되긴 하지만, 출산 후에도 가능한 한 빨리 촉각과

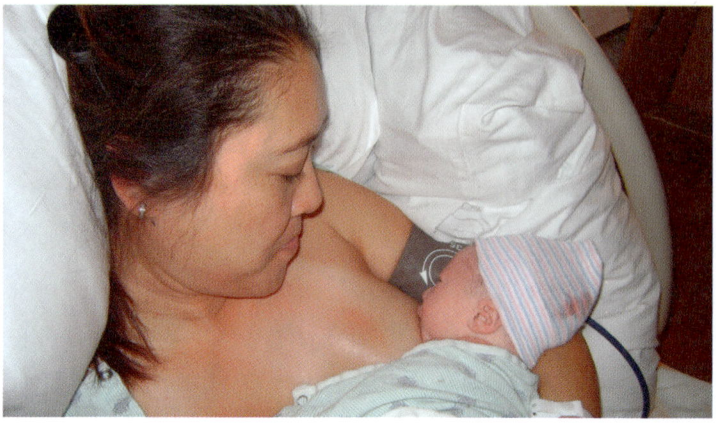

그림 6.6 신생아와 어머니는 모유수유를 하는 동안 피부접촉을 통해 결속이 이루어진다.

시각적 상호작용을 통해 유대감을 형성할 수 있도록 하는 것이 더욱 중요하다. 신생아는 어머니의 팔 안에 안겨서 되도록 피부와 피부가 접촉하여 모유수유를 하도록 한다(모유수유는 7장에서 논의한다). 얼굴과 얼굴을 서로 맞대는 마주보기(en face) 자세는 아기와 부모 사이의 눈 맞춤을 용이하게 한다(그림 6.7). 신생아는 출생 시 짧은 거리만 볼 수 있어서 얼굴과 얼굴을 가까이 마주대야 반응한다. 신생아는 출생 이후 첫 1시간 동안 가장 기민하고, 그다음 몇 시간은 움직임과 활동이 감소하면서 잠이 든다. 그러므로 신생아가 자궁 밖으로 나와 부모와의 유대감을 촉진하기 위해서는 출생 후 첫 1시간 동안의 보살핌에 초점을 맞추어야 한다.

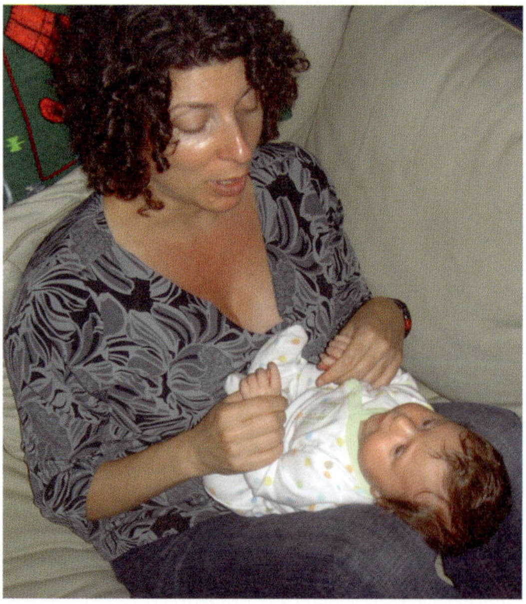

그림 6.7 **어머니와 신생아의 마주보기 자세.** 어머니가 아기와 서로 얼굴과 얼굴을 가까이 마주보는 자세를 취해주면 애착이 증진된다. 이때 신생아는 어머니를 응시하면서 어머니의 목소리와 접촉에 반응을 보인다.

7. 모성 전환기

모성 전환기는 호르몬 변화, 자아상 변화 및 여러 가지 과업의 재구성을 포함한다. 인간 미생물군집(human microbiome)은 산욕기 동안 항상성 유지와 회복 촉진에 중요한 역할을 한다. 수면부족과 부적절한 식이섭취 등을 예방하여 건강을 회복하면, 미생물군집의 장-뇌 상호작용을 변화시키고 산후 우울증으로 진전되는 것을 변화시킬 수 있다. 예를 들어, 아기가 낮잠 자는 동안 산모도 함께 낮잠 자도록 격려하고, 산후 회복에 긍정적인 결과를 촉진하는 적절한 영양을 제공해야 한다. 올바른 모유수유 기술, 프로바이오틱스 사용 및 신생아와 피부접촉 등에 대한 적절한 교육은 긍정적인 산후 결과에 매우 유익하다(Dunlop et al., 2015).

우울과 기쁨의 감정이 충돌하는 산후우울(postpartum blue)로 불리는 기분변화가 일어날 수 있다. 산후우울 증상은 일반적으로 자기제한적이다. 자가간호, 신생아간호, 지지 및 안심시키기 등에 관한 퇴원교육이 필요하다. 출산 후 발생하는 심리적 변화에 대한 루빈(Rubin)의 이론은 45년 이상 초산모 간호를 위한 이론적 기틀이 되고 있다. 루빈의 이론에서 설명하는 행동변화는 보건의료인이 산욕기 산모를 이해하는 데 도움이 되고 있다(표 6.2).

표 6.2 루빈의 출생 후 심리적 변화

1단계 : "소극기(Taking in)"	산모는 수동적인 상태로 자신과 신생아 간호를 다른 사람에게 맡기려 하고, 출산 경험에 대해서 말하고 싶어 한다. 산모는 식사와 수면을 할 수 있도록 보살핌을 요청한다.
2단계 : "적극기(Taking hold)"	산모는 아기를 돌보기 시작하고 자가간호에 대한 책임을 진다. 산모는 이 단계에서 교육을 가장 잘 수용한다.
3단계 : "이행기(Letting go)"	부모는 아기 탄생 이후에 자신이 현실에서 직면한 새로운 생활 방식과 책임을 인식하면서 아기의 성별과 특징적인 외모를 받아들인다.

1) 산후 운동

운동은 산후 회복의 중요한 부분이다. 운동은 체중 감량에 도움이 될 뿐만 아니라, 에너지 수준을 높이고 근력을 회복시키며 산후 우울증의 위험을 줄일 수 있다. 산후 초기 운동에는 복근과 회음부를 강화하기 위해, 윗몸 일으키기를 변형한 운동이나 케겔 운동(배뇨를 멈추게 하는 근육의 등장성 수축)이 포함된다. 복식호흡, 머리 들어 올리기, 변형된 윗몸 일으키기 등의 운동은 시작 운동으로 매우 좋다.

진통과 분만 과정 중 합병증이 없었다면, 산모가 운동할 준비가 되었다고 느낄 때 걷기와 같은 안전한 운동을 시작할 수 있다. 좀 더 격렬한 운동은 의사의 승인을 받아서 약 4~6주 정도의 회복기가 되었을 때 시작할 수 있다. 제왕절개수술이나 그 외 분만 합병증이 있었다면 좀 더 긴 회복 기간을 가진 후에 운동을 하는 것이 필요하다.

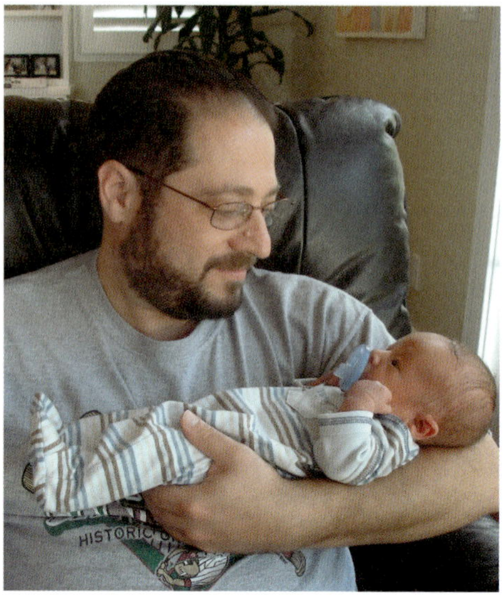

그림 6.8 **아버지와 신생아의 마주보기 자세.** 아버지가 보여 주는 강한 애정을 몰입이라고 한다.

8. 아버지 또는 중요한 사람

아버지나 중요한 사람(significant others)은 종종 신생아에게 매우 강한 관심을 보일 수 있는데, 이를 몰입(engrossment)이라고 한다(그림 6.8). 아버지 자신의 부모와의 관계, 기존 자녀와의 과거 경험, 아내 또는 파트너와의 관계를 재조정하는 것은 신생아와의 유대감 경험에 영향을 미치는 요인이다. 신생아가 새로운 가족 구성원으로 추가되면 아버지나 파트너의 역할과 책임 중 일부가 바뀔 수 있다. 지속적인 사랑과 반복적인 확인이 필요한 형제자매를 위해서는 파트너가 더 많은 시간과 책임을 져야 할 필요가 있다. 수면 패턴의 변화, 새로운 재정적 스트레스, 일상의 변화는 아버지나 파트너에게 스트레스가 될 수 있다. 아버지 또한 가정이나 직장생활에 영향을 줄 수 있는 산후 우울증에 걸리기 쉬우므로 그 징후를 간과해서는 안 된다. 부모 모두가 새로 탄생한 신생아에게 집중해 있는 동안에 기존 자녀들에 대한 양육 계획은 신생아 출산 이전에 미리 마련해 두어야 한다.

9. 형제자매

새로운 신생아가 형제자매에게 미치는 영향은 형제자매의 나이와 발달 수준에 따라 달라진다. 유아기 아동은 퇴행이 나타나고 화를 낼 수도 있다. 유아기 이후의 아동은 신생아를 돕는 것을 즐길 수도 있으나, 청소년은 어머니의 출산에 대해 매우 당황해 할 수도 있다. 형제관계는 평생 동안 지속되며 친밀한 우정과 동시에 강렬한 경쟁의식을 갖는 양면적 특징을 보일 수 있다. 형제자매 간 경쟁(sibling rivalry)은 종종 부모의 사랑과 관심을 얻기 위한 형제간의 대립이다.

신생아와 형제간의 초기관계는 각 자녀에 대한 부모의 상호작용에 의해 확립된다(그림 6.9). 형제

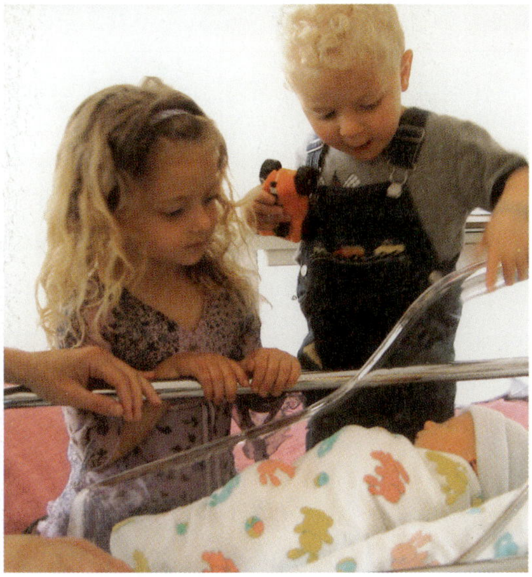

그림 6.9 형제자매가 신생아를 처음 만날 때에 어머니는 아기 가까이에 형제자매가 함께 있도록 기회를 준다.

자매에게 신생아가 감정을 가진 한 사람으로서의 존재로 받아들여지면, 형제자매는 신생아에 대해 긍정적인 태도를 가지고 바람직한 상호관계를 경험할 가능성이 높다. 신생아의 탄생은 가족에게 긍정적이고 흥미 있는 사건이기도 하지만, 가끔 형제자매는 가족 내에서 자신들이 설 자리를 잃어버리는 사건으로 받아들일 수도 있다. 가족관계가 변화하고, 기대하는 바가 이루어지지 않은 상태에서 부모들은 신생아의 수유와 신체 간호에 집중하고 있어서 형제자매들은 부모에게 접근하는 것이 어려워진다. 2세 유아는 부모와의 관계가 변화하는 것에 대해 참지 못할 수 있고, 4세 아동은 충동을 조절하기 위해 계속 발버둥 칠 수 있다.

자기중심적인 발달 단계에 있는 형제자매는 새로 태어난 신생아의 욕구를 명확하게 이해하기 어렵다. 그러므로 아기의 출생을 기다리는 시기부터 형제자매가 출산을 함께 참여하도록 하면 형제자매가 적응하고 전환의 과제를 획득하는 것을 도울 수 있다. 형제자매를 신생아 간호에서 제외하는 것보다 부모의 감독하에 신생아를 돌볼 수 있는 기회를 제공하면 형제자매는 소외보다 가족으로서의 소속감을 느끼는 데 도움이 된다. 아기가 태어난 후 첫 6개월 동안에는 형제자매의 육아방법, 일상생활, 거주지의 변화 등은 피해야 한다.

특히 쌍둥이 형제자매의 부모는 초기부터 긍정적인 경험을 공유할 기회를 가져야 하는데, 어른들이 쌍둥이의 성취도를 서로 비교하면 형제간의 경쟁은 더 심해질 수 있다. 형제간의 경쟁은 또한 신생아가 재혼의 혼합 가정에서 태어날 때 더 심해질 수 있는데, 이 경우 기존 자녀는 새로 태어난 신생아에 대해서 분노를 느낄 수도 있다.

형제자매는 서로를 신뢰하고 집안에서 놀이 친구가 되며 나중에는 서로의 역할 모델이 되고 믿을 만한 친구가 된다. 그러므로 형제자매 관계는 일반적으로 서로에게 장기적인 이득이 된다.

10. 조부모

새로운 가족의 삶에서 조부모의 역할은 문화와 물리적 거리에 따라 영향을 받는다. 어떤 조부모는 상호작용하는 역할을 원하고 어떤 조부모는 최소한의 참여를 더 선호하기도 한다. 부모와 조부모가 그들의 역할에 서로 동의하면 갈등을 피할 수 있다. 부모와 신생아 사이의 유대감과 애착 과정에는 신생아 행동을 통해서 단서를 배우는 것이 포함되기 때문에, 부모가 생후 첫 몇 주나 몇 달의 시간을 신생아와 함께 보내는 것이 중요하다. 그러므로 조부모는 이 기간 동안 식사 준비, 쇼핑, 가사 일을 돕는 등의 역할을 담당하면 부모에게 가장 도움이 될 수 있다. 조부모나 고용된 양육 돌보미가 신생아를 돌본다면, 부모와 신생아 사이의 유대감을 형성하는 결정적인 시기가 중단될 수 있는 위협이 되며, 다시는 그 시간으로 되돌아갈 수 없다. 이는 부모와 아동 간의 평생 관계에 영향을 미칠 수 있다.

문화적 고려사항

문화의 영향

간호사나 보건의료인의 문화적 배경과 가족의 문화적 배경이 다를 수 있지만 각기 다른 문화적 차이를 이해하고 존중해야 한다(Giger, 2016). 어떤 문화권에서는 남편이나 파트너가 출산 과정에 함께 있어야 하고, 다른 문화권에서는 남편이나 파트너가 있는 함께 있는 것을 권장하지 않을 수도 있다. 남성 의사가 출산과정의 주치의가 되는 것이 금지되는 경우도 있다. 어떤 부모들은 냉온이론에 근거한 식이요법을 이행하기 위해서 매우 세심한 식이 처방이 필요할 수도 있다. 일부 문화권에서는 산욕기를 분만 직후부터 30일 이상 지속하면서, 이 기간 동안 산모가 집 밖으로 나가는 것을 금하기도 한다. 문화적 관습에 의해 산모가 목욕할 수 있는 시기가 미뤄질 수도 있고, 회음부의 회복기간 중 냉요법이 금기될 수도 있다. 일부 문화권에서는 모유 중 초유의 성분이 건강에 좋지 않다고 믿고 있어 출산 직후 모유수유를 하지 않기도 한다. 일부 종교에서는 신생아 포경수술을 관례로 행하는 반면, 다른 종교에서는 하지 않는다. 일부 문화권에서는 악의 영향으로부터 신생아를 보호하기 위해 신생아 칭찬을 피한다. 이러한 행동은 무관심한 태도나 유대감의 실패로 오해받을 수 있다.

문화는 통증평가의 정확성에도 영향을 미칠 수 있다. 간호사와 보건의료인은 통증 수준을 평가하기 위해서 1~10 점수가 수평으로 그려진 측정도구를 자주 사용한다. 특정 문화권은 왼쪽에서 오른쪽이 아니라 위에서 아래쪽 방향으로 읽기 때문에 정확성을 위해 세로 차트가 필요할 수도 있다. 어떤 문화권에서는 산모가 진통 시에 통증을 표현하지 않고 조용히 참는 반면, 다른 문화권에서는 여성이 큰 소리로 노래하거나 신음소리를 내기도 한다. 이러한 통증 표현에 대한 문화적 차이와 영향을 이해하는 것은 포괄적인 간호를 제공하는 데에 매우 필요하다. 해당 국가의 언어를 잘 표현하지 못하는 산모는 통역사를 이용해서 소통해야 한다. 가족을 통역사로 활용할 경우, 민감한 정보가 논의될 때는 가족 구성원이 선택적으로 해석할 수 있으므로 통역사로 적합하지 않다(3장 참조). 문화적 역량에 대한 추가 탐구를 위해 자원 목록을 보려면 보건 및 인간 서비스 문화 역량 웹 페이지 https://thinkculturalhealth.hhs.gov/로 접속하면 된다.

11. 신생아의 발달 과업과 반응

출생 후 주요 과업은 수유의 패턴과 습관을 확립하는 것이다. 신생아는 영양을 얻기 위해 젖을 물고 빠는 방법을 배우며, 이는 2~3시간 지속된다. 신생아에게 분유수유를 할 계획이라면 계획을 세우는 단계에서 부모에게 사용 가능한 분유 유형과 수유 방법에 대해 교육해야 한다. 엄마는 신생아가 배고

파서 울기 전에 배고프다는 신호를 인식하는 법을 배워야 한다. 이는 첫 번째 신뢰의 경험이다. 엄마가 신생아의 다양한 울음소리를 인식하는 법을 배우면 신생아가 수유를 원하는지, 안아주기 원하는지 또는 기저귀 교체를 원하는지 구별할 수 있게 된다. 신생아의 다양한 조직적 행동 양상은 (1) 조용한 수면(quiet sleep), (2) 활동적 수면(active sleep), (3) 조용한 각성(quiet alert), (4) 능동적 각성(active alert), (5) 울음(cry) 등의 단계로 관찰할 수 있다.

신생아는 매일 15~20시간 정도 자고, 상호작용에 가장 잘 반응하는 상태는 조용한 각성 반응단계이다. 신생아를 똑바로 세운 자세(직립)로 흔드는 것은 신생아의 각성상태를 유지하는 데 도움이 되고, 포대기 등으로 안락하게 싸서 수평 자세(평면으로 눕히는)로 부드럽게 흔드는 방법은 수면을 촉진한다. 모든 신생아는 각기 고유한 기질을 가지고 태어나서 환경 자극에 대한 반응 강도가 모두 다르다. 신생아기(생후 30일)는 부모-신생아의 기대와 관계를 확고히 하는 시기이다. 신생아는 과도한 환경자극에 대해 울거나 피하는 것으로 환경적 지지를 유도하고 스스로를 위로하는 법을 배우며 마침내 상호작용 시 다른 사람이 주는 자극에 대한 반응으로 미소를 짓는 사회적 미소를 배운다. 간호사와 보건의료인은 부모-신생아의 반응을 관찰하고, 부모에게 신생아의 능력과 행동에 대해 교육하고, 유대감과 애착을 증진할 기회를 사용하여 긍정적인 부모-영아 관계를 단단히 결속시키는 데 도움을 줄 수 있다. 신생아가 자주 놀라거나 떨고, 돌보는 사람의 얼굴에서 시선을 회피하며, 자극을 받을 때 불안정해 보인다면 추가적인 전문적 사정이 필요하다. 자신이 부모로서 부족하고 신생아가 매우 취약하다고 느껴서 힘들어하는 부모들은 신생아가 신뢰감을 갖고 자율성을 향해 성장할 수 있도록 도와줄 수 있는 특별한 교육과 지원이 필요하다.

신생아기 동안 아기는 조건반사 또는 외부 자극에 대한 무의식적 반사를 나타낸다. 예를 들어, 배가 고픈 신생아는 아직 음식을 주지 않았는데도 양육자가 있다는 것을 알리는 소리가 나면 바로 울음을 멈춘다.

신생아는 첫 재채기를 통해서 유스타키오관을 깨끗하게 하여 소리를 분명하게 들을 수 있게 된다. 자극을 접하면 신생아 빨기 반사가 증가하고 다른 곳에 주의가 집중되면 빨기를 멈춘다. 신생아는 통증을 느낄 수 있으므로 고통스러운 절차를 수행하기 전에 통증 완화를 제공해야 한다. 포대기로 감싸기, 껴안기, 감싸기, 흔들기, 비영양적 빨기(달래기용 젖꼭지 사용) 및 조용한 환경은 신생아를 편안하게 해준다. 달래기용 젖꼭지에 바른 자당(설탕의 일종)은 약한 속효성 진통제 역할을 한다. 신생아의 행동과 외모는 출생 시 나타나서 점차 사라지는 반사의 영향을 받는다(표 6.3). 이러한 반사들은 신생아가 환경에 적응하도록 돕고 신생아의 수의적 운동능력이 발달함에 따라 점진적으로 사라진다. 신경계 사정에서는 반사가 없어지지 않고 남아 있는지를 검진한다.

부모 교육

각성 상태의 신생아는 환경 자극에 대해 예측 가능한 반응을 보이므로 부모는 이를 이해하고 예측하는 방법을 배운다. 이러한 상호작용은 효과적인 양육 및 신생아의 성장발달을 촉진한다.

표 6.3 영아기 신경학적 반사의 발현과 소멸 시기

반응	발현 시기	소멸 시기
체위와 운동 반사		
모로반사 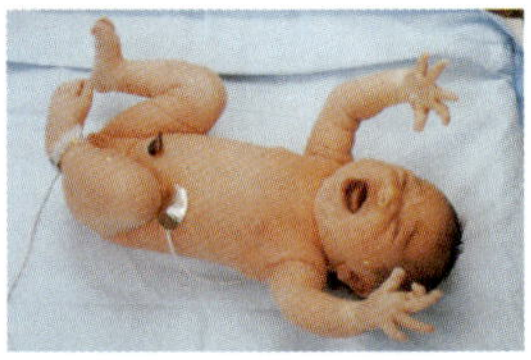	출생 시	1~3개월
긴장성 경반사 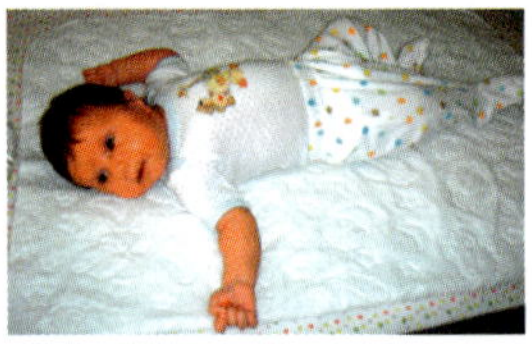	출생 시	5~7개월
손바닥 움켜쥐기 반사 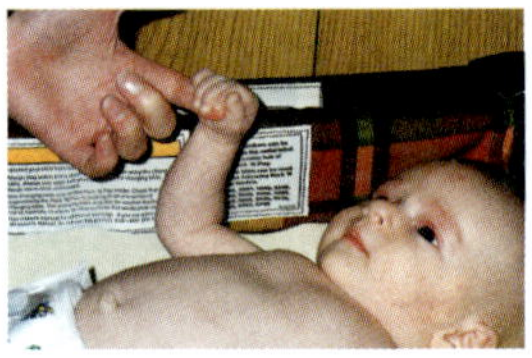	출생 시	4개월
바빈스키 반사	출생 시	다양함*
소리에 대한 반응		
눈깜빡 반응	출생 시	NA
회전 반응	출생 시	NA
시각 반사†		
위험에 대한 눈깜빡 반응	6~7개월	NA
수평으로 따라가기	4~6주	NA
수직으로 따라가기	2~3개월	NA
회전 후 눈떨림	출생 시	NA
식이 반사		
포유 반사(깨어 있을 때)	출생 시	3~4개월
포유 반사(잘 때)	출생 시	7~8개월
빨기 반사	출생 시	12개월
기타 징후		
손잡이(왼손잡이 또는 오른손잡이)	2~3세	NA
자발성 걷기	출생 시	4~5개월
똑바로 걷기	5~6세	NA

NA(Not applicable), 비해당.
*보통 2세 이후가 될 때까지 진단적 유의성이 없다.
† 신생아를 팔 아래로 똑바로 세워 안고 눈을 뜨도록 유도한다.
Unnumbered Figure 6.9 from Murray, SS., McKinney, ES., & Gorrie, TM. (2002). *Foundations of newborn nursing* (3rd ed.). Saunders; unnumbered Figures 6.10 and 6.11 from Leifer, G. (2012). *Maternity nursing: An introductory text* (12th ed.). Saunders.

1) 지능 발달

지능은 많은 측면과 다양한 유형의 능력을 포함하기 때문에 정의하기 어렵다. 지능은 경험을 통해 배우고 환경과 도전에 적응하는 능력을 포함한다. 지능에는 추론하고, 문제를 해결하고, 학습하는 능력이 포함된다. 연구자들은 지능에 대한 연구를 추론, 기억, 인식, 추상적 사고와 같은 심리측정 변수; 정보처리능력과 같은 계산적 변수; 신경(뇌) 기능과 같은 생물학적 변수; 언어 지능, 공간 지능, 음악 지능, 대인 지능 등을 포함하는 복합적인 시스템 변수 등으로 분류하고 있다. 이러한 지능 영역은 각각 별도로 연구될 수도 있지만, 그것들은 개인의 지능 잠재력을 형성하려면 이러한 영역들이 상호작용해야 한다.

유전과 환경 모두 신생아의 지능 잠재력에 영향을 미친다. 영양 부족, 환경 독소 또는 산소 결핍은 최적의 뇌 발달을 저해할 수 있다. 가족, 학교 교육 그리고 이용 가능한 취학전 프로그램 또한 아기의 지능 잠재력을 최대한 발휘할 수 있도록 하는 능력에 영향을 미친다. 환경적 영향은 발달 가능성과 속도에 영향을 미친다(7장 참조). 환경은 기질과 동기에 영향을 주어 지능 발달에 영향을 줄 수 있다. 지능 지수(intelligence quotient, IQ) 점수는 지능과 관련된 연구에서 지능의 유효한 척도이다. 지능 검사는 1905년 Binet 지능 검사로 시작되었으며 인지발달 지연을 식별하는 데 사용되고 있다. 지능 검사는 영재 아동과 학습 장애가 있는 아동을 평가하거나 학교, 직업 및 군대를 배정하는 데 사용할 수 있다. 미국심리학협회(American Psychological Association)에서 신뢰도 검증을 받은 다양한 IQ 검사가 있다(9장 참조). 지능 검사는 잠재력을 측정할 수는 있지만 미래의 능력을 측정할 수는 없다(Nio Leon, 2005).

2) 놀이 활동과 신생아 발달

신생아는 청각과 시각 능력이 있기 때문에 아기용 침대 위 시야에 들어오는 높이에 매달 수 있는 소리 나는 모빌은 적절한 장난감이다. 음악은 신생아의 관심을 끌 수 있다. 신생아의 발달 과업은 사물이 시야를 가로질러 움직일 때 사물에 초점을 맞추고 따라가는 방법을 배우는 것이다. 뚜렷하게 대조되는 색상을 가진 모빌을 신생아의 머리 위에 달아 놓으면 이러한 발달을 촉진한다.

신생아는 생후 6일이 되면 어머니의 모유의 냄새를 감지할 수 있게 되며, 단맛을 더 선호한다. 촉각이 잘 발달되어 뺨을 쓰다듬으면 아기가 얼굴을 쓰다듬는 사람 쪽으로 몸을 돌린다. 부모가 아기와 피부를 접촉하면 아기가 진정되고 유대감이 증진된다. 부모의 맨살에 옷을 입히지 않은 맨살의 아기를 놓으면 아기도 조용히 안길 것이다.

신생아는 피아제의 인지발달 단계 중 감각운동단계이다(5장 참조). 영아는 행동 반응을 배우고 반복한다. 환경을 보고, 듣고, 만지는 것은 신생아가 이 단계의 과업을 숙달하는 데 도움이 된다. 아기와의 가까운 접촉은 부모가 신생아의 특정 요구에 대한 신호를 인식하는 데 도움이 되어 아기가 우는 시간을 최소화할 수 있다. 신생아와 상호작용할 수 있는 가장 좋은 시간은 아기가 조용한 각성상태일 때이다. 부모가 신체 활동을 빠르게 중단하고 아기에게 다가가 말을 하면 매우 고요해지며 눈은 부모의 얼굴에 집중하는데, 이는 의사소통이 시작되었다는 증거이다.

요점 정리

- 게놈은 모든 인간 세포에 포함되어 있는 DNA의 완전한 집합체이다.
- 게놈 프로젝트의 목표는 DNA에서 30,000개 이상의 유전자를 확인하고, 분석을 위한 도구를 개발하고, 이 지식과 가능성의 윤리적, 법적, 사회적 영향을 검토하는 것이다.
- 게놈 프로젝트는 유전자 치료가 비정상적인 유전자를 교정하거나 대체할 수 있도록 한다.
- 태아의 성장 중 결정적 시기 중 하나는 기본적인 구조가 발달하는 임신 초기 3개월 동안이다.
- 임부와 태아의 건강은 신생아의 기대 수명에 영향을 미칠 수 있다.
- 임산부 건강관리의 확대 목표는 신생아기부터 성인기 질환 예방 또는 감소를 위한 최적의 모태 건강을 제공하는 것이다.
- 임신 중의 운동은 건강한 결과를 도출하는 데 기여한다.
- 어머니와 아기의 영양과 건강을 증진시키는 것은 다음 세대의 질병을 예방할 수 있다.
- 미생물군집은 우리 몸에 살고 있는 아주 작은 유기체로 이루어진 큰 집합체로 정상적인 생리, 발달 및 건강에 중요한 역할을 한다.
- 미생물군집은 임신 중 중요한 역할을 하며 신생아의 성장 이후 성인 건강에 영향을 미칠 수 있다.
- 태아 발달 과정에서 약물이나 알코올 등 독소에 노출되면 신생아에게 이상이 생길 수 있다.
- 에릭슨에 따르면, 자녀를 양육하는 것은 생산성 단계의 시작이다.
- 부모로부터 받은 염색체의 조합이 XX이면 여아가 되고, XY이면 남아가 된다.
- Y염색체는 정자가 가지고 있기 때문에 아기의 성별은 남성에 의해 결정된다. 하지만 여성은 정자가 난자와 수정될 수 있는 정자의 생존에 영향을 미친다.
- 임신 초기 임부의 식이에서 엽산을 적절히 섭취하는 것은 신생아의 신경관 결함을 예방하는 데 필수적이다.
- 이란성 쌍둥이는 배란 시 두 개의 난자가 배출되어 각기 다른 정자에 의해 수정된 것이다. 일란성 쌍둥이는 한 개의 난자에 두 개의 정자가 수정되어 2개의 배아를 생성한 것이다.
- 유대감은 부모와 신생아 사이의 강한 정서적 유대관계를 맺은 상태이다.
- 애착은 부모와 신생아의 상호작용의 결과로서 시간이 지나면서 더욱 애정 어린 관계가 되는 상태를 의미한다.
- 신생아의 탄생이 기존의 형제자매에게 미치는 영향은 형제자매의 나이와 발달 수준에 따라 다르다.
- 모유수유, 유대감, 애착은 부모와 신생아가 성취해야 할 발달 과업이다.
- 신생아기는 출생 후 30일까지이다.
- 포대기로 감싸기, 안아주기, 흔들기, 달래기, 젖꼭지 사용 등은 신생아를 진정시킨다.
- 신생아 반사는 신생아가 환경에 적응하는 데 도움을 주고, 수의적 운동 능력이 발달하면서 자연히 사라진다.
- 색깔이 분명하게 대비되는 입체적인 모빌을 신생아 머리 위에 달아 주면 신생아의 성장과 발달을 촉진시킨다.

사례 연구

한 여성이 이제 임신을 할 계획인데 자신의 생활 방식과 관습을 바꾸지 않으면서 건강한 아기를 갖기 위해 가능한 모든 것을 하고 싶다고 말한다. 건강한 임신을 계획하기 위해 이 여성이 알아야 할 필수 지침은 무엇인가?

연습문제

1. 다음의 과정과 전개를 적절한 순서로 배열하시오.

A. 접합체 형성 B. 이식 C. 수정
D. 태아 형성 E. 생존 가능성 F. 배아 형성

2. 부모 발달의 첫 번째 기간은 세 단계로 이루어지며 출생 전과 출생 후에 각각 특정한 과제가 있다. 아래 세 개의 열은 특정 주제를 소개/토론하기에 가장 적합한 임신 단계를 나타낸다. 주제에 맞는 해당 열에 X로 표시하시오.

주제	1단계	2단계	3단계
임신의 수락 또는 거부			
필요한 영유아 돌보기 기술 및 장비			
신생아의 특정 성별에 대한 소원			
육아 기술에 대한 걱정			
신생아의 특징 상상하기			
모유수유 기술			
출생 고통에 대한 두려움			
가정분만 또는 병원분만에 대한 계획			
신생아의 미래에 대한 희망			

3. 신생아의 성장과 발달을 촉진하기 위해 신생아의 머리 위에 모빌을 달아주면, 다음 기능 중 어떤 것을 포함시키는 것이 중요한가? 필수/적절 부분에 X를 표시하시오.

모빌의 기능	가장 적절/필수(중요)
시야를 가로질러 이동	
관심을 끌 수 있는 소리 제공	
모바일 아래에서 보기	
모바일 측면에서 보기	
집에서 만든 것	
대비되는 색상을 포함	
밝은 색상을 포함	
촉각을 자극	
수유 중 주의를 산만하게 사용	
주의를 끌기 위해 깜박이는 조명이 달려 있음	
튼튼하고 세탁 가능한 소재로 제작	

4. 다음 중 내담자에게 임신에 대해 가르칠 때 반드시 포함해야 하는 정보는 무엇인가? 필수 정보는 (A)에 X를 표시하고 선택/흥미 정보는 (B)에 X를 표시하시오.

정보	(A) 필수	(B) 선택/흥미
정자는 사정 후 5일 동안 생존한다.		
난자는 배란 후 24시간 동안 생존한다.		
태아의 신경관 발달은 수정 후 3주 후에 시작된다.		
산전 비타민에 대해 교육한다.		
수정란의 자궁 착상은 수정 후 7일 이내에 발생한다.		
정자에는 X염색체와 Y염색체가 모두 포함되어 있다.		
임신 20주 태아는 생존 가능하다.		

5. 다음 중 신생아와의 유대감을 증진하기 위해 권장해야 하는 활동은 무엇인지 모두 고르시오.

A. 나이 많은 형제자매를 위한 외부 보육 시설을 이용한다.
B. 얼굴을 마주보는 자세로 아기를 안는다.
C. 출생 후 첫 1시간 동안 피부 대 피부로 접촉한다.
D. 아기가 잠을 자고 회복할 수 있도록 신생아를 엄마에게서 즉시 분리시킨다.
E. 첫 1년 동안 형제자매와 신생아 사이에 안전한 거리를 유지한다.
F. 나이 많은 형제자매가 아기를 돌보는 것을 도울 수 있도록 허용한다.
G. 신생아가 스스로 진정시키고 잠들 수 있도록 울게 둔다.
H. 모유수유를 한다.

CHAPTER 07

영아

The Infant

개요

정의

발달 과업

- 신뢰감 대 불신
- 지적 능력
  - *원인과 결과 이해*
  - *기억*
- 정서 발달
- 애착
- 언어 발달
- 운동 발달
- 신체 활동
- 자율성
- 수면 양상
- 성장과 발달을 촉진하는 놀이의 역할

건강 유지

- 영양
- 치아
- 예방접종
- 사고 예방

학습목표

1. 영아의 용어를 정의한다.
2. 영아기 발달 과업을 말한다.
3. 1개월부터 1세까지 영아의 신체 발달을 설명한다.
4. 중요한 운동 발달 시기(발달이정표)에 대해 논의한다.
5. 영아의 신체 활동을 위한 기본 지침 다섯 가지를 이해한다.
6. 언어 발달에 대해 논의한다.
7. 영아 발달에 관한 피아제, 프로이트, 에릭슨의 이론을 설명한다.
8. 분리 불안을 정의한다.
9. 애착 발달에 대해 논의한다.
10. 1개월부터 1세까지 영아의 기본 영양 요구를 설명한다.
11. 1세 미만 영아를 위한 예방접종 일정을 열거한다.
12. 영아를 돌보는 데에 필수적인 안전 예방법 네 가지를 설명한다.

주요용어

자율성 anatomy
두미 방향 cephalocaudal
대응 기술 coping skill
방어 기전 defense mechanism
발달 development
표현적 언어 expressive language
성장 growth
영아 infant
길이(키) length
말(구두)로 표현하지 않는 언어 nonverbal language
표준 norms
젖병 충치 nursing caries
대상영속성 object permanence
순위 ordinal position
성격 personality
집게 잡기 pincer action
언어를 습득하기 이전 preverbal
근원 방향 proximodistal
수용적 언어 receptive language
분리 불안 separation anxiety
영아 돌연사 증후군 sudden infant death syndrome (SIDS)

1. 정의

영아기는 생후 4주부터 1년간을 말한다. 성장(growth)은 크기 증가를 가리키며, cm (inch)와 kg (pound) 등으로 측정된다. 발달(development)은 기능이 향상되는 것을 나타내며, 삶의 특정 단계에서 해야 할 과업에 능숙해지는 것을 말한다.

성장과 발달 과정은 순서를 따르고, 단순한 것에서 복잡한 것으로 예상하는 양상대로 진행하지만, 속도는 다양하다. 급성장은 흔하다. 표준(norms, 평균)은 특정한 능력이나 기술을 성취하는 나이를 안내해 줄 뿐이다. 두미 방향(cephalocaudal) 성장은 머리에서 발끝으로 진행되는 성장 양상을 말한다. 예를 들어, 영아(infant)는 머리를 들어 가눌 수 있는 다음에 앉을 수 있고, 앉을 수 있는 다음에 설 수 있다. 근원 방향(proximodistal)의 성장은 몸의 중심에서 말초로 성장하는 것을 말한다. 키(length)는 서서 측정하는 것을 말하고, 길이는 영아가 누워 있을 때 측정하는 것을 말한다. 식생활과 기타 요인이 성인이 되었을 때 도달하는 키에 영향을 주지만, 평균 키는 대체로 가족적 특성의 결과이다. 자녀의 키를 예측하는 방법이 많이 고안되었지만, 키의 추정치일 뿐 정확성이 증명되지는 못했다(Hoecker, 2016). 다음 공식에 따라 영아가 성인이 되었을 때 키를 예상해 볼 수 있다.

남아 키(cm) = (아버지 키 + 어머니 키 + 6.35) / 2
여아 키(cm) = (아버지 키 + 어머니 키 − 6.35) / 2

신생아 키는 평균 약 50cm이고, 1세경 출생 시 키의 거의 50%가 증가한다. 정상 신생아 몸무게는 대략 3.4kg이다. 영아 몸무게는 6개월경에 출생 시 몸무게의 두 배가 되고, 1세경에 세 배가 된다.

많은 요인이 영아의 성장과 발달에 영향을 미친다. 발달은 전 생애를 통해 지속되는 과정으로 각 단계에서 나타나는 구체적인 과업에 능숙해지는 것이다. 한 단계에서 발달 과업을 성공적으로 완수하면 다음 단계로 쉽게 진행할 수 있다. 발달은 아동, 부모, 환경 간 상호작용이다. 부모나 환경과 문제가 생기면, 아동은 이에 대한 반응으로 방어 기전(defense mechanism)이나 대응 기술(coping skill)을 개발한다. 방어 기전은 개인을 보호하거나 갈등이나 불안을 숨기도록 돕는 반응이다. 비난에 대한 투사와 부정은 방어 기전의 예이다. 예를 들어, 영아가 다치면 아픈 것을 양육자 탓으로 돌려서 양육자를 치거나 때릴 것이다[아동은 아직 사고(accident)의 개념을 이해할 수 없다].

대응 기술은 인간이 스트레스 상황을 다루거나 이에 적응하도록 돕는 행동이다. 목표가 가로막히면, 영아는 도달하지 못한 목표에 이르기 위해 장애물을 돌아가는 길을 찾거나; 성취할 수 있는 수준으로 목표를 변경하거나; 다른 목표를 대안으로 개발할 것이다. 예를 들어, 영아는 원하는 장난감을 손에 넣기 위해 침대의 난간을 넘어가는 법을 배울 것이다.

영아는 부모의 지지와 칭찬이 있을 때 순조롭게 잘 성장한다. 이러한 상호작용은 부모와 자녀 간 애착을 촉진하며, 애착은 안전한 느낌을 제공하여 영아가 발달 과업을 달성하기 위해 노력하도록 한다. 상호 애착은 영아와 부모의 친밀한 느낌뿐만 아니라 요구를 표현하면 즉각 반응하는 것도 포함한다. 영아 요구가 충족되지 못하면 애착 발달이 쉽게 이루어지지 못한다.

문화적 고려사항

민족적, 문화적 관습은 식생활과 행동 발달에 영향을 미친다.

가족 내 순위(ordinal position), 즉 영아가 외동인지, 첫째인지, 막내인지, 중간인지는 발달 과업을 완수하는 나이와 속도에 영향을 줄 수 있다.

산전 환경과 가정 환경 모두 영아의 성장과 발달에 영향을 미친다. 성격은 생물학적 요인과 환경 요인 간 상호작용에 의해 발달한다. 성격(personality)은 개인의 반복되는 행동 유형을 일으키는 특성의 독특한 조합으로 정의된다. 성장과 발달에 가족과 가족의 상호작용이 미치는 영향은 4장에서 논의한다. 행동 발달에 대한 이론이 매우 많으며, 5장에 잘 알려진 이론을 요약하였다. 유전의 역할과 산전 영향은 6장에서 논의한다.

2. 발달 과업

1) 신뢰감 대 불신

모든 인간의 역할은 목적 지향적이며, 환경에서 기능하는 데에 필요한 기술을 능숙하게 익히고, 사회적 능력을 개발하는 과업을 포함한다. 영아기 발달 과업 중 일부가 젖떼기, 스스로 먹기, 걷기, 언어와 의사소통 기술 획득하기이다.

신뢰감 대 불신은 영아가 해결해야 하는 첫 번째 심리사회적 위기이다(Erikson, 1994)(5장 참조). 생애 첫 일 년간 영아는 기본 요구가 충족될 것을 배우면서 신뢰감을 발달시킨다. 안아주고, 달래주고, 배고파 보이면 즉시 수유한 영아에 비해, 혼자 남겨져서 울던 영아는 1세 때 더 많이 운다. 배고플 때 수유한 영아보다 수유 일정을 엄격하게 지켜서 수유한 영아가 더 많이 젖을 뱉어내고, 위장관 장애와 이후 행동 문제가 더 많다(Kleigman et al., 2016). 2개월경 부모는 영아가 반응하여 짓는 미소에 긍정적으로 응답하며, 상호 유대(애착)가 확고해진다.

2) 지적 능력

원인과 결과 이해

영아는 원인과 결과 사이에 관련이 있음을 일찍부터 발견하는데, 이러한 경험이 생애 단계에서 계속 축적된다. 신생아는 엄지를 빨면서 안전함을 느끼므로, 위로를 받기 위해 엄지나 노리개 젖꼭지를 찾을 것이다. 울면 항상 양육자가 반응하므로, 울음이 의사소통 방법이 된다.

1~4개월에 영아는 부모에게 관심이 집중되기 때문에, 안아줄 때 마주 보는(face-to-face) 자세를 좋아한다. 4개월 이후 영아는 주위 환경을 더욱 인지하게 되므로, 방에서 일어나는 활동을 볼 수 있도록 바깥쪽을 향하여 안아주는 것을 좋아한다. 4개월에 영아는 자기 손과 발을 인식한다. 움

직이는 장난감을 영아 위쪽에 두면, 장난감을 만지려고 손을 뻗을 때 촉각을 느끼고 소리가 날 것을 알게 된다. 영아는 환경으로부터 특정한 반응을 일으키는 행동 양상을 인식하려고 노력한다. 영아는 안전함을 느낄 때 자신을 둘러싼 세상을 탐색한다. 영아가 부모와 애착을 형성하지 못하면, 세상을 쉽게 탐색하지 못한다.

4개월 영아는 의자에 앉아 장난감을 바닥으로 떨어뜨리고 나서 장난감이 사라졌다고 믿는다. 7개월 영아는 떨어뜨린 장난감을 계속 찾는다. 이를 대상영속성(object permanence)이라고 부르는데, 보이지 않아도 대상이 사라지지 않고 있다는 사실을 아는 것이다. 이 시기에 영아와 하는 까꿍 놀이는 대상영속성 개념을 발달시키는 데에 도움이 된다.

기억

연구에 의하면, 영아는 충격적인 경험을 기억할 수 있다(Czaenabay et al., 2019). 일반적인 위로만으로는 정서 회복에 이르는 데에 충분하지 못할 것이다. 신생아는 통증에 생리적인 반응을 보여서 스트레스 반응이 발달하고, 이후 행동에 영향을 미칠 수 있다. 예를 들어, 모유수유 초기에 질식을 경험(저산소증)하면, 이후 모유수유 시도를 거부할 수도 있다. 10주 된 영아가 아버지에게 반복해서 학대를 받은 후 유아원으로 왔을 때, 수 개월간 남성 양육자를 회피했다는 연구가 있다(Gaensbauer, 2002). 이러한 결과를 바탕으로 심리학자는 부모에게 자녀가 어렸을 때 발생한 스트레스 사건에 관한 이야기를 나눠서 아동이 이러한 기억을 혼자 감당하지 않게 하라고 충고한다.

3) 정서 발달

영아는 성인이 얼굴을 마주 보고 안아주었을 때 성인의 표정을 흉내 낼 것이다. 예를 들어 성인이 혀를 내밀면, 영아도 혀를 내밀 것이다. 영아는 성인에게 집중하거나 보이는 활동에 집중하면서 미소 짓고, 눈을 동그랗게 뜨고, 입술을 오므린다. 높은 수준으로 자극이 전달되면, 영아는 쉬기 위해 고개를 돌리다가 자극을 더 받을 준비가 되면 눈을 다시 돌린다. 영아가 미처 준비되기 전에 성인이 몸을 돌리면, 영아는 몸을 앞으로 기울이고 관심을 끌기 위해 소리 내거나 움직이다가 성공하지 못하면 좌절하여 운다. 성인이 적절한 자극을 주지 않으면, 영아는 마침내 활력을 잃고 의사소통하려는 노력을 멈춘다. 부모와 영아의 상호작용은 처음 수 개월간 필수적이며, 이후 사회적 발달에 중요하다.

4) 애착

애착 과정은 영아가 태어나기 훨씬 전부터 시작하는데, 어머니는 자궁 안에서 움직이는 태아를 느낀다. 아버지도 어머니 복부를 만지면서 태아 움직임을 느끼고, 태아가 발로 찰 때 감촉을 경험한다. 부모는 청진기나 도플러 장치를 통해 태아 심박동을 들을 수 있다. 상상 속 자녀와의 관계가 발달하기 시작한다. 출생 시 실제 아기가 태어날 때 상상했던 아기와 크게 다르지 않으면, 애착은 쉽게 강화된다. 그러나 상호작용할 때 영아가 분명하게 반응해야 한다. 영아가 잠이 덜 깼거나, 부모

얼굴에 집중하지 못하거나, 모유수유를 위해 어머니 가슴에 붙어 있지 못하거나, 수유 동안 젖을 뱉어내거나 토하면 애착 과정이 순조롭게 진행될 수 없으므로, 간호사나 보건의료인은 이러한 과정이 잘 진행되도록 도와야 한다.

부모는 영아가 보내는 단서에 직감적으로 반응하는 법을 서서히 발전시켜 나간다. 부모는 영아가 우는 방식, 울음의 강도와 음색을 통해 영아가 표현하는 것이 통증인지, 불편함인지, 배고픔인지, 지루함인지 알 것이다. 부모가 신속하게 반응하면, 애착은 견고해진다. 마주 보고 상호작용하는 것이 중요하다. 출생 시부터 3개월까지 영아는 다양한 표정에 반응할 수 있다. 2~3개월 후에 영아가 반응하여 미소를 지으면, 부모는 기뻐하며 상호작용한다. 5~6개월경 영아는 부모를 다른 사람과 명확하게 구분하고, 더 좋아한다. 또한 영아는 새로운 상황을 만날 때 부모의 표정과 몸짓 언어를 보고, 그에 맞춰 반응한다. 예를 들어, 먼 곳에 사는 친척이 방문했을 때 영아를 안고 있던 어머니가 미소 지으며 친척과 포옹하면, 영아도 미소를 짓고 옹알이 소리를 내면서 편안하게 반응한다. 그러나 병원이나 보건소에서 보건의료인이 다가올 때 어머니가 영아의 예방접종이 아플까 걱정하게 되면, 이러한 어머니 표정, 비언어적 행동, 몸짓 언어(경직된 자세 등)는 영아에게 전달되어 영아는 보건의료인이 다가올 때 울음을 터트릴 수 있다.

분리 불안(separation anxiety)은 6개월경 시작된다. 영아는 부모가 방을 떠나면 울거나 저항한다. 부모 대신에 낯선 사람이나 영아 돌보미 혹은 대리양육자가 접근할 때 나타나는 낯가림은 9개월에 최고에 이른다. 대상영속성 개념에 익숙해지면 영아는 부모가 보이지 않는 순간에도 여전히 존재한다는 사실을 이해하는 것이 가능해진다.

18개월에 기억 능력이 발달하면서 아동은 부모의 모습을 기억하고, 부모가 돌아올 것을 믿게 된다. 아동 요구에 반응하는 다정하고 민감한 부모는 안전한 애착과 유대를 발달시킨다. 애착은 점진적인 과정이며, 애착 능력은 전 생애를 통해 증진된다. 아동이 이러한 과업을 완수하는 것은 이후 학교 친구나 성인기에 배우자와 애착을 성공적으로 형성하는 데에 필수적이다. 영아 기질은 성공적인 애착 과정에 영향을 미치는데, 부모는 항상 자녀의 기질에 대해 예상하는 것이 있다. 부모는 "이 아이는 까다로운 기질이야.", "이 아이는 기질이 순해."라고 말할 것이다. 부모가 영아의 기질을 정확하게 예측하는 것은 아니므로, 보건의료인은 부모 반응을 지도해야 한다(표 7.1).

정신질환이나 결혼 스트레스가 있는 경우 혹은 부모 둘 다 오랜 시간 일하는 경우는 영아의 요구에 반응할 에너지가 남아 있지 않을 것이다. 부모가 영아의 요구에 일관된 반응을 하지 못하면, 영아는 자신을 둘러싼 세상을 탐색하지 못하고 위축될 것이다. 이러한 영아나 유아는 까다롭고, 화난 상태이고, 반항적일 수 있으며, 달래거나 돌보아 주어도 반응하지 않는다. 이때 아동학대가 발생할 수 있다. 간호사는 아동학대 증상과 징후에 주의를 기울여야 한다(그림 7.1).

이러한 애착 행동 특성 때문에 초등학교 현장에서는 담임교사 한 명을 정해서 상호작용하게 하고, 이에 반해 고등학교에서는 보통 학생이 하루에 여러 교사와 상호작용하는데, 이는 일반적으로 청소년이 자립, 신뢰, 자율성을 성취했기 때문에 가능하다. 또한 모아동실 개념에 기초하여, 자녀

표 7.1 기질

요인	특성	중재
활동 수준	영아의 활동 수준은 높거나 중등도이거나 낮을 수 있다. 수유, 목욕, 놀이하는 동안 활동을 관찰하여 사정한다.	높은 활동 수준: 높은 활동 기회를 제공한다. 낮은 활동 수준: 과제(작업)를 하는 데 충분한 시간을 준다.
규칙성	규칙성은 영아의 수면-각성 주기, 배고픔, 배설 간격을 예측할 수 있는 정도로 사정한다.	외출 시 규칙성에 대비하여 기저귀와 음식을 준비한다.
접근/회피	영아는 자극에 대한 반응으로 활기차게 탐색할 수도 있고, 조심하고 회피할 수도 있다. 자극에는 사람, 음식, 장난감이 포함된다.	자극을 제공할 때 시간을 제한하고, 반응을 칭찬해준다.
적응력	영아가 얼마나 쉽게 새로운 자극을 견디고 반응하는지 본다.	새로운 자극을 여러 번 짧게 경험하게 한다.
자극 역치	자극에 반응하는 수준을 말한다. 작은 자극에도 과도하게 반응할 수 있다.	잠자리에 들기 전에는 자극을 제한한다.
반응 강도	강한 집중을 포함한다.	아동이 조용하도록 강요하지 않는다.
산만성	관심의 초점을 쉽게 바꾼다.	차분하게 다시 주의를 집중시킨다.
주의집중 시간	빨리 흥미를 잃는다.	활동을 짧은 주기로 계획한다. 과제를 완성하는지 살펴본다. 식사나 수면을 위해 과제를 중단해야 하면 주의를 준다.

출처 : Carey, W., Crocker, A., Elias, E., Feldman, H., & Coleman, W. (2016). *Developmental-behavioral pediatrics* (4th ed.). Saunders; Feigelman, S. (2016). Development of behavior; Overview and assessment of variability. In R. Keigman, B. Stanton, J. St Geme III, N. Schor, & R. Behman(2016). *Nelson textbook of pediarics* (20th ed.). Elsevier.

가 입원했을 때는 부모에게 하루 종일 병실에 같이 있도록 권장한다.

부모가 영아를 데리고 병원이나 보건소를 방문하면 부모가 영아 행동의 정서적인 단서에 반응하고, 영아의 관심을 돌리고, 영아를 편안하게 하는지 관찰하고, 필요하면 적절한 안내와 지도를 한다. 예를 들어, 예방접종을 하고 나면 나가기 전에 어머니에게 영아를 안고 부드럽게 흔들고 수유해서 달래도록 한다.

부모는 종종 분리 경험에 대해 도움을 요청한다. 때로 자녀가 아니라 부모가 분리를 받아들이지 못한다. 분리 1단계는 영아를 영아 침대에 두는 것으로 시작한다. 영아와 함께 자는 습관은 분리의 첫 단계를 지연시킬 수 있다. 2단계는 영아를 친척이나 돌봐주는 사람에게 맡겨두고 떠나는 것이다. 부모는 대체로 이러한 짧은 분리가 영아의 독립을 발달시키고, 자율성의 다음 단계를 준비시킨다는 사실을 깨닫지 못한다. 영아가 짧은 분리를 조금씩 여러 번 경험하면서 배울 때 신뢰감이 강화되고, 대응 기술이 발달한다. 초기 분리에 대해 저항이 예상되지만, 영아가 돌봐주는 사람에 대한 신뢰와 부모가 돌아오리라는 믿음을 배우면서 저항은 감소하게 된다.

입원은 낯선 사람, 통증, 모르는 것에 대한 두려움을 많이 겪는 특이한 분리 경험이다. 이때 부모는 자녀와 함께 있는 것이 좋으며, 대부분의 병원은 부모를 위한 편의시설을 제공한다.

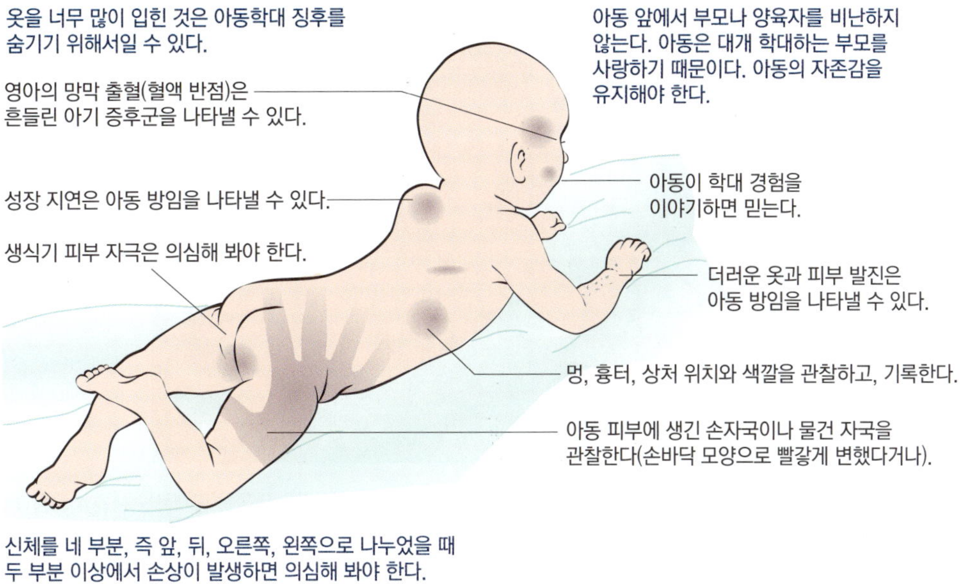

그림 7.1 **아동학대 사정.** 간호사는 손상에 대해 일관되지 않은 진술, 다양한 치유 단계의 멍, 치료를 서두르지 않는 행동을 주의해서 살펴야 한다.
출처 : Leifer, G. (2019). *Introduction to maternity & pediatric nursing* (8th ed.). Elsevier.

자녀가 너무 연약하다고 생각해서 자녀로부터 잠시도 떨어지려 하지 않는 부모는 과잉 보호적인 양육을 하게 되는데, 이는 아동의 정상 발달 과정을 억압할 수 있다. 자녀가 학령기가 되어 집에서 나와 초등학교에 가거나, 십대 후반이 되어 대학에 입학하며 집을 떠날 때 분리 위기가 또다시 올 수 있다. 집을 떠나는 것은 분리 불안을 다시 나타나게 한다.

5) 언어 발달

언어 발달은 (말할 수 있는) 표현적 언어(expressive language)와 (이해할 수 있는) 수용적 언어(receptive language)인 음성 언어와 몸짓 언어로 구성되는데, 이는 예측된 발달 과정을 따른다. 몸짓 언어, 즉 말로 표현하지 않는 언어(nonverbal language)는 움직임, 자세, 몸짓을 통해 생각을 전달하는 것으로 의사소통의 일부로 학습된다. 언어 기술을 발달시키는 내적 능력이 있는 것 같다.

생애 첫해는 영아가 이해할 수 있는 말을 표현하기 전 단계로, 언어를 습득하기 이전(preverbal) 단계라고 부른다. 처음 몇 개월간 영아는 울음이나 미소로 요구를 전달한다. 영아는 목소리를 들으면 움직이던 것을 멈춘다. 영아는 어머니나 양육자의 목소리를 인식한다. 또한 모국어의 형태와 운율을 배운다. 3~4개월에 영아는 어디서 소리가 나는지 찾는다. 또한 반복되는 소리를 내는데, 이는 몇 개 자음과 모음을 결합한 옹알이로 발전한다. 7~8개월에 'ㄷ', 'ㅍ', 'ㅂ' 음을 사용하는 음절이 나타나며, 부모는 "마", "빠"를 들을 때 신이 난다. 9~10개월에 특정한 음을 사용하여 어떤 물건이나 사건을 일관되게 가리키고, 자기 이름과 "안 돼"와 같은 단순한 말을 알아듣는다. 이 나이에 영아는 부모도 좋아할 것으로 믿기 때문에, 자기가 좋아하는 장난감을 부모에게 보여주면서 정서

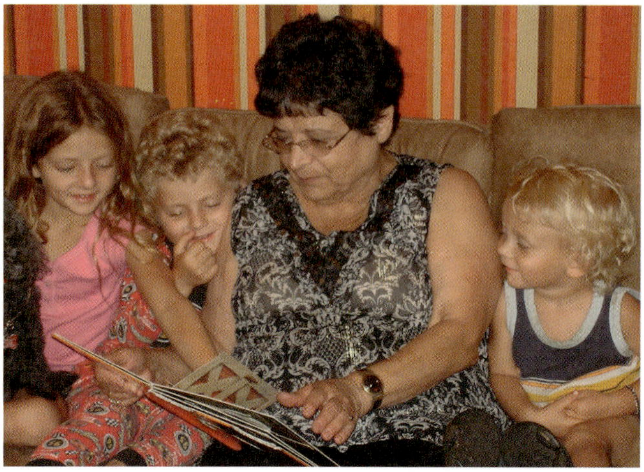

그림 7.2 영아와 아동에게 책을 읽어 주는 것은 언어 발달을 촉진한다. 영아와 어린 아동은 다채로운 색깔의 그림과 다양한 질감이 있는 책을 좋아한다.

를 나눈다.

첫 말은 10~13개월에 나타난다. 가리키거나 기대거나 응시하는 것과 같은 영아의 몸짓 언어는 요구나 바람을 나타낸다. 흔히 사용되는 첫 단일어에는 여러 가지 의미가 있다. 예를 들어, "공"은 "이것은 공이야."라는 뜻일 수도 있고, "공 좀 주세요."라는 뜻일 수도 있다. 비언어적 행동은 영아가 뜻하는 것이 무엇인지 부모의 이해를 돕는다.

1세에 영아는 자신을 둘러싼 환경에서 규칙적으로 사용되는 언어에 전념하고, 단순한 명령을 따를 수 있다. 영아는 자주 들으면서 음절의 분리와 조합을 배운다. 예를 들어, "pretty girl"이라는 구절에서 영아는 "ty"가 "girl"이 아닌 "pret"과 함께 오는 것을 배운다. 즉, "pret-tygirl"이 아니라 "pretty-girl"이다. 이는 학습되는 기술이므로, 부모는 영아에게 자연스러운 언어로 말해야 하고, 아기 말이나 속어를 사용하지 않아야 한다(그림 7.2).

6) 운동 발달

운동기술 발달은 지각, 정서, 인지 발달과 밀접한 관련이 있다. 영아가 바라보는 것에 손을 뻗어 만지면 시각-운동기술이 형성된다. 신생아 반사가 사라지면서 많은 운동기술이 발달하기 시작한다(6장 참조). 영아는 긴장성 목 반사(머리를 한쪽으로 돌렸을 때 팔을 그 방향으로 뻗친다)가 사라지면서, 기도하는 자세처럼 양손을 몸의 중앙선에 놓을 수 있다. 3개월에 영아는 손에 닿는 것은 무엇이든 잡으려고 한다. 6개월에 영아는 손 모양을 만들어서 물건을 만지고 잡을 준비를 한다. 9개월에 영아는 집게 잡기(pincer action) 행동을 통해 엄지와 집게 손가락을 사용하여 잡는다. 2세에 손목을 사용하면서 음식을 먹을 때 숟가락을 사용하게 된다.

자세와 균형 잡기가 발달하면서 영아는 처음에 머리를 들고, 다음에 앉고 서는 것을 배우며, 1세쯤 첫 발걸음을 뗀다. 영아는 자기 몸을 끌어당겨 설 수 있게 되고 4~5개월 후에 걷기 시작한다(표 7.2).

표 7.2 이동, 잡기, 지각 발달

	운동	잡기	인지
1개월	고개를 든다. 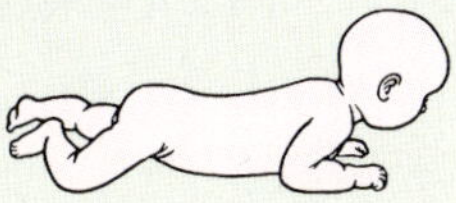	손을 쥐고 있다. 손가락이 의도한 대로 조절되지 않고 움직인다. 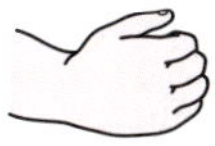	위에 매달려 있는 색이 대비되고 각이 진 모빌에 초점을 맞출 수 있다.
2개월	가슴을 든다. 팔로 지탱하며 몸을 일으킨다. 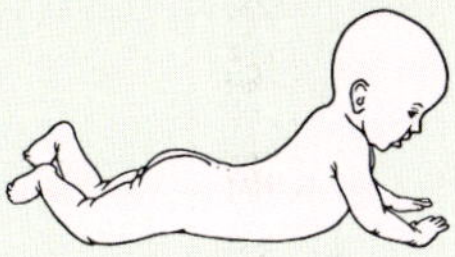	많은 시간 손을 펴고 있다. 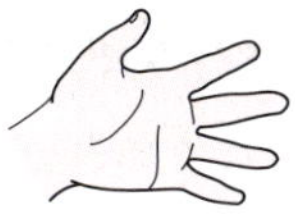	형태나 색깔에 선택적으로 반응한다. 표정을 흉내 낸다. 자기중심적이다. 친근한 장면을 보기 좋아한다.
4개월	의도한 대로 몸을 뒤집는다. 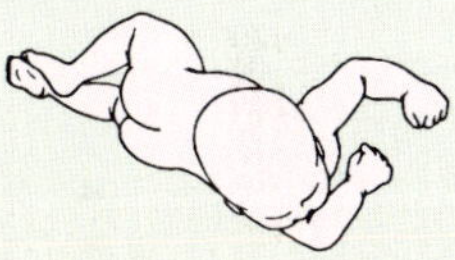	머리 위 물건에 손가락을 무작정 뻗는다. 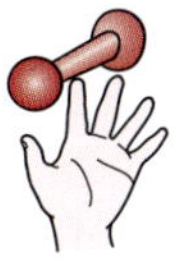	표정의 차이를 인식한다.
5개월	잠깐 혼자 앉는다. 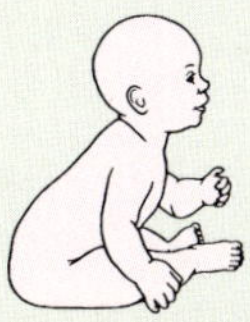	장난감을 움켜잡는다. 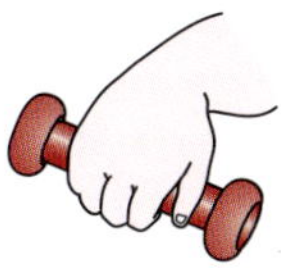	
6개월	손을 앞으로 뻗쳐 몸을 지탱한 채 혼자 앉는다. 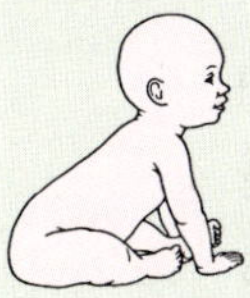	엄지를 한쪽으로 감싸고, 세 손가락을 반대쪽으로 감싸서 쥔다. 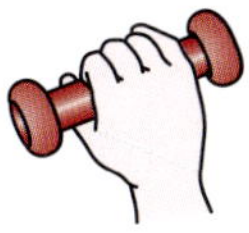	친숙한 장면과 낯선 장면을 구별할 수 있다. 분리 불안이 시작된다. 자신과 부모를 하나로 본다.
8개월	기대지 않고 앉는다. 끌어당기며 선다. 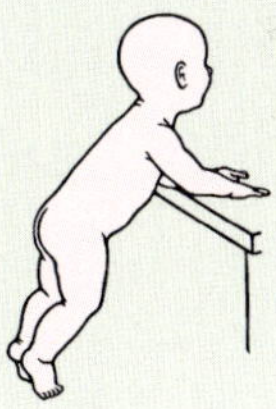	물건을 손바닥으로 누르지 않고도 엄지와 집게 손가락으로 잡을 수 있다. 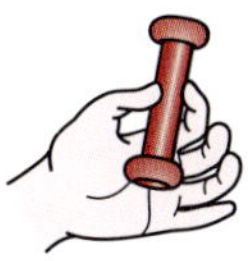	행복한 얼굴과 무서운 얼굴을 구별할 수 있다.

표 7.2 이동, 잡기, 지각 발달(계속)

	운동	잡기	인지
9개월	손과 무릎으로 긴다. 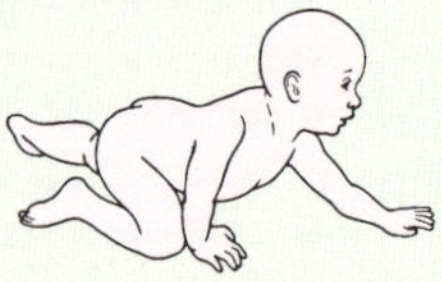	본 것을 손가락으로 탐색한다. 손과 입이 협응하여 움직인다. 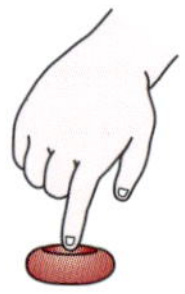	낯선 사람을 두려워한다. 자신이 부모와 분리된 것을 인식한다.
10개월	잡아주면 걷는다. 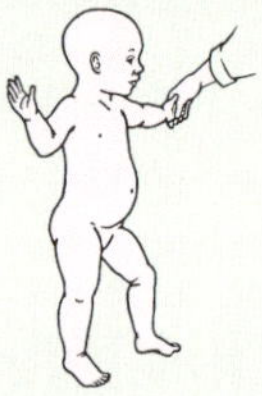	장난감을 쥐었다가 한 번에 놓는다. 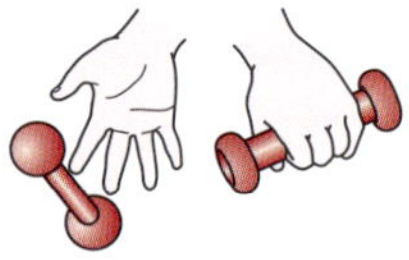	분리불안이 최고에 이른다.
11개월	혼자 서고, 선 자세에서 앉을 수 있다. 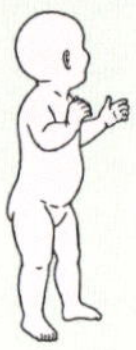	집게 잡기 행동으로 작은 물건을 집어 올릴 수 있다. 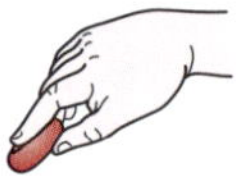	
12개월	세 걸음 걷는다. 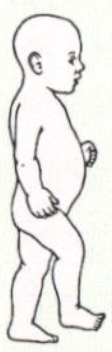	손이 의도한 대로 움직인다. 조준을 잘하지는 못하지만, 장난감을 판 위에 둘 수 있다. 스스로 먹으려고 시도한다. 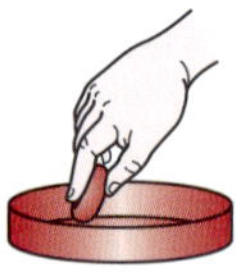	'목적 수정 동반자 관계'를 통해 영아는 낯선 사람과 남겨질 것을 예상하여 부모에게 매달린다.
15개월	손으로 지지하면서 계단을 올라갈 수 있다. 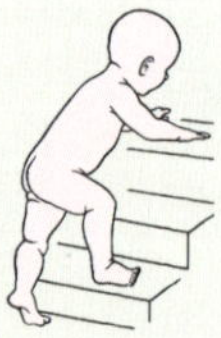	손의 움직임을 의도한 대로 100% 조정한다. 둥근 구멍에 둥근 조각을 끼운다. 나무토막 두 개로 탑을 쌓는다. 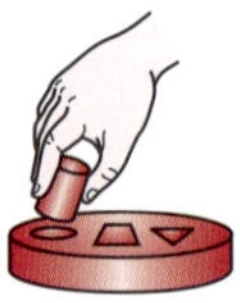	

출처 : Leifer, G. (2019). *Introduction to maternity & pediatric nursing* (8th ed.). Elsevier.

7) 신체 활동

영아기 운동기술 획득은 전 생애 신체 활동의 기초가 된다. 미세근육 운동기술과 대근육 운동기술 발달을 위해 영아에게 안전하면서 움직임과 탐색 활동을 격려하는 환경을 제공해야 한다. 초기 운동 능력과 자신감은 아동기 신체 활동에 기여한다(그림 7.3). The National Association for Sports and Physical Education(2009)은 영아기 신체 활동에 대한 다섯 가지 기본 지침을 추천했다(박스 7.1).

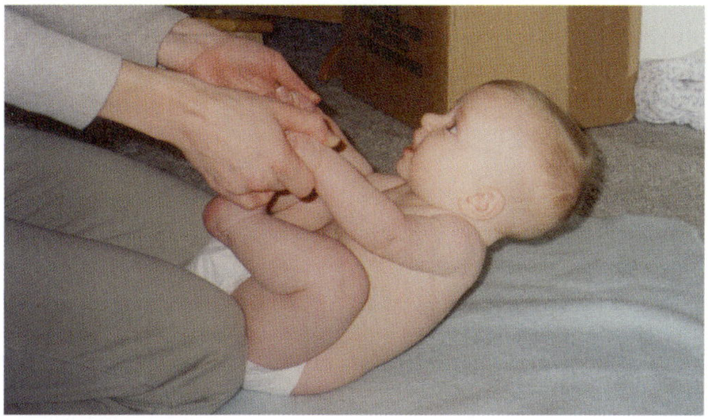

그림 7.3 **영아 나이에 적합한 운동.** 영아를 부드럽게 당기면 머리를 조절하는 법을 배운다. 영아는 즉시 팔 근육을 사용하여 끌어당기는 데에 힘을 보탤 것이다.

박스 7.1 영아를 위한 신체 활동 지침

1. 영아는 매일 신체 활동을 통해 환경과 움직임을 탐구하는 데에 전념하며 양육자와 상호작용해야 한다.
2. 양육자는 영아에게 매일 여러 차례 잠깐씩 활동적인 놀이와 운동 경험을 자극하고 격려하는 상황을 만들어 주어야 한다.
3. 영아는 신체 활동을 통해 운동기술 발달을 촉진해야 한다.
4. 가능할 때마다 양육자는 영아가 대근육 활동을 수행하는 환경이 안전 권고 기준에 부합하는지 확인해야 한다.
5. 영아의 복지에 책임 있는 사람은 신체 활동의 중요성을 이해하고, 구조화된 신체 활동과 비구조화된 신체 활동 기회를 제공함으로써 영아의 운동기술을 증진시켜야 한다.

출처 : Society of Health and Physical Educators: Virgilio, S., Clements, R. (2020). *Active start: A statement of physical activity guidelines for children birth to age 5* (3rd ed.). www.ShapeAmerica.org/standards/guidelines/activestart.aspx

8) 자율성

자율성(anatomy)은 독립을 말한다. 독립을 얻으려는 노력은 영아기 초기부터 시작된다. 스스로를 달래는 행동이 독립의 초기 형태이다. 영아는 자기 손을 입으로 가져가서 손가락을 빨면서 편안함을 느끼거나 지루해지지 않는 법을 배운다. 6~10개월에 스스로 편안함을 느끼기 위해 몸을 흔든다. 집게 잡기 능력을 새로 터득한 9개월 영아는 손가락으로 집어 먹는 것을 고집하며, 부모가 숟가락으로 먹여 주려는 것을 거부할 것이다.

9) 수면 양상

영아의 수면 양상은 중추신경계 성숙과 수면에 대한 부모 반응에 따라 발달한다. 3개월에 영아는 대부분 자정부터 오전 5시까지 깨지 않고 잔다. 그러나 일부 영아는 1세가 지나야 이러한 양상이 발달한다. 첫 1년간 밤에 깨는 것은 정상이다. 잠드는 것을 돕기 위해 보충 식이를 젖병에 담아 물려 주어서는 안 된다. 영아가 자기 조절 기술을 발달시켜서 스스로 잠들도록 돕는 것이 목표이다. 이러한 목표에 빨리 이르는 방법은 영아가 완전히 깨기 전에는 부모가 영아를 안아 주지 말고 기다려 보는 것이다. 영아가 반쯤 깬 상태일 때 몸을 부드럽게 문질러 주거나 노리개 젖꼭지를 물려 주면 진정되어 다시 잠든다. 생후 첫 1년간 잠자리에 들기 전에 조용한 활동(예를 들어, 영아를 흔들어 주거나 책을 읽어 주는 것)은 영아가 취침 시간을 받아들이도록 돕는다.

건강증진

충분한 수면은 기억, 집중, 학습, 전반적인 행동과 관련되므로, 적절한 수면 양상을 마련하는 것은 중요하다.

10) 성장과 발달을 촉진하는 놀이의 역할

피아제의 감각운동 발달 이론(5장 참조)이 영아의 놀이 활동에서 분명하게 드러나는데, 놀이 활동은 감각으로 촉진되고, 영아와 직접 관련된다. 놀이는 아동에게 일이며, 나이에 적절한 놀이 활동은 성장과 발달을 효과적으로 증진시킨다. 예를 들어, 신생아는 눈의 초점을 맞추고 시선을 따라가는 것을 배워야 한다. 대비되는 색깔이 칠해진(흰색과 검정색처럼) 밝은색 모빌을 요람 위 영아의 시야에 매달아 놓으면, 이러한 기술 발달을 촉진할 수 있다. 발로 차면 움직이는 모빌은 3개월 영아가 원인과 결과를 이해하도록 돕는다. 6~7개월 영아에게 까꿍 놀이는 대상영속성 개념의 강화를 돕는다. 비록 부모가 지저분해지는 것에 인내심을 가져야 하지만, 영아가 아기 의자에서 음식을 떨어뜨리고 누군가 그것을 주워 주는 경험도 학습 과정의 일부가 된다. 어린 영아는 모든 장난감을 맛보고 만지면서 탐색하지만, 1세쯤 되면 장난감 기능을 대체로 이해한다. 자동차를 밀고, 전화기를 귀에 댄다. 장난감과 활동은 모두 아동의 몸과 관련된다. 장난감 컵으로 마시거나 장난감 전화기를 귀에 대는 1세 영아에게서 자기중심적인 행동을 볼 수 있다. 그러나 18개월 유아는 인형에게 마시게 한다. 1세 영아는 장난감을 밀고 가는 것을 좋아하는데, 이는 새로 익힌 걷기 능력을 촉진한다.

프로이트의 발달 이론에 의하면 영아는 구강기에 있으며, 입으로 탐색한다(5장 참조). 장난감을 입으로 빨고, 물고, 씹는 것은 이러한 발달 단계에 적합한 행동이다.

환경을 경험하는 데에 학습한 기술을 적용하면서, 아동은 자신을 둘러싼 세상을 배운다. 보건의료인은 부모에게 아동이 바닥에 떨어져 있는 것을 전부 집어서 입으로 가져가고, 아기 의자 테이블에 놓은 음식을 일부러 바닥으로 떨어뜨리는 행동은 정상 발달 행동이며, 절대로 나쁜 행동을 의미하지 않는다는 것을 확인시켜야 한다.

3. 건강 유지

1) 영양

생후 첫 1년간 뇌와 신체는 빠르게 성장하고 발달한다. 적절한 영양 섭취는 최적의 발달을 유지하는 데에 필수적이다. 신생아는 포유 반사를 통해 젖을 찾고, 유두가 입술에 닿으면 빨기 반사가 일어난다. 혀 밀어내기 반사는 처음 몇 개월간 고형 음식 섭취를 방해한다.

신생아는 요구에 따라 대개 2~3시간 간격으로 수유한다. 4~6개월이 되면 밤 수유를 건너뛰게 된다. 신생아가 졸린 상태이면 깨워서 수유를 돕는다. 모유수유하는 신생아에게는 수분을 보충해서 먹이지 않는다. 모유수유가 안정되는 4주 이전에는 젖꼭지 혼동(nipple confusion)이 일어나지 않도록 노리개 젖꼭지를 주지 않는다(Parks et al., 2016). 영아는 생후 1년간 모유(혹은 조제유)를 먹어야 한다. 1세가 되어야 영아에게 우유나 식물성 대용식을 줄 수 있다. 지방은 신경계 발달에 필수적이므로, 2세 이하 아동에게 저지방 우유를 주어서는 안 된다. 4~6개월에 혀 밀어내기 반사가 사라진다. 영아는 더 이상 고형식을 뱉어 내지 않고, 쌀죽을 먹을 준비가 된다. 점차 채소와 과일을 추가하는데, 한 번에 한 가지를 주어서 영아 위에 자극적이거나 알레르기 반응을 일으키는 음식이 무엇인지 확인한다. 11개월에 고기와 달걀을 줄 수 있다. 1세에 영아는 대체로 하루 세 번 식탁에서 먹으며, 가족과 함께 먹을 수 있다.

건강증진

신생아에게 최고 식품은 모유로, 항체와 잘 소화되는 형태의 지방이 들어 있다. 비록 모유에 있는 항체와 기타 보호 성분이라는 부가적인 이점이 없긴 하지만, 모유수유를 할 수 없는 어머니를 위해 상품화된 조제유도 적절한 영양을 제공한다. 모유수유는 생활양식이 아니라 영아의 건강에 이점을 제공하는 방법으로 선택을 고려해야 한다(Parks et al., 2016).

문화적 고려사항

모유수유

문화적 요인이 모유수유 결정에 영향을 미친다. 북미나 유럽의 일부 어머니는 모유수유를 위해 필요한 신체 접촉이나 노출에 불편함을 느낀다. 비록 많은 직장에서 모유수유를 하는 어머니를 위한 편의시설을 제공하지만, 분만 후 일찍 직장으로 복귀하는 문화는 젖병수유를 선택하는 데에 영향을 미칠 것이다. 조작하기 쉬운 유축기와 모유 저장 용기는 쉽게 이용할 수 있고, 가격이 저렴하다. 일부 문화에서 모유 유축은 유방 울혈 감소나 직장에 복귀한 어머니의 편의에 도움이 되지 않아 권장하지 않는다.

일부 문화에서는 신생아에게 초유를 먹이지 않고, 모유 분비가 충분해질 때까지 깨끗한 물을 먹인다. 모유수유를 금기하는 경우는 매우 드물다. 인간면역결핍바이러스/후천성면역결핍증(HIV/AIDS), 활동성 결핵, 유방의 활동성 헤르페스 병소가 있는 경우와 항암화학요법을 받거나 모유로 전달되어 신생아에게 해로운 영향을 일으킬 수 있는 약물을 투여하는 경우 모유수유가 금기이다.

4~6개월 전에는 완전한 소화와 영양소 이용에 필요한 소화효소가 부족하므로, 고형식을 주는 것은 추천하지 않는다. 땅콩, 젤리, 큰 덩어리 음식은 질식 위험 때문에 영아에게 주면 안 된다. 보툴리누스중독증 위험 때문에 2세 미만 아동에게 꿀을 주지 않는다. 가정에서 단순하게 만드는 이유식은 경제적인 이점이 있고, 몸에 좋지 않은 식품첨가물이 없다. 순무, 비트, 샐러리 등 푸른잎채소로 만든 제품은 질산염 함량이 높아서 1세 미만 영아에게는 조금만 주어야 한다. 병에 든 이유식 제품은 진공 포장되는데, 부모는 구매할 때 유통기한과 안전하게 봉해졌는지를 확인해야 한다. 병을 처음 열었을 때 진공 상태가 풀리면서 펑 소리가 나야 한다. 침이 들어가면 상할 수 있으므로 병에 든 채로 음식을 주어서는 안 되고, 남은 음식을 병에 다시 담아서도 안 된다. 입안의 미생물이 아기에게 전달될 수 있으므로, 부모는 영아 숟가락으로 음식 맛을 보아서는 안 된다.

자율성이 발달하면서 9~10개월에 영아는 스스로 먹는 것을 좋아해서 손가락으로 집어 먹을 수 있는 음식을 원한다. 영아 기질은 식사와 관련된 문제에 영향을 줄 것이다. 예를 들어, 활동 수준이 높은 영아는 가족 식탁에 오랫동안 앉아 있지 못할 것이고, 주의가 산만한 영아는 식사를 빨리 끝내지 못할 것이다. 또한 느리게 적응하는 영아는 새로운 음식을 쉽게 먹으려 하지 않을 것이다.

건강증진

보건의료인은 부모를 도와 아동의 기질에 적합한 식사 방법을 개발하여 갈등이 일어나지 않도록 할 수 있다. 비만 예방이 국민건강증진계획 2030의 목표이며, 영아기 과식은 생애 후기 비만에 영향을 미치는 것으로 생각된다. 보건의료인은 부모에게 영아기 식사에 관한 정보를 제공할 수 있다.

2) 치아

대체로 5~7개월부터 젖니가 나기 시작하며, 모두 20개가 난다(박스 7.2). 위아래 중앙문치가 처음에 나는데, 이때 영아는 치아로 물 수 있는 장난감을 쥐고 노는 것을 좋아한다. 이가 나는 것은 음식을 씹어서 영양 섭취를 돕는 목적이 있을 뿐만 아니라 턱의 발달도 돕는다. 사고로 영아나 아동의 젖니가 빠지면, 치과에 가서 빈 곳을 메워야 영구치가 나오는 공간이 확보되며, 나중에 치아 교정 치료를 피할 수 있다. 영아가 우유나 주스를 젖병에 담아 빨면서 잠이 들면 젖병 충치(nursing caries)가 생긴다. 우유나 주스에 있는 당 성분이 치아에 달라붙어 치아를 부식시키기 때문이다. 영아가 잘 때 젖병을 빨려고 하면, 젖병 충치를 예방하기 위해 젖병에 물을 담아 준다.

박스 7.2 젖니 수 계산

영아와 아동의 젖니 수는 다음 공식을 사용하여 계산할 수 있다.: 나이(개월수) − 6

3) 예방접종

출생한 신생아가 퇴원하기 전에 정기검진 일정을 짜야 한다. 보건소 등 지역사회 자원을 확인하여 부모에게 모유수유와 같은 육아 문제를 위해 이용할 수 있는 정보를 제공한다. 고위험 신생아 어머니를 위해서 가정방문 서비스를 활용할 수 있다. 2개월마다 혹은 예방접종 일정에 따라 영아의 성장, 발달, 건강, 영양 상태를 점검해야 한다. 매년 예방접종 일정에 대한 최신 정보가 제공된다. 최신 예방접종 일정표는 https://nip.kdca.go.kr/irgd/index.html에서 확인할 수 있다.

부모 교육

아동 건강검진 동안 부모의 질문에 답을 해주고, 부모에게 발달 단계와 영아의 요구에 대해 사전 지도를 제공할 수 있다.

www.zerotothree.org는 부모에게 영아의 나이와 발달 단계에 대한 정보, 건강과 영양 및 일반적인 발달 사정에 대해 자료를 제공한다.

4) 사고 예방

사고는 질병 이환과 사망의 주요 원인이다. 신생아를 위한 첫 번째 사고 예방 활동은 자동차 안전장치를 사용하는 것이다. 영아를 안전 의자에 앉히는 대신에 부모가 안고 있으면, 사고 순간에 고속으로 튕겨 나가게 된다. 또한 자동차 앞좌석에 설치된 에어백은 사고 시 성인의 생명을 구하지만, 영아나 어린 아동에게는 치명적인 손상을 일으킬 수 있다(8장 참조).

안전 주의

사고 예방을 위해 '아동에게 안전한' 가정환경을 만들어야 한다. 가정방문하여 안전 정도를 평가하고, 부모에게 아동 안전에 대해 정보를 제공하는 것이 필요할 수 있다. 낙상은 1세 미만 영아에게 손상을 일으키는 흔한 원인이다.

사고 예방에 도움이 되는 지침은 다음과 같다.

- 침대 높이를 아동의 나이에 적합하게 맞춰서 아동이 굴러떨어지지 않도록 한다.
- 영아가 아기 의자나 유모차에 있을 때 떨어지지 않도록 안전띠를 사용한다.
- 계단 꼭대기와 계단 밑에 문을 달아서 영아가 계단에서 떨어지지 않도록 한다.
- 영아를 등이 바닥에 닿도록 바로 눕혀 재우고, 베개나 담요 사용 시 주의하여 질식 사고와 영아 돌연사 증후군(sudden infant death syndrome, SIDS)을 예방한다.
- 영아가 집게 잡기에 능숙해지면 질식 사고를 막기 위해 작은 물건을 치워둔다.
- 영아를 욕조에 혼자 두어서는 안 된다. 영아는 얕은 물에서도 순식간에 빠질 수 있다.
- 전선을 치워 두고, 주전자 손잡이에 손이 닿지 않게 하며, 전기콘센트 덮개를 씌워서 화상을 예방해야 한다.

요점 정리

- 영아기는 출생 4주부터 1년까지이다.
- 발달 과업에는 환경에서 기능하는 데에 필요한 기술을 능숙하게 익히고, 사회적 능력을 개발하는 목표가 포함된다.
- 영아기 발달 과업은 젖떼기, 이동하기, 스스로 먹기, 언어 획득하기 등이다.
- 영아기에 신뢰감이 발달하기 시작한다.
- 6개월에 출생 시 몸무게의 두 배가 되고, 1년에 세 배가 된다.
- 영아는 피아제의 감각운동 발달 단계에 있다.
- 대상영속성은 사물이 눈에 보이지 않아도 존재함을 아는 것이다.
- 영아는 프로이트의 구강기 발달 단계에 있다. 입으로 빨고, 질감을 탐구하는 것은 정상 행동이다.
- 분리 불안은 6개월에 시작되는데, 영아는 부모가 방을 나가면 저항한다.
- 언어 발달에는 말을 사용하는 언어와 몸짓 언어가 모두 포함된다.
- 말을 사용하는 언어에는 표현적 의사소통과 수용적(이해) 의사소통이 포함된다.
- 1세에 자기중심적 행동을 볼 수 있는데, 영아는 장난감을 모두 자기 몸에 가까이 가져가거나 댄다.
- 영아기 과식은 생애 후반기 비만에 영향을 주는 요인으로 알려졌다.
- 영아는 움직임과 운동을 자극하는 환경에 있어야 한다.
- 영아 나이에 적합한 신체 활동은 간헐적으로 자연스럽게 노는 것이다.
- 모유는 6개월 미만 영아에게 가장 좋은 음식이므로, 어머니에게 1년간 모유수유를 계속하도록 격려한다.
- 영아 돌연사 증후군을 예방하기 위해 영아는 등을 바닥에 대고 눕혀서 재운다.
- 1세가 되면 하루 세 번 식탁에서 음식을 먹는다.
- 1세가 되면 우유를 먹을 수 있다. 그러나 2세 미만 아동에게는 저지방 우유를 주지 않는다.
- 영아 충치의 가장 흔한 유형은 젖병 충치이며, 예방이 가능하다.
- 9개월에 영아는 집게 잡기 행동을 통해 엄지와 검지로 작은 물건을 잡을 수 있다.
- 아동에게 안전한 가정은 사고 예방을 위해 매우 중요하다.

사례 연구

어머니가 8개월 된 자녀의 행동에 관해 이야기하면서 자신과 남편은 아기가 태어난 후로 둘만 함께 집 밖에 나간 적이 없다고 한다. 아기가 바닥에 떨어진 아주 작은 물건도 집어서 입으로 가져가고, 아기 의자에 앉히면 테이블 위에 있는 것은 무엇이든지 바닥으로 떨어뜨린다고 한다. 또한 자신과 남편이 아기만 두고 떠나려 하면 아기가 매우 보채서 보모에게 "문제가 많은 아기"를 맡기는 것을 망설인다고 했다. 아기를 보모에게 맡기기 위해 어떤 준비가 필요하고, "문제 행동"을 어떻게 다루어야 하는지를 어머니에게 알려준다면 제안 사항은 무엇인가?

연습문제

1. 영아의 영양 요구는 첫 1년간 빠르게 변한다. 다음 글을 읽고 맞으면 '예', 틀리면 '아니오' 칸에 표시하시오.

	예	아니오
모유에는 조제유에 없는 항체가 포함되어 있다.		
모유수유하는 영아에게는 조제유를 보충해 주어야 한다.		
1세가 되면 저지방 우유를 주어야 한다.		
혀 밀어내기 반사는 4~6개월이 되면 사라진다.		
1세가 되면 하루에 세 번 식탁에서 식사한다.		
3개월에는 음식을 소화하기에 적절한 소화효소가 분비되지 않는다.		
병에 든 채로 음식을 주지 말고 덜어서 주어야 한다.		
2세 미만 아동에게 꿀은 안전하지 않다.		
부모는 아기 숟가락으로 음식을 떠서 먹어 보며 뜨거운지 확인한다.		
1세 미만 영아는 손가락으로 직접 음식을 먹게 해서는 안 된다.		

2. 다음 발달 상태를 일반적으로 나타나는 순서대로 열거하시오.

A. 분리 불안
B. 처음으로 반응적 미소를 지음
C. 집게 잡기
D. 첫걸음
E. 부모를 다른 사람과 구별하고 더 좋아함
F. 반복되는 음절로 소리내기

3. 9개월 영아는 어떤 발달 과업을 성취했을 것으로 예상하는가? 영아가 성취한 발달 과업에 표시하고, 부모에게 안전을 위한 주의가 필요한 과업에도 표시하시오.

발달 과업	성취	안전 주의 요구
이유식	☐	☐
혼자 걷기	☐	☐
손과 입의 협응	☐	☐
기기	☐	☐
의미 있는 단어 말하기	☐	☐
뒤집기	☐	☐
출생 시 몸무게의 3배	☐	☐
출생 시 몸무게의 4배	☐	☐
집게 잡기	☐	☐
모유수유	☐	☐
저지방 우유 섭취	☐	☐
젖니 2개 이상	☐	☐

4. 병원에 방문한 3개월 영아를 관찰하였다. 다음 기록에서 추후 점검이 필요한 관찰 사항에 표시하시오.

"영아는 발달 상태가 좋으며, 오늘 몸무게가 7,260g이다. 어머니는 처음에 영아를 엎드려 눕혔다. 영아는 머리를 들려 하지 않고 뒤집으려고 하지도 않았다. 그다음 어머니는 영아의 등을 바닥에 대어 똑바로 눕히고, 영아에게 말을 하며 영아가 내는 소리에도 반응해 주었다. 영아는 손바닥을 편 채 어머니 얼굴을 향해 뻗었으나, 어머니에게 반응하며 웃지는 않았다. 모유수유할 때 영아는 젖을 힘차게 빨았고, 어머니가 아기 음식을 주자 받아먹었다."

5. 다음 중 영아와의 건강한 애착을 증진하는 상호작용을 고르시오.

A. 계속 마주 보는 자세를 한다.
B. 영아를 놀라게 하지 않으려고 조용하고 단조로운 목소리로 말한다.
C. 울기 전에 배고픈 신호를 인식하고 먹인다.
D. 1개월 영아가 스스로 진정하는 것은 독립성을 촉진한다.
E. 모유수유하는 동안 눈을 맞춘다.
F. 신생아와 어머니가 모아동실에 함께 있다.
G. 9개월 영아는 매주 바뀌는 보모와 둘이서 주말을 보낸다.
H. 영아를 '까다로운' 아이로 부른다.

CHAPTER 08

유아·학령전기

Early Childhood

개요

정의
발달 과업
생리적 변화
- 영양
  - *국민건강증진계획 2030*

사회심리 발달
- 언어 발달 및 의사소통 기술
  - *유아기*
  - *학령전기*
- 인지 발달
- 도덕 발달
  - *훈육*
- 성 특성
- 신체 활동
- 놀이
- 보육

교육 방법
- 안전 및 사고 예방
- 예방접종

학습목표

1. 유아 · 학령전기를 정의한다.
2. 유아기의 정상 발달 특성을 설명한다.
3. 학령전기의 정상 발달 특성을 설명한다.
4. 유아 · 학령전기의 발달 과업에 대해 토론한다.
5. 성장기 아동을 위한 건강한 음식 선택을 점검한다.
6. 언어기술 발달을 돕는 3가지 요인을 나열한다.
7. 유치원이나 어린이집을 선택하기 위한 지침을 최소한 3가지 나열한다.
8. 건강을 유지하기 위한 신체 활동의 역할을 설명한다.
9. 유아와 학령전기 아동의 특징적 놀이와 적합한 장난감을 설명한다.
10. 유아 · 학령전기 아동의 공통적인 3가지 안전 위험을 나열한다.
11. 유아 · 학령전기 아동을 위한 지도 및 훈육 원칙에 대해 토론한다.

주요용어

연령에 적합한 장난감 age-appropriate toys
놀이 play
체벌 corporal punishment
충치 dental caries
훈육 discipline
유아 · 학령전기 early childhood
면역 immunity
구강인두 oropharynx
평행놀이 parallel play
집게 잡기 pincer grasp
학령전기 preschool phase
타임아웃 time-out
유아기 toddler phase

1. 정의

유아 · 학령전기(early childhood)는 1~6세 아동을 포함하며, 두 단계로 구분된다. 미국의 경우, 1~2세는 유아기(toddler phase), 2~6세는 학령전기(preschool phase)이며, 국내의 경우에는 1~3세를 유아기, 3~6세를 학령전기로 구분한다. 유아 · 학령전기 동안 신체 성장은 느려지고 안정화된다.

2. 발달 과업

이 시기에 완수할 과업은 단어를 이해하고 말하는 것, 즉 수용적 언어와 표현적 언어 습득, 사회적 상호작용 기술 발달, 배변훈련과 같은 자기조절능력 획득, 자율성과 자기이미지(self-image) 발달이다. 에릭슨의 발달 단계에 따르면, 유아기는 1~3세이며, 자율성 대 수치심/의심 발달 과업이 성취되는 시기이다. 학령전기는 3~6세이며, 주도성(솔선감) 대 죄의식 발달 과업이 성취되는 시기이다.

이 시기 동안 향상된 운동 능력은 가족과 지역사회 내에서 아동의 탐구 활동을 확장시킨다. 어머니로부터 쉽게 분리되고 주변을 탐구하는 능력 발달은 아동의 자율성과 의사소통 기술의 발달을 촉진한다.

3. 생리적 변화

대부분의 아동은 12~15개월에 혼자 걷는 연습을 한다. 2세 즈음에 척추 전굴증은 아동의 복부가 앞으로 튀어나오게 하지만, 3세 즈음에는 자세가 더 꼿꼿해진다. 다리는 생후 12~18개월 사이에 내반슬로 인해 활모양(O모양) 다리가 되며, 걸을 때 발이 바닥에 평평하게 닿는다. 외반슬은 18개월에서 2세 사이에 나타난다. 걸음걸이는 점차 안정되고 2세 즈음에 무릎과 발은 더 신체적으로 정렬된다. 2세에 아동은 달릴 수 있고 2.5세에 계단을 자연스럽게 올라갈 수 있다. 3세에 교대 발로 계단을 오를 수 있고 세발자전거를 탈 수 있다. 4세에 껑충껑충 뛸 수 있고 5세에 넓이뛰기를 할 수 있다.

대천문(앞숫구멍, anterior fontanel)은 18개월에 닫히고 2세에 20개 유치가 모두 난다. 뇌 안에 있는 뉴런의 지속적인 수초화(말이집형성, myelinization)는 뇌 기능을 증진시킨다. 6~7세 이전까지 뇌의 완전한 수초화가 나타나진 않지만, 학령전기 동안 뇌와 신체 발달의 속도는 아동의 행동과 운동 조정에 영향을 미친다. 뇌의 신피질(새겉질, neocortex)은 사고, 감정, 상위수준의 뇌 기능을 담당한다. 전두엽은 기억, 주의집중, 행동, 감정 기능을 담당한다. 예를 들면, 자전거를 타는 기술은 시각, 청각, 균형 감각 및 시상과 뇌의 신피질 기능을 사용하는 것을 포함한다(그림 8.1). 학령기 아동은 두발 자전거를 탈 수 있는 반면 유아는 세발 자전거를 조정하는 기술을 배우기 위해 고군분투한다. 뇌의 좌반구는 언어장애, 뇌성마비, 난청과 관련이 있다(Shaywitz & Shaywitz, 2016). 언어가 풍부한 상호작용 놀이는 언어 발달을 돕는다. 뇌 발달의 한 영역에 장애가 있는 아동은 다른 영역에도 발달 지연이 있을 가능성이 높다. 따라서 아동 건강검진 시에 발달선별검사가 꼭 이루어져야 한다.

학령전기는 연평균 몸무게가 2kg 늘고, 키가 7~8cm 자란다. 2세의 키는 성인 키의 1/2에 해당

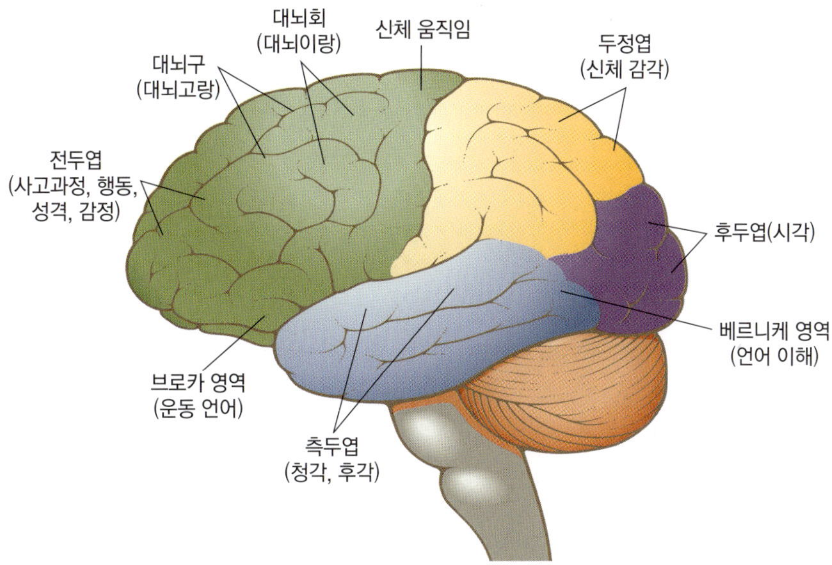

그림 8.1 뇌기능의 해부학

되며, 2.5세에 출생 시 몸무게의 4배가 된다(Feigelman, 2016). 성장곡선 차트는 질병통제예방센터(Centers for Disease Control and Prevention)[1] 웹사이트 (http://www.cdc.gow/growth charts/)에서 이용 가능하다.

정상 발달을 하는 유아는 1세에 엄지와 검지로 집게 잡기(pincer grasp, 엄지와 검지 손가락으로 작은 물체를 잡을 수 있는 능력)를 하고, 5세에 엄지와 각각의 손가락을 순차적으로 터치할 수 있다. 2세에 선을 따라 그리고, 3세에 원을 따라 그릴 수 있으며, 안전 가위를 사용할 수 있다. 4세에 사람을 3등신으로 그릴 수 있고, 5세에 자신의 이름을 쓸 수 있다. 18개월에서 5세 사이에 아동은 한쪽 손을 더 자주 사용하면서 왼손잡이 또는 오른손잡이가 된다. 인위적으로 자주 사용하는 손을 바꾸려는 시도는 종종 실패한다. 학령전기 동안에 눈의 근육이 발달하고 깊이에 대한 지각도 발달한다. 4세에 시력은 20/20이 된다.[2] 책을 읽는 동안 페이지에서 특정 그림을 찾도록 요청을 받으면, 유아는 특정 그림을 찾기 위해 무작위 패턴으로 페이지를 조사한다. 그러나, 똑같은 상황에서 학령전기 아동은 조직적인 방식(위아래 또는 좌우)으로 페이지를 검토하며, 이는 책을 읽을 준비가 되었다는 것을 나타낸다. 성공적인 읽기를 위해서는 체계적인 패턴으로 페이지를 검토하는 것이 필요하다.

청력은 유아기에 완전히 발달하며, 언어 발달을 위해 필요하다. 유스타키오관(eustachian tube)은 중이와 구강인두(oropharynx, 인후 뒤쪽)를 연결한다. 유스타키오관은 짧고 수평이어서 세균을 구강인두에서 중이로 쉽게 이동시켜 중이염을 유발한다. 젖병에 담긴 우유나 주스를 마시며 잠든 아동은

---

1) 우리나라의 질병관리청의 역할을 하는 조직

2) 미국에서 사용되는 시력을 나타내는 수치. 20 feet 떨어진 거리에서 볼 수 있는 물체를 20 feet 떨어진 거리에서 볼 수 있는 것을 의미하고 우리나라의 1.0 시력에 해당된다. 20/13 시력은 우리나라의 약 1.5 시력에 해당된다.

인후 뒤쪽에 당분 액체가 고이는 현상이 나타나고 이는 세균 성장을 촉진한다. 인후 뒤쪽에 세균은 쉽게 유스타키오관을 통해 중이로 넘어가서 감염을 일으킬 수 있다. 만약 아동이 젖병을 물고 자는 경우에는 젖병에 물만 넣어서 중이염과 충치(dental caries)를 예방해야 한다.

유아 · 학령전기 동안에 혼자 먹기, 혼자 옷을 입고 벗기를 포함한 미세운동기술이 발달한다. 유아는 숟가락과 포크를 사용할 수 있으나 종종 손으로 먹는 것을 더 좋아한다. 2세에는 보통 식욕이 감소한다.

배변훈련은 아동 스스로 괄약근 조절 및 어느 정도 의사소통이 가능할 때 시작할 수 있다. 배변 관련 특수 장비를 갖춘 인형 사용, 배변 성공 축하하기, 모델링 행동(modeling behavior)은 배변훈련을 성공하는 데 도움이 되지만, 그 과정은 절대 서둘러서는 안 되며, 3.5~4.5세 이전에 완료되지 않을 수 있다(Feigelman, 2016). 소변을 가리기 전에 대변을 먼저 가리며, 밤중 또는 스트레스로 인해 실수를 할 수 있다. 소변 실수에 대해 절대 야단을 치거나 체벌을 해서는 안 되며, 그 이유는 괄약근 조절이 곧 자아 개념(self-concept) 발달과 관련이 있기 때문이다.

배변훈련 동안 아동이 변기에 앉기를 거부하는 것은 물에 빠지거나 떠내려가는 것에 대한 두려움에서 비롯될 수 있다. 이는 아동이 실제로 두려워하는 것이므로 부모는 이를 무시해서는 안 되며, 아동이 협력하도록 격려해야 한다.

1) 영양

적절한 영양은 어린 아동을 위한 최적의 신체적, 정신적 발달에 필수적이다. 미국 농림부(Department of Agriculture, USDA)[3]는 영양 및 칼로리 요구 사항을 충족하기 위해 유아 · 학령전기에 영양소가 풍부한 음식을 섭취할 것을 권장한다. 다량 영양소(탄수화물, 지방, 단백질)는 많은 양이 필요하고 다양한 자원에서 섭취할 수 있다. 다양한 식단은 제한된 섭취보다 몸에 필요한 미량 영양소(비타민, 미네랄)의 적절한 양도 제공할 가능성이 높다. 총 칼로리 요구량이 나이에 따라 다양할 수 있지만, 다량 영양소의 권장 비율은 생애주기 동안 일관되게 유지된다. USDA는 총 칼로리의 약 52%를 탄수화물 형태로 섭취할 것을 권장하며, 복합 탄수화물 형태로 섭취해야 한다. 복합 탄수화물에는 통곡물, 채소, 전분, 콩, 껍질째 먹는 과일이 포함된다. 정제 설탕과 과일 주스는 단순 탄수화물이므로 섭취를 제한해야 한다. 약 30%의 칼로리 섭취는 지방에서, 나머지 18%는 단백질에서 섭취한다(USDA, 2020). 유아 · 학령전기 동안 아동의 식습관은 민족, 문화, 민속, 유행에 영향을 받을 수 있다. 어떤 가족은 경제적으로 힘들고 어떤 가족은 영양가 있는 음식을 선택하는 방법에 대한 지도가 필요할 수 있다. 대부분의 가족은 영양성분 보존을 위한 요리법에 대해 지원을 필요로 할 수 있다. USDA MyPlate 식품 가이드는 아동과 성인을 위한 최적의 식단에 대한 지침이며(http://www.choosemyplate.gov), 미국인을 위한 식단 지침에 기반한다(그림 11.3 참조). 식료

3) 우리나라의 농림축산식품부의 역할을 하는 조직

품을 살 때 어른들이 하는 선택은 마케팅과 쿠폰의 영향을 받는다. 반면 어린이에게 판매될 때는 장난감 포함 유무, 선반의 배치, 심지어 비디오게임의 영향을 받을 수 있다(Parks et al., 2016). 보상으로 음식을 사용하거나 처벌로 음식을 주지 않는 것은 권장되지 않는다.

고섬유질 식단은 성장과 발달에 필요한 모든 필수 영양소를 제공하지 않기 때문에 어린이에게 권장되지 않는다. 1~6세 아동은 성장이 빠르고 에너지 소비는 높기 때문에 영양 결핍에 취약하다. 채식주의 식단은 동물성 육류를 배제한 식단으로 흔히 '식물성 식단'이라고 한다. 다양한 채식주의 식단은 다음과 같다:

- 비건 채식주의(veganism) : 동물의 살코기와 유제품과 같은 동물에서 생산된 제품은 모두 먹지 않음
- 오보 채식주의(Ovo-vegetarianism) : 계란은 먹지만 유제품은 먹지 않음
- 락토-채식주의(Lacto-vegetarianism) : 유제품은 먹지만 계란은 먹지 않음
- 락토-오보-채식주의(Lacto-Ovo-vegetarianism) : 계란과 유제품 모두 섭취함
- 플렉시테리언(flexitarian) : 가끔씩 고기를 먹는 채식주의자

더 제한적이고 아동에 대해 연구되지 않은 식물성 식단의 다른 변형이 있을 수 있다. 미국 영양식이요법학회(Academy of Nutrition and Dietetics)는 채식주의를 건강에 좋은 식단으로 간주하며, 비채식주의 식단에 비해 많은 건강상의 이점이 있기 때문에 삶의 모든 단계에서 영양 목표를 충족시킬 수 있다고 간주한다. 채식주의를 하는 성장기 아동에게 특별히 주의가 필요한 영양소는 비타민 B_{12}, 철, 아연이며, 고섬유질 식품 섭취로 인해 해당 영양소의 흡수가 제한되기 때문이다(Greenbaum, 2016). 미량원소(trace elements)[4]는 성장기 아동에게 중요하므로 별도 보충이 필요하다.

과도한 영양소나 비타민을 섭취하는 것은 알려진 이점이 없고 단점만 있을 뿐이다. 비만은 예방해야 하고 다양하고 영양가 있는 식단을 통해 성장과 발달을 위한 지원이 제공되어야 한다. 식습관은 유아 · 학령전기 동안 발달하며, 아동은 이러한 건강한 (또는 건강하지 않은) 습관을 성년이 될 때까지 유지할 수 있다. 어린 시절의 영양이 어른의 건강과 질병에 미치는 영향은 이미 잘 알려져 있다.

국민건강증진계획 2030

국민건강증진계획 2030을 위한 전 세계적인 영양 목표에는 저출생체중아 30% 감소, 계획하지 않은 임신을 한 가임기 여성 50% 감소 그리고 모두를 위한 안정적인 식량 공급이 포함된다.

4) 생물 생장에 필수적이나 미량으로도 충분한 원소이며, 철, 아연, 마그네슘 등이 있음

4. 사회심리 발달

1) 언어 발달 및 의사소통 기술

유아기

아동은 표현 언어보다 수용 언어가 먼저 발달한다. 즉, 아동은 단어를 말로 표현하기 전에 먼저 이해할 수 있다. 의사소통은 신생아기에는 울음소리, 옹알이, 미소로 표현된다. 의사소통의 초기 목적은 욕구를 표현하고 다른 사람의 행동을 조절하며, 관심을 끌고 사회적으로 상호작용하는 것이다.

1세 즈음 유아는 보통 첫 번째 분명한 단어를 말하고 "안녕" 또는 "안 돼"와 같은 단순하고 단일한 요구에 반응한다. 15개월 유아는 4~6개의 단어를 말할 수 있고 신체의 다양한 부분을 가리키기 위해 한 개의 손가락을 사용한다. 18개월 유아는 약 15개의 단어를 말하고, 19개월에는 두 단어를 조합한 문장으로 말할 수 있다. 2세 아동은 100개 단어 이상 알게 되고 "장난감을 집어서 치워라."고 하는 2단계 명령을 따를 수 있다. 아동이 말하는 것을 배울 때 만약 이중 언어가 집에서 사용되면, 두 개 이상의 언어를 배울 수 있다. 그러나 가정에서 사용하는 언어와 다른 언어가 학교에서 사용되면 어려움이 발생할 수도 있다. 5세가 되면 대부분의 아동은 모국어를 능숙하게 구사할 수 있다.

학령전기

언어는 학령전기 동안에 빠르게 발달한다. 2세 아동은 100개 단어 이상을 알고, 5세는 2,000개 단어 이상을 안다. 학령전기 아동의 문장 내의 단어 개수는 아동의 나이와 같다(Feigelman, 2016)[5]. 2.5세 아동은 "내 인형"과 같이 소유를 표현한다. 4세가 되면 과거형을 표현하고, 5세가 되면 미래형을 표현할 수 있다. 언어 발달은 타인이 아동에게 말을 걸거나 말을 하도록 격려하는 경험에 의해 직접적으로 영향을 받는다. 언어 발달은 예측 가능한 순서를 따르고 속도가 느릴 수는 있지만 타인의 말을 모방하거나 타인으로부터 자극받지 않아도 발달한다. 언어 발달은 정신적 · 정서적 발달을 반영하며, 종종 언어 지연은 2세에 발견된다. 아동 학대와 방임 환경에서도 언어가 지연될 수 있다.

2세가 되면, 아동은 타인의 반복되는 지시를 듣게 된다. 금지된 물건을 만질 때, 아동은 "만지지 마세요."라는 소리를 듣게 된다. 아동의 언어 능력이 그들의 두려움을 말로 표현할 수 있게 되면, 두려움이나 좌절감 관련 행동 반응은 자연적으로 줄어든다. 이러한 이유 때문에 언어 지연이 있는 아동은 더 빈번한 분노 발작이나 과격한 행동(behavioral outbursts)을 하기 쉽다.

학령전기 동안 습득한 언어 능력은 학령기 아동이 학교에서 읽고 쓸 수 있는 능력을 갖추기 위한 성공의 발판 역할을 한다. 학령기 아동은 모국어를 능숙하게 구사할 수 있는 능력을 갖추고 초등학교에 입학해야 한다. 읽고 쓰는 능력에 대한 이정표(milestones)는 아동 발달 평가에 도움이 될 수 있다(표 8.1).

예를 들어, 18개월 된 아동이 한 개 단어만 사용하거나 2세 아동이 단어를 거의 사용하지 않는 경우, 3세 아동이 명확하게 이해되지 않는 단어를 사용할 수 있다. 이 경우 언어 및 청력 검사를 위한 의뢰가 필요하다(표 8.2).

---

5) 예를 들어, 3세 아동은 3개 단어를 조합하여 문장을 구사한다. "엄마, 아기가 울어요."

표 8.1 읽고 쓰는 능력에 대한 이정표

연령	운동	인지/언어	상호작용
6~12개월	책을 잡기 위해 손을 뻗음 책을 입에 넣음	사진 보기 소리내기, 사진 두드리기	얼굴 대 얼굴 응시하기 부모는 "좀 더"와 "중지"에 대한 아기의 신호에 따름
12~18개월	도움 받아 책을 잡을 수 있음 한 번에 여러 페이지의 책장을 넘김	한 손가락으로 사진 가리키기 같은 소리로 사진에 이름 붙이기	읽을 책을 가져올 수 있음 유아가 읽기를 스스로 "통제"하도록 놔두지 않으면 부모에게 화를 냄
18~36개월	한 번에 한 페이지의 책장을 넘김 책을 들고 집 안을 돌아다님	친숙한 사진에 이름 붙이기 주의집중 시간이 매우 가변적임 계속 이야기를 하도록 요구함	부모는 "무슨 일이야?" 라고 질문함 부모는 아동이 단어를 말할 때 기쁨을 표현함

출처 : Feldman, H., & Messick, C. (2009). Language and speech disorders. In W. Carey, A. Crocker, W. Coleman, E. Elias, & H. Feldman(2009). *Developmental–behavioral pediatrics* (4th ed.). Elsevier; Simms, M. (2016). Language development and communication disorders. In R. Keigman, B. Stanton, J. St Geme III, N. Schor, & R. Behman (2016). *Nelson textbook of pediarics* (20th ed.). Elsevier.

표 8.2 의사소통 장애가 있는 아동에게 도움이 필요한 경우

연령	도움이 필요한 행동
0~11개월	6개월 이전 아동이 갑작스러운 큰 소리에 반응하여 놀라거나, 눈을 깜박거리거나, 즉각적인 행동을 보이지 않는다. 6개월 이전 아동이 사람의 목소리에 주의를 기울이지 않고 엄마의 목소리에 달래지지 않는다. 6개월 아동이 자음+모음 음절을 옹알거리지 않고 깔깔거리거나 구구하는 소리를 모방하지 않는다. 10개월 아동이 자신의 이름에 반응하지 않는다. 10개월 아동의 소리가 비명소리, 웅얼거림, 모음으로만 제한된다.
12~23개월	12개월 아동의 옹알이 또는 말이 모음 소리로만 제한된다. 15개월 아동이 "안 돼", "안녕" 또는 "젖병"에 반응하지 않는다. 15개월 아동이 소리나 단어를 모방하지 않는다. 18개월 아동이 적절한 의미를 지닌 단어를 최소한 6개 말하지 않는다. 21개월 아동에게 몸짓 신호 없이 "나에게 …을 달라", "앉아" 또는 "이리 와"를 말할 때 올바르게 반응하지 않는다. 23개월에도 두 단어를 조합한 문장(예: "이거 뭐지", "당신 고마워요" 또는 "모두 사라졌다")을 말하지 않는다.
24~36개월	24개월 아동의 말 중 50% 이상이 익숙한 청중(예: 부모)에게 이해되지 않는다. 24개월 아동이 몸짓 신호 없이 신체 부위를 가리키지 않는다. 24개월 아동이 단어를 문장으로 조합하지 못한다("다시 만나자", "차로 가자", "과자 원해"). 30개월 아동이 "위", "안", "아래", "앞" 또는 "뒤" 단어에 대해 이해를 못한다. 30개월 아동이 짧은 문장을 사용하지 않는다("아빠, 안녕히 계세요"). 30개월 아동이 "어디에서", "무엇을", "왜"를 사용하여 질문을 하지 않는다. 36개월 아동의 말을 낯선 청중(예: 낯선 사람)이 이해하지 못한다.
모든 연령	모든 연령에서 아동은 지속적으로 말을 잘 못하고 반복과 주저함을 보인다. 아동은 말을 할 때 방해를 받거나 어려움을 겪는다. 찡그린 얼굴, 눈 깜빡임 또는 손 동작이 동반될 수 있다.

출처 : Mac Dante, K., & Kleigman, R. (2019). *Nelson's essentials of pediarics*. Elsevier; originally modified from Weiss, C. E., & Lillywhite, H. E. (1976). *Communication disorders : a handbook for prevention and early detection*. Mosby.

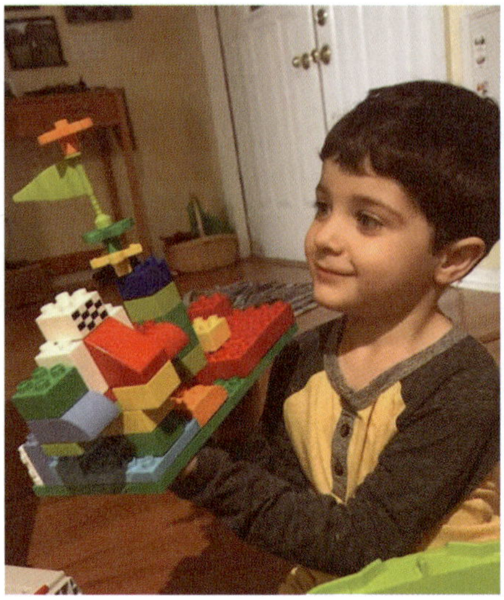

그림 8.2 이 소년은 자신이 만든 독특한 장난감을 자랑스럽게 살펴본다.

2) 인지 발달

인지 발달의 감각운동 단계가 끝나고 상징적 사고가 시작되며, 유아가 생각을 표현하고 문제를 해결하기 위해 단어를 사용할 때 시작된다. 1세 유아는 장난감에 접근하기 위해 장애물을 옆으로 밀어낼 수 있다. 18개월 유아는 공, 블록 또는 봉제 장난감을 계단에서 떨어뜨리면 떨어지는 비율과 튕기는 높이가 다르다는 것을 배운다. 2세 유아는 과거 경험을 기억하고 그에 따라 행동을 조정한다. 1세 아동은 부모가 방을 떠날 때 분리 불안을 보일 수 있다. 2세 아동은 그 사람이 돌아올 것이라는 것을 알면 일시적인 부재(예: 부모가 일하러 가는 것)를 수용할 수 있다.

학령전기의 사고에는 마법적 사고 및 자기중심주의와 같은 피아제의 전조작 또는 전논리적 특성이 포함된다(5장 참조). 2세 아동은 생명이 없는 인형이나 장난감에 생명을 부여하고 자신이 바라는 소원이 이루어질 것이라고 생각한다. 학령전기 아동은 자신의 관점이 다른 사람들과 같다고 생각한다. 비록 학령전기 아동이 공감을 할 수는 있지만, 이는 자신이 편하게 느낀 것을 다른 사람도 편하게 느낄 것이라고 생각하는 수준이다.

학령전기 아동은 경험을 통해 원인과 결과, 문제해결 방법에 대해 점차로 배운다. 기차를 표현하는 상자와 같이 한 개체로 다른 개체를 표현하는 것은 상징주의와 상상 놀이이다. 가상놀이(pretend play)는 2세에 흔하게 나타난다. 3세 아동은 자신과 다를 수 있는 타인의 동기(motivations)를 이해할 수 있고, 5세가 되면 정교한 줄거리와 등장인물이 있는 시나리오 역할극을 할 수 있다. 독특한 캐릭터나 성(castle)을 나타내는 빌딩 블록으로 장난감을 만들 수도 있다(그림 8.2). 학령전기 아동은 타인의 의견을 이해하고 노력하는 과정에서 괴물, 나쁜 사람, 보이지 않는 친구로 인해 두려움을 경험할 수 있다.

학령전기 아동의 주요 과업 중 하나는 장난감을 물어뜯고 발로 차고 던지는 것과 같은 충동 행동을 조절하는 것이다. 충동행동 조절은 보통 4세까지 획득되며, 스트레스를 받을 때는 다시 나타날 수 있다. 18개월 유아는 자아 의식이 발달하고 3세가 되면 가상 놀이를 통해 복잡한 감정과 생각을 표현할 수 있다. 4세가 되면 타인의 희망과 감정이 자신의 것과 어떻게 다른지 이해할 수 있다. 학령전기 아동이 이해하지 못하거나 표현하지 못하는 것은 종종 거부증(negativism)이나 분노발작 행동으로 나타날 수 있다. 아동의 타고난 기질은 기쁨, 분노, 좌절과 같은 감정 반응 강도에 영향을 미친다. 부모는 그들의 아이들이 이러한 문제들을 긍정적인 방법으로 관리할 수 있도록 돕는 지침이 필요하다. 부모는 http://www.zerotothree.org에 접속하여 유아 · 학령전기 시기를 이해하기 위한 자료에 접근할 수 있다.

3) 도덕 발달

콜버그에 의하면, 자기통제력(self-control)을 배우고 다른 사람과 공유하는 것을 배우는 것은 유아 · 학령전기의 도덕적 발달 과업이다(5장 참조). 학령전기 아동은 그들의 도덕적인 행동의 모델로 부모를 주의 깊게 관찰한다. 이는 종종 그들의 놀이에도 나타난다. 학령전기 아동은 가정, 지역사회 및 텔레비전에서 본 것을 조직하고 종합한다. 그들은 어떤 행동이 용납될 수 없는지 확인하거나 또는 주의를 끌기 위해 끊임없이 한계를 시험한다. 3세 아동은 의식주의적(ritualistic)이 되며, 자신이 지켜야 하는 규칙을 알고 혼나면 죄책감을 느낀다(그림 8.3). 2세 아동은 고의적 행동과 실수를 구분하지 못하고 쉽게 책임을 전가한다. 3세 아동은 고의적 행동과 실수의 차이를 이해할 수 있지만 여전히 다른 사람에게 책임을 전가할 수 있다. 5세 아동은 고의적인 행동에 대해서만 책임을 전가하고 실수에 대해서는 용서를 구한다.

어떤 부모는 학령전기 아동이 거짓말을 한다고 불평한다. 학령전기 아동은 타인을 속일 목적으로 거짓말을 할 수 있을 정도로 추상적 추론을 못한다. 아동은 자신이 해석한 대로 말하거나 그것

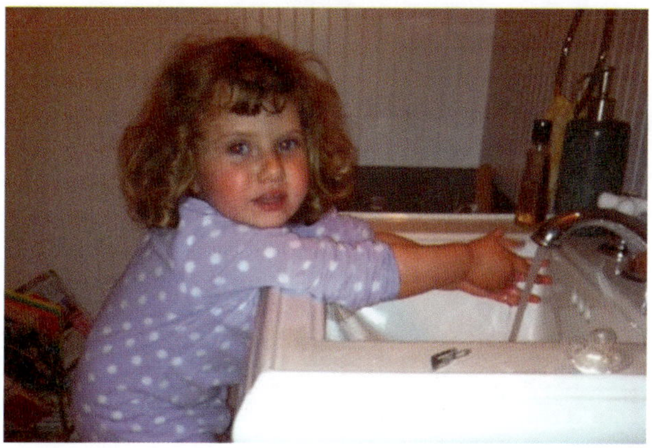

그림 8.3 아동은 어릴 때부터 손을 씻는 법을 배울 수 있다. 규칙적인 손 씻기는 감염 확산을 예방할 수 있으며 국민건강증진계획 2030의 일부 목표를 달성하는 데 도움이 될 수 있다.

이 사실이기를 바라는 마음으로 말을 한다. 학령전기 아동은 아직 소유권을 완전히 이해하지 못하기 때문에 훔치는 것이 잘못이라고 느끼지 못한다. 타인의 물건을 존중하는 것은 학습된 행동이다. 아동은 일관되고 긍정적인 강화와 훈육을 통해 사회적으로 용인되는 행동을 배워간다.

훈육

훈육(discipline)은 처벌이 아닌 행동을 지도, 교육 또는 교정하는 것을 기본 목적으로 해야 한다. 학령전기 아동은 본래 자기중심적이고 타인의 권리와 요구를 이해하지 못할 수 있다. 학령전기 아동은 화를 내며 엄마를 때릴 수 있지만 엄마의 사랑, 포옹, 위로를 기대한다.

유아를 위한 훈육의 목적은 긍정적인 자존감을 유지하면서 자기통제력을 기를 수 있도록 돕는 것이어야 한다. 한계를 설정하는 것은 착한 행동에 대한 칭찬을 포함해야 한다. 용납할 수 없는 행동에 대한 타임아웃(time-out) 반응은 1~6세 아동에게 효과적이다. 이러한 반응은 아동이 자기조절을 위한 시간과 함께 안전한 장소에 있도록 한다. 왜 그런 일이 발생했는지에 대해 간단한 설명과 함께 타임아웃을 수행하고 타임아웃이 끝날 때 다시 한번 왜 이런 일이 발생했는지 상기시킨다(그림 8.4). 타임아웃은 보통 나이 1세당 1분으로 제한한다. 일관된 적용을 하면 아동은 특정 행동에 대한 징계 조치를 예상하고 그러한 행동을 통제하는 방법을 배운다.

체벌(corporal punishment, 때리기)은 고통에 초점을 맞추고, 공격성을 모델링하며, 훈육의 진정한 목표를 달성하지 못한다. 어린 아동은 부모의 행동을 본보기로 하여 부모를 때릴 수도 있다. 아동은 체벌에 익숙해지고 부모는 전보다 더 세게 때려야 하며, 아동학대 위험성이 커지게 된다. 심한 체벌은 아동의 심리적인 건강에 영향을 미치고 공격적 행동을 초래할 수 있다.

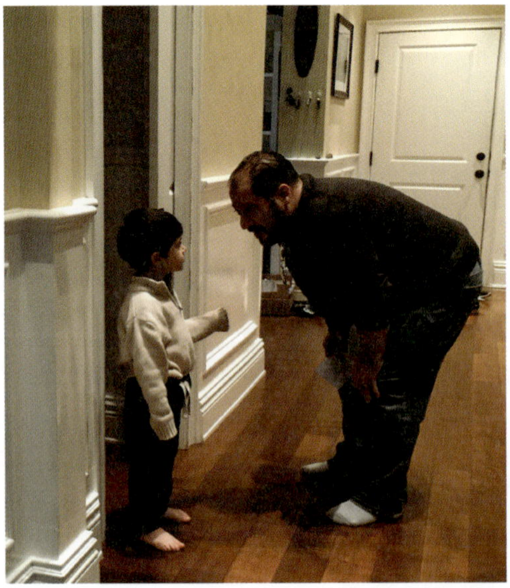

그림 8.4 4세가 되면 아동은 행동 규칙을 이해한다. 부모의 중요한 교육 접근법은 아동의 행동에 대해 얘기하고 적절한 경우에 "타임아웃"을 사용하는 것이다.

표 8.3 효과적인 훈육 기술의 조작 이론

훈육 종류	예시	효과
긍정적 강화	아동은 엄마를 도와준 후에 간식이나 장난감을 받는다.	"엄마를 돕는" 행동이 증가한다.
부정적 강화	나쁜 행동에 대한 특권을 제한한다. 좋은 행동에 대한 제한을 제거한다.	원하는 행동이 다시 발생할 가능성이 높다(큰 아동에게 유용).
부정적 체벌	타인과 상호작용하는 즐거움을 제거한다. 행동을 무시한다.	지나친 제한은 아동의 주도성을 해칠 수 있다. 2~4세 아동의 분노발작이 결국 긍정적 보상으로 이어지도록 해서는 안 된다(예: 분노발작 후에 결국 부모가 지쳐서 아동의 요구를 들어주는 것).

※ 효과적인 훈육은 아동이 행동 통제력을 내면화하는 데 도움이 된다. 훈육은 즉각적이고 구체적이며 시간 제한이 있어야 한다.

좋은 행동을 보상하는 것은 긍정적이고 가장 효과적인 훈육 기술이다. 포옹, 미소, 칭찬, 좋은 행동에 대한 물질적 보상은 효과적이다. 부모의 일관된 반응은 성공적 훈육의 열쇠이다. 칭얼거리거나 괴롭히거나 짜증을 내는 아동의 행동을 무시하고 좋은 행동을 할 때 자주 칭찬하는 것이 더 효과적이다. 어떤 행동이 관심을 받으면 아동은 관심을 끌기 위해 더 강렬하게 다시 그 행동을 한다. 스키너가 설명한 조작적 조건화에 따르면, 학습자는 긍정적인 결과를 초래하는 행동은 반복하고 부정적인 결과를 초래하는 행동은 중단한다. 훈육의 조작이론(operant theory)은 표 8.3에 설명되어 있다. 놀이 중 조작이론의 예는 영아가 발을 차거나 풋패드(footpad)를 터치할 때 활성화되는 양방향 모빌의 사용이다. 영아가 모빌의 소리와 움직임에 즐거움을 느끼면 영아는 모빌이 움직이도록 차는 행동이 증가한다.

아동을 위한 훈육 기술에 대해 논의할 때 보건의료인은 무비판적이어야 하며, 부모가 일관되고 안전한 상호 수용 계획을 세울 수 있도록 도와야 한다. 지지그룹(support groups), 부모교실, 필요에 따라 상담을 받을 수 있어야 한다.

4) 성 특성

과거에는 유아와 학령전기 아동이 성에 대해 무관심하거나 성적 휴면 기간에 있다고 생각되었다(성 특성에 대한 정의는 10장 참조). 오늘날 유아 · 학령전기 아동은 음경 발기, 골반 흔들기(pelvic thrusting), 리드미컬한 움직임, 자위를 포함한 성적 쾌감 및 반응에 대한 능력을 갖고 있다고 인식된다. 킨제이 등(Kinsey et al., 1948)과 다른 연구진은 4~7세 아동이 정상적인 호기심으로 성기를 보거나 만지는 놀이 활동을 한다고 보고한다(표 8.4).

부모는 그들 자녀의 성 특성(sexuality) 형성에 영향을 미친다. 아동의 소변과 대변 배설물에 대한 부모의 반응은 성 특성과 관련된 초기 영향요인이다. 더러운 기저귀에 대한 부정적인 반응, 더러워진 유아의 속옷에 "냄새가 난다"고 말하는 것, 강압적인 배변 훈련은 아동의 성 특성 발달에 부정적 영향을 미친다. 신체기능의 자연스러운 과정을 비밀이나 더러운 것으로 취급하는 것은 생식

표 8.4 유아 · 학령전기의 성적 행동

정상	의뢰 필요
기저귀를 갈 때, 자신의 생식기를 만질 수 있다.	장난감을 가지고 노는 것보다 생식기를 만지는 것을 선호한다.
대변을 가지고 논다.	대변을 장난감으로 반복적으로 사용한다.
가족과 친구의 가슴과 생식기를 만진다.	생식기 부위를 만져달라고 요청한다.
옷을 벗고, 누드 놀이를 좋아한다.	행동수정 후에도 공공장소에서 반복적으로 옷을 벗는다.
화장실 사용에 흥미를 보인다.	종종 타인의 화장실 사용을 보겠다고 고집을 피운다.
타인의 신체를 검사하기 위해 "의사" 역할을 한다.	친구의 옷을 강제로 벗긴다.
생식기 부위에 물건을 놓는다.	자신이나 친구의 생식기 부위에 물건을 놓겠다고 고집을 피운다.
친구와 함께 엄마, 아빠 역할을 담당한 놀이를 한다.	성 행위를 시뮬레이션한다; 그림에 성기를 그린다.

출처 : Hillman, J., & Spigarelli M. (2009). Sexuality: Its development and direction. In W. Carey, A. Crocker, W. Coleman, E. Elias, & H. Feldman(2009). *Developmental-behavioral pediatrics* (4th ed.). Elsevier.

기 부위와 관련된 당혹감이나 불편감을 조장한다. 부모가 감정 표현으로 포옹과 키스를 하는 것은 아동의 성 특성에 영향을 미치며, 아동이 향후 친밀한 관계를 맺는 능력에 영향을 미친다(Hillman & Spigarelli, 2016). 수줍음(modesty)은 5~6세 사이에 점차 나타난다. 유치원과 어린이집에서는 보통 남자, 여자 화장실을 구분하지 않으며, 신체를 보는 것이 정상적이고 자연스러운 것으로 간주된다. 그러나 정상적인 놀이 활동을 방해하는 과한 자위행위나 성적 호기심, 인형이나 놀이 친구와 성교를 하는 행위는 성적 학대의 징후일 수 있으므로 아동 상담을 의뢰하는 것이 필요하다.

5) 신체 활동

국가는 유산소 운동능력, 체력, 삶의 질을 높이기 위해 아동에게 최소한 60분의 신체 활동을 권장하는 지침을 제공한다. 유치원과 어린이집의 쉬는 시간, 체육 프로그램, 조직화된 스포츠(organized sports), 지역사회 레크리에이션 프로그램은 많은 신체 활동을 지원한다. 아동기의 영양과 신체 활동은 체중 조절 및 심장병, 고혈압, 당뇨병과 같은 성인병 예방을 위한 핵심 요소일 뿐만 아니라 청소년기와 성인기 건강의 기초를 확립한다(Turk, 2016).

연령에 적합한 신체 활동은 중간 정도에서 격렬한 범위까지 다양하며, 자연스러운 패턴을 따라야 한다. 달리기, 뛰기, 깡충깡충 뛰기, 등산은 모든 아동에게 적합한 신체 활동이다. 조직화된 스포츠 또한 규칙적인 신체 활동의 좋은 원천이 될 수 있다. 보호자는 텔레비전, 컴퓨터, 비디오 게임과 같은 좌식 활동을 제한하고 아동이 안전하고 활동적인 놀이를 할 수 있도록 격려해야 한다.

보호자는 각 활동에 적합한 신발과 보호장비를 제공하여 아동을 안전하게 보호할 수 있다. 신발은 쿠션이 있어야 하고 잘 맞아야 한다. 보호 장비에는 헬멧, 마우스가드(mouthguards), 무릎보호대 등이 있다. 보호장비와 놀이 공간은 부상을 방지하기 위해 잘 관리되어야 한다. 아동에게 운동

전, 중, 후에 물을 제공하여 체내 수분을 유지한다. 특정 신체 활동을 위한 보호 장비에 대한 자세한 내용은 https://www.medic8.com/healthguide/sports-medicine/prevention/equipment.html를 참조한다.

6) 놀이

유아기의 놀이는 아동의 경험을 반영한다. 연령에 적합한 장난감(age-appropriate toys)은 안전하고 특정 연령대의 인지 및 운동 발달을 촉진한다. 유아는 아기를 재우거나 가게에서 쇼핑하는 것처럼 행동할 수 있다. 2세 아동은 친구 옆에서 놀지만 친구와 상호작용하지 않는 평행놀이(parallel play)를 한다. 3~4세 아동은 그룹을 형성하여 함께 놀거나 블록의 탑을 함께 쌓는 놀이를 한다. 5세 아동은 조직적인 그룹 놀이를 하며, 엄마 역할, 아빠 역할 등을 정하고 논다.

놀이를 통해 아동은 성인의 역할을 모방하며, 문제를 해결할 수 있다. 아동의 그림은 종종 아동 내면의 감정적 문제나 갈등을 반영한다. 학령전기 아동에서 놀이의 규칙을 지키는 것은 절대적이며, 공정함은 상황에 관계없이 동등한 대우를 의미한다. 독특한 춤과 무작위 움직임에 반응하는 유아와 학령전기 아동 모두 그룹으로 노래하는 것을 즐긴다(그림 8.5). 대부분의 2세 아동은 녹음된 노래에 맞춰서 노래하는 것을 좋아한다.

7) 보육

어린이집이나 유치원에서 시간을 보낸 경험은 자립심을 키우는 데 큰 밑거름이 된다. 아동은 부모가 떠날 것이라는 사실을 받아들이고 부모가 다시 돌아올 것을 믿어야 한다. 일하는 부모를 위해 지역사회에서 이용할 수 있는 여러 유형의 보육 시설이 있다.

부모는 개인 베이비시터나 보모를 선택하여 자녀에게 개별적 보육을 제공할 수 있다. 가족 케어센터는 소규모 그룹의 어린이를 위한 보육 서비스를 제공하며, 이러한 경우에 부모들이 교대로 보

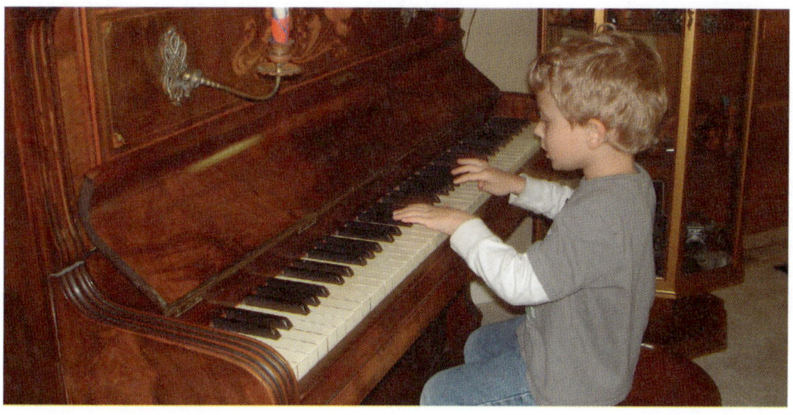

그림 8.5 학령전기 아동은 음악에 대한 사랑을 공유한다. 이 아동은 피아노 치는 것을 좋아한다.

육 서비스를 제공하는 경우가 많다. 보육 시설은 전문 직원의 감독하에 아동 그룹을 위한 체계적인 놀이 및 휴식 활동을 제공한다. 일부 회사 고용주는 직원에 대한 서비스로 직장 내 보육시설을 제공한다. 유치원은 성장과 발달을 촉진하고 대처 기술을 가르치는 활동을 제공한다. 좋은 유치원 프로그램은 아동이 자신감과 긍정적인 자존감을 얻는 데 도움이 될 수 있다. 부모는 자녀의 요구에 가장 적합한 시설을 선택하는 데 도움이 되도록 다음과 같은 제안을 제공받을 수 있다:

- 지방자치기관은 지역 어린이집과 유치원 목록을 제공한다.
- 유치원과 어린이집은 교육협회(National Association for Education of Young Children)가 정한 인증기준을 충족해야 한다.
- 직원들은 초등학교 입학 준비를 함께 제공해야 한다.
- 학생 대 직원 비율은 명확한 기준을 갖고 확립해야 한다.
- 훈육 기술, 돌봄 또는 교육에 대한 철학, 안전 및 환경 위생 상태를 점검한다.
- 간식 및 휴식을 위한 시설을 점검한다.
- 아동 건강 기록 요구 사항을 점검한다.
- 실내 및 실외 놀이를 위한 장난감과 시설을 점검한다.
- 부모는 유치원을 방문하고 직원들과 아동의 상호작용을 관찰한다.
- 부모는 유치원의 다른 아동 부모와 대화하고 그들의 의견을 확인한다.

5. 교육 방법

부모가 유아의 말에 적절하게 반응할 때 긍정적인 의사소통 발달을 자극한다. 유아와의 정기적인 독서 시간에 그림책을 사용하는 것도 언어 발달에 도움이 된다. 부모는 2세 아동에게 정확한 발음을 요구해서는 안 되며, 정확한 발음이 주요 초점이 되어서는 안 된다. 입맞춤을 할 수 없거나 음식을 먹을 수 없는 것과 같은 구강 문제와 언어 문제가 관련되어 있으면 의학적 진단을 받아야 한다.

부모는 "너는 지금 화가 나 있고, 나는 이해한다."와 같은 말을 통해 학령전기 아동이 감정을 표현할 수 있도록 돕는 방법을 가르칠 수 있다. 학령전기 아동에게 감정을 행동으로 보이지 않고 말로 표현하도록 가르치는 것은 긍정적인 사회 발달의 열쇠가 된다. 자율성을 배우고 있는 학령전기 아동은 종종 의존과 독립, 기쁨과 분노 사이에서 빠르게 변화하는데, 이러한 행동은 부모로 하여금 좌절감과 부족함을 느끼게 할 수 있다. 부모는 유아와 학령전기 아동의 정상적인 발달과 행동에 대해 상담을 받을 필요가 있다.

아동은 2세까지 1차 치과검진을 받은 뒤 6개월마다 치과를 방문해야 한다. 치과 X-선 촬영은 4~6세에 실시할 수 있다. 영아의 잇몸은 부드러운 젖은 천으로 닦을 수 있고 칫솔은 첫 번째 이가 나올 때 사용한다. 구강 건강을 유지하려면 부드러운 칫솔과 연령에 맞는 치약을 사용하여 매일 2회 규칙적인 양치질을 하는 것이 2세까지 습관화되어야 한다(Douglass & Clark, 2015). 부모는 자녀가 모방하기

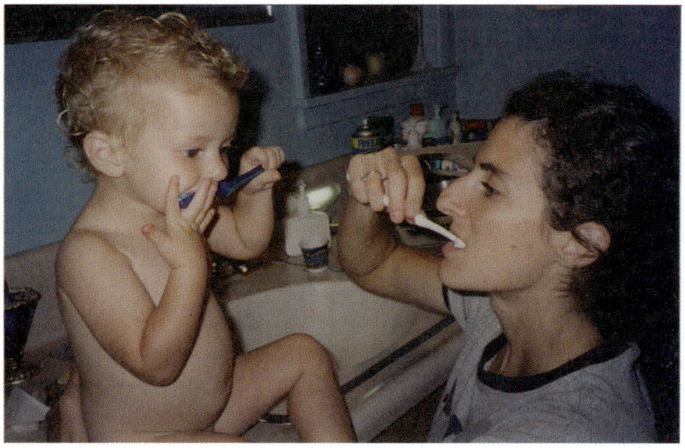

그림 8.6 아동은 엄마를 모방하고 자신의 이를 닦는다. 아동은 이러한 야간 의식에서 엄마의 이를 닦는 것을 '돕는다'.

를 바라는 행동에 대한 모델이 될 수 있다(그림 8.6).

정기 건강 검진 시에 아동의 행동과 부모의 반응은 논의되어야 한다. 부모가 자녀에 대해 긍정적인 언급을 하지 않고 자녀가 유치원과 가정에서 잘못된 행동을 하면 더 자세한 검진이 필요할 수 있다.

1) 안전 및 사고 예방

사고는 유아 · 학령전기의 주요 위험 요소이다. 어린 아동은 열심히 놀기 때문에 그들 주변의 잠재적인 위험에 대해 거의 이해하지 못한다.

안전 주의

- 부모는 집에서 아동을 보호하고, 계단을 안전하게 유지하며, 잡동사니를 치우는 것에 대한 지침이 필요할 수 있다.
- 장난감은 날카로운 모서리 없이 튼튼하고 나이에 적합해야 한다.
- 학령전기 아동은 깨질 수 있는 물건이나 날카로운 물건을 소지해서는 안 된다.
- 카시트의 적절한 사용은 필수적이다(그림 8.7).
- 아동은 에어백이 터지면 치명적일 수 있기 때문에 13세 이상이 될 때까지 자동차 앞좌석에 앉지 않아야 한다.
- 아동을 자동차 안에 혼자 두어서는 안 된다.
- 우발적인 화상은 가정에서 흔히 발생하는 위험이므로 냄비 손잡이가 쿡탑의 가장자리에 돌출되어서는 안 된다.
- 의약품은 어린이용 병뚜껑이 있는 것을 사용해야 하며, 아동의 시야나 손이 닿는 곳에 두어서는 안 된다.
- 학령전기 아동은 낯선 사람과 이야기하는 것의 위험성을 배울 수 있고 부모나 보호자가 보이지 않을 때 어디로 가야 하는지 알아야 한다.
- 정기검진 시마다 사고 예방 방법이 논의되어야 한다(표 8.5).
- 납이 식품에 스며들어 성장과 발달을 저해하는 납 중독을 유발하므로 납 함량이 높은 식기의 사용은 피해야 한다.

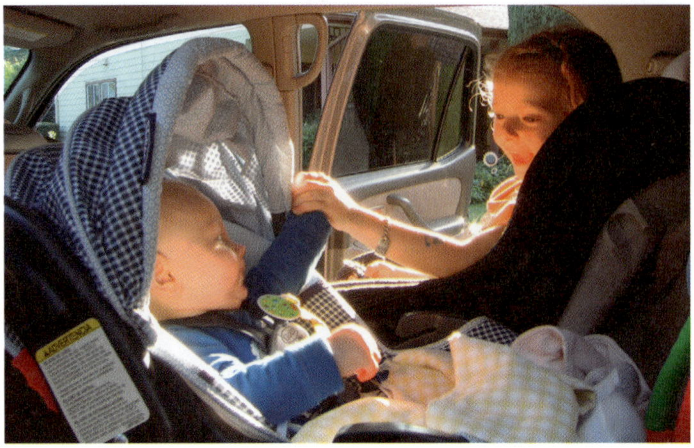

그림 8.7 앞 방향 장착 카시트에 큰 아동이 타고 있고 뒤 방향 장착 카시트에 타고 있는 영아를 즐겁게 해주고 있다. 만 2세 미만 또는 15.9kg 미만의 아동은 운전자 뒤쪽 좌석에 차가 가는 반대 방향으로 장착된 카시트에 태워서 차가 급정거하거나 사고가 났을 때 크고 무거운 머리가 앞으로 떨어져 기도가 막히는 것을 방지해야 한다. 운전자는 차량의 백미러를 통해 영아를 볼 수 있다. 15.9~18.2kg 아동은 자동차 뒷좌석 중앙에 차가 가는 방향으로 카시트를 장착하고 태운다. 더 큰 아동은 (1) 차량 안전벨트가 가슴을 가로질러 적절하게 장착되고, (2) 무릎 벨트가 허벅지를 가로질러 장착되며, (3) 아동이 자동차 뒷좌석에 앉아서 무릎안쪽(오금부위)이 좌석 가장자리에 위치할 때까지는 반드시 보조의자 카시트를 사용해야 한다. 아동은 13세 이상이 될 때까지 자동차 앞좌석에 앉으면 안 된다. 안전한 카시트 사용에 대한 정보는 https://www.nhtsa.gov/equipment/car-seats-and-booster-seats에서 확인할 수 있다.

표 8.5 유아의 행동 특성으로 인한 사고위험을 예방하는 방법

행동 특성	사고 예방 전략*
자동차	
충동적이고, 만족을 늦출 수 없으며, 이동성이 증가하고, 자기중심적임	아동에게 거리에서 안전 수칙을 가르친다. 아동에게 빨간색, 노란색, 녹색 신호등의 의미를 가르친다. 아동이 주차된 차나 눈더미 뒤에서 뛰지 않도록 주의시킨다. 카시트 장치를 적절하게 사용한다. 길을 건널 때 유아의 손을 잡는다. 세발 자전거 타기를 감독한다. 아동이 자동차 안에서 혼자 놀지 못하게 한다. 운전자는 출발하기 전에 차량 앞뒤를 주의 깊게 살핀다. 아동에게 집 주변의 안전한 장소를 가르친다. 항상 어린 유아와 학령전기 아동을 감독한다.
화상	
불에 매료됨 유아는 기어올라가 물건에 닿을 수 있고, 구멍과 개구부를 손가락으로 찌를 수 있으며, 문과 서랍을 열 수 있고, 원인과 결과를 알지 못함	아동에게 '뜨거운 것'의 의미를 가르친다(예: 아동이 뜨거운 해변 모래를 만지게 한다). 성냥, 담배, 양초, 향초를 손이 닿지 않는 곳에 보관한다. 냄비의 손잡이를 쿡탑 뒤쪽으로 돌린다. 뜨거운 커피를 조심한다; 아래로 늘어진 식탁보는 피한다. 커피포트, 전기프라이팬, 식품보온기와 같은 가전 제품의 코드를 아동의 손이 닿지 않는 곳에 둔다. 전자레인지에서 가열된 음식과 액체가 너무 뜨겁지 않은지 확인한다.

표 8.5 유아의 행동 특성으로 인한 사고위험을 예방하는 방법(계속)

행동 특성	사고 예방 전략
화상	
	그릴의 뜨거운 숯을 조심한다. 벽난로 주변에 스크린을 사용한다. 비상시 소방관에게 알리기 위해 아동의 방 위치를 표시한다. 압력식 소화기를 비치하고 모든 가족 구성원에게 사용법을 가르친다. 집에 화재가 났을 때 대처법을 연습한다. 연기 감지기를 설치한다. 아이를 물에 담그기 전에 목욕물의 온도를 확인한다. 어린이가 온수 수도꼭지를 만지지 않도록 한다. 자외선 차단제와 적합한 옷을 활용하여 햇빛으로부터 아동을 보호한다.
낙상	
집의 다양한 곳을 탐색함. 방문을 열 수 있고 열린 창문 밖으로 몸을 내밈. 유아의 깊이 지각은 아직 미성숙함 때때로 어른스러워 보일 수 있지만 여전히 집과 놀이터에서 지속적인 감독이 필요함	아동에게 계단을 오르내리는 방법을 가르친다. 아동이 유아용 침대에서 큰 침대로 옮길 때 침대에 사이드 레일을 사용한다. 지하실 문을 잠그거나 계단의 상단과 하단에 안전문을 설치한다. 바닥에 엎질러진 액체는 즉시 닦는다. 창문 가드(보호장치)를 사용한다. 카시트 장치를 적절하게 사용한다. 가위와 기타 날카로운 물건은 유아의 손이 닿지 않는 곳에 보관한다. 아동용 안전 문손잡이와 서랍 잠금장치를 사용한다. 마트 쇼핑카트에 아동을 태울 때 안전장치를 사용한다. 아동이 놀이터 높은 곳에 올라갈 때 감독한다. 옷과 신발 끈은 걸려 넘어지지 않도록 주의한다.
질식과 기도폐쇄	
감각으로 탐색하고, 무언가를 깨물고 맛보는 것을 좋아함 달리면서 먹음	아동이 공기가 빠진 풍선을 갖고 놀지 못하게 한다. 공기 빠진 풍선은 기관지로 빨려 들어갈 수 있다. 장난감에 작거나 느슨한 부품이 있는지 검사한다. 동전, 단추, 핀과 같은 작은 물건은 손이 닿지 않는 곳으로 치운다. 팝콘, 견과류, 작은 딱딱한 사탕, 껌 또는 큰 고기 덩어리는 피한다. 아동이 음식을 입에 물고 뛰지 않아야 한다. 뼈를 제거한 생선과 닭고기를 제공한다. 하임리히법과 심폐소생술(CPR)을 배운다. 유아용 침대의 사이드레일과 놀이공간의 안전 울타리의 간격을 검사한다. 비닐봉지는 어린 아이의 손이 닿지 않는 곳에 보관한다. 아동이 구토를 한다면 옆으로 눕힌다. 목 끈이 달린 잠옷은 피한다. 오래된 냉장고와 가전 제품은 버리거나 문을 제거한다.
중독	
대부분의 용기의 뚜껑을 열 수 있음 이동성 향상으로 찬장, 약장, 침대 옆 가구, 옷장 내부 접근 가능 모든 것을 보고 만짐	가정용 세제와 청소용품은 아동의 손이 닿지 않는 잠긴 캐비닛에 보관한다. 식품 또는 음료 용기에 화학 물질 또는 기타 잠재적으로 유해한 물질을 넣지 않는다. 잠긴 캐비닛에 약을 보관한다. 사용 후 즉시 치운다. 아동용 안전캡과 포장재를 사용한다.

표 8.5 유아의 행동 특성으로 인한 사고위험을 예방하는 방법(계속)

행동 특성	사고 예방 전략*
중독	
시행착오를 통해 학습함 입에 물건을 넣음	사용하지 않거나 유통기한이 지난 약은 폐기한다. 약을 투여할 때는 의사의 지시를 따른다. 알약을 "사탕"이라고 부르지 않는다. 아동과 부모에게 독극물 기호를 설명한다. 독극물 통제 센터의 전화번호를 미리 알아둔다. 페인트를 사용할 때는 '실내 사용'으로 표시되거나 아동이 씹을 수 있는 표면에 사용하여 표준을 준수하는 페인트를 사용한다. 먹기 전에 과일과 채소를 씻는다. 구입한 새 식물의 이름을 기록해둔다. 캠핑할 때 흔히 볼 수 있는 주변에 독성이 있는 식물의 위치와 모양을 가족에게 알린다. 캐비닛에는 어린이용 잠금 장치를 사용한다. 납 함량이 높지 않은 식기류를 사용한다.
익사	
깊이 인식 부족 위험을 깨닫지 못함 물놀이를 좋아함	해변이나 수영장 또는 물이 가득 찬 욕조 근처에서는 아동을 계속 감독한다. 아동이 물놀이를 마치면 수영장 또는 욕조의 물을 비운다. 우물은 안전하게 덮어놓는다. 보트에서 권장되는 구명조끼를 착용한다. 수상 안전과 수영 기술을 일찍 가르친다. 수영장 주변의 울타리를 잠근다. 욕조에 물을 받아서 하는 목욕은 항상 감독한다; 아동은 적은 양의 물에도 익사할 수 있다는 것을 유의한다.
감전	
손가락으로 찌르고 탐침	전기 콘센트는 가려둔다. 사용하지 않는 소켓에 안전 플러그를 씌운다. 물은 전기를 전도한다; 아동에게 몸에 물이 묻어 있을 때 전기기구를 만지지 말라고 가르친다; 전기 기구는 손이 닿지 않는 곳에 둔다. 전기 제품은 욕조와 세면대에서 멀리 둔다.
동물에게 물림	
미성숙한 판단능력	아동에게 길 잃은 동물을 피하라고 가르친다. 아동이 애완동물을 학대하지 않도록 한다. 주의 깊게 감독한다.
안전	
쉽게 산만해짐 타인을 쉽게 신뢰함 자주 넘어짐	아동에게 낯선 사람과 관련된 안전을 가르친다. 옷에 개인정보를 표시하지 않는다. 아동이 달리거나 놀 때 막대 사탕을 먹거나 빨지 못하게 한다. 날카로운 물건은 손이 닿지 않는 곳에 보관한다. 모서리가 날카로운 가구를 놀이 공간에서 멀리 둔다. 끝이 뾰족한 가구는 놀이터에 두지 않는다.

CPR, Cardiopulmonary resuscitation.
*응급 처치 차트와 비상 전화번호는 항상 가까이에 둔다. 가장 가까운 응급시설의 위치와 가는 방법을 미리 알아둔다.
출처 : Leifer, G. (2019). *Introduction to maternity & pediatric nursing* (8th ed.). Elsevier.

2) 예방접종

면역(immunity)은 질병을 일으키는 병원체에 대한 신체의 저항이다. 신생아는 엄마로부터 태반을 통해 면역 물질을 전달받지만 이는 몇 달 동안만 지속된다. 영유아의 경우 면역 체계가 미숙하여 생명을 위협하는 감염에 취약하다. 자신의 항체를 능동적으로 생산할 수 있는 생후 2개월부터 적극적 예방접종 프로그램이 시작된다. 정기 건강검진 및 예방접종은 2개월 간격으로 예정된다.

건강증진

영유아에 대한 현재 권장되는 미국소아과학회(AAP) 예방접종 일정은 http://www.cdc.gov/vaccines에서 확인할 수 있다. 우리나라는 질병관리청 예방접종도우미 https://nip.kdca.go.kr/irgd/index.html에서 확인할 수 있다.

학령전기 아동에게 건강문제에 대해 가르치는 것은 아동의 참여, 상호작용, 협력이 필요하다. 학령전기 아동은 풍선에 핀이나 바늘을 꽂으면 풍선이 터진다는 것을 알고 있다. 따라서 아동이 팔이나 다리에 바늘을 꽂으면 몸이 터지거나 폭발할까 봐 두려워하는 것은 놀라운 일이 아니다. 이러한 두려움을 덜어 줄 수 있는 한 가지 방법은 아동이 (바늘 없는) 주사기를 다루게 하고 인형에 가상 주사를 하도록 허용하는 것이다. 아동을 꼭 껴안고 침착하게 안심시키는 부모의 즉각적 반응은 말로 설명하거나 안심시키는 것보다 두려움과 불안을 더 잘 가라앉힐 수 있다.

부모를 교육할 때 부모와 파트너십을 유지하면서 부모의 가치관을 이해하고 안내하는 것이 중요하다. 간호사는 부모에게 진행 중인 발달 과정에 대한 설명을 포함하여 자녀의 행동을 관리하는 데 도움이 되는 정보를 제공할 수 있다. 영아, 유아 · 학령전기 아동 및 청소년을 위한 예방적 건강관리에 대한 정보는 http://www.aap.org/periodicityschedule에서 확인할 수 있다.

요점 정리

- 유아 · 학령전기는 1~6세이며, 유아기와 학령전기로 나뉜다.
- 유아 · 학령전기에 성취할 과업은 단어 이해하고 말하기, 사회적 상호작용, 식사와 화장실에서 자기통제감 획득, 자아개념과 자율성 발달이다.
- 배변 훈련은 괄약근 조절이 발달하고 아동이 배변 관련 기본적인 의사소통 기술을 습득함에 따라 이루어진다. 완전한 장과 방광 조절은 보통 3.5~4.5세에 달성된다.
- 적절한 영양은 최적의 신체적 · 정신적 발달을 위해 필수적이다.
- 2세 아동은 독립을 위한 좌절과 투쟁 때문에 거부증 행동과 분노발작을 보인다.
- 학령전기의 사고는 피아제의 전조작 또는 전논리적 특성을 포함한다.
- 2세 유아는 고의와 실수를 구분하지 못한다.
- 충동 조절 능력은 보통 4세에 획득된다.
- 3세 아동은 의식주의를 갖으며 모든 규칙을 준수해야 한다고 생각한다.
- 콜버그에 의하면, 도덕 발달의 전인습적 단계는 학령전기부터 시작된다.
- 훈육은 처벌보다는 행동 지도, 교육, 교정을 목적으로 해야 한다.
- 유아와 학령전기 아동은 타인의 권리를 완전히 이해하지 못한다.
- 프로이트에 의하면, 양심은 학령전기부터 발달하기 시작한다. 아동은 자신의 행동이 타인에게 어떤 영향을 미치는지 이해하기 시작한다.
- 아동의 건강을 유지하기 위해서는 연령에 맞는 일상적이고 적당한 강도의 신체 활동이 필요하다.
- 아동에게 운동 전, 중, 후에 물을 제공하여 충분한 수분을 유지한다.
- 아동은 부상 방지를 위해 스포츠에 적합한 보호 장비를 착용해야 한다.
- 놀이는 아동의 삶에서 중요한 부분이다. 적합한 장난감은 성장과 발달을 촉진한다.
- 2세까지 20개 유치가 나고 출생 시 체중의 4배가 된다.
- 학령전기 아동은 가정에서 서로 다른 언어가 사용될 때 하나 이상의 언어를 쉽게 배운다.
- 언어 이정표는 아동의 발달을 평가하는 데 사용될 수 있다.
- 학령전기 아동의 경우 보통 문장을 구성하는 단어 개수는 아동의 나이와 같다.
- 학령전기 아동은 긍정적 강화를 통해 사회적으로 용인되는 행동을 배운다.
- 타임아웃은 나이 1세당 1분을 적용한다.
- 2세는 평행놀이를 하고 3세는 높은 수준의 상상력을 사용하여 친구그룹과 놀이를 한다.
- 자녀를 안아 주고, 달래 주는 부모는 자녀가 나중에 친밀한 관계를 맺을 수 있는 능력에 영향을 준다.
- 사고 예방 방법은 부모와 논의한다.
- 적극적인 예방접종 프로그램 일정은 생후 2개월부터 시작하여 유치원 시기까지 계속된다. 아동기의 많은 전염병은 예방접종을 통해 예방할 수 있다.

사례 연구

아동을 위한 훈육 방법에 대해 논의할 때 의료관계자는 부모가 상호 동의할 수 있는 계획을 수립하도록 도울 수 있다. 유아 · 학령전기 동안에 일관되고 안전하게 사용할 수 있는 세 가지 훈육 방법에 대해 토론하시오. 훈육 방법을 수행하기 위한 구체적인 방안의 예시를 나열하시오.

연습문제

1. 한 부모가 18개월 된 아동을 병원에 데려 왔다. 부모와 자녀의 행동에 대해 논의하고 다음과 같은 내용이 작성되었다. 연령에 적합하지 않은 부분에 강조 표시를 하고 전문가에게 후속 조치를 위해 기록 및 보고를 하시오.

"아동은 엄마 옆에 서 있다. 무릎과 발가락이 일직선상에 있지 않고 기저귀를 차고 있는 것이 주목된다. 엄마가 아이에게 책을 읽어 줄 때 아이는 미소를 지으며 손바닥으로 그림을 두드리며 모음 소리와 가끔 D, B 소리를 사용하여 말한다. 아동은 충동적으로 장난감을 던지고 어머니는 아이가 가끔 분노발작을 보인다고 말한다. 아동은 장난감 자동차를 가지고 노는 친구 옆에 앉아서 장난감 자동차를 가지고 놀지만 그 친구와 놀거나 접촉을 시도하지 않는다."

2. 부모가 학령전기 아동의 훈육 지침을 설정하도록 돕는 것은 어려운 일이다. 아래 설명된 상황을 검토하고 가장 적절한 응답을 고르시오.

"학령전기 아동이 안전한 결정을 내릴 수 있도록 돕기 위해 부모는 잘못된 행동에 대해 ____1____해야 한다. 나쁜 행동이 나타날 때 최선의 대응은 ____2____반응을 하는 것이다. 그리고 ____3____와(과) 같은 행동을 시작한다. 처벌을 한 경우에는 부모는 반드시 ____4____해야 한다."

선택:

1. A: 한계를 설정, B: 구두로 훈계
2. A: 즉시, B: 계획된
3. A: 가볍게 때리기, B: 타임아웃
4. A: 처벌한 이유를 설명, B: 자신의 방에서 타임아웃을 하게

3. 유아 · 학령전기 영양에 관한 설명 중 옳은 것을 모두 고르시오.

A. 6세 아동은 일반 성인보다 더 높은 비율의 단백질이 필요하다.
B. 총 칼로리의 52%는 탄수화물을 섭취해야 한다.
C. 어린 아동의 식단은 포만감을 촉진하기 위해 섬유질 함량이 높아야 한다.
D. 과일 주스에 함유된 탄수화물은 복합이 아닌 단순 탄수화물이므로 섭취를 제한해야 한다.
E. 채식 식단은 어린 아동에게 건강할 수 있다.
F. 어린 아동의 식습관은 가족의 식습관에 영향을 받는다.
G. 음식을 보상으로 사용하는 것은 권장하지 않는다.

4. 유아 또는 학령전기 아동의 전형적인 행동을 나타내는 항목에 표시하시오.

행동	유아	학령전기 아동
100개 단어를 안다.	☐	☐
미래 시제를 사용한다.	☐	☐
충동조절을 한다.	☐	☐
낯선 사람에 대해 불안을 표현한다.	☐	☐
문장으로 말을 한다.	☐	☐
겸손을 표현한다.	☐	☐
숟가락보다 손가락으로 먹는 것을 선호한다.	☐	☐
조직화된 그룹 놀이를 즐긴다.	☐	☐

5. 알맞은 단어를 골라 문장을 완성하시오.

유아 · 학령전기의 신체 활동은 하루 최소 ___1___분이어야 한다. 이 활동의 대부분은 ___2___ 및 ___3___이어야 한다. 규칙적인 신체 활동과 좋은 영양섭취는 ___4___을 예방할 수 있다. 보호자는 ___5___를 제공해야 한다. 어린 아동에게 가장 좋은 수분 공급은 ___6___이다.

1. A: 30, B: 60
2. A: 간헐적, B: 연속적
3. A: 가벼움/보통, B: 보통/강함
4. A: 심장병, B: 충치
5. A: 체육관 회원권, B: 보호 장비
6. A: 물, B: 스포츠 음료

CHAPTER 09

학령기

Middle Childhood

개요

정의

생리적 변화

운동과 놀이

전자미디어

인지 발달

인지양식

의사소통 기술

지능 검사

사회심리 발달

근면성 과업

또래 관계

맞벌이 부모 아동

성 특성

알코올과 물질 오남용

교육 방법

훈육

부모교육

학습목표

1. 학령기를 정의한다.
2. 학령기의 발달 과업과 생리적 변화를 설명한다.
3. 성장과 발달을 도모하고 성인기 이후의 질병을 예방하기 위한 일상적 신체 활동의 역할을 설명한다.
4. 학령기 아동이 사용하는 전자미디어의 장점과 단점을 논의한다.
5. 학령기에 나타나는 인지발달과 인지발달이 학습 유형의 발달에 미치는 영향에 대해 논의한다.
6. 에릭슨의 근면성 과업을 함양할 수 있는 방법을 최소 3가지 열거한다.
7. 학령기 아동의 도덕 행동 발달을 설명한다.
8. 학령기에 효율적인 훈육 기술에 대해 논의한다.
9. 학령기 아동을 위한 지능 검사의 사용에 대해 논의한다.
10. 학령기에 나타나는 사회심리발달에 대해 논의한다.
11. 학령기 동안 성장과 발달에서 동료 그룹의 역할에 대해 논의한다.
12. 학령기 아동의 성적 발달과 적합한 교육에 대해 논의한다.
13. 학령기 아동의 주요 건강 교육 요구를 열거한다.

주요용어

인지양식 cognitive style

체벌 corporal punishment

훈육 discipline

운동 exercise

게임화 gamification

잇몸염(치은염) gingivitis

맞벌이 부모 아동 latchkey children

학령기 middle childhood

연상 기법 mnemonic technique

도덕적 행동 moral behaviors

도덕적 추론 moral reasoning

신체 활동 physical activity

치태 plaque

사회적 인지 social cognition

1. 정의

학령기(middle childhood)는 만 6세부터 12세까지의 아동을 포함한다. 이 시기의 학령기 아동은 환상보다는 사실에 집중한다는 점에서 학령전기 아동과 다르다. 학령기 아동은 그들의 성장, 발달 및 교육에 중요한 영향을 미치는 선생님과 가족 외 타인들과 더 많은 상호작용을 한다. 이 연령군의 주요한 발달 과업 중 하나는 연장자들로부터 받는 피드백에 의존하기보다는 내적 자원으로부터 긍정적인 자존감을 형성하는 것이다. 아동이 친밀한 또래 관계를 만들어가는 능력은 아동의 성숙을 강화시켜 주는 새로운 생각, 기술 및 도구를 개발하는 데 영향을 미친다. 이 시기 아동의 또 다른 발달 과업은 구체적 사고에서 추상적 사고로의 전환, 2차 성징의 발달 및 더 많은 책임감을 수용하는 것이다.

2. 생리적 변화

뇌의 수초화는 학령기 중에도 서서히 진행하여 청소년기까지 지속한다. 뼈가 계속 골화되면서 성장하고, 자세의 변화와 다리 길이가 길어지면서 신체 무게중심이 학령전기 때보다 아래쪽으로 내려간다. 신체적 성장은 급성장이 이루어지는 사춘기 직전까지 학령기 내내 서서히 진행된다. 매년 평균 2.5~3.2kg씩 체중이 늘고, 매년 평균 5cm씩 키가 큰다. 또래보다 키가 큰 아동은 마치 청소년으로 오해하거나 청소년처럼 취급할 가능성이 높기 때문에 어려움을 경험할 수 있다. 만약 키가 큰 아동이 이러한 부풀려진 기대에 부응하지 못한다면, 자아개념 형성에 어려움을 겪을 수도 있다.

6세경부터 유치가 빠지기 시작하여 보통 정상적으로 아래쪽 가운데 앞니가 처음 빠진다(그림 9.1). 부모는 유치의 상실을 아동이 성장하고 있다는 신호로 여기고 많은 부모가 유치가 빠질 때마다 보상한다. 영구치는 유치가 빠진 순서대로 매년 약 4개 정도 새로 나오고, 어금니는 보통 11세경부터 나온다. 치아 문제 발생 여부와 청결 관리를 확인하기 위해서 정기적인 치과 검진이 건강검진에 포함되어야 한다. 충치 예방을 위해서는 불소화물, 불소화 치약으로 매일 닦는 것, 정기적으로 치아 전문가로부터 치아에 불소를 국소 도포하는 것이 필요하다(미국 소아치과협회, 2019). 끈적거리는 사탕과 초콜릿의 섭취를 제한하고 사과, 생당근, 무설탕 껌 같은 간식을 권장하여 치태(plaque) 형성을 감소시킬 수 있다. 치태는 색이 없거나 약간 흐린 노란색의 끈적이는 세균 덩어리로 치아 표면에서 생기기 시작하여 치아 뿌리 쪽으로 퍼진다. 치태가 쌓이면 흰 치석이나 노란색 치태로 굳어져 잇몸에 염증(gingivitis, 치은염)을 일으킬 수 있다. 정기적인 양치와 치실 사용으로 치태를 예방할 수 있다. 부모가 치간 치실 사용에 대해 시범을 보이면 학령기 아동은 빨리 배울 수 있다.

학령기 아동의 위장관은 학령전기보다 성숙해져서 위 용량이 증가하는데, 위를 비우는 비율도 높아져 약물 흡수에 영향을 줄 수 있다(Rappley & Kallman, 2009). 학령기 아동은 학령전기보다 열량 요구량이 더 적으며 나이가 들수록 간식을 덜 먹는다. 특정 음식에 대한 선호도가 더 발달한다. 감각기관이 더 성숙해지면서 미각, 후각, 촉각 등이 더 민감해진다. 학령전기에서부터 만 6세 사이에 시각 발달이 완성되면서 이제 더 이상 큰 글자로 된 책이 필요하지 않게 된다(Olitsky et al., 2016).

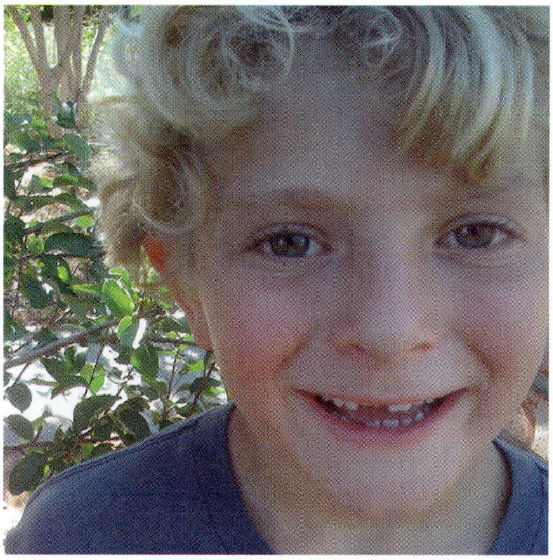

그림 9.1 학령기의 가장 특징적인 신체적 변화의 하나는 유치의 상실이다. 유치는 만 6세가 되면 빠지기 시작하며, 매년 약 4개의 영구치가 돋아난다.

전체운동과 미세운동 기술이 발달하고, 근강도가 증가하고 근육 조정력과 흥미 등으로 신체 활동에 대한 즐거움이 증가한다. 학령기 아동은 근육조정력과 통제력을 완성하면서 팀 스포츠나 음악 악기 연주, 춤과 같은 난이도 높은 운동 기술을 필요로 하는 활동을 즐기지만, 아직은 골격이 미성숙해 부상의 위험이 크기 때문에 태클 풋볼이나 파워 리프팅과 같이 스트레스나 강한 충격을 주는 스포츠는 권장하지 않는다.

1) 운동과 놀이

신체 활동(physical activity)은 골격근의 수축에 의해 생성되는 신체 움직임으로, 기초 수준 이상의 에너지 소비를 증가시킨다. 운동(exercise)은 계획적이고, 구조적이며, 반복적이고, 목적 있는 신체 활동의 하위 범주이며, 신체 단련을 목표로 하는 하나 이상의 구성요소를 유지한다(WHO, 2018).

만 5세에서 7세의 아동은 활기찬 놀이에 참여하면서 활동에 대한 성취를 이룬다. 7세가 지나면, 아동은 경쟁적인 놀이에 참여할 수 있고, 팀의 협동, 갈등, 패배 및 승리를 관리하기 위한 대처 전략을 사용할 수 있다. 조직화된 스포츠에 참여하는 것은 팀워크와 신체 단련을 발달시킬 수 있고, 새로운 사회적 기술을 기를 수 있다. 경쟁이 반가운 도전이 될 수 있고, 이러한 신체적, 정서적 그리고 사회적 기술의 발달은 학령기 아동에게 우선순위가 된다. 이러한 이유로 신체적인 재능이 다소 부족한 아동을 소외시키지 않고 모든 아동이 팀 스포츠에 참여할 수 있도록 격려해야 한다. 승리에 대한 과중한 스트레스와 과도한 압박은 도움이 되지 않으므로 피해야 한다. 9세경에 스포츠의 경쟁적 특성을 이해하고, 12세경에 숙달하게 된다. 보상이 즉각적으로 일어나지 않고 지연될 때

이를 기다릴 수 있는 능력은 매우 중요하다. 실패를 반복하면서 자존감이 영향을 받고, 아동이 미래의 위험을 감수하는 것을 방지할 수도 있다(Feigelman, 2016).

학령기 아동은 유아 및 학령전기 아동과 같은 이유로 근력, 지구력 및 조정력을 기르고, 관상 동맥 위험 요인이 진전되는 것을 늦추기 위해서 그리고 건강한 생활 습관의 기초를 다지기 위해서 매일 신체 활동이 필요하다. 아동기의 운동은 건강한 신체 조성과 골 형성을 증진시키고 이는 활동적인 아동이 활동적인 성인이 될 가능성이 더 높다는 것을 보여주는 충분한 증거가 된다. 학령기 아동은 매일 60분 정도의 중등도에서 격렬한 수준의 신체 활동에 지속적으로 참여해야 한다. 이러한 지침을 근거로 조직화된 단체 스포츠에 참여하면 자존감, 집중, 권위에 대한 존중 등을 증가시켜 아동의 심리사회발달에도 기여한다. 아동에게 적합한 중등도의 운동은 하이킹, 스케이트보드, 롤러블레이드, 자전거 타기 등이며, 격렬한 운동으로는 이어달리기 게임과 같은 달리기, 줄넘기, 축구, 농구, 수영 등이다. 줄다리기(tug-of-war), 줄 또는 나무 타고 오르기, 엎드려 팔굽혀펴기, 철봉 같은 정글짐에서 그네타기, 사방치기(돌차기) 놀이, 트램펄린 등은 모두 아동에게 근력과 골 강화 운동으로 적합하다. 표 9.1은 학령기 아동의 성장과 발달, 영양, 놀이 및 안전에 대해 정리한 내용이다.

천식은 아동기의 흔한 건강 문제이다. 건강한 운동과 활동으로 인한 혜택은 모든 아동에게 중요하기 때문에 천식의 유형 중의 하나인 운동 유발성 천식으로 인한 아동도 건강한 운동과 활동으로 인한 혜택을 받을 수 있도록 운동으로 관리해야 한다.

천식이 있는 아동이 가장 잘 견딜 만한 운동은 배구, 야구, 체조, 수영과 같은 간헐적인 활동을 하는 운동들이다. 운동 전후에 준비운동과 마무리 진정 활동은 도움이 된다.

건강증진

미국소아과학회 스포츠의학 및 학교건강위원회(The American Academy of Pediatrics Committee on Sport Medicine and School Health)는 운동기술을 가르치고 운동능력을 발달시키고 운동에 대한 긍정적인 태도를 증진시킬 것을 권고하고 있는데, 이것은 긍정적인 평생 건강과 신체 단련(fitness) 철학으로 이어질 수 있다. 승리보다는 숙달과 즐기는 것에 초점을 두어야 한다. 체벌로 달리기 또는 과도한 운동을 하게 하는 것은 운동에 대한 부정적인 태도를 갖게 한다. 아직 미성숙한 골격계의 부상을 예방하기 위해 아동은 스포츠에 적합한 보호용 액세서리를 착용해야 한다.

학령기 아동은 물건을 수집하거나 보드게임을 하는 것과 같은 활동을 즐긴다. 인터넷 또는 비디오게임은 눈과 손의 협응력을 발달시키고, 지적인 능력을 도전하게 한다. 이러한 게임들은 건강한 배출구이기는 하지만, 일상적인 신체 활동을 대체하지는 못하기 때문에 하루에 2시간 이상 사용해서는 안 된다(Felt & Robb, 2016). 창의성은 일반적 사고와 문제해결 기술을 발달시키는 데 도움이 되기 때문에 격려해야 한다. 적절하게 권장한 예술과 음악 수업은 아동에게 평생의 흥미, 감상 그리고 재능을 발달시키는 데 도움을 줄 수 있다.

표 9.1 학령기 아동의 성장발달과 건강유지 요약

나이(세)	신체적 성장	인지적 능력	정서-사회적 능력	영양	놀이	안전
학령기 전체: 6~12세	• 매년 평균 체중 증가 2.5~3.2kg • 매년 평균 키 증가 5.0cm; 주로 몸통과 사지 성장하는 급성장기 • 유치가 빠지면서 대부분의 영구치가 나옴 • 전체운동과 미세운동 기술이 점진적으로 통합 • 급성장기 동안 열량 요구량 증가	• 구체적 조작기 완성 • 자기중심적 사고에서 벗어남; 자신이 항상 옳지 않다는 것을 배움 • 문법을 학습하고 감정과 생각을 표현하는 것을 배움 • 어휘력 증가로 3,000단어 이상 사용 • 복잡한 문장을 다룰 수 있음	• 중심화 현상의 위기; 근면성 대 열등감; 무언가를 하고 싶고, 만들고 싶어 함 • 꾸준한 성교육이 필요함 • 친구처럼 되고 싶어 함; 경쟁이 중요함 • 신체 절단에 의한 불구 및 신체상 변화에 대한 두려움; 조기 공포증 발생; 악몽; 죽음에 대한 공포 • 불안, 초조 등의 신경성 습관이 흔함	• 불균일한 성장 패턴과 더 많은 활동에 참여하고 싶은 경향으로 인해 식욕의 변동이 심함 • 등교하기 바빠 아침을 소홀히 하는 경향 • 대부분 학교에서 점심을 제공하지만, 아동이 항상 잘 먹는 것은 아님	• 대부분 동성그룹으로 놀이를 함; 집단 활동이 두드러짐 • 나이에 맞는 책 읽기를 즐겨함 • 자전거 타기 중요함 • 스포츠 장비, 카드, 보드 및 테이블 게임 등 • 대부분의 놀이는 장비가 거의 필요 없는 활동적인 게임	• 자동차 이동 중에 반드시 좌석벨트를 계속 사용해야 함 • 자전거 안전은 반드시 배우고 지키도록 함 • 취미, 손공예, 기계적 장비 등과 관련된 안전에 대해 교육
6~7세	• 전체운동기술이 미세운동기술 조정을 능가함 • 균형과 리듬 좋음 – 달리기, 깡충 뛰기, 점프하기, 오르기, 전력질주하기, 공 던지고 받기 • 거의 도움 없이 혼자 옷 입기	• 2,500 단어 사용 • 읽고 쓰기 학습 • 수에 대한 구체적인 개념과 물건에 대한 일반적인 분류 시작 • 좌우, 아침과 저녁, 화폐 등에 대한 개념을 알기 시작함 • 직관적인 사고과정 • 구두로 공격적이고 강하게 주장하고, 논쟁하기 등이 가능함 • 기본적인 규칙이 있는 간단한 게임을 좋아함	• 떠들썩하고, 사교적이고, 똑똑한 체함 • 짜증을 잘 냄; 부모는 아동과 힘겨루기를 피하고 선택의 기회를 제공해야 함 • 7세가 되면 좀 조용해지고 성찰적으로 됨, 매우 민감함 • 전화를 사용할 수 있음 • 만드는 작업을 좋아함; 많은 프로젝트를 시작하는데 끝마치는 것은 드묾 • 어른이 아동에게 집안일에 대한 책임을 부여함	• 학령전기의 음식 혐오나 편식이 계속됨 • 철분, 비타민 A, 리보플라빈 결핍 경향이 있음 • 1일 물 100mL/kg, 단백질 3g/kg 필요함	• 학령전기에 이어 인형, 자동차, 트럭 등을 좋아함 • 혼자서도 잘 놀지만, 동성끼리 소그룹으로 노는 것도 좋아함; 7세가 되면 동성 그룹을 선호하기 시작함 • 자전거 타는 법을 배울 준비가 됨 • 실제 의상을 갖추고 상상의 드라마틱한 놀이를 선호함 • 질보다는 양적인 물건을 수집함 • 숨바꼭질, 줄넘기, 인라인스케이트, 축구와 같은 활동적인 게임을 즐김	• 교통안전에 대한 교육과 지속적 강화 • 놀이 시 성인의 감독이 필요함 • 낯선 사람을 피하고 낯선 사람으로부터 어떤 물건도 받지 말라고 교육 • 질병예방교육과 건강한 습관에 대한 지속적인 실천을 강화 • 자전거는 집근처에서만 타도록 제한하고, 도로로 나가지 않도록 교육 • 반드시 헬멧을 착용해야 함 • 약물, 술, 담배 등의 유해성에 대한 예시를 통한 교육

표 9.1 학령기 아동의 성장발달과 건강유지 요약(계속)

나이(세)	신체적 성장	인지적 능력	정서-사회적 능력	영양	놀이	안전
8~10세	• 근시가 나타남 • 여아에게 2차 성징이 나타나기 시작함 • 눈과 손의 협응과 미세 운동 기술이 잘 발달함 • 움직임이 우아해지고 조화로워짐 • 자신의 생리적 요구에 대한 관리가 완벽해짐; 끊임없이 움직임; 열심히 놀고 활동함	• 문법을 정확히 배우고 느낌을 언어로 표현함 • 혼자 읽을 수 있는 책을 좋아함; 재밌는 책을 읽고, 신문을 훑어 봄 • 정밀 묘사 그림 그리기를 즐김 • 분류, 연재, 공간적, 시간적, 숫자 등의 개념을 숙달함 • 효과적인 의사소통 도구로 언어를 사용함; 수수께끼, 농담, 단어 게임을 좋아함 • 규칙을 현재 삶의 지침으로 활용함 • 날씨, 계절 등이 무엇이고, 어떻게 작용하는지에 매우 관심이 있음	• 동성의 또래에 대한 선호도가 강해짐 • 이성의 또래에는 적대감 • 가정에서는 자기중심적이고 실용적임; 부모의 가치나 이상에 대해 질문함 • 유머감각이 강해짐 • 클럽, 그룹프로젝트, 견학, 대그룹, 캠프 등을 즐김 • 시간이 지날수록 자신의 신체에 대한 한계를 수용함; 성 의식이 발현 • 완벽한 기술을 습득하기 위해 최선을 다해 부지런히 일함 • 행복하고, 협력적이고, 편안하고 일상적인 관계 • 어른에게 더 공손하고 정중한 태도를 보임 • 단체활동의 최고조; 단체 내 의식이나 비밀이 많아짐 • 지시하는 것보다는 제안하는 접근법에 더 반응함	• 1일 열량요구량 2,100cal/d; 영양가 있는 간식 • 너무 바빠서 밥도 못 먹는 경향 • 칼슘, 철분, 티아민의 결핍이 있을 수 있음 • 이 시기부터 비만이 건강 문제가 될 수도 있음 • 식사 예절이 바름 • 식사 준비에 도움을 줄 수 있음	• 춤, 체조, 음악 레슨을 받을 준비가 됨 • TV나 인터넷 등의 스크린 보는 시간을 매일 1~2시간으로 제한 • 하이킹, 스포츠를 즐김 • 요리, 목공예, 공예 등을 즐김 • 카드와 테이블 게임을 즐김 • 라디오와 음악을 좋아함 • 양보다 질적으로 의미 있는 물건을 수집하기 시작함	• 총기, 소화기 관련 안전을 강조; 손이 닿지 않는 곳에 보관하고 어른의 감독하에만 사용할 수 있음 • 아동의 친구에 대해 알아두기; 부모들은 아동의 친구 선택에 대해 계속 어느 정도 통제력을 가지고 확인해야 함 • 수상 안전 교육; 수영은 성인의 감독을 받아야 함 • 활동과 휴식에서 균형 유지

표 9.1 학령기 아동의 성장발달과 건강유지 요약(계속)

나이(세)	신체적 성장	인지적 능력	정서-사회적 능력	영양	놀이	안전
11~12세	• 활력징후는 성인의 기준과 비슷함 • 여자 아동은 급성장함 • 남자 아동의 체력이 커지면서 성별 간의 차이가 점점 더 두드러짐 • 세 번째 어금니를 제외하고 영구치가 모두 나옴 • 남자 아동에게 2차 성징이 시작됨 • 월경이 시작됨	• 사회적 문제와 편견에 대해 생각할 수 있고, 다른 사람들의 관점을 볼 수 있음 • 추리 또는 애정 소설을 즐김 • 추상적인 아이디어를 고려하기 시작함 • 건강 측정의 이유에 관심이 있고 인간의 생식을 이해함 • 매우 도덕적임; 이 시기에 종종 종교적 헌신이 이루어짐	• 팀 충성심 강화; 남학생들은 여학생들을 놀리기 시작하고, 여학생들은 남학생들에게 관심을 보이기 시작함 • 비합리적인 독립을 원하며, 일상에 반항적이고, 기분의 변화가 심하며, 사생활 보호를 위해 매일 약간의 시간이 필요함 • 자기 일에 매우 비판적임 • 영웅 숭배 경향이 널리 퍼짐 • 친구들과 실제 생활 이야기를 즐겨 함 • 자위 행위가 증가함 • 지속적인 긴장상태를 보임	• 남자는 하루에 2,500cal, 여자는 2,250cal, 남녀 모두 하루에 75mL/kg의 물과 2g/kg의 단백질이 필요함	• 프로젝트와 손으로 작업하는 것을 즐김 • 용돈을 벌기 위해 심부름과 일을 하는 것을 좋아함 • 스포츠, 춤, 전화 통화/문자에 매우 몰두함 • 연기와 드라마의 모든 면을 즐김	• 친구를 계속 지켜보면서 관찰함 • 거리와 도로에서 자전거와 인라인스케이트를 탈 때 안전하게 헬멧과 기타 보호장비를 사용해야 함

출처 : Betz, C. Hunsberger, M., & Wright, S. (1994). *Family centered nursing care of children* (2nd ed.). Saunders; Carey, W., Crocker, A., Coleman, W., Elias, E., & Feldman, H. (2009). *Developmental-behavioral medicine* (4th ed.). Elsevier.

건강증진

대부분의 학교는 국민건강증진계획 2030의 목표와 일치하는 건강한 생활양식을 권장하는 신체 건강 단련 프로그램을 운영하고 있다.

8세 아동은 기술의 숙달과 자신의 성취를 보여 주는 것에 자부심을 갖는다. 9~10세가 되면 신체 능력이 엄청나게 향상되어 특정 스포츠나 활동에 관심을 가진다. 규칙이나 팀워크에 대한 이해가 증가되면서 경쟁적인 게임에 참여할 수 있게 된다. 학령기 아동은 때로 학업성취에서 좋은 등급을 획득하거나 스포츠에서 탁월한 능력을 보이면 다른 친구들과 비교한다. 이렇게 비교하는 경향은 아동의 자존감 발달에 영향을 미친다. 학령기에 두 가지 추가적으로 도전해야 할 건강상의 과제는 최적의 영양을 유지하고 손상을 예방하는 것이다.

2) 전자미디어

라디오, 일방향 TV, 잡지와 같은 전통적인 미디어는 다양한 장치로 인터넷에 연결되어 대화형 미디어로 대체되었다. 이를 통해 가상 세계를 만들 수 있는 수많은 비디오, 쇼 및 대화형 멀티플레이어 비디오게임에 접근이 가능해졌다. 문자 메시지나 기호(emoji)를 통한 소통과 미디어 사이트를 통한 직접적인 메시지가 인기를 끌고 있다(Kabali et al., 2016).

게임화(gamification)는 실제 세계에 게임 요소를 적용한다. 특정 수준의 플레이에 도달하기 위한 최첨단 그래픽과 보상이 제공되고 평가되며, 참여를 권장하기 위해 작업에 게임과 같은 요소를 추가한다(Kim, 2015).

소셜 미디어는 새로운 아이디어와 지식에 대한 노출, 사회적 접촉과 지원 증가, 프로젝트에 대한 효율적인 협업, 건강 증진 정보에 대한 손쉬운 접근 등을 포함한 많은 이점을 제공한다. 이러한 접근이 가능해지면서 학령기 아동은 부모의 감독 없이 부적절한 콘텐츠를 접할 위험이 있다. 부적절하고 안전하지 않은 사회적 접촉은 비밀보장을 해칠 수 있으며, 일부 사이트는 학령기 아동에게 부적절한 폭력적이거나 성적 콘텐츠를 제공할 수도 있다. 오락을 위한 화면은 하루에 2시간 이상 사용하지 않도록 하여 중요한 신체 활동과 개인적인 상호작용을 확보하도록 한다(Rodesky et al., 2016). 소셜 미디어와 인터넷에 대한 선호도가 증가하면서 앉아 있는 습관으로 진전되어 신체적 건강에 위협이 되고 있다(그림 9.2). 연구에 따르면 학령기 아동의 96%가 모바일 기기를 사용해 본 적이 있으며, 75% 이상이 자신의 기기를 소유하고 있는 것으로 나타났다. 초등학교는 몇몇 과제들을 컴퓨터 사이트에 접속해서 선생님이 등급을 평가한 다른 사이트에 업로드해서 진행하도록 요구한다(Guernsey & Levine, 2015). 어떤 학교들은 광범위한 자료를 제공하기 위해 다운로드받은 책에서 읽기 과제를 하도록 하는데, 캐릭터 중심의 미디어는 아동이 자신과 다른 사람들을 이해하도록 도울 수 있다(Bus et al., 2015). 많은 학령기 아동이 선호하는 미디어 사이트를 가지고 있고 페

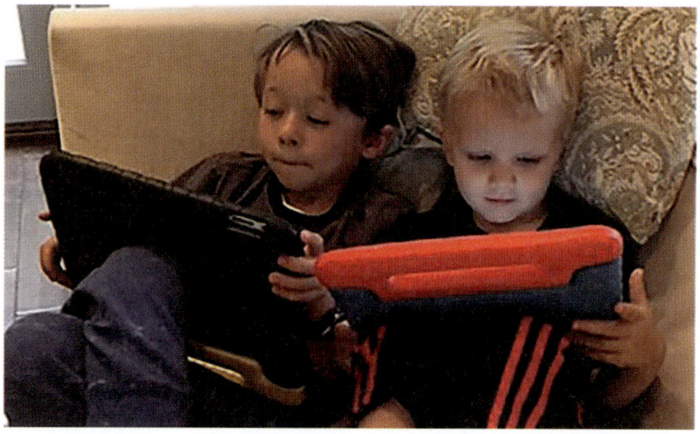

그림 9.2 아동은 아이패드나 전자 기기를 사용할 때 서로 옆에 앉아 있을 수 있지만 의사소통하거나 상호작용하지 않는다. 미국소아의사협회(AAP)는 학령기의 아동에게 비교육적 스크린 시청 시간을 하루에 2시간 이상을 초과하지 않도록 권장하고 있다.

이스북, 인스타그램, 트위터, 스냅챗, 틱톡 등을 포함한 '미디어 포트폴리오'를 가지고 있다. 학령기 아동은 종종 애니메이션이나 사운드와 같은 디지털 미디어의 특징이나 캐릭터에 관심을 두고 만지기도 하고 지우기도 하고 바꿀 수도 있다.

부모는 자녀들의 행동을 모델링하는 데 중요한 역할을 제공한다. 성인용 미디어를 사용하면 부모-자녀 상호작용이 중단되어 충돌이 발생할 수 있다. 휴대폰이나 인터넷 사용으로 인해 자녀와 부모 사이의 의사소통이 중단되면 언어, 사회성, 정서적 조절의 발달이 저하될 수 있다. 집에는 저녁 식탁과 같은 '전자미디어를 사용 안 하는 구역'이 있어서 저녁 시간에는 식탁에 앉아 부모와 자녀가 전자미디어의 방해 없이 소통할 수 있어야 한다(Reed et al., 2017).

3. 인지 발달

피아제에 따르면, 학령기 아동은 구체적 사고를 하는 것이 특징이다. 학령기 아동은 논리적으로 생각하고 규칙을 이해하지만, 사물을 보고 다룰 수 있을 때 가장 잘 배운다. 직접 배우는 것은 학령기 아동을 위한 가장 효과적인 교육 방법이다. 표 9.2에서 나열한 것은 학교에서의 성공에 필요한 학업과 행동의 숙달과 제공할 수 있는 부모 지침이다. 아동이 학교에서 성공할 수 있도록 인지적 결핍을 조기에 평가하고 해결해야 한다(표 9.3).

표 9.2 성공적 학교생활을 위해 성취해야 할 필수 과제

아동의 과제	부모의 과제	중재
여러 교사의 기대 차이에 적응한다. 어른들의 관심을 끌기 위해 30명 이상의 또래들과 경쟁한다.	기대와 훈육의 일관성을 유지하기 위해 교사와 의사소통한다. 아동의 성취에 대해 칭찬한다. 다른 아동과 비교하지 않는다.	학교 간호사에게 연락하여 부모-교사-자녀 간 상호작용을 촉진할 수 있다. 부모-교사 간의 상호작용을 관찰하고 지침과 긍정적인 지지를 제공한다.

표 9.2 성공적 학교생활을 위해 성취해야 할 필수 과제(계속)

아동의 과제	부모의 과제	중재
자존심을 잃지 않고 동료들과 선생님들의 비판을 받아들이는 법을 배운다.	또래 활동을 감독한다. 건설적인 의사소통을 촉진한다.	교사-부모의 지침을 제공한다. 건설적이고 긍정적인 피드백을 교육한다.
또래의 가치와 가족의 가치를 동화시킨다.	개방적인 의사소통을 유지한다. 또래 활동을 격려한다. 지역사회 내의 다른 문화를 소개하고 수용한다.	행동 문제를 다루는 사전 지침을 제공한다. 편견의 징후를 관찰하고 해결한다.
학업 성취에서 만족감을 찾는다.	아동이 성취할 수 있도록 돕는다. 아동을 위한 과제를 완성해 주지 않는다.	강점과 약점을 식별하기 위한 제안을 제공한다. 강점을 활용한다.
그룹 활동에 참여한다.	아동이 그룹이나 동호회에 참여하도록 격려하고 구성원으로서 적극적으로 참여하도록 권장한다.	필요하면 교회, 조직, 동호회와 같은 지역사회 기관에 의뢰한다.
자기조절 행동을 배운다. 다른 사람들의 부정적인 대우에 건설적인 방법으로 대처한다.	동료들과 집에서 멀리 떨어진 곳에서 함께 하는 활동에 참여하도록 격려한다. 아동의 문제해결 기술에 대한 신념을 쌓도록 돕는다. 편견에 대처하는 것에 대해 논의한다.	아동이 하는 대로 두면서 자립을 장려하는 지도를 하도록 부모를 격려한다.

출처 : Leifer, G. (2019). *Introduction to maternity & pediatric nursing* (8th ed.). Elsevier Saunders.

표 9.3 학업 수행에 대한 인지적 결핍과 그 영향

인지적 결핍	관련된 학교 문제
시각적인 방법으로 공간적인 관계를 이해하는 능력이 없다.	b, d, g와 같은 유사한 문자를 반복적으로 혼동한다. 기본적인 읽기와 쓰기가 어렵다.
신체 자세를 감지하고 움직임을 프로그램하는 것이 어렵다.	연필을 꽉 쥐고 손글씨를 잘 못 쓴다.
유사한 발음을 구별하는 능력이 없다.	지시를 따르기가 어려워 주의를 기울이는 지속 시간이 짧고 행동 문제가 발생한다.
장기 기억과 회상이 어렵다.	숫자 세기나 문자 암송이 지연된다.
쉽게 산만해진다.	복합적인 지시사항을 따르는 것이 어렵다.
주제를 순서대로 기억하기 어렵다.	과제를 구성하고 완료 계획을 세우는 데 어려움이 있다.
수용적 언어가 어렵다.	지시를 따르기가 어렵기 때문에 주의를 집중할 수 없다.
표현적 언어가 부족하다.	회상 기억이 어렵다. 집단 환경에서 감정을 표현하거나 자발적으로 말하는 데 어려움이 있다.

출처 : Kleigman, R., Stanton, B., St. Geme, J., Schor, N., & Behrmann, R. (2016). *Nelson's textbook of pediatrics* (20th ed.). Elsevier.

에릭슨은 학령기의 심리사회적 과제를 근면성이라고 하였다. 학령기 아동은 지식에 대한 갈증과 기술을 터득하고 역할 모델이나 영웅을 본받으려는 욕구를 갖는다. 만약 부모가 이러한 기술을 성취하기 위한 아동의 노력을 방해한다면–아마도 너무 많이 돕거나 아동을 위한 일을 함으로써–아동의 마음속에 열등감이 생길 수 있다. 비록 아동이 어떤 프로젝트에 대해 우수한 점수를 받더라도, 그 일이 정말 그들 자신의 노력의 결과가 아니라는 것을 안다면, 그들은 근면성을 얻지 못할 수도 있다.

학령기 아동은 비슷한 항목들을 함께 묶을 수 있고 단어들이 하나 이상의 의미를 가지고 있다는 것을 이해할 수 있다. 아동은 서로에게 농담을 하는 것을 좋아할 수도 있고, 친구들을 즐겁게 하거나 어른들을 놀리기 위해 농담을 할 수도 있다.

7세가 되면 자기중심주의가 줄어든다. 아동은 다른 사람들이 자신들과 다른 타당한 의견을 가질 수 있다는 것을 깨닫고, 어떤 문제에 대해 다른 사람의 의견을 구할 수 있다. 자기중심주의의 감소와 함께, 아동은 더 협조적으로 되고 그들의 행동이 다른 사람들에게 어떻게 영향을 미칠 수 있는지를 이해하기 시작한다. 사회적 인지(social cognition)라고 불리는 이러한 이해는 아동이 또래들과 더 잘 소통할 수 있게 해주고, 그들의 자아개념을 향상시킬 수 있다.

도덕적 추리의 발달은 아동이 규칙을 이해하고 행동이 옳은지 그른지를 판단하는 법을 배울 때 일어난다. 도덕적 행동(moral behaviors)은 도덕적 추리에 근거한 행동이다. 어린 시절에는 규칙이 중요하다. 만약 또래가 규칙을 어긴다면 5세 아동은 극심한 좌절감을 보일 수 있다. 저학년에서 고학년으로 올라가면서, 10세 아동은 게임을 위한 자신만의 규칙을 만들거나 규칙을 바꾸기 위해 물물교환을 즐길 수도 있다.

가난이나 전쟁과 같은 문화나 환경은 도덕적 행동에 영향을 미칠 수 있다. 문화적으로나 도덕적으로 옳은 것을 아는 것이 그 지식에 따라 행동하는 것을 보장하지는 않는다. 거짓말을 하고, 훔치고, 부정행위를 하는 것은 아동이 도덕적인 행동을 배울 때 흔히 볼 수 있다. 그러므로 아동이 도덕적인 행동을 배우고 있을 때 정직하고 공정한 성인의 모델은 필수적이다(박스 9.1).

로렌스 콜버그는 인지 기능이 성숙함에 따라 도덕적 추론(moral reasoning)이 발달하므로 논리적으로 생각하는 능력은 도덕적 행동과 관련이 있다고 제안한 이론가이다. 또 다른 이론가들은 도덕적인 행동은 긍정적인 강화를 통해 배운다고 강조한다. 부모들은 원하는 행동을 보상함으로써 가르친다. 바람직하지 않은 행동에 대한 처벌은 덜 효과적이다. 벌을 받은 아이들은 동기 부여가 덜 되고, 효능감이 덜하고, 혼란스럽다고 느낄 수도 있고, 행동보다는 벌과 그에 대한 감정적인 결과에 초점을 맞

박스 9.1 도덕적 행동의 3단계

1. 지식(논리) : 무엇이 옳은지를 아는 것
2. 감정 : 무엇이 옳은지에 대한 좋거나 나쁨을 느끼는 것
3. 행동(행위) : 무엇이 옳은지에 대한 규칙에 따라 행동하는 것

출 수도 있다. 아동의 학습을 지도할 때 보상이나 벌을 사용하는 것 외에도, 아동의 행동이 다른 사람들에게 어떻게 영향을 미칠 수 있는지를 모델링하는 것도 도덕적 행동을 발달시키는 데 도움이 된다.

1) 인지양식

학령기 아동은 45분의 집중 시간을 통해서 얻은 정보를 처리하고, 그것을 부호화하여 기억력 속에 입력하여, 나중에 그 정보를 찾거나 기억해 낼 수 있다. 아동은 다양한 방법으로 학습과 문제 해결에 접근한다. 인지양식(cognitive style)은 생각과 추론의 패턴을 의미한다. 어떤 아동은 정보를 더 잘 기억하기 위해 지식을 모으고 특정한 방법으로 정보를 그룹화한다. 어떤 아동은 일 년의 각 달에 있는 날짜를 기억하는 리듬과 같은 연상 기법(mnemonic techniques)을 사용한다.

초등학교 교과과정은 학생들의 인지적 요구를 점차적으로 증가시킬 수 있도록 계획한다. 초등학교의 첫 2년은 읽고, 쓰고, 기초 수학을 배우는 것에 초점을 맞춘다. 4학년이 되면 과제의 양과 복잡성이 증가한다. 정상적인 교과과정에서 기본기가 숙달되지 않으면 아동이 원활하게 진행하지 못할 수도 있다. 학업 성취에 영향을 미치는 다른 요인들로는 교사들과 부모들을 기쁘게 하고, 다른 아동들과 경쟁하고, 보상이 늦어져도 과제를 완수하고, 새로운 것을 시도함으로써 위험을 감수하려는 아동의 욕구 등이 있다. 성공의 감정은 그 아동이 계속 노력하도록 격려하고, 실패의 감정은 위험을 회피하거나 자신감을 하락시킬 수 있다.

2) 의사소통 기술

7~8세의 아동은 문법적 규칙을 인지하고 사용하는데, 다른 사람들과의 관계에서 효과적인 의사소통 도구로 언어를 사용하는 경우가 많다. 아동은 농담을 하고 빈정거림을 표현하고 빈칸에 단어를 채울 수도 있다. 8~11세가 되면 아동은 구체적인 조작 단계로 문제를 해결할 수 있는 능력을 갖게 된다(5장 참조). 이 시기에 암기 연습은 인지 발달에 중요하며 학교 교과과정의 일부로 훈련되어야 한다. 고학년의 학업 성취도를 위해서는 손가락 세기보다는 언어적으로 계산할 수 있는 기술이 필수적으로 이루어져야 한다. 수학 실력은 독해 능력의 발달과 관련이 있다. 학령기 아동의 독서의 목표는 단어만 이해하는 것이 아니라 내용을 이해하는 것이고, 글쓰기의 목표는 더 이상 맞춤법이나 필체 습득이 아니라 문장 구성의 작문이다(Feigelman, 2016). 언어를 비롯한 의사소통에 문제가 있는 아동은 학교에서 사회적 고립과 학업 성취 미달의 위험에 처할 수 있다.

문화적 고려사항

이중 언어 교육 프로그램은 영어를 제2외국어로 사용하는 학령기 아동에게 제공하는 프로그램이다. 하지만, 만약 선생님들이 아동의 모국어에 능숙하지 않다면, 그 아동은 영어를 교실에서 매일 사용하는 것을 듣고 배우는 것을 의미하는 완전 집중 기법으로 배워야 할 수도 있다. 이것은 사회적, 학구적 그리고 감정적으로 스트레스를 가중시킬 수 있다. 학교에서 스트레스와 좌절, 분노, 반항과 같은 관련 행동 문제를 줄이기 위해서는 이중 언어 또는 언어 장애가 있는 아동을 위한 지원 프로그램을 제공하는 것이 중요하다.

3) 지능검사

스탠포드–비넷 지능 지수[Standford–Binet intelligence quotient (IQ)] 검사의 원판은 1905년 프랑스에서 출판되었으며, 이후 미국으로 옮겨졌다. 이 검사는 아동의 정신 능력을 평가하고 각 연령에 대한 정해진 표준 기준이나 기대치를 비교하는 것이다. 점수를 결정하기 위해, 정신연령을 실제 나이로 나눈 다음, 총점에 100을 곱한다. 주의력결핍 과잉행동장애(attention deficit hyperactivity disorder, ADHD)가 있는 아동은 시간 제한과 검사 시 산만함으로 인해 결과가 저조할 수 있다(Sturner, 2009).

데이비드 웩슬러(David Wechsler)는 6~16세의 취학 연령 아동과 청소년을 위한 웩슬러 지능 척도(Wechsler Intelligence Scale, WISC–V)를 개발했는데, 이 척도는 더 체계적인 검사 항목을 제공한다. 이 검사는 일반적인 지능을 전반적으로 평가하기 위한 것은 아니지만, 학교 성적을 예측하고 추가적인 도움이 필요하거나 추가적인 도전이 필요할 수 있는 아동을 선별하는 데 사용될 수 있다. 여러 특정 임상 문제에 대한 심리 검사가 가능하며 뇌 기능에 대한 현대적 지식을 바탕으로 새로운 지능 검사가 개발되고 있다. 이러한 검사들은 공인 전문가가 수행해야 한다(Naglieri, 2020).

4. 사회심리 발달

1) 근면성 과업

에릭슨은 학령기 아동의 주요 과제는 근면성을 개발하는 것이라고 믿었다. 아동은 작은 목표를 달성하는 것에서도 만족감을 얻을 수 있다. 배우고 성취할 동기를 쌓기 위해서는 이 발달 단계에서 칭찬이 필수적이다. 성취에 대한 칭찬을 받지 못하는 아동은 열등감을 느낄 수 있다. 7세 아동은 복잡한 일을 끝내는 데 필요한 주의력을 갖지 못할 수도 있다. 9세가 되면 아동은 보통 과제를 완수할 때까지 작업할 수 있다. 11세 아동은 일반적으로 보상이 지연되더라도 과제와 동기를 유지할 수 있다.

2) 또래 관계

학령기 아동은 가족의 가치와 다른 사람들의 가치를 비교하기 시작한다. 또래와의 우정은 특히 학령기 아동에게 중요하다. 가족에 대한 의존도와 중요성은 줄어들 수 있고, 형제간의 경쟁의식은 다소 혼란스러운 에피소드를 일으킬 수도 있다. 아동은 공공장소에서 부모와 입맞춤하거나 포옹하는 것에 대해 남의 시선을 의식하는 자의식이 생길 수 있다. 가족과 떨어져 학교생활에 적응하기 어려운 아동은 아동을 보내는 데 어려움을 겪는 부모에 대한 반응일 수 있다. 이혼, 가정 폭력 그리고 다른 기타 가정의 문제는 또래 아동의 나이에 맞는 발달 과업을 성취하는 것을 방해할 수 있다. 학령기 아동은 자기중심적인 생각에서 벗어나 친구들과 선생님들이 자신을 어떻게 보고 있는지 이해하고, 다른 사람들의 생각과 감정을 인식하기 시작한다. 공감의 발달은 부모의 사회적 행동과 디지털 미디어의 영향을 받는다(Feigelman, 2016). 저학년의 아동은 그들이 제공할 수 있는 것에 근거하여 친구를 선택할 수 있고 그들의 친구들로부터 그들의 소유물을 보호하는 경향이 있다; 학년이 올라가면서 친구들과 소속감을 느끼고 존중받기 위해 친구를 만든다; 학령기 후반에 아동의 우정은 더 진실하고 비밀 없이 자신을 드러내게 된다.

학령기 아동은 집안일과 돈을 관리하는 책임이 주어져야 한다. 하지만, 용돈과 집안일은 서로 분리되어야 가장 효과적이다. 규칙적인 집안일은 아동이 책임감을 얻고 그들이 가족 구성원의 일원이라는 느낌을 얻도록 돕는다.

가정, 학교 그리고 이웃은 각각 아동의 성장과 발달에 영향을 미친다. 학령기 아동의 문화는 그룹의 회원제를 통해 이루어진다. 만약 부모들이 스카우트, 종교 단체 또는 팀과 같은 그룹에 대한 접근을 허용하지 않는다면, 아동은 그들 스스로 자신의 그룹을 찾을 수도 있다. 아동은 수용을 얻고 소속감을 얻기 위해서는 사회적으로 용납할 수 없는 행동을 하도록 강요하는 집단의 영향을 받을 수도 있다. 아동은 대부분의 집단에 순응하면서 보람을 얻고 동료들과 함께 사회적인 성취를 얻게 된다. 아동이 또래로부터 따돌림을 당하거나 버림을 받았다고 생각하면, 아동의 정체성으로 남아서 자신의 이미지를 통합하기 어려울 수 있다.

3) 맞벌이 부모 아동

맞벌이 부모 아동(latchkey children, 부모가 맞벌이로 집에 없어서 집 열쇠를 가지고 다니는 아동)은 부모가 모두 일을 하기 때문에 방과 후 감독 없이 방치되는 자녀로, 대가족 구성원들이 집에 홀로 남겨진 자녀들을 돌볼 수 없는 경우이다. 집에 홀로 남겨진 아동 중의 일부는 독립을 즐기면서 문제해결 능력을 얻게 되는 경우도 있다. 그러나 일부 아동은 고립감을 느낄 위험이 더 높고 사고 위험이나 문제에 휘말릴 위험이 더 높아질 수 있다. 과제를 도울 수 있는 접근 방법이 없는 가운데, 아동은 종종 학업 성취의 가능성을 제한할 수 있는 전자미디어와 게임에 집중하게 된다. 정부 보조금이 지원하는 방과 후 프로그램이 제공되면서 맞벌이 부모 아동의 수가 줄었지만, 정부 예산상의 어려움으로 인해 일부 아동들은 계속 방치되고 있다. 일부 고소득 가정은 가깝게 지내고 있는 이웃이 안전하다고 느끼고 아동을 이웃에게 맡겨 방과 후 프로그램을 이용하지 않기 때문에 저소득 가정에만 국한된 문제가 아니다(박스 9.2). 어떤 경우든, 응급 상황 발생 시 항상 가까이에서 즉각적으로 직접 도울 수 있는 성인이 있어야 한다.

4) 성 특성

프로이트에 따르면, 학령기 아동의 성적 발달은 잠복기의 단계이며, 아동은 종종 동성 부모들과 동일시한다. 요즘의 아동에게는 종종 그들의 전형적인 성 역할과 다른 장난감을 가지고 노는 것을 허용하고 있다. 연구에 따르면 전통적인 성 역할을 하도록 아동을 강요하는 것은 그들의 기술과 관심의 발달에 해로운 영향을 미칠 수 있으며, 따라서 더 이상의 기회를 최소화하고 성 고정관념을 영

박스 9.2 맞벌이 가족을 위한 지침

안전에 대한 아동교육

- 문이 약간 열려 있거나 평소와 다를 때에는 집 안으로 들어가지 않는다.
- 허락 없이 집이나 정원 밖으로 나가지 않는다.
- 집 안으로 낯선 사람이 들어오지 못하도록 한다.
- 온라인에서 만난 사람과 대면하는 것을 허락하지 않는다.
- 이상하게 보이는 컴퓨터 메시지에는 응답하지 않는다.
- 열쇠는 보여 주지 말고, 문은 항상 잠근다.
- 학교로 가는 지름길이라고 골목길이나 철로를 가로질러 가지 않는다.
- 학교를 오갈 때 친구들과 함께 걸어서 다닌다.
- 낯선 사람들과 탈 것을 함께 타지 않는다.
- 믿을 만한 어른들과 접촉하는 방법을 알려 준다.
- 응급상황 시 도움을 요청하는 방법을 교육한다; 119 구급전화를 거는 방법을 알려 준다.
- 화재 안전 수칙과 탈출 경로를 점검하고, 아동과 함께 그 경로를 걸어서 확인한다.
- 기본 안전수칙을 알고 지키도록 한다.

부모교육

- 응급상황 시 구조 요청 목록을 작성하고, 전화기 근처에 붙여 놓는다.
- 항상 집에 있는 이웃을 미리 확인해 두고 응급상황이 발생했을 때 연락하도록 알려 준다.
- 아동에게 아동의 이름, 전화번호, 주소 그리고 부모 이름을 교육한다.
- 아동에게 부모의 직장번호를 알리고 집에 남겨 놓는다.
- 소화기나 총기 등을 잠그거나 집에서 치워 버린다.
- 응급구조함을 준비해 놓고 항상 정해진 위치에 둔다.
- 아동에게 학교에서 돌아올 때 거리 안전에 대해 설명해 주고, 낯선 사람에 대한 주의사항도 포함한다.
- 아동을 위한 반려동물도 고려해 본다.
- 정해진 시간에 귀가하게 하고, 아동이 귀가했는지 전화한다.
- 집에 있을 때 전자게임이나 소셜미디어보다는 특별한 가정내 활동을 하도록 추천한다.
- 아동이 성공적으로 느끼거나 감사함을 느낄 수 있도록 돕는다.
- 가정이나 이웃의 지역에 특정한 위험 요소가 있는지 사정한다.

출처 : Leifer, G. (2019). *Introduction to maternity & pediatric nursing* (8th ed.). Elsevier Saunders; McClellan, M. (1984). On their own: latchkey children. *Pediatric Nursing, 10*(3), 198–202; American Academy of Child and Adolescent Psychiatry 92017). *Bulletin Facts for Famillies #46* Home Alone Children.

구화할 수 있다(Kollmayer et al., 2018). 남녀가 공용으로 사용할 수 있는 완구와 의류를 이용할 수 있고, 가족들은 아동이 그들의 생물학적 성에 대한 문화적 규범과 다를 수 있는 의복, 활동, 놀이 친구에 대해 주관적인 성 정체성 의식을 갖도록 양육하도록 해야 한다(Watkin, 2016). 'boy'나 'girl'을 대체하는 'theyby'와 같은 성 중립적인 용어는 전통적인 성에 대한 사회적 관념을 줄이고 보다 더 관대한 사회로 가는 길을 놓으려는 일부 부모들에 의해 시도되고 있다(Airton, 2019).

학령기 동안 신체 이미지에 대한 인식은 중립적인 것을 선호하는 것으로 발달한다. 시상하부와 뇌하수체의 민감성으로 인해 생식선자극호르몬 분비가 증가하여 성별 차이에 대한 관심이 높아지고 성적 관심도 높아지기 시작한다. 자위행위가 나타날 수 있으며 아동은 성기를 보거나 만지는 것과 관련된 놀이 활동을 할 수 있다. 이러한 활동에 성적 의미를 두는 것은 아동이 아니라 오히려 부모들이다. 만약 부모들이 이러한 아동을 수치스럽게 하거나 신체 일부가 더럽거나 나쁘다는 것을 암시한다면 부정적인 신체 이미지가 생길 수 있다. 아동은 종종 성적인 것과 관련된 질문을 하는데, 정직하고 정확한 대답을 해야 한다. 그들은 2차 성징이 발달하는 것에 대해 호기심이 많고 예민할 수 있으며, 소녀들은 가슴 발달의 징후를 간절히 기다릴 수도 있다. 이성에 대한 관심은 종종 민감한 주제이며, 학령기 아동은 이 관심을 인정하거나 부모와 토론하는 것을 꺼릴 수 있다. '사적인' 신체 부위에 대한 인식이 증가함에 따라 사생활에 대한 새로운 인식과 주장이 대두하고 있다.

성교육은 평생의 과정이며 많은 부모가 믿는 것보다 더 일찍 시작할 수도 있다. 부모들은 그들의 성에 대한 태도를 성장하는 자녀에게 전달하기 때문에, 때때로 부모들은 그들 아동의 성적 호기심을 이해하는 데 있어서 지도가 필요하다. 성교육은 정상적인 해부학과 생리학의 맥락에서 시작할 수 있다. 부모 및 교사의 적극적인 참여와 질문과 토론을 장려함으로써 성적 가치를 높이고 영향을 받을 수 있다. 뉴욕에 위치한 미국 성 정보 교육 위원회(The Sex Information and Education Council of the United States, SIECUS)는 성교육 프로그램이 생물학적, 사회적, 건강, 개인적 적응, 대인관계 그리고 가치 개발의 여섯 가지 기본적인 측면에서 가르쳐야 한다고 주장한다. 아동의 연령에 적합하고, 문화적으로 적절하면서, 성을 건강한 삶의 한 측면으로 다루는 서면정보를 포함하고 있어야 한다(SIECUS, 2020).

표 9.4는 학령기 아동의 성교육에 대한 목표와 중재를 제시한다.

표 9.4 학령기 아동의 성교육

중재	관찰/목표
자료수집: 병력을 수집한다. 학습준비도를 사정한다.	학습준비도는 성, 월경, 몽정, 임신 등에 대한 질문으로 사정한다.
분석 상호작용을 사정한다.	부모와 자녀의 상호작용을 관찰하고 의사소통의 수준을 결정한다. 아동의 자기이미지, 자신감 및 민감한 문제에 대한 의사소통 능력을 결정하기 위해 또래의 상호작용을 관찰한다.
부모를 사정한다.	성교육과 관련된 문제들을 토론하는 부모의 지식과 능력을 관찰한다.
자녀를 사정한다.	성적 발달과 신체 변화에 대한 아동의 이해를 확인한다.
계획/수행	부모와 아동과 함께 성장과 발달에 대해 토론한다. 부모에게 교육 기법과 기회를 강화한다.
평가	클리닉이나 가정을 방문하여, 성교육에 관한 부모와 아동의 상호작용을 재평가한다.

출처 : Leifer, G. (2019). *Introduction to maternity & pediatric nursing* (8th ed.). Elsevier Saunders.

5. 알코올과 물질 오남용

알코올과 약물 사용에 관한 내용은 학령기 교육의 중요한 부분이다. 9세 아동은 술을 긍정적으로 보기 시작할 수 있고, 12세 아동은 마리화나 사용을 시작할 수도 있다. 12세 아동의 약 절반이 비의료적인 목적으로 처방된 진통제를 복용하고 있다(Substance Abuse and Mental health Services Administration, 2020). 성인과 아동 사이에 조기부터 개방적이고 솔직한 토론을 하게 되면, 아동이 술과 다른 물질을 오남용을 시도하는 것이 해롭다는 것을 이해하게 되어 미래의 고위험 행동을 막을 수 있다. 많은 웹사이트는 부모들이 자녀들에게 마약과 술에 대해 가르칠 수 있는 나이에 맞는 적합한 팁을 제공하고 있다.

6. 교육 방법

대부분의 학령기 아동은 선천적으로 호기심을 갖고 태어나므로 학습에 대한 준비와 열망을 갖고 있다. 학령기 아동의 집중 시간은 최대 45분까지 제한되어 있으므로 교육시간은 이 시간 이내로 계획되어야 한다. 모든 정보는 진실되어야 하고, 사실적이며 연령에 적합한 방식으로 제시되어야 한다. 구체적 사고기의 아동은 단계적인 교육 방법이 필요하다. 아동의 언어적 피드백을 장려하면 제공된 정보가 잘못 해석되지 않도록 보장할 수 있다. 모든 교육과정 동안, 칭찬과 가끔의 보상은 학습 성취를 강화한다. 교육 기법은 아동이 책임감을 받아들이도록 격려해야 하며 가능한 경우 항상 직접적 강화를 제공해야 한다. 또래의 태도가 학습에 영향을 미치고 응용력을 향상시킬 수 있기 때문에 집단 교육은 긍정적인 건강 행동을 가르치는 데 효과적이다.

학령기 아동은 학교를 결석하고 또래 활동을 빠지는 것으로 질병의 원인과 그 결과를 이해할 수도 있다. 장기간 치료를 요하는 만성 질환은 인지적 학습을 지연시킬 수 있다. 대부분의 경우 질병은 질병 자체와 관련된 불안감보다 또래와의 이별, 학교생활에서 뒤처짐, 사회활동에서 소외되는 불안감이 더 크다. 학령기 아동에게 약간의 신체적인, 정신적인 장애가 있다고 할지라도 중요한 우선 목표는 정상 성장발달을 조성하는 것이다. 당뇨병 아동이 자신의 혈당을 측정하고 자신의 인슐린 양을 적용하는 것을 교육하는 것은 연령에 적합한 교육방법의 본보기가 될 수 있다.

건강교육

건강한 학령기 아동의 건강교육 요구에는 사고 예방, 적절한 영양 유지, 정기 치아검진의 중요성, 척추측만증과 시력 및 청력 검사, 예방접종 등이 포함된다. 학령기 아동에게 추천하는 예방접종 일정은 http://www.cdc.gov/vaccines/index.HTML에서 확인할 수 있다. 학교 보건교사는 청소년에 진입하는 아동이 긍정적인 선택을 하도록 돕기, 인간관계 형성하기, 긍정적인 자존감 개발하기, 문제해결기술 활용 능력 향상하기 및 지역사회 자원에 접근하기 등에 대해 필요한 역할을 할 수 있다. 학교 보건교사는 때때로 학령기 아동이 심리 사회적 문제에 대한 도움을 받고 싶을 때 병리학적으로 거의 근거가 없는 사소한 건강 문제를 먼저 호소할 수 있다는 것을 알고 있어야 한다.

7. 훈육

훈육(discipline)은 라틴어 *disciplinare*에서 유래되었고, '가르치는 것'이라는 의미이다. 훈육은 아동의 사회적이고 정서적인 발달에 중요한 역할을 하는 바람직한 행동에 대해 해당 연령에 적합한 긍정적인 강화를 제공하는 것이다.

처벌은 훈육의 한 형태이나, 보상은 또 다른 선택이다. 만약 처벌이 사용된다면, 그것은 신속하고, 일관되고, 공정해야 한다. 부모들은 종종 문화적으로 전통적인 훈육 기술에 의존한다. 어떤 사람들은 그들의 육아 기술이 비판받을지도 모른다는 두려움 때문에 도움을 요청하는 것을 피할지도 모른다. 아동은 적절한 훈련을 통해 자기조절력과 부모의 보살핌에 대한 감각을 배운다. 잘못된 행동이 발생할 때마다 동기를 조사해야 한다. 잘못된 행동은 아동이 지루하거나 주의가 필요한 경우에 종종 발생될 수도 있고, 잘못된 행동은 가정내의 더 큰 문제를 반영하는 결과일 수도 있다. 아동이 관심을 받는 유일한 방법이 처벌이라면 이는 잘못된 행동을 증가시키거나 강화시킬 수 있다(Sege & Siegel, 2018).

훈육은 나이에 적합한 예상 행동에 대한 보상과 처벌을 합한 것으로, 행동의 양자택일에 대한 정보를 제공하면서 타인에 대한 존중감을 가르친다. 학령기 아동은 인과관계를 이해할 수 있기 때문에 규율과 보상은 행동과 더불어 즉각적이고 지속적으로 필요하다. 이로 인해 아동은 그 행동에 대한 보상과 처벌이 결과로 일어난 것을 이해한다. 학령기 아동은 규칙을 이해하고 존중할 수 있으므로 표준 행동과 사회적인 상호작용은 규칙에 따라 지도할 수 있고 강화할 수 있다. 적절한 처벌의 방법을 결정하는 데 아동을 개입시키면 도덕적 판단과 자율성을 개발하는 데 도움이 된다.

훈육에서 긍정적인 강화를 포함하는 노력은 선행을 개발하는 데 결정적인 역할을 한다. 부모나 교사로부터 관심을 받거나 칭찬을 받는 것은 긍정적인 강화의 좋은 예다. 만일 부모나 교사가 아동의 비행에 대해서 더 이례적인 관심을 표하면 이것은 더 나쁜 행동을 강화시키는 결과가 된다. 긍정적인 강화는 효율적으로 규율을 실행하기 위한 방법이고, 관심은 착한 행동에 초점이 맞춰져야 한다는 것이다. 착한 행동을 위한 보상은 관심의 형태인 미소, 안아주기, 칭찬의 말, 추가적인 특권 또는 스티커나 별모양의 토큰에 의한 보상 그리고 이러한 보상들이 모아져서 물질적인 보상으로 현금으로 제공할 수도 있다. 나쁜 행동에 대한 벌로서 아동이 받은 별모양의 토큰을 제거할 수 있다.

훈육은 오직 교육의 목적으로만 사용되어야 하며, 복수나 화를 없애거나 아동의 능력을 초과하는 행동을 요구하라는 것은 아니다. 타임아웃은 18개월에서 6세 사이의 아동에게 적합하다(8장 참조). 이후의 연장 아동은 진정하기 위한 시간으로 15~20분 정도의 시간으로 진행할 수 있다. 아동이 좋아하는 활동이나 텔레비전 시청, 인터넷 사용 등과 같은 활동을 할 수 있는 특권을 제거하는 것은 학령기 아동에게 효율적인 억제 방법이 될 수 있다. 꾸짖음의 한 형태로 언어적 질책은 아동에게 필요한 교정방법이 될 수 있지만, 꾸짖고, 소리 지르고, 수치심을 주는 것은 소리 지르는 시합으로 번질 수도 있고 좌절감이나 지시 불이행의 결과를 초래할 수 있으며 장기적으로 효과적인 훈육 방법이 아니다.

신체적 처벌인 체벌(corporal punishment)은 행동을 멈추게 하거나 변화시키기 위한 목적으로 때리기, 엉덩이 때리기, 아프게 괴롭히기 등이다. 엉덩이 때리기는 이미 행동한 것을 알리면서 상해를 입히지 않고 엉덩이에 맨손을 사용하는 것으로 정의하고 있다. 체벌과 아동학대는 분명한 차이가 있다. 이러한 이유로 아동전문가들은 체벌을 반대한다. 엉덩이 때리기는 충격을 주는 것이기 때문에 처음 사용할 때에는 위험한 상황을 피하게 하는 데 효과적일 수 있지만, 장기적인 규율 훈련을 위한 방법으로는 적합하지 않다. 자주 엉덩이를 때리는 것은 폭력적 행동을 가르치고 자존감 저하, 우울 그리고 교육적 성취도를 감소시킨다. 긍정적인 강화(보상), 특권 배제 또는 잔심부름을 시키는 등의 규율은 명확하게 아동을 학대하지 않는 다른 형태의 규율이다(Sege & Siegel, 2018).

1) 부모교육

부모들을 위한 효과적인 훈련 기법으로 지침을 사용하는 것이 유용하다. 모든 아동 방문에는 가정에서의 행동 관리와 규율에 대한 토론이 포함되어야 한다. 교사 교육 프로그램은 또한 교실 관리를 위한 훈육 기술을 포함해야 한다. 논의는 체벌, 분노 조절 기술 그리고 학령 아동의 발달과 교육적 요구에 맞는 훈육에 대한 대안을 포함해야 한다. 지역사회 자원에는 육아 수업, 지원 단체 또는 전문 상담사에 대한 소개가 포함될 수 있다. http://www.healthychildren.org과 같은 온라인 웹사이트는 다양한 연령대의 아동을 위한 긍정적인 훈육 지침을 제공하고 있다.

요점 정리

- 학령기 아동은 6세에서 12세 사이의 아동이다.
- 학령기 아동의 경우, 취학 전 아동보다 신체의 무게 중심이 하체 쪽으로 더 내려간다.
- 유치의 손실은 6세경에 시작되고, 매년 약 4개의 영구치가 나온다.
- 정규적인 치아 검진은 일상적인 건강관리에서 중요한 부분이다.
- 아동이 6세가 되면 시력발달이 완성되므로 큰 글자로 인쇄된 책은 더 이상 필요하지 않다.
- 컴퓨터 및 비디오 게임에 지나치게 많은 시간을 보내는 것은 앉아서 생활하는 생활 양식에 영향을 줄 수 있으며, 이는 비만, 건강 악화 및 사회적 발달의 저하를 초래할 수 있다.
- 9세에서 10세의 아동은 규칙과 팀워크의 이해를 통하여 경쟁적인 단체 게임에 참여할 수 있다.
- 피아제에 따르면, 학령기 아동은 구체적인 사고를 하며, 실제적인 직접 학습이 가장 잘 유지된다.
- 학령기 아동은 때때로 또래들과 농담을 즐기고 연장자들을 괴롭히기도 한다.
- 학령기 아동은 이전보다 이기심이 덜해지고 그들의 행동이 타인에게 영향을 미친다는 것을 이해한다.
- 도덕적 행동은 논리적 이해와 행동의 결과로 인한 자긍심이나 죄책감에 근거한다. 규칙을 안다고 해서 그 규칙에 따른 행동이 보장되는 것은 아니다.
- 저학년이 지나고 10살이 되면 새로운 규칙을 만들거나 게임의 규칙을 바꾸는 것을 즐길 수 있다.
- 콜버그에 따르면, 인지능력이 성숙함에 따라 도덕적 추리가 발달한다.
- 학령기 아동은 최대한 45분까지 주의를 집중할 수 있다.
- 학령기 아동은 타인과 대인관계를 맺을 때 효과적인 의사소통 도구로 언어를 사용한다.
- 지능검사는 학업적인 능력과 미래의 수행 능력을 예측하는 데 사용하도록 고안된 것이다.
- 학령기 아동의 주된 심리사회 발달 과업은 기술을 습득하고 목표를 달성함으로써 근면성을 획득하는 것이다.
- 또래 집단에 소속되는 것은 학령기 아동에게 중요하다.
- 가정, 학교 및 이웃은 학령기 아동의 성장과 발달에 영향을 미친다.
- 창의성은 문제해결 능력을 키우는 데 도움이 되므로 권장한다.
- 성에 관한 정보는 연령에 적합하고, 문화적으로 적절해야 하며, 삶의 건강한 측면으로 다루어져야 한다.
- 훈육은 사회적 · 정서적 발달에 중요한 역할을 하는 좋은 행동을 가르치고 강화하기 위해 사용되어야 한다.
- 체력, 지구력 그리고 조정력은 매일의 신체 활동에 의해 길러질 수 있다. 신체 활동은 또한 이후의 연령에서 발생하는 질병의 위험 요소를 줄일 수 있다.
- 학령기 아동의 주요 건강 교육 요구에는 손상 예방, 적절한 영양 유지, 정기적인 치과 치료 제공, 척추측만증과 시력 및 청각 문제 선별검사, 활동적인 생활습관 개발 등이 포함된다.

사례 연구

한 어머니가 그녀의 아들이 아이패드로 게임을 하는 데 많은 시간을 보내는 것 같다고 말한다. 그녀는 아들에게 아이패드 게임이 아니라 아들의 나이에 맞는 어떤 놀이 활동을 소개해야 하는 것이 적절한지 질문한다. 어머니에게 아들의 발달 수준에 적합한 놀이 활동으로 어떤 제안을 하겠는가?

연습문제

1. 부모와 6세 아동이 저녁 식사에 필요한 물건들을 사기 위해 슈퍼마켓에 들어갔다. 몇 분이 지나자 아동이 진열되어 있는 여러 가지 물건과 장난감을 사달라고 부모에게 계속 요구하기 시작하더니 비명을 지르고 울면서 쇼핑 카트를 꼭 붙잡고 있다. 다음은 부모의 반응이다. 이 상황을 중재하기 위한 적절한 반응을 모두 고르시오.

A. 아동의 행동을 무시한다.
B. 아동의 엉덩이를 부드럽게 때리고 소리를 그만 지르라고 한다.
C. 아동에게 쇼핑주머니를 싸는 것을 도와달라고 부탁한다.
D. 아동에게 칩 과자 한 봉지를 주고 조용히 하라고 말한다.
E. 아동에게 쇼핑이 끝날 때까지 슈퍼마켓 밖에서 기다리라고 한다.
F. 아동에게 소리 지르는 것을 멈추지 않으면 집에 가서 벌을 받을 거라고 말한다.
G. 아동에게 소리 지르지 것을 멈추지 않으면 아이패드를 망가뜨릴 거라고 말한다.
H. 아동에게 이렇게 행동하면 집에 가서 집안일을 더 많이 하게 될 것이라고 한다.
I. 아동에게 오늘 저녁 먹고 싶은 한 가지 물건을 고르는 것을 도와줄 수 있다고 말한다.
J. 아동에게 이런 식으로 행동한 자신을 부끄러워해야 한다고 말하고 창피하면 당장 슈퍼마켓을 나가라고 한다.

2. 다음 중 학령기 아동이 팀 스포츠에 참여해야 하는 중요한 이점을 모두 고르시오.

A. 갈등을 관리하는 법을 배운다.
B. 팀워크를 이해한다.
C. 모든 참가자를 위한 트로피를 받는다.
D. 지연된 보상을 기다릴 수 있는 능력을 개발한다.
E. 기술을 익힌다.
F. 신체 단련을 향상시킨다.
G. 지는 것에도 익숙해진다.
H. 사회성을 함양한다.
I. 권위에 대한 존중감을 키운다.
J. 다채로운 색의 유니폼을 수집할 수 있다.
K. 천식 발작의 증상을 극복하는 법을 배운다.
L. 학업으로 인한 중압감을 분산시킨다.
M. 추가 점수를 얻기 위해 부상 흉내를 내는 법을 배운다.

3. 상호작용형 전자미디어는 좀 더 수동적인 형태의 여가활동을 대체해 왔다. 다음에서 인터넷을 사용하는 긍정적 또는 부정적 결과로 분류하시오.

결과	긍정적	부정적
학습 과제의 게임화		
새로운 아이디어와 다양한 유형의 사람들에 대한 노출		
사회적 접촉 및 지원 증가		
프로젝트에 대한 능률적인 협업		
성인 콘텐츠에 대한 접근		
낯선 사람과 원치 않는 사회적 접촉		
기밀 정보 공유		
앉아 있는 시간 증가		
구두 의사소통 기술의 사용 필요성 감소		
건강증진 정보에 더 쉽게 접근		

4. 다음의 학교(학업) 관련된 과제를 아동이 완수해야 하면 (A), 부모가 해야 하면 (B)로 구분하시오.

1. 30명 이상의 또래들과 어른들의 관심을 위해 경쟁하기
2. 일관성 있는 규율을 지키기 위해 교사와 의사소통하기
3. 학교 성적 만족하기
4. 다른 아동과 비교하지 않기
5. 행동적 자기 통제력 배우기
6. 타인의 부정적인 대우에 건설적인 방법으로 대처하기
7. 또래 활동 감독하기
8. 아동의 성취에 대해 칭찬하기
9. 자존심을 잃지 않고 동료와 선생님들의 비판을 받아들이는 법 배우기

5. 다음의 각 문장을 완성할 적절한 용어를 고르시오.

- 아동이 자신의 행동이 다른 사람들에게 어떻게 영향을 미칠 수 있는지를 이해할 때, 이것을 **(도덕적 추론/사회적 인지/기억력 기술)**이라고 한다.
- **(사회적 인지/도덕적 추론/게임화)**는 아동들이 어떤 행동이 옳은지 그른지를 판단할 수 있을 때 일어난다.
- 논리적 추론의 양상은 때때로 **(인지양식/연상 기법/도덕적 행동)**이라고 불린다.

CHAPTER 10

청소년기

Adolescence

개요

정의
발달 과업
생리적 변화
- 사춘기
  - *남자 청소년*
  - *여자 청소년*
- 신체 활동

인지 발달
- 사회심리 발달
- 약물중독 및 소셜 미디어
- 책임감 발달

또래 관계
성 특성, 성, 성적 성향, 성 정체성
교육 방법

학습목표

1. 청소년기를 정의한다.
2. 청소년기의 3단계를 설명한다.
3. 청소년기 동안 나타나는 생리적 변화에 대해 토론한다.
4. 사춘기를 정의한다.
5. 여성의 가임기를 결정하는 방법에 대해 토론한다.
6. 청소년을 위한 신체 활동 지침을 설명한다.
7. 청소년기의 주요 발달 과업을 확인한다.
8. 에릭슨 및 피아제의 청소년기 발달 단계에 대해 토론한다.
9. 문화가 청소년의 행동에 영향을 미치는 방법을 확인한다.
10. 인지 및 사회적 행동 발달에서 데이트의 역할을 토론한다.
11. 성적 성향 및 성 정체성에 대해 점검한다.
12. 청소년의 긍정적인 성장과 발달을 촉진하는 부모의 역할을 토론한다.
13. 청소년기에 나타나는 특정 건강 위험 2가지를 설명한다.

주요용어

금욕 abstinence
청소년기 adolescence
비동시성 asynchronous
파벌집단 clique
문화적 역량 cultural competence
사정 ejaculation
공감 empathy
성적 불쾌감 gender dysphoria
성 정체성 gender identity
성별 비순응 gender nonconformity
초경 menarche
월경 주기 menstrual cycle
몽정 nocturnal emissions
배란 ovulation
사춘기 puberty
이차성징 secondary sex characteristics
성적 성향 sexual orientation
정자생성 spermatogenesis
격렬한 운동 vigorous exercise

1. 정의

청소년기(adolescence) 단어의 어원은 라틴어 *adolescere*인데, 이는 '성장하고 성숙하다'를 의미한다. 청소년기는 아동기와 성인기를 잇는 다리 역할을 하며, 생리적, 인지적, 사회심리적, 성적 변화를 특징으로 하는 독특한 발달 단계이다. 이 기간 중에 형성된 건강 습관과 대처 기술은 평생 지속되며, 이 시기의 발달 과업을 성취하면 청소년이 성인기를 준비하는 데 도움이 된다.

2. 발달 과업

청소년기 발달 과업에는 안정된 정체성 확립, 가족으로부터 독립, 진로 계획, 가까운 동료와 친밀감 형성이 있다.

청소년기는 초기 청소년기(10~13세), 중기 청소년기(14~16세), 후기 청소년기(17~20세)의 세 단계로 구분된다. 13세 청소년은 18세 청소년과 크게 다르다. 이 뚜렷한 청소년기 3단계에는 각각 고유한 도전이 있다(표 10.1).

표 10.1 청소년기의 성장과 발달 3단계

	초기(10~13세)	중기(14~16세)	후기(17~20세)
신체 성장	이차성징 나타남	키의 급성장	성장 느려짐
신체상	자의식; 사춘기 변화에 적응	과거와 다른 이미지와 외모에 대한 실험	신체상 수용; 개성이 나타남
자아개념	낮은 자존감; 현실 부정	충동적, 참을성 없음; 정체성 혼돈	긍정적 신체상을 가짐; 공감적; 독립적 사상가
행동	보상을 받기 위한 행동	동료집단과 동일한 행동	책임감 있는 행동
성 발달	성에 대한 관심	성에 대한 실험	성 정체성 나타남; 배려 관계 형성
동료	유니섹스 동료집단; 친한 친구 생김; 영웅 우상화; 어른에게 호감	데이트 시작; 자신에게 의미 있는 동료를 기쁘게 하고 싶은 욕구; 이성친구 그룹 형성	개별 관계에 가치를 둠; 파트너 선정
가족	가족에 대한 양가감정; 독립 갈망	자율과 수용을 위한 투쟁; 반항/후퇴; 프라이버시 요구	독립 성취; 가족 관계 재형성
인지 발달	구체적 사고; 지금 이 순간이 중요	추상적 사고의 초기 단계; 백일몽, 판타지; 연역적, 귀납적 추론 시작	추상적 사고; 이상주의; 미래에 대한 고민
목표	사교가 우선; 비현실적 목표	기술/흥미 확인; 최고 성취자 또는 탈락자	직업목표 확인; 직장 또는 대학에 입학
건강 문제	정상 건강상태에 대한 우려	마약이나 섹스 시도와 관련된 우려	이상주의; 라이프스타일에 대한 의사결정
중재	한계점 전달; 언어표현 격려	선택과 관련된 문제를 해결하도록 청소년 돕기; 동료그룹 이용하기; 프라이버시 존중	목표에 대한 토론; 의사결정에 참여; 비밀 유지

출처 : Leifer, G. (2019). *Introduction to maternity & pediatric nursing* (8th ed.). Elsevier.

3. 생리적 변화

초기 청소년기(청소년 전기라고도 함)는 신체의 다양한 부분의 구조와 기능의 생리적 변화가 특징이다. 체중 증가는 정상이고 근골격량 증가로 발생한다. 그러나 성장은 비동시적(asynchronous)이어서 신체의 각 부분은 각각 다른 시기에 성숙하면서 일시적으로 어색해 보일 수 있다. 청소년기에 급성장이 나타나고 대략 18세에 성인 키에 도달한다. 땀샘이 활성화되기 때문에 여드름과 같은 다양한 피부 문제가 발생할 수 있고, 이는 청소년의 대처 능력에 영향을 줄 수 있다. 예를 들어, 중요한 사교 모임이 있는 날에 청소년 얼굴의 여드름은 가정에 혼란을 초래할 수 있다.

청소년기에는 위와 장의 크기와 부피가 증가하여 식욕이 증가하고 음식 소비가 증가한다. 두 번째와 세 번째 어금니와 사랑니는 초기 청소년기에 나오며, 턱은 중후반기에 성인 크기에 이른다.

폐의 무게와 부피가 증가하여 호흡 기능이 향상된다. 눈과 손의 협응과 운동 기능도 향상된다. 운동 기능 향상은 스포츠 활동과 쌍방향적 컴퓨터 게임에 대한 흥미와 기술 향상에 기여한다.

1) 사춘기

사춘기(puberty)에는 성적 성숙이나 생식 능력을 갖게 되며, 신체적 · 심리적 변화도 수반된다.

남자 청소년

남자 청소년의 사춘기는 10~13세 사이의 호르몬 변화로 시작된다. 이차성징(secondary sex characteristics)은 생식 과정에 관여하지 않지만, 이 시기에 나타난다. 안드로겐(테스토스테론 및 안드로스테론)의 증가는 남자 청소년의 이차성징의 원인이다. 이차성징은 음모, 얼굴, 체모 성장이 포함된다. 음낭이 커지고 색이 더 짙어지며, 음경 크기도 증가한다. 성대(vocal cord)도 길어지고 두꺼워져 처음에는 음성 불안정(목소리 갈라짐)이 나타나고 그 다음에는 음성이 깊어진다.

뇌의 시상하부에서 성선자극호르몬분비호르몬(GnRH)이 분비되는데, 이 호르몬은 뇌하수체 전엽을 자극하여 성선자극호르몬(Gonadotrophin), 난포자극호르몬(FSH), 황체호르몬(LH)을 분비시킨다. 성선자극호르몬은 음낭에 있는 고환을 자극하여 테스토스테론을 분비하게 한다. 정상적인 상태에서는 평생 동안 혈액에서 안정적인 테스토스테론 수치가 유지된다. FSH와 테스토스테론은 정자생성(spermatogenesis) 및 생산을 자극한다. 정자생성은 사춘기 중반에 시작되어 남성의 일생 동안 계속된다. 정자생성을 위해서는 정상 체온보다 약 3℃ 정도 낮은 온도가 필요하다. 고환이 다리 사이 음낭에 위치하고 복강 바깥쪽에 있어서 시원한 온도가 유지된다. 고환 주변의 온도가 너무 높으면 생식력이 저하될 수 있으므로 모든 연령대의 남성은 꽉 끼는 속옷을 입거나 플라스틱 또는 가죽 의자에 장시간 앉아 있지 않도록 해야 한다.

사정(ejaculation)은 오르가즘 중에 정자가 방출되는 것이다. 이 능력은 고환이 성숙했음을 나타낸다. 대부분의 남자 청소년은 잠자는 동안 '젖은 꿈'이라고 알려진 몽정(nocturnal emissions)을 경험한다. 이러한 경험은 정상적인 성 발달의 일부이며, 반드시 성 행위와 관련이 있는 것은 아니다.

사춘기 동안 음낭과 음경이 커지므로 스포츠 경기에 참가하는 청소년은 이러한 취약한 부위의 부상을 방지하기 위해 적절한 보호대를 착용하는 것이 좋다. 마찰에 의한 피부발진과 곰팡이 감염(가려움증)을 예방하려면 개인 위생을 철저히 해야 한다. 운동용 지지대(athletic supporters) 공유는 감염을 확산시킬 위험을 초래하므로 권장하지 않는다.

여자 청소년

사춘기 소녀의 경우 호르몬 분비는 한 달 주기 내에서 패턴을 형성한다. 이 패턴은 일반적으로 28~32일 간격이다. 월경 주기는 사춘기에 시작되어 약 40년 동안 지속되고 그 이후에 폐경이 된다.

시상하부는 GnRH를 생성하고 뇌하수체를 자극하여 LH와 FSH를 분비하게 한다. LH와 FSH는 난소에서 여성 호르몬(에스트로겐과 프로게스테론)의 분비를 자극한다. 수천 개의 난자가 태어날 때부터 난소에 존재한다. 매 월경 주기에 한 번 발생하는 배란은 난자 중 하나가 최종 성숙에 도달하여 난소에서 방출[배란(ovulation)]되는 것이며, 배란된 난자는 나팔관으로 들어가 자궁 안으로 유입된다. 난자는 나팔관에서 자궁을 향해 이동하므로 정자가 있으면 수정될 수 있다. 수정되지 않은 난자는 임신을 준비하기 위해 두꺼워졌던 자궁내막, 혈액, 점액과 함께 체외로 배출된다. 혈액, 점액, 수정되지 않은 난자가 몸 밖으로 배출되는 것이 월경이다.

첫 번째 월경을 초경(menarche)이라고 하며, 보통 10~15세 사이에 발생한다. 월경 주기(menstrual cycle)는 (1) 난소에서 난자 성숙, (2) 자궁내막에 혈액과 점액 형성, (3) 배란, (4) 자궁내막의 혈액, 점액과 함께 수정되지 않은 난자가 자궁 밖으로 배출되는 것으로 구성된다. 월경은 보통 2~5일 지속되며, 장액 30~60cc와 함께 30cc의 혈액 손실이 있다. 월경 주기는 약 28일 후에 반복되며, 폐경까지 지속된다.

배란은 월경이 시작되기 약 14일 전에 발생하며, 난자는 1일 동안 생존한다. 따라서 이 시기에 정자가 있는 경우 임신이 가능한 가임기가 된다. 원치 않는 임신을 예방하는 가장 좋은 방법은 금

환자교육

여아의 경우 초경 전에 이차성징이 종종 나타난다. 치모는 음부와 겨드랑이 부위에서 자란다. 유방이 발달하기 시작하고 지방이 고르게 분포되기보다 엉덩이와 허벅지에 더 많이 집중되어 신체 윤곽이 변화된다. 이 시기에 사춘기 여자청소년은 첫 번째 브래지어를 착용할 준비가 되어 있다. 브래지어 끈은 어깨에서 떨어지지 않아야 하지만 너무 조여서는 안 되고 브래지어 컵은 겨드랑이 근처의 가슴 전체를 지지해야 한다. 스포츠 브라는 운동하는 청소년에게 권장된다. 식이 요법, 운동 및 최적의 체중 유지는 월경의 규칙성과 전반적인 건강에 중요하다.

환자교육

청소년기는 예방적 건강 검진을 가르치기에 가장 좋은 시기이다. 성교육 수업에는 안전한 성, 가족 계획, 성병(STI) 예방에 대한 정보가 포함되어야 한다. 보건교사는 지역사회에서 이용할 수 있는 가족 계획 서비스를 찾는 데 도움이 되는 귀중한 자원을 제공한다.

WHO는 성 및 생식 건강을 위한 전 세계 자기관리 자원에 대한 정보를 제공한다(WHO, 2020).

욕(abstinence)이며, 성교를 피하는 것이다. 원치 않는 임신은 표 10.2에 요약된 여러 피임 방법 중 하나를 사용하여 예방할 수 있다.

청소년은 초기 청소년기에 변화하는 자신의 신체에 대해 정서적 반응을 보이며 걱정을 하기도 한다. 남자 청소년은 발기에 대해 사회적으로 당혹스러워 할 수도 있다. 음경 크기의 비교는 사회적 상호작용과 탐색의 정상적인 현상일 수도 있다. 여자 청소년은 종종 자신의 유방 크기와 생리불순에 대해 걱정한다. 이때 왜곡된 신체상이 문제가 될 수 있다. 십대들이 보는 잡지는 종종 이상적인 여성의 모습과 보통의 십대가 충족하기 매우 어려운 근육질 남성의 몸을 광고한다. 연구에 따르면, 성적으로 일찍 성숙한 남성은 사회적 성공과 긍정적인 자존감을 더 많이 누릴 수 있는 반면, 성적 성숙이 빠른 여성은 자존감이 낮아지고 학업 성취도가 떨어질 위험이 있다고 보고한다(Kleigman et al., 2016).

많은 문화권에서 통과의식은 사춘기가 시작될 때 일어난다. 영화, 텔레비전 및 기타 매체의 성적인 내용이 데이트를 시작하는 청소년의 행동에 영향을 미칠 수 있다. 십대들은 또래나 다른 신뢰할 수 없는 정보원으로부터 잘못된 정보를 얻고 안전하지 않은 행동을 하기 쉽다. 예를 들어, 일부 어린 소녀들은 첫 성교 시에는 임신하지 않는다고 잘못된 생각을 하거나 키스를 통해 임신이 될 수 있다고 생각한다.

표 10.2 피임 방법*

피임 방법	사용 방법	성병 예방
가장 효과적인 방법		
금욕	성교를 피한다.	있음
호르몬 방법		
경구용 피임제("the Pill")	보통 하루에 한 번 복용한다. 월경을 최대 1년까지 지연시킬 수 있다.	없음
피임주사(Depo-Provera)	특정 간격(예: 3개월 간격)으로 주사할 수 있다.	없음
임플라논(Implanon)	특정 간격(예: 3개월 간격)으로 주사할 수 있다. 팔 피부 아래에 성냥개비 크기의 캡슐을 넣어 최대 3년 동안 피임할 수 있다. 의사가 언제든지 제거할 수 있다.	없음
질링(vaginal ring)	매월 삽입한다; 3주 동안 유지하고 1주 동안 제거한다(월경을 함).	없음
자궁내장치(IUDs)	자궁에 삽입하면 5년 동안 유효하다. 구리 IUD는 10년 동안 유효할 수 있다(월경을 함).	없음
스킨 패치(skin patch)	새로운 패치를 피부에 3주 동안 매주 한 번 적용하고 1주일간 쉰다(월경을 함).	없음
비호르몬 방법		
남성 콘돔	콘돔은 성기 삽입이나 성행위를 할 때마다 새 것을 사용해야 한다.	있음
여성 콘돔	성행위를 할 때마다 새 콘돔을 삽입해야 한다.	있음
살정제(spermicidal foams)	성행위를 하기 전에 적용하거나 삽입해야 한다.	없음
자궁경부캡(cervical cap)	성행위를 하기 전에 살정제와 함께 사용한다.	없음
가임기 인식 계획 (fertility awareness plannig)	기록을 유지한다.	없음

표 10.2 피임 방법*(계속)

피임 방법	사용 방법	성병 예방
영구적인 방법		
정관절제술	한 번의 수술 절차로 영구적인 임신 예방이 가능하다(경우에 따라 되돌릴 수 있음).	없음
난관결찰술	한 번의 수술 절차로 영구적인 임신 예방이 가능하다(경우에 따라 되돌릴 수 있음).	없음

* 여성의 가임 기간(정자가 있는 경우 임신이 가능함)은 다음 월경이 시작되기 14일 전이라는 점을 이해하는 것이 중요하다. 다만 월경 주기가 28일 미만이거나 반대로 28일 이상인 경우에는 반드시 일치하지 않을 수 있다.

환자교육

임신한 십대는 자신의 발달 과업과 함께 부모 역할에도 대처해야 한다. 십대 임신에서 긍정적인 결과를 얻기 위해서는 그들의 선택권과 집중적 건강관리가 필수적이다. 십대들은 데이트 강간 및 기타 성적 학대의 위험이 높으므로 예방 전략에 관한 교육이 필수적이다. 성교육은 청소년기 이전부터 중요하며 청소년기 내내 지속되어야 한다. 임신과 성병 예방에 대한 정확한 정보는 십대들이 책임감 있고 정보에 입각한 선택을 하는 데 도움을 제공할 수 있다.

환자교육

노숙자, 학대받거나 소외된 청소년들은 데이트, 사회적 발달 또는 개인적 정체성 발달과 같은 청소년기의 여러 발달 과업들을 처리할 수 없을 수 있고 사회적으로 용납될 수 없는 방식으로 행동할 수 있다. 보건의료인, 교육자, 부모, 보건교사 그리고 상담가는 십대들이 대처 전략을 개발하고 건강한 행동을 촉진하는 데 도움이 되는 지원과 교육을 제공해야 한다.

2) 신체 활동

청소년의 신체 활동 지침은 아동과 동일하다(매일 60분 이상 신체 활동). 격렬한 운동(vigorous exercise)을 포함하여 최소한 일주일에 3일 이상 활동해야 한다. 격렬한 운동은 발한, 심박수와 호흡수가 증가하는 큰 근육을 사용하는 움직임이다(CDC, 2020). 구조화된 운동은 준비 운동과 정리 운동이 포함되어야 한다. 신체 활동에는 심혈관 운동, 근육과 뼈의 강도를 향상시키는 운동이 함께 포함되어야 한다. 근육 강화에는 팔굽혀펴기, 턱걸이와 같은 체중 운동이나 웨이트(저항) 트레이닝이 포함될 수 있다. 웨이트 트레이닝 훈련은 청소년에게 유익하고 안전하며, 효과적이지만 적절한 감독이 필요하다. 근육을 강화하는 것 외에도 이러한 유형의 훈련은 부상 위험을 줄이고 성인기 전반에 걸쳐 체중 관리에 중요한 역할을 한다. 골밀도는 청소년 후기에 최고조에 달하기 때문에 뼈 강화 운동은 필수적이다. 골밀도 증가를 위해서 점프와 같이 다리에 어느 정도 충격을 주는 것이 필요하다. 학교에서 체육 교육 기회가 줄어들기 때문에, 교과 외 체육 활동은 청소년기에 점점 더 중요해진다. 운동은 개인 또는 그룹으로 수행할 수 있으며, 개인의 능력과 한계를 고려하여 개인적으로 즐길 수 있는 활동을 선택해야 한다.

4. 인지 발달

피아제에 의하면, 초기 청소년기는 구체적 사고를 하는 단계이고 단어와 개념을 문자 그대로 해석한다. 중기 청소년기에는 더 추상적으로 생각하기 시작하며, 청소년기의 두 번째 인지 발달 단계는 형식적 조작 단계이다. 이 단계의 청소년은 정보를 빠르고 효율적으로 처리할 수 있고 사고는 더욱 복잡해진다. 청소년은 모두가 자신을 보고 있다고 느끼고 다른 사람들이 자신의 피부에 작은 흠집이라도 알아차릴까 걱정한다. 그들은 전 세계를 청중으로 둔 무대에 있는 것처럼 느끼면서 헤어스타일과 옷을 점검하고 새로운 스타일에 도전하는 데에 몇 시간을 보낼 수 있다(그림 10.1).

초기 청소년기에는 비현실적 진로에 대한 환상을 갖지만, 청소년 중기가 되면 자신의 진정한 강점과 한계를 깨닫고, 보다 현실적인 목표를 세울 수 있다.

콜버그는 청소년을 도덕적 판단의 후인습적 단계로 이동하는 단계로 설명한다(5장 참조). 초기 청소년기는 타인에게 순응하고 그들을 기쁘게 하고자 하는 동기가 있다. 후기 청소년기의 도덕적 판단은 개인의 우선순위와 신념에 기반한다.

피아제의 형식적 조작기, 즉 다양한 선택과 행동의 장기적 결과를 고려하는 능력은 후기 청소년기에 이르면 더욱 정교해진다. 신경계의 성숙과 수초화는 생후 30년까지 계속된다(Holland-Hall & Burstein, 2016). 뇌의 전두엽은 가장 늦게 성숙하는 부분으로 충동 조절, 선택과 관련된 위험 및 보상을 평가하는 등 복잡한 사고를 담당하는 뇌의 한 부분이다. 중기 청소년기에도 즉각적인 만족에 대한 욕구가 있는 것은 뇌 전두엽의 지연된 성숙으로 설명될 수 있다(Holland-Hall & Burstein, 2016). 후기 청소년기에는 보통 여러 옵션과 가능한 결과를 고려하여 더 신중하게 결정을 내릴 수 있다. 이러

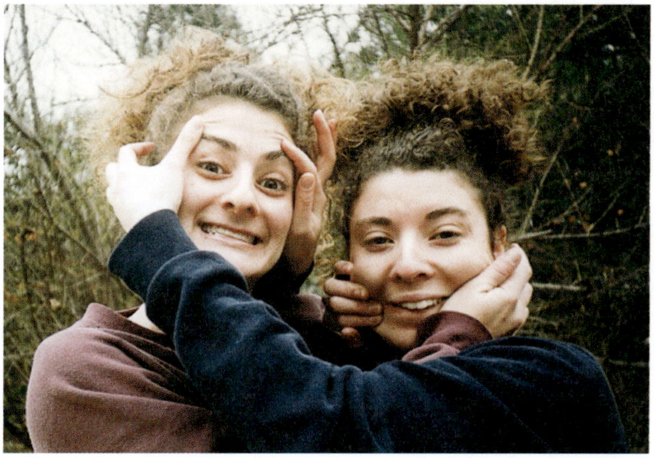

그림 10.1 친한 친구와 헤어스타일, 표정, 메이크업을 실험하고 있다. 친한 친구와 상호작용은 성장과 발달을 촉진한다.

한 부분에 대한 이해는 복잡한 도덕적 또는 사회적 문제에 대해 쉬운 해답을 제공하는 종교, 정치 또는 다른 유형의 조직들이 초·중기 청소년에게 매력적으로 다가오는 이유를 설명해준다. 따라서 초·중기 청소년에게 정확한 지침을 제공해주는 것이 더욱 중요하다.

1) 사회심리 발달

에릭슨에 의하면, 청소년기의 주요 발달 과업 중 하나는 안정적인 자아정체성을 획득하는 것이다(5장 참조). 사회심리 발달은 나이보다 신체적 성숙과 더 밀접한 관련이 있으며 문화와 환경의 영향을 받는다. 초기 청소년기에는 자신의 정체성을 찾는 과정에서 다양한 스타일과 사회적 역할을 시도할 수 있다. 이러한 정체성 탐색 과정에서 역할 혼돈이 일어날 수 있다. 가족은 지지와 지도를 제공하고 청소년이 자신의 관심사를 발견할 수 있는 자유를 줌으로써 이 과업을 달성하는 데 있어 긍정적인 결과를 얻도록 도울 수 있다. 동료와 친밀한 관계는 청소년이 다양한 역할과 아이디어를 탐색하는 데 도움이 된다. 친밀한 우정은 주로 초기 청소년기에 동성 친구와 함께 하면서 형성된다. 그들은 서로의 생각과 행동을 확인하고 서로의 특성과 습관을 모방한다. 집단 동일성(group conformity)은 중요하다. 초기 청소년기에는 두 명의 친한 친구 중 하나가 데이트 관계를 위해 다른 하나를 떠나면 버림받았다는 느낌을 받을 수 있다.

성이나 다른 사회적 행동에 대한 실험은 이 나이에 종종 일어나며, 호기심과 결합된 만능의식은 위험을 감수하는 행동으로 이어질 수 있다.

토론은 대부분의 청소년에게 인지 및 사회적 기술을 연마하고 격렬한 감정을 완화할 수 있는 건강한 정신 운동이다. 학교 토론 팀은 십대들이 사회적으로 용인되는 방식으로 다양한 견해를 표현할 수 있도록 돕는다. 십대들은 종종 백일몽(daydreams)을 꾸는데, 이것은 다양한 상황에서 말하거나 행할 수 있는 것을 상상하는 것이다. 백일몽은 사춘기 청소년들이 상황에 어떻게 반응할지 고민하는 것을 돕고 강한 감정의 안전판이 될 수 있어서 청소년기의 백일몽은 무해(harmless)하다.

후기 청소년기에 접어들면서 개인의 정체성이 획득되고 동료 집단의 영향력이 줄어든다. 후기 청소년기에는 관계가 덜 실험적이고 더 애정이 넘치며 더 오래 지속된다(그림 10.2). 학교 수업, 교사 및 상담사와 교류, 과외 활동 참여는 청소년들의 진로 목표 달성에 긍정적인 영향을 미칠 수 있다. 사회성과 인지적 추론은 청소년기의 많은 발달 과업을 성취하도록 도울 수 있다.

2) 약물중독 및 소셜 미디어

청소년의 주요 사망 원인은 사고, 약물 남용 및 폭력이다. 약물 남용은 생물학적-정신적-사회적으로 결정된다(Burstein, 2016). 술, 흡연 및 약물 사용이 자주 관련되며, 어린 나이에 이러한 행동에 참여하면 더욱 위험이 높아진다. 해독 후에도 약물 남용은 뇌 회로에 장기간 지속되는 결함을 남기고 사회성 장애, 학교나 직장에서의 수행 불능, 신체 손상 등의 변화를 초래할 수 있기 때문에 조기에 식별하고 중재하는 것이 필요하다. 현대적인 접근 방식은 완전한 금욕보다는 피해 감소에 초

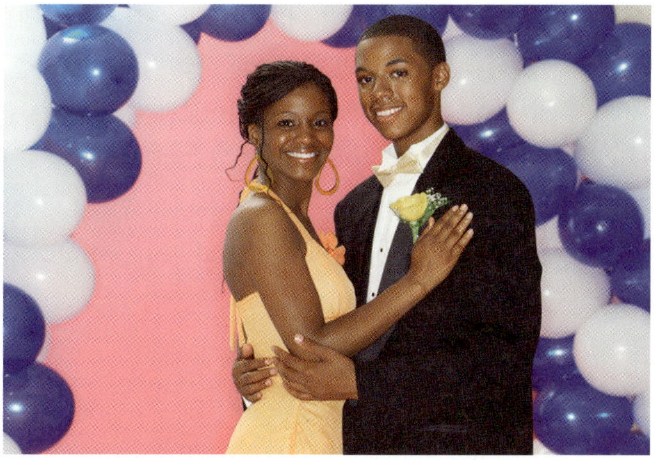

그림 10.2 데이트는 인기가 있다. 관계가 덜 실험적이고 더 애정이 있으며, 더 오래 지속된다.
출처 : Courtesy Photos.com

점을 맞추는 것이다(Stager, 2016). 전자담배는 담배 흡연을 줄이기 위한 도구로 2006년 처음 도입되었으며, 향(flavors)과 함께 높은 농도의 니코틴, 기존의 담배보다 더 조심스럽게 사용할 수 있는 디자인 때문에 청소년들에게 인기가 있다. 전자담배는 배터리로 작동되며, 휘발성 물질에 용해된 니코틴을 가열하면서 기분 좋은 향이 난다. 그러나 영구적인 폐 손상을 일으킬 수 있는 발암물질(니트로사민)뿐만 아니라 증기에서 독성 물질(디에틸렌글리콜)이 확인되었다. 간접 노출도 해를 입힐 수 있다(Aoyama & McGrath–Morrow, 2020; Cherian et al., 2020).

무연담배(smokeless tobacco)는 2009년에 도입되었으며, 잘게 갈아서 담배의 맛을 낸 납작한 조각들을 잇몸선을 따라 입안에 넣거나 아래턱의 아랫입술 안쪽에 놓아서 점막에 의해 천천히 흡수되게 한다. 뱉을 필요가 없어 하루 종일 조심스럽게 사용할 수 있다. 이는 고등학교 청소년에게 가장 인기가 있는데, 이 시기에 사용하게 되면 구강암과 같은 심각한 합병증이 발생할 위험이 있다. 십대 약물 남용에 대한 지원은 teen.smokefree.gov를 통해 확인할 수 있다. 이외에도 젊은이와 노인들이 많은 약물을 남용하고 있다.

소셜 미디어 노출은 해당 사이트에 대한 접근이 부모(9장 참조)가 아닌 개인에 의해 통제될 때 더 큰 영향을 미친다. 청소년은 개인적으로 온라인 자원, 많은 온라인 교육, 소셜 미디어 플랫폼, 문자 메시지 또는 트위터 사용을 통해 그리고 원격 건강관리 및 피트니스 온라인 수업을 통해 신체적으로 이익을 얻을 수 있다. 많은 청소년은 전자 매체를 사용한 후 추적 가능한 '디지털 발자국'을 남기는 것을 깨닫지 못하고 있는데, 이것은 장래에 청소년에게 해로울 수 있다. 고용주들은 미래 입사지원자에 대해 종종 그들의 '온라인 흔적'을 조사하기도 한다. 개인 정보, 비밀 정보, 기타 위험한 정보를 공유하지 않고 암호를 안전하게 유지하는 것이 중요하다.

성인 콘텐츠, 폭력, 남용될 수 있는 물질에 대한 광고 접근이 가능하며, 많은 것이 이미 스크린에 중독된 청소년들에게 노출되어 있다. 아동 포르노 범죄자들은 소셜 미디어, 채팅방, 온라인 게임을 통해 십대들에게 접근하고 성 매매와 성적 학대를 위한 온라인 그루밍으로 이어질 수 있다. 섹스팅(sexing)은 비정상적인 성적 행동을 유발하는 노골적인 성적 메시지를 전자 매체를 통해 전송하는 것이다. 사이버 폭력(cyberbullying)은 온라인 사이트를 통해 피해자를 의도적으로 공격하는 행동을 하는 것이다. 십대들은 스스로를 방어할 수 없고 그 메시지들은 학교나 지역사회의 다른 사람들에게 인터넷을 통해 빠르게 퍼질 수 있다. 사이버 폭력은 우울증, 자살, 약물 남용, 학대와 같은 사회적, 학업적, 건강상에 어려움을 초래할 수 있다. 따라서 소셜 미디어 경험은 검진 시에 평가되어야 한다(ACOG, 2016).

3) 책임감 발달

청소년은 도전을 좋아하고 의존적인 역할에 놓일 때 굴욕감을 느낄 수 있다. 교통수단의 독립성은 자전거를 타거나 차를 운전함으로써 달성할 수 있다. 돈 관리를 배우기 위한 베이비시터나 구직활동은 십대들에게 중요하다. 자신의 저축 계좌, 당좌 예금 계좌(checking account), 직불 카드나 신용 카드를 사용하여 자신의 옷과 용품을 구입하는 것은 청소년이 독립할 수 있도록 준비시키는 중요한 개인 관리 기술이다. 특히 청소년은 직업, 정치, 종교에 관련된 결정을 내릴 때 책임을 지는 것이 중요하다. 부모의 역할은 행동을 강요하기보다 청소년의 말에 귀를 기울이고 지도해야 한다. 행동주의자 스키너에 의하면, 십대들은 긍정적으로 강화된 행동을 반복한다(5장 참조). 사회인지 이론가인 반두라는 십대에게 긍정적인 모범을 보이면 긍정적인 행동을 하게 될 것이라고 제안한다(5장 참조).

문화적 고려사항

문화는 청소년이 생각하고 상호작용하는 방식에 중요한 역할을 한다. 일부 문화권에서는 바디 피어싱과 문신이 허용되거나 예상되는 관행인 반면, 다른 문화권에서는 이를 부적절하거나 일탈적인 것으로 간주한다. 세계여행이 보편화되면서 민족적 · 경제적 다양성이 증가하고 있다. 외국 태생의 부모와 미국에서 자란 청소년 자녀 사이에는 세대 차이가 있다. 이로 인해 부모-자녀 간 의사소통이 감소할 수 있다. 청소년은 공통의 가치와 경험을 공유하는 사람과 함께 자신들만의 문화집단을 형성하는 경우가 많다(Kaljee, 2016).

십대들과 교류하는 의료관계자는 문화적으로 유능해야 한다. 문화적 역량(cultural competence)은 자신의 가치가 다른 문화의 가치와 어떻게 다른지 인식하고 다른 사람의 가치와 관행을 존중하는 것을 포함한다. 차이점이나 차이보다는 청소년의 문화적 가치와 개인적 강점에 초점을 맞추는 것은 긍정적인 건강 교육 결과를 달성하는 데 도움이 될 수 있다. 문화는 건강관리 이행과 의사소통 방식에 영향을 미친다. 의료진은 환자-의료진 관계를 유지하기 위해 허용되는 언어를 인식하고 보통 모욕적이라고 생각되는 언어에 응답하지 않아야 한다. 대부분의 경우 청소년은 엄격한 비밀을 요구한다. 부모가 건강 보험 비용을 지불하고 교통수단 이용을 통제할 때 기밀을 유지하는 것이 어려울 수 있다. 간호사, 의료관계자 및 교육자는 진실하고 약속을 지키며, 청소년의 프라이버시를 지켜주어야 한다. 문화 및 종교 전통(3장 참조)은 자아정체성을 안정시키는 데 도움이 될 수 있으며, 아동기에서 성인기로의 전환을 축하하는 의식을 포함할 수 있다(그림 10.3).

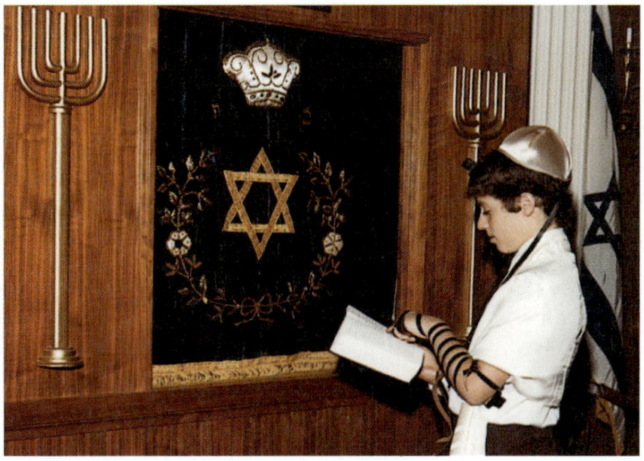

그림 10.3 **문화 실천.** 많은 종교에서 아동기에서 성인기로의 전환을 축하하는 의식이 포함된다. 한 소년이 성인이 된 것으로 간주되는 13번째 생일을 기념하는 '바 미츠바 의식(bar mitzvah ceremony)'에 참여하고 있다.

5. 또래 관계

동료 집단에 소속되는 것은 청소년기의 성장과 발달에 큰 영향을 미친다. 파벌집단(clique)은 사회적 동료 집단으로, 구성원 간에 비슷한 흥미, 가치, 취향을 공유한다. 그룹에 속하는 것은 청소년에게 매우 중요하다. 이 그룹은 청소년이 사적인 생각과 감정의 공유를 경험할 수 있는 가장 친한 친구를 선택하게 해준다. 이는 향후에 성공적인 관계를 형성하는 데 도움이 될 수 있다.

청소년기에는 동료와 보내는 시간이 늘어나고 가족과 접촉이 줄어드는 것이 정상이다. 십대들은 동료 집단의 가치관이 가족의 가치나 전통과 충돌하더라도 가족과의 갈등을 일으킬 수 있는 동료 집단의 압력에 순응한다. 청소년과 가족이 새로운 곳으로 이사하는 경우, 청소년은 새 학교에서 독점적인 파벌집단이나 친구 그룹에 합류하는 데 많은 어려움을 겪을 수 있다. 파벌이나 동료 집단에 속하지 못하면 외로움, 상실감, 대인 관계 실패의 감정을 유발할 수 있다. 이는 낮은 자존감이나 무능한 감정을 느끼게 할 수 있다. 학업능력과 무관한 이러한 사회적 어려움으로 인해 학교 성적이 떨어지고 불법적인 약물 사용, 수업을 빼먹는 등 위험한 행동에 취약해진다. 동료와의 상호작용은 청소년에게 중요하다. 청소년의 동료를 받아들이고 집에 오는 것을 환영하는 부모는 건강한 또래 관계 형성을 장려하고 청소년 자녀와의 관계에서 더 적은 갈등을 경험할 수 있다. 동료 상담가(peer counselors)는 문제가 있는 십대 청소년에게 도움을 줄 수 있다.

에릭슨의 사회심리 발달의 여섯 번째 단계인 친밀감 대 고립감은 후기 청소년기에 시작된다. 중기 청소년기에 상당히 안정적인 자아정체성을 확립한 이후에 후기 청소년기의 발달 과업은 바로 타인과 친밀감을 키우는 것이다. 타인이 어떻게 느끼는지 이해하는 공감(empathy) 능력은 다른 사람과 의미 있는 관계를 구축하는 데 필수적인 요소이다. 청소년은 가족에 대한 어린아이의 의존처럼 질병이나 스트레스를 받을 때 가끔 가족에게 의존하기도 하지만, 성인과 관계를 맺는 것이 발달에 가장 좋은 지지 수단이 됨을 인식해야 한다.

6. 성 특성, 성, 성적 성향, 성 정체성

WHO에 따르면 성 특성(sexuality)은 성(sex), 성 정체성(gender identity), 성적 성향, 에로티시즘, 쾌락, 친밀감 등을 포함한다. 그것은 생각, 환상, 욕망, 신념, 태도와 가치, 행동 관행, 역할 및 관계로 표현된다. 성 특성은 생물학적, 심리적, 사회적, 경제적, 정치적, 문화적, 법적, 역사적, 종교적, 영적 요인의 상호작용에 의해 영향을 받는다(WHO, 2020).

생물학적 성은 주로 생식기관의 해부학적 구조를 기반으로 출생 시 생물학적으로 식별되는 남성 또는 여성을 의미한다. 미국심리학회(American Psychological Association, APA)에 따르면, 출생 1,500명 중 1명은 생식기가 쉽게 분류되지 않는 중성(intersex)이다. 성적 성향(sexual orientation)은 성적 매력과 성적 파트너에 대한 선호이다. 여기에는 이성애(이성에게 끌림), 동성애(동성에게 끌림), 양성애(동성과 이성 모두에게 끌림), 범성애(논바이너리 및 트랜스젠더를 포함한 모든 성 정체성에 대한 끌림)가 포함된다. 성 정체성은 개인이 자신을 여성적, 남성적 또는 이 둘의 조합(논바이너리)으로 식별하는 방식이다(Lindsey, 2020). 2017년에는 정신장애 진단 통계편람(DSM)에서 '성 정체성 장애'가 삭제되고 '성적 불쾌감'으로 대체되었다. 성별 비순응(gender nonconformity)은 장애가 아니며, 자신에게 주어진 성별에 따라 행동을 하지 않는 것뿐이다. 성적 불쾌감(gender dysphoria)은 성별 간, 성 정체성 간의 갈등을 수반하며, 불일치와 관련된 스트레스 등이 나타날 수 있다(APA, 2016).

이러한 감정들은 종종 성별 부적응이라는 사회적 낙인과 관련된 불안과 우울을 초래한다. 이러한 부정적인 연관성은 수용적인 사회 환경에서 더 완화될 수 있다. 성적 불쾌감을 완화하는 데 도움을 줄 수 있는 한 가지 방법으로 청소년이 선호하는 대명사(그, 그녀, 그들)를 사용해 주는 것이다.

보건의료인의 역할은 행동을 변화시키려는 시도보다 청소년이 타인의 혼란스럽거나 편견적인 반응에 대처하는 방법을 돕는 것이다. 정상적이지 못하다고 생각되는 성적 성향과 행동은 예전부터 다양한 문화와 역사 속에 기록되었으며, 이에 대한 수용도 매우 다양하지만 "커밍아웃"하고 자신의 성 정체성과 매력을 가족 및 동료에게 공개하는 과정은 쉽지 않은 중요한 단계이다. 청소년은 인생에서 수용이 중요한 시기에 가족의 승인을 받지 못하거나, 동료 집단의 따돌림, 괴롭힘, 폭력적인 위험에 노출될 수 있다. 따라서 의료관계자는 무비판적 지원을 제공하고 청소년 및 가족과 개방된 의사소통을 하며, 지역사회 자원 및 지원 그룹에 대한 정보를 제공해야 한다.

성 정체성과 성 특성을 발달시키는 것은 초기 청소년의 자아감(sense of self)에서 중요한 부분을 차지한다(Adelson & Schuster, 2016). 자위(masturbation)는 개인이 자신의 신체를 탐색하고 배울 수 있는 한 가지 방법이다. 상호 자위(mutual masturbation)는 신체적, 에로틱, 생식기 자극의 한 형태이며, 종종 성교를 포함하지 않는다. 손으로 자극하는 경우 오르가즘으로 이어질 수 있고 어린 십대들에게 흔한 성적 배출구가 된다. 이러한 유형의 실험적인 행동은 청소년이 즐거운 성적 반응과 이후의 관계에 대해 배우는 것을 돕는다. 성적 환상과 실험은 성 발달의 정상적인 부분이며, 반드시 성적 성향을 나타내는 것은 아니다(Bockting, 2016).

성적으로 활발하고 독점적 관계는 종종 후기 청소년기에 나타난다. 의료관계자는 십대들이 구강성교를 성행위로 간주하지 않으며, 성병 전파 위험이 높다는 것을 알아야 한다. 구강성교의 위험에 관한 정보는 성교육 프로그램에 포함되어야 한다. 성에 대해 배우는 것은 하루 늦는 것보다 2년 빨리 배우는 것이 낫기 때문에 일찍 시작하는 것이 좋다.

성정보교육위원회(Sexuality Information and Educational Council of the United States, SIECUS)는 안전한 성행위와 유치원부터 고등학교까지의 아동을 위한 많은 다양한 건강 주제에 대한 정보와 지침을 제공한다(http://www.siecusorg).

7. 교육 방법

청소년을 가르치는 것은 도전이 될 수 있다. 청소년 초기, 중기, 후기의 신체적 · 인지적 · 사회심리적 성숙 속도는 엄청난 차이가 있다. 일부 청소년들은 사춘기와 인지 발달의 변화를 천천히 겪지만 신체 발달은 빨리 경험할 수 있다. 육체적으로 성숙해 보이지만 아직 추상적인 사고를 못하는 청소년은 인지적 또는 정서적으로 성숙한 청소년과 같은 방식으로 배우거나 상호작용하지 않는다. 그들은 나쁜 동료의 영향을 받을 위험이 높고 이러한 영향과 관련하여 책임 있는 결정을 내리지 못할 수 있다.

환자교육

사춘기 발달 단계의 특성을 이해하는 의료관계자는 십대들과 그들의 부모에게 매우 효과적인 교사이자 정보의 원천이 될 수 있다. 청소년의 건강 위험을 확인하는 것은 예방적 건강관리와 관련된 교육을 계획하는 데 필수적이다. 급격한 신체 변화는 운동 부상의 원인이 될 수 있다. 청소년은 논리적인 사고와 추상적인 추론을 할 수 있다. 그들은 원인과 결과, 건강과 질병, 질병 예방에 대해 이해할 수 있다. 그러나 십대 청소년은 '절대 그런 일이 나에게는 일어나지 않을 것'이라는 태도로 질병이나 부상에 취약한 자신을 상상하는 데 어려움을 겪을 수 있고 고위험 행동을 할 수도 있다.

청소년을 효과적으로 가르치는 첫 번째 단계는 신뢰 관계를 구축하는 것이다. 의사소통은 청소년의 독립성이나 자율성을 위협하지 않고 지지적이어야 한다. 만약 그들이 올바른 방법으로 정보를 얻고 건강한 행동의 가치를 이해한다면, 그들은 그 정보를 현명하게 사용할 가능성이 높다. 이러한 접근 방식은 단순히 그들이 무엇을 해야 하는지 알려주는 것보다 더 좋은 방식이다. 개인 정보 보호 및 일대일 상담을 제공하면 개방된 의사소통을 할 수 있고 방어 기전을 줄일 수 있다. 동료와 함께 하는 교육은 흡연, 성행위, 약물 남용 및 기타 건강 관련 문제와 같은 일반적인 문제를 논의하는 데 더 유용하고 실용적일 수 있다. 옵션과 의사결정에 대한 논의가 공유되어야 하며, 청소년이 성인처럼 생각하고 행동하며 교육에 개방적인 상태를 유지할 수 있도록 지원하는 것이 좋고 대립은 피해야 한다. 종종 의료관계자, 상담가 또는 간호사는 청소년과 관련된 부모 전략에 대해 가족을 안내하는 것을 도울 수 있다. 독립심을 손상시키지 않으면서 현실적인 한계를 설정하는 것은 대부분의 부모에게 필요하다.

건강증진

청소년의학회(The Society for Adolescent Medicine)는 청소년에게 효과적인 건강 교육과 보살핌을 제공하는 데 중요한 7가지 특성을 확인했다: 가용성, 가시성, 품질, 비밀유지, 경제성, 유연성, 조정. 국민건강증진계획 2030의 목표 중 하나는 이러한 특성을 가진 지역사회 자원을 제공하여 모든 청소년을 위한 의료 및 교육에 대한 접근성을 높이는 것이다.

요점 정리

- 청소년기는 아동기와 성인기를 잇는 다리 역할을 한다.
- 청소년기는 초기 청소년기(10~13세), 중기 청소년기(14~16세), 후기 청소년기(17~20세)의 세 단계로 구분된다.
- 청소년기의 주요 과업은 정체성 확립, 가족으로부터 독립, 친밀감 및 또래 관계 형성, 진로 계획을 포함한다.
- 생리적 · 심리적 · 인지적 · 정서적 발달은 다른 속도로 성숙할 수 있다.
- 사춘기는 성적 성숙을 의미한다.
- 생식 기관은 시상하부에 의해 조절되고 뇌하수체 전엽과 난소 또는 고환에서 분비되는 호르몬에 의해 조절된다.
- 배란은 월경이 시작되기 14일 전에 발생한다.
- 변화하는 신체는 청소년의 신체상, 자존감, 사회적 상호작용 발달에 중요한 역할을 한다.
- 청소년은 매일 최소 60분의 신체 활동을 하고 일주일에 최소 3일은 격렬한 활동을 해야 한다.
- 경쟁적인 스포츠에 참여하는 청소년은 근력 훈련의 혜택을 받을 수 있다.
- 초 · 중기 청소년은 사고의 구체적인 단계에 있지만, 후기 청소년은 자신의 결정에 대한 현실적인 결과를 평가하기 위해 추상적인 사고를 사용한다.
- 백일몽은 정상적인 발달과정에서 나타나며, 강한 감정을 조절하기 위한 안전판이 될 수 있다.
- 중기 청소년기가 되면 직업 목표가 더 실용적이고 현실적이 된다.
- 후기 청소년기의 도덕 원칙은 청소년 자신의 신념에 기초한다.
- 문화는 청소년의 사고와 상호작용에 영향을 주며, 전통은 정체성을 안정시키는 데 도움을 줄 수 있다.
- 청소년이 독립적으로 행동하고 스스로 결정을 내릴 수 있도록 하는 것이 중요하다.
- 동료 집단은 청소년의 사회적, 정서적 성장과 발달에 중요한 영향을 미친다.
- 후기 청소년기에 동료와의 친밀감은 성적, 지적, 사회적 측면에서 나타날 수 있다.
- 성 정체성과 성적 성향은 청소년기의 성 특성 발달에 중요한 요소이다.
- 효과적인 건강 교육 및 치료에는 가용성, 가시성, 고품질, 비밀유지, 경제성, 유연성이 포함된다.

사례 연구

당신은 청소년에게 성적인 것과 생리적인 건강에 대해 가르칠 준비를 하고 있다. 성적인 주제는 청소년 교육의 중요한 부분이다. 생리 건강에 대해 논의하고, 사춘기 여자 청소년이 자신의 '가임 기간'을 이해하도록 돕고, 피임 방법과 성에 대한 인식을 심어 줄 계획을 세우시오.

연습문제

1. 월경 주기의 과정을 올바른 순서로 나열하시오.

A. 배란
B. 난소에서 난자 성숙
C. 자궁에서 수정되지 않은 난자의 방출
D. 자궁내막이 두꺼워짐

2. 해당 열에 X를 표시하여 다음 호르몬 및 이차성징을 남성, 여성 또는 둘 다로 분류하시오.

	남자 청소년	여자 청소년	남자와 여자 청소년
정자생성	☐	☐	☐
GnRH	☐	☐	☐
치모	☐	☐	☐
목소리가 깊어짐	☐	☐	☐
초경	☐	☐	☐
LH	☐	☐	☐
몽정	☐	☐	☐
에스트로겐 & 프로게스테론	☐	☐	☐
안드로겐	☐	☐	☐
월경	☐	☐	☐

3. 알맞은 단어를 골라 문장을 완성하시오.

피아제의 인지이론에 따르면, 초기 청소년기는 ____1____ 사고 단계에 있다. 이는 ____2____할 가능성이 있음을 의미한다. 중기 청소년기는 ____3____ 단계에 있으며, 종종 ____4____할 것이다. 후기 청소년기는 ____5____ 단계에 있으며, ____6____할 것이다.

1. 형식적 조작기, 형식적 조작기 이후, 구체적 조작기
2. 문자 그대로의 해석을 사용, 더 복잡한 사고를 사용, 장기적인 결과를 고려
3. 형식적 조작기, 형식적 조작기 이후, 구체적 조작기
4. 문자 그대로의 해석을 사용, 더 복잡한 사고를 사용, 장기적인 결과를 고려
5. 형식적 조작기, 형식적 조작기 이후, 구체적 조작기
6. 문자 그대로의 해석을 사용, 더 복잡한 사고를 사용, 장기적인 결과를 고려

4. 다음 사례 연구에 가장 적합한 실행 계획을 선택하시오.

한 아버지가 15세 된 아들을 데려와 그 소년이 동성애자이며 의료 또는 심리 치료를 받고 싶다고 얘기한다. 소년은 시선을 피하고 바닥만 바라보았고 왼쪽 팔과 뺨에 멍이 들어 있었다. 아버지와 떨어져 있을 때, 소년은 밝은 미소와 함께 활기차고 적극적이었다. 그는 자신이 양성애자이며, 그의 친구들은 이미 알고 있다고 하였다. 최근에 가족들에게 알렸다고 한다. 다음 중 가장 적절한 행동 방침은 무엇인가?

A. 성 정체성 장애가 의심되는 소년을 정신과 의사에게 의뢰한다.
B. 성병을 확인하기 위한 혈액 검사를 위해 소년을 가정의에게 의뢰한다.
C. 성별 비순응이 의심되는 소년을 심리학자에게 의뢰한다.
D. 아버지와 아들을 지역 자원 및 지역 사회 지원 그룹에 소개한다.

5. 피임 방법이 호르몬, 비호르몬 또는 영구적인지를 확인하며, '예' 또는 '아니오'를 표시하여 성병 예방 기능이 있는지 확인하시오.

피임 방법	호르몬	비호르몬	영구적	성병 예방
경구용 피임제				
남성 콘돔				
정관절제술				
자궁내장치				
피임주사				
난관결찰술				
살정제				

CHAPTER 11

성인 전기

Young Adulthood

개요

정의
발달 과업
생리적 변화
신체 활동
여성 건강
- 임신
- 스트레스, 대처, 가정 폭력

남성 건강
사회심리 발달
- 친밀감
- 인지 능력
- 도덕적 추론
- 성 특성
- 결혼
- 자녀 양육

교육 방법

학습목표

1. 성인 전기를 정의한다.
2. 성인 전기의 발달 과업을 말한다.
3. 성인 전기에 발생하는 생리적 변화를 설명한다.
4. 성인 전기와 관련된 중요한 건강 문제를 네 가지 이상 논의한다.
5. 남성과 여성의 건강 요구에 관한 지식을 이용하여 성별에 따라 적합한 간호와 지침을 제공한다.
6. 성인 전기에 중요한 건강검진과 예방 프로그램을 검토한다.
7. 성인 전기의 과업과 문제에 대처하고 적응하도록 도와주는 학교의 역할을 논의한다.
8. 에릭슨이 기술한 성인 전기의 사회심리 과업을 설명한다.
9. 피아제 이론에서 말하는 성인 전기의 인지적 사고를 설명한다.
10. 콜버그 이론에서 말하는 성인 전기의 도덕 발달을 설명한다.
11. 성인 전기에 적용되는 피아제 이론의 형식적 조작적 사고에 대해 논의한다.
12. 부모로서의 성장과 발달을 살펴보고, 유용한 중재와 지도 방법을 찾아본다.
13. 성인 전기의 성공적인 학습에 도움이 되는 교육법을 계획한다.

주요용어

자궁외임신 ectopic pregnancy
운동 exercise
자궁절제술 hysterectomy
친밀감 intimacy
배우자 폭력 intimate partner violence (IPV)
골반 염증성 질환 pelvic inflammatory disease (PID)
신체 활동 physical activity
후기 형식적 조작적 사고 postformal operational thought
성 매개 감염 sexually transmitted infections (STIs)
구조 structure
전환기 transitional phase
제왕절개 후 자연분만 시도 trial of labor after cesarean (TOLAC)
제왕절개 후 자연분만 vaginal birth after cesarean (VBAC)
성인 전기 young adulthood

1. 정의

성인 전기(young adulthood)는 흔히 20세부터 40세까지를 말하며, 성인 초기라고도 일컫는다. 법적으로 19세 이상을 성인이라고 한다. 성인은 투표를 할 수 있고, 국방의 의무를 다할 수 있으며, 부모 동의 없이 결혼할 수 있다.

2. 발달 과업

에릭슨에 의하면, 성인 전기의 주요 발달 과업과 위기는 친밀감 대 고립감이다. 성인 전기에 고등학교를 졸업하고 부모 슬하를 벗어나서 자립과 독립을 이루며, 친밀한 관계를 형성하고, 안정된 가정과 생활양식을 꾸려 간다. 일부는 21세 무렵 부모를 떠나 직업 정체감을 형성하는 데 몰입하고, 자신의 방식으로 사회적 역할을 발달시킨다. 일부는 원하는 직업을 위해 대학 교육을 마칠 때까지 이러한 성인 역할과 책임을 미룬다. 전쟁이나 경제 위기와 같은 사회정치적 사건으로 진로 목표나 경제적 독립 혹은 사회적 독립 과정이 중단될 수 있다. 청소년에서 성인기로 발달하는 과정은 대체로 점진적으로 진행되지만, 많은 문화에서 전통적으로 이러한 전환기에 기대하는 것이 있다.

3. 생리적 변화

성인 전기에 키, 몸무게, 신체 기관의 성장과 성적 성숙이 거의 완성된다. 신체 건강, 운동 조절, 생리적 기능은 20세에서 30세 사이에 정점을 이룬다(그림 11.1). 장골의 골단은 20대 초반에 유합되고, 근력도 최고에 이른다. 심장과 폐의 기능도 성인 전기에 최고 상태이다. 성인 전기에 선택한 생활양식은 중년기와 그 이후 심장과 폐의 기능에 큰 영향을 미친다.

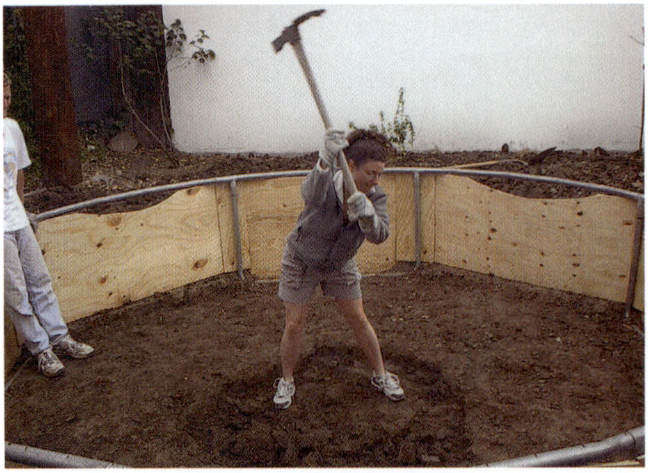

그림 11.1 신체 건강, 운동 조절, 생리적 기능은 성인 전기에 정점을 이룬다. 힘든 신체 활동과 운동을 즐기는 생산적인 시기이다.

건강증진

30세경 근육량과 수분량이 자연적으로 감소하고, 지방 조직이 증가하여 손상에 취약해질 수 있다. 신체적 건강을 유지하려는 노력을 통해 최적의 기능 상태를 지속시키고, 나이가 들어서도 건강한 몸으로 만들 수 있다(Piercy, 2018). 나쁜 건강 습관은 언제나 건강을 악화시킨다.

4. 신체 활동

성인기의 신체 활동은 이점이 매우 많다. 규칙적인 운동은 심장병, 뇌졸중, 당뇨병 발생의 위험을 줄이고, 혈압과 혈중 콜레스테롤 수치를 낮추며, 인슐린 민감성을 높이고, 근육량과 골량을 증가시키는 이점이 있다. 활동적인 사람은 에너지 수준이 높고, 인지 기능이 향상되며, 불안과 우울이 낮다. 신체 활동은 체중 관리에 중요하다. 이러한 이점은 중등도 운동을 통해 얻을 수 있으며, 운동량이 많을수록 얻는 이득도 크다.

미국의 신체 활동 지침(*Physical Activity Guidelines for Americans*, USDHHS, 2018)에 의하면, 성인은 매주 적절한 강도의 유산소 운동을 2.5시간(30분/일, 5일/주, 짧게 나누어도 한 번에 10분 이상)에서 5시간(60분/일, 5일/주) 해야 한다. 일주일에 1.25~2.5시간 강도 높은 운동을 하거나 중등도 운동과 고강도 운동을 결합해서 하는 것이 건강에 도움이 많이 된다. 제시한 시간 이상 연습한다면 이점은 더 많아진다.

웨이트 트레이닝, 체중 관리를 위한 미용체조, 신체 작업과 같은 근육 강화 활동은 또 다른 이점이 있다. 이러한 종류의 운동은 적당히 강해야 하고, 중요한 근육을 모두 포함해야 하며, 일주일에 2일 이상 시행해야 한다.

뒤로 걷기, 한 발로 서 있기, 유연성을 위한 스트레칭과 같은 몸의 균형과 조절 운동도 일주일에 2일 이상 시행해야 한다. 모든 경우에 신체 활동 유형은 현재 건강과 신체 상태에 적합해야 하고, 시간을 두고 강도를 점차 높여야 한다. 주로 앉아서 일하는 사람은 약한 강도나 중등도 강도로 짧은 시간 운

건강증진

현명한 음식 선택은 최적의 영양을 공급해 주며, 규칙적인 운동은 건강 유지를 돕고, 비만과 심혈관질환 발생을 예방한다(그림 11.2). 신체 활동은 개를 산책시키거나 정원을 가꾸는 것과 같은 에너지를 소비하는 일상 활동이다. 운동은 특별하게 계획되고 구조화된 반복적인 활동으로 이루어지며, 열량을 소모하여 지구력(무용, 달리기, 수영)(표 11.1), 균형(태극권, 발꿈치-발끝 걷기), 근력(역도), 유연성(요가, 필라테스) 증진을 돕는다. 중등도 강도의 신체 활동은 4.8km/시간의 속도로 걷기, 수중 에어로빅, 무용 등이다. 고강도 활동은 에어로빅, 6.4km/시간의 속도로 걷기, 농구 시합, 16.1/km의 속도로 자전거 타기 등이다(USDHHS, 2018),

MyPyramid는 건강한 음식 선택에 대한 지침을 제공하기 위해 2005년 미국 농무부(U.S. Department of Agriculture, USDA)가 개발하였다(그림 11.3A). MyPlate는 건강한 음식을 추천하며, 과자, 케이크, 당분이 많은 음료수, 패스트푸드와 같이 영양가 없이 열량만 높은 음식은 포함하지 않는다(그림 11.3B).

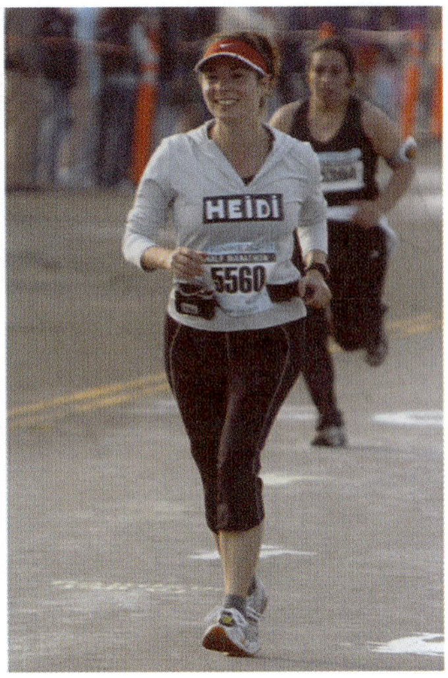

그림 11.2 성인 전기에는 달리기와 같은 규칙적인 운동이 도움이 된다.

동하는 것부터 시작하고, 서서히 활동 수준을 증가시켜야 한다(예: 10분간 걷기). 지침의 최저 수준에 이를 때까지 기간, 강도, 빈도를 점차 증가시키는 것이다. 적절한 안전 장비를 사용해야 하고, 만성 질병 상태라면 보건의료인의 건강 상태 모니터링이 필요하다.

건강증진

담배, 전자담배, 약물 남용은 습관이 형성될 때 시작하여 평생 동안 건강을 빠르게 악화시킬 수 있다. 사랑니 발치와 잇몸 질환 발생이 이 시기에 주로 나타나는 치과 문제이며, 성인 초기에 해결되어야 한다. 세심한 칫솔질, 치실 사용, 정기적인 치아 검진이 구강 건강에 도움이 된다. 30세쯤 되면 위산 분비가 감소하여 소화기 불편감이 증가할 수 있다. 청소년기에 형성된 불규칙한 식사 습관, 고지방 음식, 자극적인 음식, 패스트푸드나 인스턴트 음식은 성인 전기를 지나서 중년기에 가까워질수록 소화하기 힘들어진다. 중년기가 다가올수록 시력이 감퇴하기 시작하고, 독서나 운전을 위해 안경이 필요할 수 있다. 책을 읽는 도중에 잠시 쉬면서 먼 곳을 바라보는 습관은 독서나 컴퓨터 작업과 관련된 시력 감퇴를 줄일 수 있다.

국민건강증진계획 2030(1장 참조)에서 성인 전기 동안의 건강증진을 위한 우선순위 영역을 규명해 놓았다. 성인 전기의 건강증진을 위한 우선순위는 신체 활동, 체력, 영양을 유지하고, 음주와 흡연을 줄이며, 정신건강에 좋은 습관을 갖고, 가족 계획에 대한 적절한 정보를 제공하는 것이다. 성인 전기에 좋은 습관을 형성하는 것은 나중에 나쁜 습관을 고치는 것보다 수월하다. 생활양식과 건강 습관은 대부분 성인 전기에 형성된다.

표 11.1 휴식 시 에너지 소비(REE)를 기준으로 한 활동 수준별 에너지 소비 근사치

활동 종류	REE 기준 에너지 배수	kcal/min
휴식(수면, 누워 있기)	REE×1.0	1~1.2
매우 약한 강도의 활동(앉거나 서서 하는 활동, 페인트칠하기, 운전, 실험실 작업, 문서 작성, 바느질, 다림질, 요리, 카드놀이, 악기 연주)	REE×1.5	2.5까지
약한 강도의 활동(4~4.8km/시간의 속도로 걷기, 차고 작업, 전기 공사, 목공, 식당 일, 집 안 청소, 아이 돌보기, 골프, 배 타기, 탁구)	REE×2.5	2.5~4.9

표 11.1 휴식 시 에너지 소비(REE)를 기준으로 한 활동 수준별 에너지 소비 근사치(계속)

활동 종류	REE 기준 에너지 배수	kcal/min
중등도 활동(5.6~6.4km/시간의 속도로 걷기, 잡초 뽑기와 괭이질, 짐 나르기, 스키, 테니스, 무용)	REE×5.0	5.0~7.4
고강도 활동(언덕 오르기, 벌목, 땅 파기, 농구, 등산, 미식축구, 축구)	REE×7.0	7.5~12.0

출처 : Rowe, D., Welsh, G., & Hell, D. (2011). Stride rate recommendations for moderate intensity walking. *Medicine and Science in Sports and Exercise, 43(2), 312–318*; Troino, R. P., et al. (2008). Physical activity in the US measured by accelerometer. *Medicine & Science in Sports & Sports Exercise, 40(1), 181–188*; Dong, L., Block, G., & Mandel, S. (2004). Activities contributing to total energy expenditure in US: Results of NHAPS Study. *International Journal of Behavioral Nutrition and Physical Activity, 1(4), 1–4*; Ainsworth, B., et al. (2000) Compendium of physical activities: an update of activity codes and MET intensities. *Medicine and Science in Sports and Exercise, 32(9 Suppl), S498–504*.

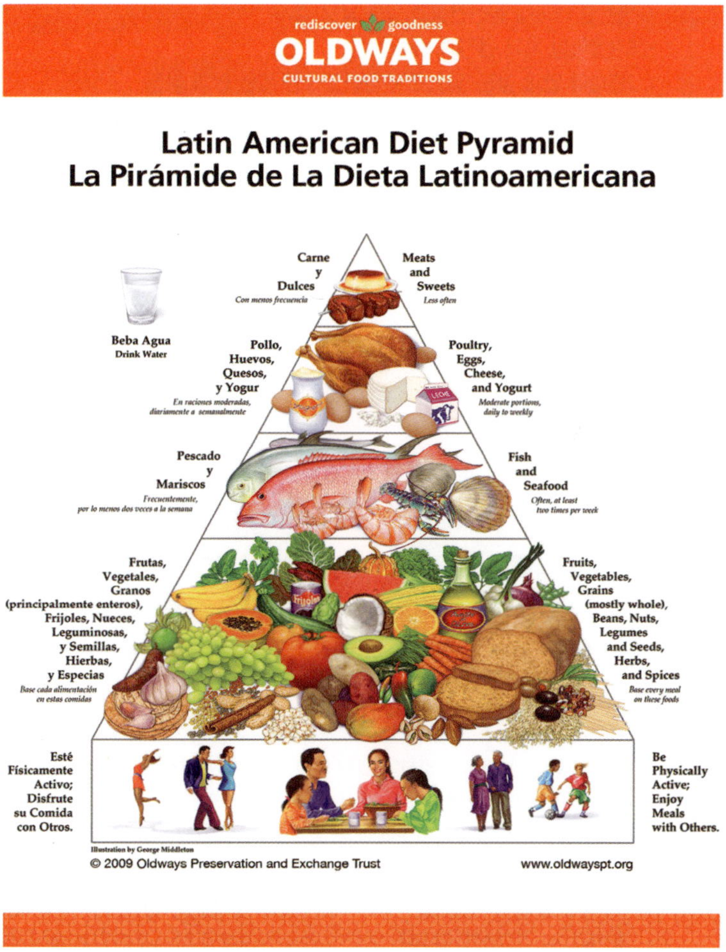

A

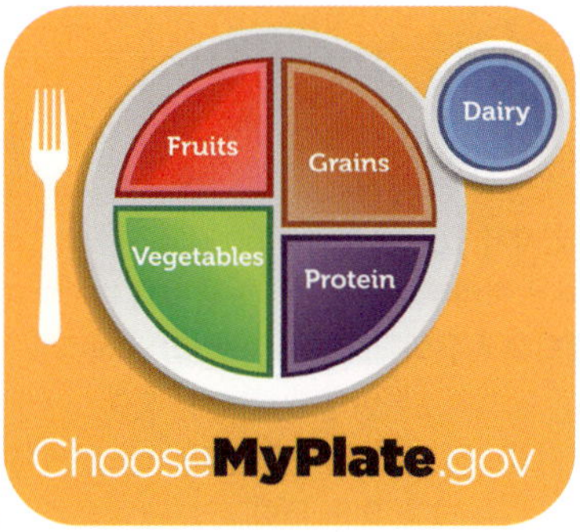

B

그림 11.3 MyPlate. A: MyPlate.gov는 좋은 영양에 대한 지침을 제공한다(출처 : U.S. Department of Health and Human Services/U.S. Department of Agriculture, 2015–2020), B: 건강한 Latin-American food pyramid는 매일의 신체 활동을 기초로 라틴 아메리카인에게 일반적인 음식을 제시한다. Latin-American Diet Pyramid는 https://oldwayspt.org/traditional-diets/latin-american-diet/latin-american-diet-pyramid에서 볼 수 있다(출처 : Courtesy Oldways Preservation and Exchange Trust).

성인기 사망의 주요 원인은 대부분 사고, 약물 남용, 폭력과 관련되는데, 이는 예방할 수 있다. 늦어도 자녀가 대학에 입학할 때 부모는 건강검진을 시작해야 하고, 생활양식에 관해 교육해야 한다. 대학 입학 시 신체검사를 받고 나서 건강 문제가 없으면 성인 전기에 건강검진을 받지 않는 경향이 있다. 박스 11.1은 20~40세 성인이 건강을 유지하는 데에 필요한 예방적 건강검진 항목을 제시한다.

박스 11.1 20~40세 성인을 위한 예방적 건강검진 추천

- 2년마다 혈압 측정
- 정상 범위면 5년마다 혈중 콜레스테롤 수치 측정
- 과체중이면(BMI 25 초과) 당뇨 검사
- 여성은 21세부터 3년마다 자궁경부 검진과 Pap 도말 검사(자궁경부암 검진) 이전 검사가 모두 정상이면 30세부터 5년마다 Pap 도말 검사
- 방문할 때마다 정신건강과 약물 남용 검사
- 6개월마다 치과 검진과 치석 제거
- 2년마다 안과 검진, 당뇨로 진단받았으면 매년 안과 검진
- 매년 인플루엔자 백신 접종
- 10년마다 TdAP 추가 접종
- 아동기에 접종하지 않았으면 수두 백신과 인간유두종바이러스 백신 접종

출처 : U.S. Preventive Services Task Force (2020). *A and B recommendations*. https://www.uspreventiveservicestaskforce.org/uspstf/recommendation-topics/uspstf-and-b-recommendations.

5. 여성 건강

여성은 육아와 유아 교육에 많은 영향을 미친다. 그래서 여성이 건강을 유지하는 것은 자녀가 좋은 건강 습관을 기르고 건강한 생활양식을 형성하는 데에 영향을 준다. 지난 몇 년간 여성 건강 문제에 대한 교육과 관리를 위한 접근이 급격하게 늘었다. 거의 모든 건강관리시설에 여성 건강 진료과와 여성 건강 전문가가 있다.

문화적 고려사항

문화적 관습은 매우 다양하다(그림 11.4). 보건의료인은 같은 문화 내에서도 개인차가 있음을 기억하고, 특정한 문화적 배경에 대해 고정관념을 갖지 말아야 한다. 타고난 운명을 강하게 믿는 사람은 미리부터 건강관리를 받으려 하지 않을 것이다. 일부 문화권에서는 음식 섭취, 종교적 물품, 민간요법이 질병 예방에 사용되기도 한다. 부인과 생식기 검진을 꺼릴 수 있으므로, 사생활 보호가 특히 중요하다. 보건의료인과 환자 간의 의사소통이 중요하며, 눈 맞춤, 피부 접촉, 개인 공간 활용이 신뢰 관계 형성에 영향을 준다. 일부 여성은 여성 건강관리자로부터 건강관리를 받길 원한다. 성 역할 변화에 대한 문화적 반응은 여성의 피임과 불임 시술에 영향을 미칠 수 있다. 어떤 문화에서는 월경 중인 여성은 불결하다고 보고 격리하거나 남성과 접촉을 금한다. 또한 어떤 문화에서 여성은 폐경을 대수롭지 않게 여기며, 노화와 관련된 불안을 경험하지 않는다(3장 참조).

여성의 건강관리에 대한 문화적 신념은 분만 관리, 출산 자세, 출산 장소, 진통과 출산 시 가족 구성원의 역할에 영향을 준다. 또한 윤리적 문제도 여성의 건강관리에 영향을 미친다. 윤리적 문제는 낙태, 대리모, 불임 치료 방법, 입양, 줄기세포 연구, 유전자 치료, 제대혈 은행, 장기 이식 등이다. 노숙자, 빈곤, 건강관리에의 접근성과 같은 사회 문제도 여성 건강관리에서 고려해야 한다.

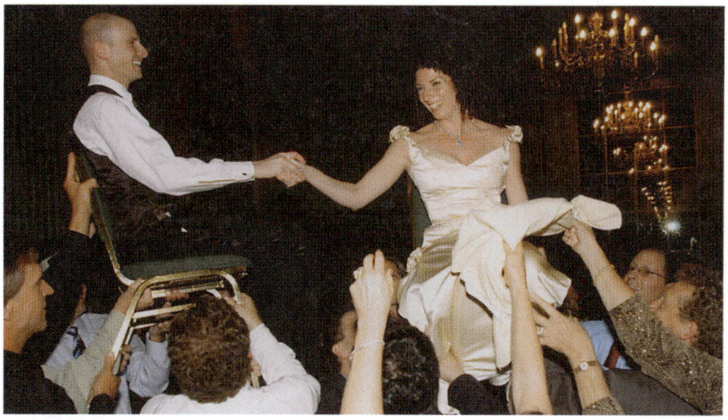

그림 11.4 유대인의 전형적인 종교적 결혼 의식 관습. 문화적 신념과 관습은 아동기에 학습되어 세대를 통해 전달된다.

1) 임신

임신 기간에 여러 가지 건강 문제가 발생할 위험이 있으므로, 성인 전기에 가족계획과 피임에 대해 알려주는 것이 좋다(표 10.2 참조). 건강관리를 많이 받게 되면서 최근 10년간 모성 사망률이 계속 줄고 있다. 모성 사망의 주요 위험 요인은 부적절한 산전 관리, 건강에 대한 지식 부족, 영양 결핍 등이다. 의료기관에서 임신중절을 한 경우 사망률이 낮지만, 불법 시술을 받은 경우 해로운 결과가 발생할 위험이 크다. 보건의료인은 대상자를 유용한 지역사회 시설로 의뢰하는 데에 중요한 역할을 할 수 있다. 임신 시 추천하는 운동은 6장에 제시되어 있다.

건강증진

국민건강증진계획 2030은 2030년까지 제왕절개술의 비율을 감소시키는 것을 목표로 한다. 연구에 의하면 제왕절개 후 자연분만을 시도(trial of labor after cesarean, TOLAC)한 경우 60~80%가 성공하였다. 그러나 제왕절개 후 자연분만(vaginal birth after cesarean, VBAC)이 모든 사례에 적용될 수 있는 것은 아니다(Barbieri, 2017).

자궁외임신(ectopic pregnancy, 수정란이 자궁이 아닌 난관에 착상)은 난관 기형이나 골반 염증성 질환(pelvic inflammatory disease, PID)에 의한 손상으로 발생할 수 있다. 성 매개 감염(sexually transmitted infections, STIs)이 골반 염증성 질환의 주요 원인 중 하나이다. 따라서 청소년기와 성인 초기에 안전한 성생활과 관련된 건강 행위를 촉진하는 것은 여성 유병률과 사망률을 감소시킬 수 있다.

자궁절제술(hysterectomy, 자궁을 제거하는 수술)은 가임기 여성에게 시행되는 많은 수술 중 하나이다. 자궁섬유종과 월경과다 원인을 치료하는 데에 레이저 시술을 많이 사용하게 되면서 자궁절제술의 필요성이 감소한다.

인간유두종 바이러스(human papilloma virus, HPV)는 자궁경부암의 원인으로 알려져 있고, 자궁경부 도말검사(Pap smear)와 HPV 검사는 동시에 할 수 있으므로 가임기인 젊은 여성에게 자궁경부 도말검사를 권장한다(박스 11.1). 그러나 2006년 HPV 예방접종이 시작된 후로 HPV 감염 발생이 86%로 감소하였다(CDC, 2020). 정기적으로 유방자가검진을 하고, 적절한 간격을 두고 유방 촬영술을 하는 것은 유방암을 조기 발견하여 일찍 치료하는 데에 도움이 된다(박스 11.2).

박스 11.2 유방자가검진

유방자가검진은 매달 실시한다. 월경 주기 시작 1주일 후에 검진하는데, 이때 유방 조직이 부드럽고 덜 예민하기 때문이다. 월경을 하지 않는다면 매월 1일과 같이 기억하기 쉬운 날을 정해서 한다. 유방자가검진에는 세 가지 방법이 있는데, 거울 앞에서, 누워서, 샤워하면서 유방을 검진하는 것이다.

거울 앞에서

네 단계로 유방 검진을 한다.

1. 양팔을 몸통에 붙인 상태
2. 팔을 머리 위로 올린 상태
3. 가슴 근육을 수축시키기 위해 손을 엉덩이에 대고 꽉 누르는 상태
4. 몸을 앞으로 숙이면서 가슴의 생김새나 모양 변화를 관찰하고, 움푹 들어가는 것과 같은 피부나 유두의 변화를 살핀다. 유두를 부드럽게 눌러서 분비물이 나오는지 확인한다.

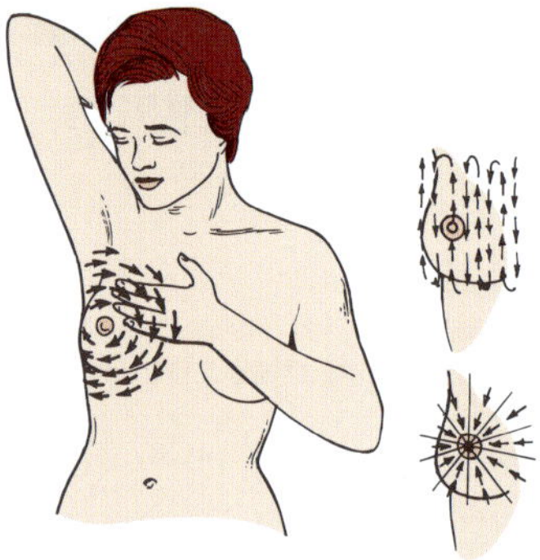

누운 상태에서

오른쪽 어깨 밑에 작은 베개를 놓고 오른손을 머리 아래에 둔 채 왼손으로 오른쪽 유방을 검진한다. 손가락으로 유방 조직을 부드럽게 눌러 본다. 유방 전체를 꼼꼼하게 검사한다. 원형으로 조직을 만지면서 검진하는 방법이 있는데, 유방 가장자리에서부터 유두를 향하여 나선형으로 검진한다. 유방의 위에서 아래 방향으로 왔다 갔다 하며 검진하는 방법도 있다. 겨드랑이에도 유방 조직이 분포하므로, 겨드랑이 조직도 같은 방식으로 검진한다. 다른 쪽 유방도 똑같이 검진한다.

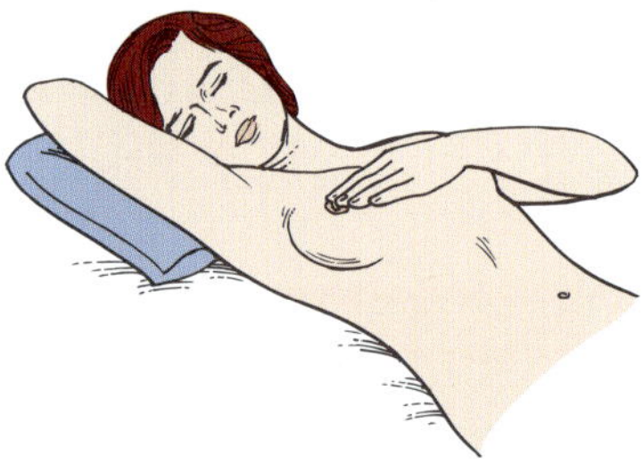

샤워하면서

오른쪽 팔을 들고 비누칠한 손으로 '누운 상태에서' 사용하는 방법과 같은 체계적인 패턴으로 유방 조직을 검진한다.

추가 정보를 위하여

www.cancer.org를 활용한다.

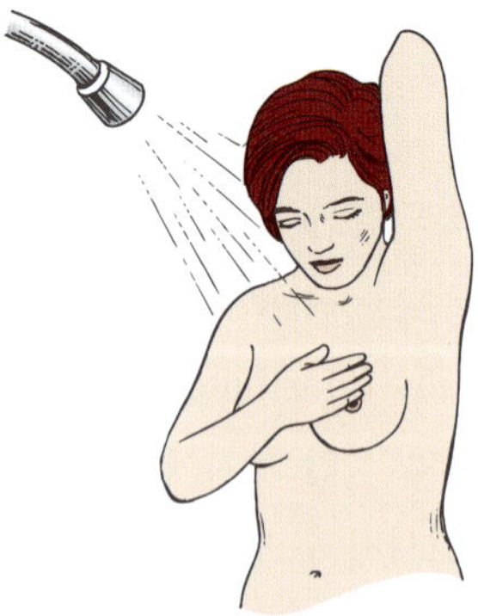

출처 : Lowdermilk, D. L., Perry, S. E., & Bobak, I. M. (2000). *Maternity and women's health care* (7th ed.). Mosby.

2) 스트레스, 대처, 가정 폭력

여성은 성인 전기에 많은 역할로 인해 스트레스를 경험하고, 불안이나 우울을 느낄 수 있다. 자녀를 혼자 키우는 여성은 집안일을 해야 할 뿐만 아니라 기초생활 유지를 위한 경제활동도 해야 하고, 어린 자녀를 돌봐 줄 적합한 보육시설을 찾아야 하며, 나이 든 부모도 돌봐야 한다. 이와 같은 많은 일로 인해 자신의 건강을 살피는 것은 미루게 되는데, 그 결과는 심각할 수 있다.

여성을 향한 폭력이 많이 발생하고 있는데, 폭력은 젊은 여성의 사망과 질병 이환의 원인이 된다(그림 11.5). 가정 폭력은 친밀한 배우자 간 심리적, 신체적, 성적, 경제적, 사회적 학대를 포함한다. 미국 질병통제예방센터(Centers for Disease Control and Prevention, CDC)는 가정 폭력을 배우자 폭력(intimate partner violence, IPV)으로 정의하며, 인구집단 내 모든 인종, 민족, 사회경제 수준과 교육 수준의 사람들이 포함된다(박스 11.3).

건강증진

많은 지역사회에서 가정 폭력과 여성을 향한 범죄를 해결하기 위한 프로그램을 운영하고 있다. 국민건강증진계획 2030은 예방과 관리 프로그램의 구체적인 목표를 제시하였다(1장 참조).

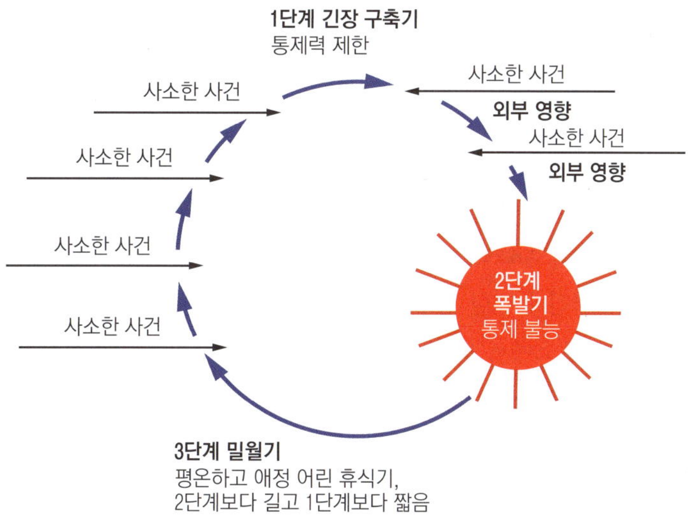

그림 11.5 폭력 주기

출처 : Rawlins, P., Williams, S., & Beck, C. (1993). *Mental health psychiatric nursing*. Mosby.

박스 11.3 배우자 폭력의 징후

- 산전 관리 예약을 잘 지키지 못함
- 아동의 건강검진 예약을 잘 지키지 못함
- 다양한 치유 단계의 멍과 열상
- 결혼 문제나 배우자와의 관계에 대해 자신을 탓함
- 배우자의 알코올 중독이나 약물 남용의 과거력
- 아동기에 학대의 과거력(폭력의 순환)
- 사소한 폭행 사건의 과거력

6. 남성 건강

여성의 경우처럼 남성만을 위한 건강관리제공자가 따로 있는 것은 아니다. 미래에 남성 건강이 특수한 전문분야가 될 수도 있겠으나, 아직은 건강관리기관에 남성 건강 전문분야가 별도로 마련되어 있지 않다. 젊은 남성은 같은 나이의 여성보다 건강검진을 덜 받는다. 남성은 임신한 배우자와 함께 산부인과에 오기는 해도 불임 문제가 아니라면 특정 문제가 나타나기 전에 병원에 오지 않는데, 예방을 위해 정기검진을 받는 것은 중요하다(박스 11.1).

남성의 높은 테스토스테론 수치는 여성에 비해 콜레스테롤 수치를 낮게 유지하는 데에 도움이 되지만, 남성 호르몬은 나이가 들면서 자연스럽게 감소하고, 바람직하지 못한 식사와 수면 및 운동 습관과 함께 콜레스테롤 수치가 상승하기 시작한다(Tambo et al., 2016). 통계에 의하면 남성은 작업 환경 때문에 손상을 입을 위험이 크다. 또한 남성은 여성보다 흡연과 음주를 많이 하므로, 많은 건강 문제가 발생할 수 있다. 20~40세 남성에서 가장 많이 발생하는 고형암은 고환암으로(Seigel et al., 2019), 진단을 위해 혈청 표지자 검사를 할 수 있으나, 암이 진행될 때까지 대부분 증상이 나타나지 않는다. 이에 따라 2020년부터 American Cancer Society와 U.S. Preventative Task Force는 모든 남성이 정기적인 고환 자가검진에 대한 정책을 시행하지는 않고 있다(Gilligan et al., 2019).

여러 지역사회의 무료 진료소에서 성 매개 감염 검사와 치료 및 인간면역결핍바이러스/후천성 면역결핍증(human immunodeficiency virus/acquired immunodeficiency syndrome, HIV/AIDS) 상담을 받을 수 있다. 대학에서 운동 프로그램을 시작하기 전에 신체검진을 받아야 하는데, 건강관리의 첫 단계가 될 것이다. 흡연, 음주, 약물 남용, 비만의 해로운 결과와 이러한 문제를 줄이는 방법에 대한 교육이 남성에게 건강에 대한 인식을 높인다. 헬스클럽이 인기 높은 호황 산업이 되었고, 남녀 모두의 건강증진에 도움이 된다. 그러나 보건의료인은 남성의 과도한 훈련과 단백질 보충제 남용이 해로운 결과, 즉 신체와 근 쇠약, 관절과 근육 손상, 탈수, 위장 질환, 간 손상을 일으킬 수 있음을 경고해야 한다(Martin et al., 2018).

지역사회와 직장 내 건강 교육과 선별검사에의 접근성 향상은 큰 도움이 될 것이다. 연구 결과 자동차 안전띠 착용, 흡연과 음주의 위험, 콘돔 사용과 같은 주제에 대한 지역사회 교육과 국가 개입은 건강 행위를 하는 데에 도움이 되었다. 많은 대학과 지역사회 단체에서 건강 박람회를 개최하여 혈압을 측정하고, 건강한 생활양식 선택에 대해 교육을 한다.

7. 사회심리 발달

학교는 청소년이 성인 전기 발달 과업과 도전을 준비하도록 돕는 중요한 역할을 한다. 자녀 양육과 가정생활에 대한 강좌, 금전 관리 워크숍 등이 성인기로의 이행을 준비하는 데에 도움이 될 것이다. 대학에 진학하려는 고등학생은 대입을 위한 필수교과목을 이수하느라 이러한 준비 과정에 참여하지 않는 경우가 많다. 일부 대학은 신입생이 새로운 환경에 적응하고, 성인으로서의 책임감을 느끼도록 돕는 프로그램을 구성해 왔다. 또한 대부분 대학은 진로 상담과 교육목표를 달성하도록 많은 지원을 한다. 직업 체험 과정은 직업 환경을 소개하고, 적응하도록 돕는다.

성인 전기에는 발달 과업과 도전이 많다. 이러한 과업은 옳고 그름을 구별하는 것, 가족으로부터 독립하는 것, 선호하는 생활양식을 시작하는 것, 친구를 사귀고 친밀한 관계를 형성하는 것, 결혼을 결정하는 것, 진로 목표를 추구하는 것, 양육 기술을 개발하는 것 등이다. 성인 전기에 정체감이 형성되고 안정되어야 구체적인 목표를 향하여 나아갈 수 있다. 이러한 구체적인 목표는 예기치 못한 사건이 일어날 때, 스스로 더 학습할 때, 전환기에 성찰과 성취를 재평가하는 시간을 가질 때 변할 수 있으며, 새로운 목표를 세울 수 있다.

1) 친밀감

에릭슨은 친밀감(intimacy)이 성인 전기의 주요 발달 과업이라고 하였다(5장 참조). 친밀감은 성적 행동 이외의 많은 것을 포함한다. 친밀감은 다른 사람과 따뜻하고 믿을 수 있고 정직한 관계를 발달시키는 능력을 말하며, 편안하게 마음을 열고 사적인 생각을 표현하고 나누는 것이다. 청소년기에 자아 정체감이 명확하게 형성되지 않으면 성인 전기에 경계심을 느끼거나 형식적인 관계만 형성할 것이다. 그 결과 오랜 기간 깊이 관계에 전념하는 데에 어려움을 갖거나 고립될 수 있다.

2) 인지 능력

지적이고 창의적인 기술과 능력은 성인 전기에 정점을 이루는데, 교육과 경험이 확장되면서 향상된다. 피아제는 청소년기에 형식적 조작적 사고가 발달하여 성인 전기까지 계속된다고 하였다(5장 참조). 추상적 사고와 논리적 추론의 수준은 일상생활에서 기법을 활용하며 향상된다. 형식적 조작적 사고는 문제를 효과적으로 해결하는 데에 필요하다.

성인 전기의 인지 과정에서 지식이 여러 관점에서 통합됨을 깨닫게 된다. 여러 견해를 통합하면서 이해하고 지식을 발달시키는 과정은 피아제의 다섯 번째 발달 단계로 언급되며, 후기 형식적 조작적 사고(postformal operational thought)로 불린다(Berger, 2020). 후기 형식적 조작적 사고는 문제를 해결하는 데에 두 가지 상반된 견해로 접근하여 새롭고 혁신적인 결과를 얻는 것이다. 후기 형식적 조작적 사고 과정이 잘 발달한 사람은 객관식 문제에 대한 답을 잘 선택하는 것과 같이 일반적으로 문제를 잘 해결할 수 있다. 따라서 학업 수행이 좋을 것이다.

레빈슨은 생애를 네 단계로 기술하였는데(5장 참조), 각 단계는 전환기에 의해 구분되는 구조(structure)라고 하였다. 성인 전기에 배우자와 진로와 같은 중요한 선택을 한다. 이후 전환기(transitional phase)에 이러한 선택을 검토하고 재평가하여 바꾸기도 한다. 전환기에 과거 행동을 돌아보는데, 기회를 놓치거나 잘못 선택한 것 때문에 불행하다고 느낄 수 있으며, 이는 중년의 위기가 되기도 한다.

3) 도덕적 추론

콜버그는 형식적 조작적 수준의 사고를 할 수 있어야 성숙한 도덕적 추론에 도달한다고 하였다. 대학 환경이나 성인 역할을 경험하는 것은 도덕적 추론의 발달을 도울 수 있다. 다른 사람을 돕는 책임을 다하는 것, 다른 사람의 다양한 견해를 다루는 것, 자신의 행동이 다른 사람에게 어떤 영향을 미치는지 이해하는 것이 모두 도덕적 추론을 발달시킨다.

4) 성 특성

아동의 삶에 중요한 사람은 애정을 긍정적으로 표현하는 역할 모델이 된다. 어린 자녀가 있으면 가족 구성원은 서로 포옹, 입맞춤과 같은 즐겁고 애정이 담긴 접촉을 하는데, 이러한 행동은 돌보는 행동이 무엇인지 자녀가 이해하도록 돕는다. 부모가 자신의 몸을 편안하게 드러내는 것은 자녀가 긍정적인 신체상을 발달시키도록 돕는다. 신체 일부를 더럽고 무가치하게 여기면 자녀가 성장했을 때 이러한 신념을 재조정해야만 편안하게 친밀감을 경험할 수 있으며, 이로 인해 성숙한 자녀의 친밀감 형성이라는 발달 과업이 지연될 수 있다.

성인 전기의 성적 친밀감은 청소년의 친밀감과는 다르다. 성인 전기에 도달하는 정체감과 인지 능력 수준은 친밀감을 나누고, 절제되고 솔직하게 정서를 표현하며, 상대방을 돌보고, 양보하고 헌신하는 능력을 발휘할 수 있게 한다. 성적 행동과 기대는 문화, 관습, 환경의 영향을 받는다. 그러나 오랜 시간 헌신하는 데에 필요한 애착과 친밀감을 발달시키는 능력은 영아기에 부모와 애착을 형성한 경험과 밀접한 관련이 있다(Augustyn et al., 2009). 건강한 부모-자녀 유대 관계는 안전감과 신뢰감을 형성한다. 생애 초기에 부모와의 관계가 건강하지 못하고 안정된 애착이 아니라면 성인 전기에 다른 사람과 안전하고 안정된 친밀감을 형성하는 것이 어렵고 지연될 수 있다.

5) 결혼

대학에서 더 많은 교육을 받으려는 이들은 결혼을 미루거나 신중하게 가족계획과 자녀양육계획을 세우면서 자신의 교육목표를 추구한다. 10장의 표 10.2에 가족계획을 위한 피임 방법이 제시되어 있다. 결혼은 대부분 성인 전기에 이루어진다. 그러나 많은 이들이 경력을 쌓을 때까지 결혼이나 출산을 미룬다. 오늘날 많은 연구와 기술 발달로 인해 늦은 나이에도 출산이 가능해졌다. 미국에서 여성의 첫 출산 평균 연령은 2000년 24.9세에서 2015년 26.4세로 상승했다(CDC, 2016; CIA, 2019).

사람들은 자신과 흥미, 가치, 종교적 신념, 교육 수준이 비슷한 배우자를 선택하곤 한다. 가족의 압력이나 문화적 전통 또한 결혼 상대를 선택하는 데에 중요한 역할을 한다(Smock & Schwartz, 2020). 배우자 선택은 3단계를 거치는 것으로 생각된다(Murstein, 1982). 첫 단계는 자극 단계로 첫인상과 서로에게 이끌리는 특징을 인식하는 것이다. 다음은 가치 비교 단계로 서로를 더 알아가는 것이다. 마지막은 역할 단계로 오랜 기간 함께 할 수 있는지를 평가하고, 헌신할 수 있는지를 결정하는 것이다.

성 역할과 직업이 결혼 초기 적응에 중요한 역할을 한다. 일의 균형, 결혼, 가족, 자녀 양육이 성인 전기의 도전 과제이다. 이 시기는 에릭슨이 기술한 생산성 과업을 시작하는 시기로 알려져 있다(5장 참조). 생산성 과업은 자녀 양육뿐만 아니라 직업 활동, 가족과의 친밀한 관계 형성, 지역사회 활동 참여 등을 통해 도달할 수 있다.

6) 자녀 양육

모든 성인이 결혼과 가족을 원하는 것은 아니며, 모두가 이를 이루는 것도 아니다. 일부는 자기 일을 추구하는 데에 만족하여 결혼과 부모가 되는 데에 필요한 책임을 다할 시간이 없다. 일부는 오랜 기간 자녀 없는 관계에 전념하고, 일부는 결혼과 자녀 양육을 나중으로 미룬다. 그러나 이 장은 성인 전기의 발달 과업 중 하나인 자녀 양육 기술의 개발에 대해 다룰 것이다(표 11.2).

자녀 양육 기술은 임신이 확실해진 순간에 가장 활발하게 발달하기 시작한다. 부모가 아기를 가졌다는 사실을 알았을 때 긍정적인 감정과 부정적인 감정을 동시에 느끼는 것은 정상이다. 부모는 아기를 원하며, 완벽한 부모가 되기를 바란다. 그러나 자녀 양육에 충분한 준비가 되어 있지 못하고, 많은 시간이 필요한 것과 직업과 생활양식에 미칠 충격에 대해 걱정할 것이다. 임신 중기에 태동을 느끼기 시작하면 부모는 아기에게 관심이 집중된다. 임신 후기가 시작되면 부모는 태아에게 개성을 부여하고, 자녀 양육에 관한 교육을 잘 받아들인다.

신생아가 태어나 가정에서 환영받고 부모가 서로를 지지하면, 건강한 자녀 양육 방법을 쉽게 배울 수 있다. 직장이나 다른 일상 활동으로부터 최소 6개월간 휴직 기간을 갖는 것이 부모-자녀 간 애착 형성에 이상적이지만, 재정 압박이나 직장 문제로 짧은 기간만 가능할 수도 있다. 생의 초기 몇 달간 친밀한 부모-자녀 관계는 건강한 애착과 긍정적인 자녀 양육 방식을 형성하는 데에 도움이 된다. 계부모나 나이 든 아동을 입양한 부모는 부모-자녀 애착과 관계를 발달시키는 데에 더 많은 시간과 노력이 필요할 것이다.

영아는 배고픔과 불편함을 줄여 주고 수유해 주는 어머니의 존재를 빨리 배우고, 어머니가 곁에 있으면 언제나 금방 평온해진다. 이러한 영아의 행동으로 어머니는 적절하고 효과적인 부모 역할을 하고 있음을 느낀다. 부모–자녀 애착은 어머니와 영아 둘 다 서로에게 집중하는 수유 동안 가장 잘 관찰된다. 둘 중 한 명이라도 다른 곳에 관심을 쏟거나 주의를 기울이지 않으면 유대 관계는 형성되지 못한다. 부모가 청소년이라면 청소년기의 일부 발달 과업은 부모로서의 발달 과업을 방해할 수 있다. 보건의료인의 특별한 중재가 행동의 우선순위를 정하고, 영아와 청소년 부모의 중요한 요구를 충족시키는 데에 도움이 될 것이다. 청소년기의 발달에 대한 더 많은 내용이 10장에 제시되어 있다.

표 11.2 부모의 성장과 발달

아동의 과업(에릭슨의 단계)	부모의 과업	중재
임신 초기		
성장	신생아에 대한 태도가 발달한다. 아기로 인해 '행복'한가? 자녀에게 장애가 있나? 어머니는 미혼 상태인가? 이러한 요인 외에 다른 사항도 어머니의 태도 발달에 영향을 줄 수 있다.	부모 모두 자녀의 출산에 대해 긍정적인 태도를 발달시킨다. 필요하면 다른 기관을 활용하거나 의뢰한다.
임신 중기		
성장	어머니는 태동을 느끼므로 아기에게 집중한다. 부모는 아기가 어떤 모습일지, 어떤 미래가 펼쳐질지 등을 그려 본다.	부모는 자녀 양육과 아기에게 필요한 물리적 환경을 제공하는 데에 집중한다. 이 시기에 신생아 돌보기에 대한 정보를 제공해야 한다.
임신 후기		
성장	어머니는 여러 가지 감정을 경험한다. 다가올 출산에 관심이 집중된다.	이 시기에 출산 과정, 출산 준비, 모유수유, 집에 있는 형제자매 돌보기에 대한 상세한 정보를 제공해야 한다.
출생		
외부 환경에 적응	아기로부터 긍정적인 반응을 유도하고, 아기 가까이 있어 주고 수유해 주며 아기의 요구에 반응한다. 부모가 부정적인 반응만 얻는다면(아기가 졸려 하고, 울고, 잘 빨지 못하고, 선천성 기형이 있는 등) 부모의 긍정적인 발달이 제한될 것이다.	조기 접촉, 수유, 기타 돌보기 활동을 격려한다. 신생아의 생김새와 행동을 설명하여 부모의 두려움을 줄여 준다. 부모가 아기의 긍정적인 반응을 확인하도록 돕는다. (잡기 반사와 같은 신생아 반사를 활용하는데, 어머니의 손가락을 아기 손바닥에 올려놓도록 하여 반사를 확인시킨다.)
영아		
신뢰감	영아의 개별적인 요구를 확인하기 위해 영아가 제시하는 '단서'를 배운다.	부모가 (무력감과 무능함을 느끼지 않도록) 영아의 요구를 사정하고 해석하도록 돕는다. 친척에게 부모 역할을 맡기지 않는다. 부모가 산통과 같은 건강 문제에 대처하도록 돕는다.

표 11.2 부모의 성장과 발달(계속)

아동의 과업(에릭슨의 단계)	부모의 과업	중재
유아		
자율성	성장과 발달 양상을 수용하도록 노력한다. 통제를 벗어나는 경우를 수용하지만, 안전을 위한 한계 설정은 유지한다.	부모가 유아의 일시적인 독립에 대처하도록 돕는다. (예를 들어 세발자전거를 타도록 허용하지만, 두려움이 증폭될 수 있으므로 "넘어지면 안 돼."라고 소리쳐서는 안 된다.)
학령전기		
솔선감	자녀로부터 분리되는 것을 배운다.	부모가 도덕적 규범을 보여 주지만, 자녀를 놓아두어야 독립심이 발달할 수 있다. 유치원 경험이 도움이 될 것이다.
학령기		
근면성	자녀에게 또래 친구가 중요함을 받아들인다. 부모는 때로 자녀의 거절을 받아들이는 법을 배워야 한다. 자녀가 스스로 무언가를 하도록 허락하는 것은 인내가 필요한데, 특히 오래 걸릴 때는 더욱 그렇다. 자녀의 학교 숙제를 해 주지 않는다. 자녀의 나이에 적합한 집안일을 맡긴다.	자녀가 한계 설정과 자제력을 발달시키고 있음을 부모가 이해하도록 돕는다. 자녀를 이끌어 주지만, 계속 간섭해서는 안 된다. 자녀가 스스로 노력해서 결과를 얻도록 도와야 한다.
청소년기		
정체감 형성 사춘기 변화 수용 추상적 논리 발달 진로 탐색 생활양식 탐색 감정 통제	부모는 자녀가 자기 인생을 살도록 두고, 자녀의 전부를 통제하려고 하지 말아야 한다. 때로 청소년은 부모를 신뢰하지 않는다는 것을 예상해야 한다. 견해의 차이를 인정하고, 청소년을 존중한다.	부모가 청소년과의 관계와 역할 변화에 적응하도록 돕는다. (예를 들어, 자녀가 정체감을 발달시켜 감에 따라 보수주의자인 부모와 달리 진보주의자가 될 수 있다.) 자녀에게 다양한 진로 분야와 삶의 경험을 보여 준다. 자녀가 사춘기에 일어나는 감정과 정서를 이해하도록 돕는다.

출처 : Leifer, G. (2019). *Introduction to maternity & pediatric nursing* (8th ed.). Elsevier.

8. 교육 방법

성인을 위한 성공적인 학습은 그들이 경험하고 있는 발달 과업에 대한 정보와 항상 관련된다. 예를 들어, 처음 부모가 된 사람은 자녀 양육 기술에 대한 정보를 매우 잘 받아들일 것이다. 직장에서 관리 업무를 담당하고 있으면 경영 방식과 기법에 대한 학습을 가장 잘 받아들일 것이다. 지식과 기술은 학습자에게 적용될 수 있어야 하고, 현실적이며, 현재 직면한 문제를 해결하는 데에 도움이 되어야 한다. 성인 전기 학습자에게 개념을 제시할 때는 그들의 이해 수준보다 낮은 단계에서 시작하지 말고, 이전에 습득한 지식과 기술을 토대로 추가되어야 한다. 그렇지 않으면 흥미를 잃고 관심을 돌린다. 학습 목표는 명확해야 하고, 어떻게 새로운 지식이 적용되고 학습자의 현재 생활에 어떤 이득이 될 수 있는지를 강조해야 한다. 학습은 평생 지속되는 과정이다. 성인 전기 학습자를 위한 교육 방법은 상호작용적이고, 문제 중심적이며, 직장, 가정, 학교에서 매일 일어나는 사회심리 과업과 관련되어야 한다.

요점 정리

- 성인 전기는 흔히 20세부터 40세까지로 정의된다.
- 생리적 기능은 20세에서 30세 사이에 정점을 이룬다.
- 적절한 영양 섭취와 운동은 비만을 예방하고, 성인 전기와 그 이후 건강 유지에 도움이 된다.
- 생활양식은 대부분 성인 전기에 형성된다.
- 성인 전기에 건강한 습관을 형성하여 건강 상태에 도달하는 것이 이후에 습관을 변화시키는 것보다 수월하다.
- 성인 전기의 주요 사망 원인은 사고, 약물 중독, 폭력과 관련되며, 모두 예방할 수 있다.
- 청소년기와 성인 전기 동안 안전한 성 행동과 관련하여 건강 행위를 증진하는 것은 성 매개 감염의 발생을 줄일 수 있다.
- 헬스클럽은 남성과 여성의 건강증진을 돕는 수익 사업이 되었다.
- 성인 전기 발달 과업은 안정된 정체감과 옳고 그름에 대한 성숙한 감각을 발달시키고, 가족으로부터 독립하고, 우정과 친밀한 관계를 형성하고, 배우자를 선택하고, 진로 목표를 세우며, 자녀 양육 기술을 발달시키고, 자신이 원하는 생활양식을 시작하는 것이다.
- 피아제의 형식적 조작적 사고는 청소년기에 시작되어 성인 전기에 확장된다.
- 형식적 조작적 사고는 효과적인 문제해결 기술을 발휘하는 데에 필요하다.
- 후기 형식적 조작적 사고는 다양한 관점을 통합하는 것을 포함한다.
- 대부분의 문화에는 성인기 역할에 대한 기대가 있다.
- 생산성 과업은 자녀 양육 이외의 방법으로 성취될 수 있다.
- 임신이 확실해질 때 부모 역할이 빠르게 발달한다.
- 성인 전기 학습자를 교육할 때 목표가 명확하고, 새로운 지식이 학습자의 생활에 적용되는 방법이 분명하게 제시되어야 한다.

사례 연구

20세 여성이 심한 좌측 복부 통증, 구역, 현기증으로 응급실에 왔다. 월경 주기가 28일로 규칙적이었는데, 마지막 월경 기간은 6주 전이었으나, 일주일간 간헐적인 질 출혈이 조금 있었다. 성적으로 활동적이나 피임은 하지 않고, 2년 전 성 매개 감염의 과거력이 있다. 월경이 없었던 점을 고려했을 때 임신 검사 결과가 어떨 것이라고 생각하는가? 성 매개 감염력이 있는 것을 생각했을 때 어떤 위험이 예상되는가? 간호에서 우선 고려해야 할 것은 무엇인가?

연습문제

1. 각 활동에 적합한 빈도와 예를 고르시오.

활동	빈도	예
중등도/격렬한 강도의 신체 활동		
근육/뼈 강화 활동		
균형 활동		
유연성 활동		

빈도:

1. 2~3일/주
2. 3~5일/주

예:

1. 뒤로 걷기
2. 웨이트 트레이닝
3. 달리기
4. 햄스트링 스트레칭

2. 각 이론가가 청소년기에 강조한 점과 예를 고르시오.

이론가	강조한 점	예
에릭슨		
피아제		
레빈슨		
콜버그		

강조한 점:

1. 성인 전기에 많은 결정을 하고, 이후 전환기에 후회할 것이다.
2. 후기 형식적 조작적 사고는 문제해결을 향상시킨다.
3. 친밀감 발달이 성인 전기의 중요한 발달 과업이다.
4. 성인기 경험은 도덕적 추론을 돕는다.

예:

A. 대학에 진학하는 대신에 일하기로 결정하고, 후에 다른 선택을 했어야 했다고 생각
B. 어머니를 소홀히 대한다고 생각하고, 어머니에게 특히 잘하기로 결심
C. 2세 된 쌍둥이가 장난감을 같이 갖고 노는 방법을 발견하도록 도움
D. 주말여행을 위해 배우자와 떠나기로 결정

3. BMI (body mass index)가 비만 범위인 22세 남성을 돌보고 있다. 혈액 검사 결과 비정상적인 간기능효소 수치와 혈당 상승이 나타났고, 매일 전자담배를 피운다. 이러한 정보에 기초하여 간호 계획에 추가할 내용으로 적합한 것을 모두 고르시오.

A. 신체 활동 계획을 세운다.
B. 규칙적인 고환 자가검진에 대한 정보를 제공한다.
C. 금연 프로그램에 대한 정보를 제공한다.
D. 영양사와 상담을 시작한다.

4. 응급실에서 30세 여성을 돌보고 있는데, 얼굴에 멍이 들었고, 왼쪽 눈꺼풀이 부었다. 오른쪽 팔에도 푸른색 멍이 있다. 남편이 "술에 취하면 화를 내는데, 항상 제가 하지 말아야 할 것을 해서 그래요."라고 하였다. 배우자 폭력에 대한 징후 중에서 이 상황에 해당하는 것을 모두 고르시오.

A. 산전 관리 예약을 잘 지키지 못함
B. 아동의 건강검진 예약을 잘 지키지 못함
C. 다양한 치유 단계의 멍과 열상
D. 결혼 문제나 배우자와의 관계에 대해 자신을 탓함
E. 배우자의 알코올 중독이나 약물 남용의 과거력

5. 성인 전기 사망의 주요 원인을 모두 고르시오.

A. 약물 남용
B. 폭력
C. 만성 질환
D. 사고
E. 감염

CHAPTER 12

성인 중기

Middle Adulthood

개요

정의

발달 과업

도전적 과제

- 성인 중기 전환과 성인 중기 위기
- 샌드위치 세대

성 특성

- 여성 건강
- 남성 건강

신체 활동

교육 방법

학습목표

1. 성인 중기를 정의한다.
2. 성인 중기에 일어나는 생리적 변화를 나열한다.
3. 성인 중기의 주요 발달 과업과 도전적 과제를 정의한다.
4. 성인 중기 위기와 비교하여 성인 중기 전환을 정의한다.
5. '샌드위치 세대'를 정의한다.
6. 성인 중기의 성 특성에 대해 논의한다.
7. 여성의 갱년기 경험의 복잡성을 기술한다.
8. 남성의 갱년기에 대해 논의한다.
9. 성인 중기에 적절한 예방적 건강관리조치를 나열한다.
10. 성인 중기 동안 규칙적인 운동의 이점을 설명한다.
11. 성인 중기에 있는 환자에게 효과적인 교육 전략을 나열한다.

주요용어

갱년기 climacteric
빈 둥지 증후군 empty nest syndrome
생산성 generativity
홍조, 열감 hot flashes
정체성 조절 identity accommodation
폐경 menopause
성인 중기 middle adulthood
성인 중기 위기 midlife crisis
성인 중기 전환 midlife transition
샌드위치 세대 sandwich generation
성 특성 sexuality
침체감 stagnation

1. 정의

성인 중기(middle adulthood)는 성인기 이후부터 은퇴하기 전의 발달 기간으로 정의된다(Levinson et al., 1978). 성인 중기는 40세에서 65세 사이의 기간이다. 이 시기 개인의 행동은 유전학과 환경의 영향을 받으며 생물학적, 심리적, 사회적 변화의 상호작용이 일어난다. 성인 중기가 되면, 성인은 문화, 종교 단체, 학교, 동네 센터, 친구들과의 관계를 가진 공동체에 뿌리를 내리게 된다. 일부 문화의 특성은 발달에 영향을 미치지만, 현재 가장 큰 환경적 영향은 미국의 삶과 생활방식에 영향을 미치는 국제 정세이다. 일부 이론가들은 발달 변화가 점진적이고 점차적이라고 주장하지만, 다른 이론가는 각 단계들을 구별하고 개념을 정의한다(5장 참조).

생애주기 고려사항

성인 중기는 신진대사요구량이 감소하므로 식이요법과 운동으로 건강한 생활방식을 유지하지 않으면 과체중이 되기 시작한다. 에너지가 감소하고 신체적 매력이 감소한다. 근 긴장도와 피부탄력성이 떨어지면서 신체 윤곽선이 무너져 보일 수 있다. 체지방은 복부와 엉덩이 부위로 재배치된다. 손상된 사랑니는 발치하기도 하며, 구강관리를 꼼꼼하게 하지 않으면 치주 질환의 위험이 증가한다. 머리카락은 희고 가늘어지기 시작한다. 성인 중기에 흔히 발생하는 시력 변화는 안경, 콘택트렌즈, 레이저 수술로 쉽게 교정할 수 있다. 성인 중기는 다이어트, 흡연, 운동 부족뿐만 아니라 호르몬의 변화로 인해 심혈관계 변화에 영향을 미친다.

2. 발달 과업

성인 중기의 주요 발달 과업과 위기는 생산성(generativity) 대 침체감(stagnation)이다. 생산성은 가족, 공동체 또는 세계에 긍정적인 방식으로 기여하는 것으로 정의되어 왔다. 친구, 가족과 관계를 형성하거나 사회에 긍정적인 변화를 초래하는 멘토링을 포함하는 기여는 자아상을 향상시키고 주관적 안녕을 증진시킨다. 생산성을 달성하지 못하면 침체감에 이른다. 즉, 완전히 자신에게만 집중하므로 비생산적이 되고 가족, 공동체 또는 세계를 포함한 다른 사람들과 관계를 맺지 못하며 개인적인 관심을 다른 무엇보다도 우선시하게 된다(Newton et al., 2016). 생산성은 여러 가지 방법으로 달성할 수 있다. 가족을 만들고 자녀를 생산하는 것에 국한되지 않고 직장생활, 개인적 활동 및 업적을 통해 생산성을 달성할 수 있다. 중년기의 다른 발전적 과제는 경력관리, 재정관리, 가정관리, 결혼 및 가족관계 보살핌이 포함된다.

긍정적인 자아상을 유지하는 것은 중년의 성인들에게 중요하다. 자신의 노화를 부정하고, 자신을 중년으로 인정하지 못하면, 필요한 변화에 적응하는 데 어려움을 겪는 경우가 많고 우울증이 발병할 수도 있다. 사회와 언론이 젊어 보이는 것과 행동하는 것을 매우 중요시 할 때 긍정적인 자아상을 유지하는 것이 어렵다. 중년의 또 다른 중요한 과제는 자아정체성을 수용(identity accommodation)하는 것으로, 이는 꿈꾸는 것이 아닌 현실에 부합되는 자아정체성 개념으로의 변화를 말한다.

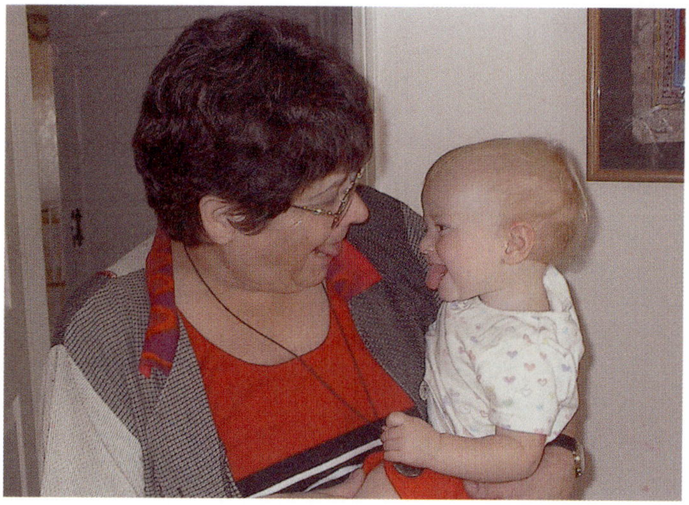

그림 12.1 조부모는 가족과 함께 하는 것을 즐기며 손주와 상호작용하는 것에 가치를 둔다.

배우자나 중요한 타인이 지속적인 발달과 삶의 안정에 미치는 영향은 중요하다. 배우자나 다른 사람의 피드백은 중년의 자아상에 영향을 미친다. 새로운 사회적 경험은 중년기 성인들에게 도전적 과제다. 육아, 운동 경기, 학교 친구의 부모 및 부모-자녀 관계에 대한 참여 또한 심리적 안녕에 영향을 미칠 수 있다(그림 12.1).

3. 도전적 과제

중년기는 변화로 가득 찬 인생의 시간이다. 더 이상 어린 자녀가 없는 가정은 배우자와 함께 새로운 역학관계를 설정하고 있고, 부모는 늙어 가면서 요구사항이 변화하고 있으며, 아이들은 청년이 되고 있고, 새로운 손자 손녀들이 생기기기도 한다. 은퇴를 염두에 둔 시점에서 시장 변동성, 의료비 증가, 대학등록금 인상, 엄청난 결혼 비용이 발생하는 환경 속에서의 재정 취약성을 고려해야 한다. 신체는 변화하는 호르몬 수치에 반응하기 때문에 내부적인 변화도 일어나고 있다.

문제해결 능력의 감소를 막기 위해서는 최적의 인지 기능을 유지하는 것이 필요하다. 동료, 친구 그리고 가족과의 관계 변화에 적응하는 것 또한 심리적 안녕을 유지하는 데 중요하다. 많은 중년 성인들은 결혼과 육아로 인해 중단되었던 교육을 계속할 시간을 되찾는다. 중년기의 스트레스에는 부부 별거, 이혼, 큰 질병이나 부상, 배우자와의 사별이나 수입의 손실, 계획되지 않은 임신 그리고 십대 아이들이 성인이 되도록 돕는 동시에 노부모를 돌보는 어려움 등이 포함된다. 다 큰 자녀들이 처음으로 집을 떠나기 시작할 때 발생할 수 있는 빈 둥지 증후군(empty nest syndrome)은 사회적 고립감과 스트레스로 이어질 수 있다.

1) 성인 중기 전환과 성인 중기 위기

성인 중기는 자기성찰, 재평가, 우선순위 부여의 시기이다. 과거를 회상하면서 잃어버린 젊음과 놓친 기회를 슬퍼할지도 모른다. 앞을 내다보면, 그들 자신의 죽음의 불가피성을 알게 될 것이고, 이로 인해 절망에 빠질 수도 있다. 노화의 과정이 느껴진다. 일부 성인들은 건강한 방식으로 삶의 다음 단계에 적응하고 자아정체성을 정립함으로써 성인 중기 전환(midlife transition)을 경험한다(그림 12.2). 다른 성인들은 과거의 잃어버렸던 기회를 보상하거나 피할 수 없는 미래에 도전하면서 성인 중기 위기(midlife crisis)를 경험한다(Malone et al., 2016). 그들은 자신의 성격에 맞지 않는 무모하고 건강하지 못한 행동을 시작할 수도 있다. 때때로 과거의 경험에 대한 성찰과 재해석은 새로운 통찰력을 제공하고 자기 인식의 전환점이 된다.

2) 샌드위치 세대

성인 중기는 샌드위치 세대(sandwich generation)라고 하는데, 이는 그들이 자녀 및 고령이고 의존적인 부모와 관련된 재정적 · 정서적 책임의 증가를 감당해야 하기 때문이다. 많은 사람이 과부하를 느끼고 있으며, 특히 이 연령대의 어머니들은 돌봄 요구를 맞춰 주기 위해 다른 연령대보다 더 많은 스트레스를 느끼고 있고, 이 중 약 40%는 개인적 관계와 자기 관리 능력에 영향을 미치는 극심한 수준의 스트레스를 받고 있음이 보고된 바 있다(APA, 2020). 만족스러운 관계는 긍정적인 자존감을 확인하는 데 도움을 줄 수 있지만, 이혼, 별거, 성인 자녀와의 갈등과 연로한 노부모는 중년 성인의 심리적 기능에 부정적인 영향을 미칠 수 있다. 규칙적인 운동, 건강한 식단 섭취, 친구들과의 사회적 접촉 그리고 적절한 수면과 같은 스트레스를 줄이는 건강한 방법은 자기 관리에 중요하지만 나머지 가족들에게도 긍정적인 모델로 강조되어야 한다.

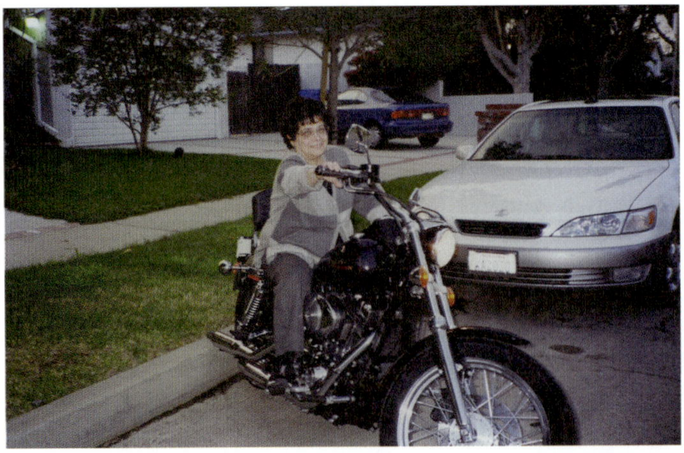

그림 12.2 새로운 기술을 배우고 즐기기에 결코 늦지 않았다.

4. 성 특성

세계보건기구(WHO, 2006; 2020)에 따르면, 성 특성(sexuality)은 다면적이므로 타고난 성, 성 정체성과 지향성, 친밀함과 에로티즘, 욕망과 쾌락, 태도와 가치관, 행동, 역할, 관계를 포함한다. 이것은 인간의 가장 중요한 측면이며 삶의 모든 단계의 일부이다. 성욕은 생리적이고 심리적인 반응, 종교적, 정신적, 사회적 및 문화적인 가치를 둘러싼 믿음과 행동을 포함한다. 의사소통, 친밀감 그리고 상호간의 편안함은 성생활의 핵심 측면이다. 중년기는 몸무게나 외모의 변화로 인해 자아인식에 어려움을 겪을 수 있는 시기이다. 중년의 성인들은 직업 목표와 재정적인 안정에 초점을 맞추기 때문에 성욕충족에 시간이나 에너지를 거의 할애하지 않는다. 중년 여성은 자신의 성욕을 파트너에게 더 잘 전달하고 자신의 신체를 더 잘 이해하기 때문에 성욕이 절정에 달할 수 있다(Thomas et al., 2018). 남성과 여성 모두에게 테스토스테론과 다른 성 호르몬의 감소로 성욕이 감소할 수 있다. 남성은 당뇨병, 고혈압, 약물 부작용과 관련된 발기 부전이나 발기 유지가 어려울 수 있다.

미국 인구의 상당 부분이 독신이다. 그 이유에는 직업을 갖기 위해 결혼을 미루거나, 이혼하거나, 또는 장기적인 관계를 맺지 않기 때문이다. 독신의 성생활 방식은 금욕, 성생활을 위한 동반자 또는 하나 이상의 파트너와의 장기적 관계 등이 포함된다. 성욕을 충족시키기 위한 비일반적인 상황으로는 공개결혼, 집단결혼 그리고 스윙(예: 파트너 교환)이 있다(Masters et al., 1986). 연구에 따르면 중년의 경우 신체적 감각보다는 정서적 친밀감, 양질의 의사소통과 같은 성의 다른 측면에 더 중점을 둔다(Thomas et al., 2015).

갱년기(climacteric)란 호르몬 변화로 인해 여성의 생식능력이 정지되고 남성의 성행위가 감소하는 것을 말한다. 폐경 이전에 여성의 점진적 호르몬 변화가 발생하고 실제 폐경연령은 평균 50세에 가깝지만 35세부터 시작될 수 있다. 여성들은 미묘한 갱년기 변화에 독특한 방식으로 반응하며, 성생활은 이러한 변화에 영향을 받는다. 에스트로겐에 민감한 피부는 질건조증을 유발한다. 에스트로겐 대 안드로겐 비율이 변화함에 따라 유방은 평평해지고 머리카락은 얇아진다.

대학이나 결혼을 위해 집을 떠난 자녀의 부재는, 파트너 사이의 관계를 새롭게 할 수 있는 시간을 제공한다. 경험과 연륜의 결과로 발전된 자신감 있는 태도는 이 단계에서 파트너와 즐거운 친밀한 순간을 많이 만들 수 있다.

1) 여성 건강

폐경(menopause)은 신체호르몬 변화로 인해 월경이 중단되는 것이다. 폐경은 보통 45세에서 55세 사이에 시작되며 유전적인 영향을 받는다. 월경 주기가 짧아지고 불규칙해진다. 모세혈관이 확장되고 혈액이 피부표면으로 몰리면 안면 홍조(hot flashes)가 발생할 수 있다. 몸에 열감이 생기고 땀을 흘리며 혈관수축이 일어나 추위를 느끼게 된다. 이것은 하루에 여러 번 발생하여 불편하고 심란하게 한다. 호르몬대체요법(HRT)은 처방될 수 있지만, 사용의 위험 때문에 모든 여성에게 적절하지는 않다. 보완대체의학(CAM) 요법은 폐경기 동안 많은 여성에게 인기가 있다. 보건의료인은 여성이 사용하는 CAM 요법과 처방된 의약품 또는 치료 사이의 상호작용을 평가해야 한다.

폐경의 시작과 경험은 여성마다 다르므로, 건강관리 접근방식은 각 여성에 맞게 조정되어야 한다(박스 12.1; 13장 참조). 자세하고 정확한 개별 건강 상담을 통해 개입이 필요한 문제를 파악할 수 있다.

최근의 의학적 발전은 일부 여성들의 신체적인 생식능력을 연장시켰다. 늦은 출산과 관련된 심리사회적 이슈와 중년보다 많은 나이에 새롭게 부모가 되는 것의 장단점은 부모, 자녀 및 보건의료인에게 새로운 도전을 제기한다.

박스 12.1 여성의 갱년기 변화 징후

- 열감(홍조)
- 심계항진
- 두통
- 질 윤활 감소
- 피로
- 불면증
- 정서적 불안정(잠시 행복하다가, 곧 울음을 터트림)

2) 남성 건강

국민건강증진계획 2030에 요약된 건강 지표에는 장수율, 질병률, 사망률이 포함된다. 비록 남성과 여성 모두에서 장수하는 비율이 증가했지만, 여전히 여성들은 남성들보다 더 오래 산다. 남성은 성인사망의 주요원인 각각에서 사망률이 더 높으며, 평생 질병으로 인한 부담이 더 크다. 남성들은 그들이 스스로를 건강한 것으로 인식하여 뒤늦게 의료 및 예방 치료를 받기 때문일 수 있다. 건강과 질병의 성별차이에 대한 연구 결과가 있다. 유전적으로, 남성은 더 긴 X염색체와 더 짧은 Y염색체를 가지고 있는데, 이것은 성관련 유전질환의 위험을 증가시킨다. 남성은 심장병, 뇌졸중, 당뇨병에 걸릴 가능성이 더 높다(Crimmins et al., 2019). 남성들은 여전히 알코올 및 약물을 남용하여 더 많은 고통을 받고 있지만, 남녀 모두 흡연률은 비슷하다(Harvard Men's Health Watch, 2019).

남성 갱년기에는 테스토스테론과 다른 호르몬의 혈중 농도가 점차 감소한다. 이는 근력 감소, 성욕과 발기 기능의 감소 그리고 행복감의 감소를 초래한다. 최근에 테스토스테론 대체요법이 연구되었으며 체력 향상, 지방축적 감소, 성욕 및 행복감 증가에 긍정적인 영향을 미치는 것으로 나타났다. 테스토스테론대체요법은 혈액순환에 특별히 영향을 주지 않기 때문에 발기기능을 증가시키지 않는다. 안드로겐요법은 전립선 비대증과 비뇨기과적 증상이 있는 노년 남성에게 주의해서 사용해야 한다. 남성 갱년기의 특정 증상에 사용할 수 있는 약물요법이 있다. 화학요법, 납, 특정 살충제, 알코올, 그리고 많은 불법약물에 대한 노출은 테스토스테론 수치를 감소시킨다. 낭포성 섬유증, 겸상 적혈구 빈혈, 비만, 당뇨병, 수면무호흡증, 간질환, 신부전과 같은 질병도 테스토스테론 수치를 감소시킨다(Adlin, 2020).

일반적으로 남성은 여성보다 직장에서 더 오래 일하고 부상위험이 더 높은 활동에 참여한다. 남성은 부상위험이 높은 스포츠 · 레저 활동을 하고, 일부는 남성성을 입증하기 위해 불법물질을 사용하기도 한다. 어린 남아들은 종종 질병의 증상을 무시하도록 사회화되어 있기 때문에 문제가 더 진전될 때까지 의학적 조언을 구하는 것을 미룬다. 노화 과정을 두려워하는 중년 남성들은 성기능의 변화를 경험하기 시작하지만, 출산 능력, 즉 아버지로서의 능력은 손상되지 않고 유지된다.

건강증진

성별에 맞는 건강교육은 고정된 성 역할에 의한 자아상을 손상하지 않으면서 필요한 정보를 제공하기 때문에 중요하다. 남성은 일반적으로 어릴 때는 소아청소년 전문의, 학교 다닐 때는 학교 간호사 그리고 청년기에는 군의관이나 회사 소속 의사를 통해 건강관리 시스템을 접한다. 남성들은 성인 중기가 될 때까지 주치의를 선택하지 않는 경우가 많다. 성인 중기 성인은 건강한 생활습관, 예방적 의학검진, 성병예방, 예상되는 역할 변화, 필요시 직업 재훈련에 대해 상담을 받아야 한다. 확장된 건강증진 및 조기 발견 활동은 국민건강증진계획 2030의 목표를 달성하는 데 도움이 된다(박스 12.2). 현재 성인용 예방접종 일정은 http://www.cdc.gov/vaccines//index.HTML에서 확인할 수 있다.

박스 12.2 중년 여성과 남성을 위한 필수 건강검진

건강한 중년 여성과 남성은 정기적으로 다음과 같은 선별 검사를 받아야 한다(검진 주기는 위험 요인에 따라 다를 수 있음).

- 최소 2년마다 시력 검사
- 1년에 1~2회 치과 검진
- 적어도 매년 혈압 모니터링
- 지질(콜레스테롤, 트리글리세리드) 및 혈당 검사
- 45세부터 대장암 검진
- 매년 독감 예방주사, 50세 이후 대상포진 예방접종

여성

- 50~74세의 경우 2년마다 유방 검사 및 유방 X-선 촬영
- 50세에서 70세 사이의 골다공증 검진
- 21~29세는 3년마다, 30~65세는 5년마다 자궁경부세포진 도말검사(Pap smear)

남성

- 아프리카계 미국인의 경우 45~50세에 전립선암 검진

5. 신체 활동

성인 중기에 규칙적인 신체 활동의 목적은 성인 초기와 마찬가지로 건강증진에서 건강유지 및 질병예방으로 바뀐다. 35세경부터 자연적으로 심혈관 지구력, 근력 및 골밀도가 모두 감소하지만 규칙적인 신체 활동으로 이러한 변화를 늦출 수 있다. 성인 중기는 청년기와 마찬가지로 주당 최소 2.5시간의 적당한 신체 활동을 계속해야 하며 추가적인 격렬한 운동도 이롭다. 이전에 거의 움직이지 않던 중년이

노화의 징후에 반응하여 일상적인 운동을 시작하는 경우 부상을 피하기 위해 주의를 기울여야 한다.

운동은 또한 고립된 사람을 위한 사회적 출구가 될 수도 있다. 중년에는 직장과 가족으로 인해 바쁜 경우가 많으며 운동이나 사교 시간을 찾는 데 어려움을 겪을 수 있다. 운동그룹, 체육관 및 개인 트레이너는 모두 신체 활동 동료가 될 수 있다.

성인 중기의 성인은 정기적인 참여를 위해서 즐거운 활동을 찾는 것이 중요하다. 하이킹, 야외캠프, 그룹운동수업, 축구나 농구와 같은 레크리에이션 스포츠는 모두 사회적 요소가 포함된 신체 활동의 예이다. 활동추적장치는 운동진행상황에 대한 즉각적인 피드백을 제공하고 소셜 그룹 내에서 비슷한 생각을 가진 개인 간의 경쟁과 협력을 창출한다(Brickwood et al., 2019).

6. 교육 방법

교육계획을 할 때는 개인, 연령 집단의 문제 및 관심과 관련이 있어야 한다. 성인 중기의 성인에 대한 교육의 성공 여부는 그들의 일반적인 관심사와 잠재적인 스트레스 원인을 이해하는 데 달려 있다. 스트레스는 학습을 방해하거나, 학습의 동기가 될 수 있다. 노화에 따른 변화에 대한 오해가 만연하기 때문에 많은 성인이 만성 질환 예방과 관련된 정보를 원한다. 성인 중기의 성인은 종종 폐경과 긍정적인 건강상태를 유지하는 데 도움이 되는 대처 방법을 배우는 데 관심이 있다. 성인 중기의 성인들은 성장한 자녀들의 삶에 대해 걱정하거나, 조부모 역할에 대한 적응에 도움을 필요로 하거나, 나이 들고 허약한 부모를 돌보는 전략을 설계하는 데 도움이 필요할 수 있다.

교육 전략은 성인 학습자의 독립성과 역량을 통합적으로 고려해야 한다. 성인 학습이론에 대한 이해는 최선의 교육 전략, 학습 목표, 평가 및 평가 접근 방식, 학습 환경을 선택하는 데 도움이 될 수 있다(Mukhalalati & Taylor, 2019). 표 12.1에는 건강 전문 교육에 사용하는 성인 학습이론이 요약되어 있다. 모든 연령대와 마찬가지로 학습 역량에 관한 간단한 준비 및 보완 장치는 추가 학습을 위한 동기를 부여하기 위해 필요한 보상을 제공할 수 있다.

표 12.1 건강 전문가 교육프로그램에서 사용하는 성인 학습이론

학습이론	하부 범주	창시자(연도)	개념 요약
도구적 학습이론: 학습자의 개별 경험에 초점	행동이론	Thorndike(1911), Pavlov(1927), Skinner(1954)	행동의 변화로 이어지는 자극에 집중. 긍정적 결과는 학습을 향상시키는 반면 부정적인 결과는 학습을 약화시킴
	인지주의	Piaget and Cook(1952), Bruner(1966)	학습자의 내부 환경에 중점을 둠. 통찰력, 지각, 반성 및 기억과 같은 인지 요소와 관련
	체험학습	Kolb(1984)	학습은 구체적인 경험, 반성적 관찰, 추상적 개념화, 능동적 실험 등 환경과의 상호작용을 통해 촉진

표 12.1 건강 전문가 교육프로그램에서 사용하는 성인 학습이론(계속)

학습이론	하부 범주	창시자(연도)	개념 요약
인본주의이론 또는 촉진 학습이론 이러한 이론은 개인의 발전을 촉진하고 학습자 중심적임	자기주도학습	Rogers(1963), Maslow(1968), Knowles(1988)	초점은 인간의 자유와 존엄성에 있음 학습은 자기주도적이며 성인은 자신이 학습을 계획하고, 관리하고, 평가할 수 있음 학생 중심의 맞춤형 학습 교육자는 촉진자
변혁적 학습이론	비판적 반성	Mezirow(1978, 1990, 1997)	학습자는 내재된 가정의 타당성을 확인하고 이의를 제기함 혼란스러운 문제는 성찰과 비판적 평가를 촉진함 이 성찰을 기반으로 행동이 발생함
학습의 사회이론: 맥락과 지역사회	근위 발달의 일부	Vygotsky(1978)	학습을 위해서 사회적 상호작용, 사람, 맥락, 커뮤니티 및 바람직한 행동에 초점 관찰과 모델링이 기본
	상황 인지	Lave and Wenger(1991)	
	실천공동체	Wenger(1998)	
동기부여 모델	자기결정이론	Ryan and Deci(2000)	동기 부여와 성찰은 학습의 기본. 내재적 동기에 중점을 둠
	기대균형이론	Weiner(1992)	성공에 대한 기대 포함
	반응 사슬 모델	Cross(1981)	자기 평가, 교육에 대한 태도, 목표와 기대의 중요성에 중점을 둠
성찰 모델	행동에 대한 성찰	Schön(1987)	활동이 발생한 후 성찰을 통한 학습
	행동에 반영	Schön(1987)	활동 중 성찰을 통한 학습
구성주의	인지구성주의자	Ausubel and Robinson(1969), Piaget and Cook(1952)	학습자는 사전지식과 기술, 동료, 교사 및 사회적 활동과의 상호작용에서 얻은 지식의 상호작용을 통해 새로운 지식을 구성
	사회문화적 구성주의	Vygotsky(1978)	

출처 : Mukhalalati, B., & Taylor, A. (2019). Adult learning theories in context: A quick guide for healthcare professional educators. *Journal of Medical Education and Curricular Development, 6*. doi: 10.1177/2382120519840332.

보건의료인은 또한 중년 성인의 생산성 발달요구를 지원하는 활동을 찾도록 도울 수 있다. 이것은 환자가 지역사회에 기여하거나 은퇴 후 대안적인 생활방식을 준비하기 위해 새로운 활동을 시작할 때 개인에게 큰 만족을 줄 수 있다(그림 12.3).

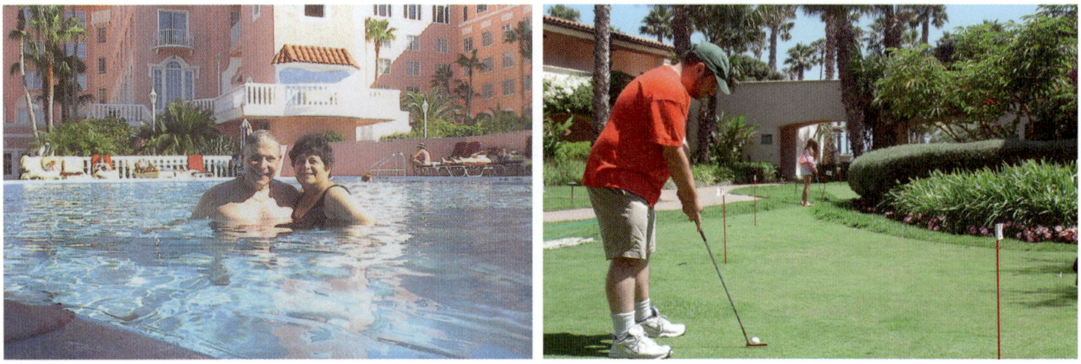

그림 12.3 은퇴 후의 생활양식은 여러 가지 활동적이고 즐거운 여가 활동을 포함한다.

요점 정리

- 성인 중기는 생식능력이 있는 성인 초기 후와 은퇴하기 전의 시기이다.
- 에릭슨의 성인 중기 발달 과업은 생산성 대 침체감이다.
- 성인 중기의 다른 발달 과업은 재정과 경력 관리, 결혼과 가족 관계 육성, 가정관리, 긍정적인 자아상 유지 등이다.
- 성인 중기는 자기성찰, 재평가, 우선순위 부여 시기이다.
- 호르몬의 점진적인 변화는 폐경 전에 일어난다; 이러한 변화는 35세부터 시작될 수 있다.
- 갱년기란 호르몬의 변화가 여성의 월경을 중단시키고, 남성의 근육량과 성충동을 감소시키는 것을 말한다.
- 중년 남성의 우려는 전형적으로 역할 변화, 업무 관련 스트레스, 체력 저하, 수행불안과 관련이 있다.
- 남성의 예방적 건강관리에는 치과 검진, 혈압 및 혈중 지질 수치, 전립선암 및 대장암 검진 등이 포함된다.
- 성인 중기는 샌드위치 세대로 일컬어지는데, 책임져야 하는 아이들과 고령의 부모에 대한 보살핌이 포함된다.
- 신체 활동은 건강을 유지하고 질병을 예방하는 데 중요하다. 사교적 요소가 있는 운동은 바쁜 중년 어른들에게 사회적 출구를 제공할 수 있다.

사례 연구

B씨는 53세의 여성으로 스트레스에 대한 상담을 받고 있다. 그녀의 현재 상황적 스트레스 요인을 검토할 때, 그녀는 그녀의 막내 아이가 곧 대학에 갈 것이고 부모님의 건강이 악화되고 있다고 말한다. 그녀는 편안함을 느끼기 위해 고군분투하는 자신의 몸의 변화를 알아차리고 있다. 그녀의 배우자는 지지적이지만, 둘 다 압도당하고 있고 의견 불일치로 이어진다. 삶의 이 기간 동안 마주하는 스트레스의 특징은 무엇인가? B씨와 그녀의 배우자는 어떤 스트레스를 다르게 느낄 수 있는가? 보건의료인이 스트레스를 관리하고 건강한 상태를 도모하는 데 어떤 역할을 할 수 있는지 논의하시오.

연습문제

1. 다음의 예를 생산성(A), 침체감(B) 또는 정체성 수용(C)으로 표기하시오(해당하는 하나에 동그라미 표시하시오).

A. 아들이 100미터 경주에서 당신을 이길 수 있을 때 우울해진다. (A / B / C)
B. 당신이 소유한 집이 화려하지 않더라도 수용하고 감사한다. (A / B / C)
C. 모교에 거액을 기부한 것에 대해 자부심을 느낀다. (A / B / C)

2. 다음 중 성인 중기 신체 활동의 전형적인 목표는 무엇인가?

A. 마라톤에 걸리는 시간을 개선시킨다.
B. 혈압을 낮춘다.
C. 동료들과 사교적인 관계를 맺는다.
D. 골량 손실을 늦춘다.
E. 임신을 위해 몸을 준비한다.
F. 체중을 조절한다.
G. 느린 동작은 심혈관 지구력을 감소시킨다.
H. 심혈관 질환을 피한다.

3. 다음 행동 중 해당하는 행동을 빈칸에 기입하시오.

성인 중기 전환 행동	성인 중기 위기 행동

A. 중년의 체중 증가를 관리하기 위해 헬스 클럽에 가입하는 것
B. 그들의 스타일리스트에게 새로운 헤어 스타일과 염색을 요청
C. 새로운 친구들과 정기적으로 마리화나를 피우기 시작함
D. 훨씬 젊은 파트너와 혼외정사를 하는 것
E. 그 사람이 살 수 없는 비싼 스포츠카를 사기 위해 대출을 받는 것
F. 훈련 없이 익스트림 스포츠에 참여하는 것
G. 새 학위를 따기 위해 대학에 진학하는 것
H. 그들이 수년 동안 꿈꿔왔던 소설을 쓸 시간을 만드는 것
I. 복부, 턱 수술이나 가슴 탄력 수술
J. 외모를 크게 바꾸는 값비싼 성형 수술을 받는 것

4. 제시된 단어를 이용하여 다음 문장의 빈칸에 채우시오(모든 단어가 사용되지 않음).

샌드위치 세대, 빈 둥지 증후군, 정체성, 갱년기, 성인 중기 위기, 정체성 조절

편부모인 Joe는 마지막 아이가 대학으로 이사를 간 이후 스트레스를 다루는 데 어려움을 겪고 있다. 이 감정의 증후군은 ____________으로 알려져 있으며 사회적 고립을 초래할 수 있다. 그는 이전에 부모, 요리사, 가정부, 택시 운전사, 규율사 그리고 친구였던 자신의 새로운 개념을 찾으려고 노력하고 있다. 중년의 이 과업은 ____________로 알려져 있다. Joe는 자녀의 대학 교육 자금 조달에 대해 걱정하고, 자녀의 안전과 지속적인 성숙에 대해 걱정하고, 연로한 부모의 안전과 복지에 대해서도 걱정하고 있다. Joe는 ____________에 자녀와 부모의 책임을 다하고 있으며 보건의료인은 포괄적인 치료를 제공하기 위해 Joe에게 스트레스를 주는 모든 원인을 평가해야 한다.

5. A씨는 50세 여성으로 갱년기 징후를 보이고 있다. 호르몬 변화와 관련된 흔한 증상을 다음에서 모두 선택하시오.

A. 질 출혈이 심함
B. 두통
C. 상당한 체중 감소
D. 안면 홍조
E. 불면증
F. 구토
G. 피로
H. 정서적 유연성

CHAPTER 13

성인 후기

Late Adulthood

개요

정의
통계
- 소득
- 교육수준

동거형태와 생활방식
도전적 과제와 문제점
사회심리 발달
사회심리 문제
- 조부모
- 폐경
- 안전운전
- 건강검진
- 성 특성
- 기억상실
- 정서적 건강
- 우울증

임상적 질병
신체 활동
교육 방법

학습목표

1. 성인 후기 국민건강증진계획 2030의 주요 목표를 논의한다.
2. 성인 후기의 흔한 건강의 관심사를 확인한다.
3. 성인 후기의 과제와 발달 과업을 설명한다.
4. 성인 후기에 필요한 생활양식의 변화를 논의한다.
5. 노화과정과 인지에서 신체 활동의 관련성을 논의한다.
6. 노인학대를 정의하고 이를 예방할 수 있는 방법을 설명한다.
7. 폐경이 성인 후기 여성의 생활주기에 미치는 영향을 논의한다.
8. 성인 후기의 학습요구를 열거한다.
9. 성인 후기의 효과적인 학습과 대처를 증진시키기 위한 적절한 교육방법을 선택한다.

주요용어

보조기구 assistive devices
자율성 autonomy
보완대체요법 complementary and alternative medical (CAM) therapy
역량 competence
분리 disengagement
노인학대 elder abuse
호르몬대체요법 hormone replacement therapy (HRT)
성인 후기 late adulthood
다중약물사용 polypharmacy
친밀감 relatedness
교육하기 좋은 시기 teaching moment

1. 정의

통계 및 공공 행정 목적을 위해 미국은 전통적으로 65세 이상 또는 67세 이상을 노인으로 정의하였으며, 이 시기에 완전한 사회보장연금이 제공되고 일반적으로 퇴직이 이루어지며 여가 생활 방식이 선택된다(Britannica, 2020). 40대 중반에서 70대 사이를 노인으로 간주하는 경우가 전세계적으로 일어나고 있으며, 특정 연령을 노인으로 정의하기보다는 은퇴한 사람을 노인으로 정의하는 것도 흥미로운 일이다.

성인 후기를 서양은 65세에서 74세 사이의 연령으로 간주한다. 생활연령에 초점을 맞추고 노인의 생물학적, 고용과 퇴직, 사회학적 차원을 고려하지 않았다(Britannica, 2020). 기술의 향상과 건강관리 실무의 개선은 인간의 수명을 연장시켰고, 활동적이고 생산적인 것을 가능하게 하였다. 오늘날 인생주기 중 성인 후기의 많은 사람은 퇴직을 연기하고 선임직원이나 시간제 상담가로 직장에서 적극적으로 활동하고 있다.

노인은 다음의 몇 가지 건강 문제를 안고 있다:

- 골다공증 발병
- 낙상과 골절 위험
- 건강행위 선택에 대한 인식 부족
- 인플루엔자와 폐렴의 위험성 증가
- 백내장 발병
- 청력소실 증가

건강증진

노인을 위한 국민건강증진계획 2030의 주요 목표에는 안녕과 건강행위, 질병예방, 질병의 치료에 초점을 두어 수명과 삶의 질을 증진시키는 것이다. 백신으로 예방 가능한 질환의 발병 및 사망 감소, 의도하지 않은 손상으로 인한 고관절 골절의 발생 감소, 치매의 조기진단 및 관리가 성인 후기의 우선순위이다.

가능한 한 건강을 극대화하는 것은 가동성과 독립성을 증진시킨다. 노인은 신체적 제약에도 불구하고 삶의 의미와 즐거움을 찾는다. 독립성과 관련된 국민건강증진계획 2030의 목표는 숙소와 운송과 같은 서비스의 활성화, 노인학대에 대한 이해와 연구 및 노인간호를 위한 공인된 전문가의 증가 등을 포함한다.

2. 통계

미국인들은 적은 수의 자녀를 낳고 더 오래 살고 있다. 보건사회복지부[Department of Health and Human Services (USDHHS), 2018]에 따르면 65세 이상 미국인 수는 2006년에서 2016년 사이에 4,920만 명이 증가하여 33% 증가하였다. 이 인구는 2034년까지 7,700만 명으로 계속 증가할 것으로 예상되며, 노인 인구는 18세 미만 아동보다 많을 것으로 예측된다. 또한 2060년까지 노인 인구는 9,800만 명이 넘을 것으로 예측된다. 15년 이내에 미국의 황폐화는 피할 수 없을 것이다(Vespa, 2019). 표 13.1은 2016년 인구 조사 및 미국 지역 사회 조사에 따른 미국의 노인 인구에 대한 인구 및 빈곤 수준을 보여 준다.

표 13.1 2016년 주별 65세 이상 인구, 2006~2016년 증가율, 2016 빈곤 수준 이하 비율

주	65세 이상 인구수	노인 인구비율	2006~2016 증가율	2016 빈곤수준 이하
US total(50 States + DC)	49,244,195	15.20	32.50	9.30
Alabama	784,551	16.10	28.00	10.00
Alaska	77,206	10.40	65.60	4.20
Arizona	1,170,924	16.90	50.00	9.00
Arkansas	486,734	16.30	24.00	10.50
California	5,346,635	13.60	38.10	10.30
Colorado	743,524	13.40	55.00	7.60
Connecticut	577,403	16.10	21.20	6.50
Delaware	166,950	17.50	44.20	6.90
District of Columbia	78,691	11.60	19.40	13.40
Florida	4,094,917	9.90	36.30	10.40
Georgia	134,566	13.10	49.40	10.10
Hawaii	243,962	17.10	37.30	8.90
Idaho	254,989	15.10	48.70	10.00
Illinois	1,871,264	14.60	22.80	9.20
Indiana	991,563	14.90	25.90	7.70
Iowa	514,215	16.40	17.10	6.90
Kansas	436,993	15.00	21.70	8.00
Kentucky	690,717	15.60	28.30	11.10
Louisiana	674,443	14.40	30.90	13.00
Maine	257,683	19.20	32.40	9.10
Maryland	876,210	14.60	35.60	8.20
Massachusetts	1,074,964	15.80	26.30	8.50
Michigan	1,611,755	16.20	27.00	8.10
Minnesota	834,228	15.10	31.80	7.20
Mississippi	450,941	15.10	26.00	12.30
Missouri	978,021	16.10	24.80	8.20
Montana	185,040	17.70	39.50	8.90

표 13.1 2016년 주별 65세 이상 인구, 2006~2016년 증가율, 2016 빈곤 수준 이하 비율(계속)

주	65세 이상 인구수	노인 인구비율	2006~2016 증가율	2016 빈곤수준 이하
Nebraska	286,744	15.00	21.60	7.80
Nevada	441,142	15.00	57.30	8.70
New Hampshire	226,804	17.00	39.90	4.60
New Jersey	1,372,612	15.30	22.10	8.30
New Mexico	342,426	16.50	40.40	11.50
New York	3,032,509	15.40	21.80	11.40
North Carolina	1,569,465	15.50	43.10	9.40
North Dakota	109,999	14.50	16.00	7.90
Ohio	1,886,629	16.20	22.40	8.10
Oklahoma	590,138	15.00	24.20	8.60
Oregon	688,878	16.80	42.80	7.50
Pennsylvania	2,223,721	17.40	17.50	7.80
Rhode Island	173,964	16.50	17.40	9.10
South Carolina	830,232	17.60	49.50	8.60
South Dakota	138,805	16.00	25.10	10.90
Tennessee	1,047,052	17.50	35.30	8.90
Texas	3,353,240	12.00	44.00	10.50
Utah	321,164	10.50	44.80	6.70
Vermont	112,932	18.10	35.20	8.70
Virginia	1,228,744	14.60	39.70	7.80
Washington	1,081,063	14.80	47.20	7.60
West Virginia	343,517	18.80	21.00	9.50
Wisconsin	928,418	16.10	26.70	7.60
Wyoming	87,812	15.00	38.00	8.50
Puerto Rico	645,887	18.90	26.30	38.10

출처 : United States Department of Health and Human Services (USDHHS) Administration for Community Living (2018). 2017 Profile of older Americans. Retrieved July 3, 2020 from https://acl.gov/sites/default/files/Aging%20and%20Disability%20in%20America/2017OlderAmericansProfile.pdf

1) 소득

미국에서 노인소득의 출처는 사회보장, 연금, 개인자산 및 임금이 포함된다. 65세 이상 노인의 약 18.8% 혹은 900만 명이 여전히 적극적으로 일하고 있다(Pew Research Center, 2020). 약 460만 명의 65세 이상 인구가 본인 부담 의료비를 가지는 빈곤 이하의 낮은 수준에 있고, 이들의 3%는 돌봄제공자가 필요하였다. 2017년 65세 이상의 노인은 93%가 의료보험제도(medicare)에 의해 보장되는데, 그 중 53%는 민간의료보험에 의해서도 보장된다. 65세 이상 인구의 총 1.8%는 건강보험의 혜택이 없다(Pew Research Center, 2020). 이러한 통계는 향후 시행을 위해 지속적으로 논의되고 있는 미국 건강관리법의 변경으로 분명히 변화될 것이다.

2) 교육수준

2015년 65세 이상 노인의 약 84%가 고등학교 졸업자였고, 이 중 34%가 대학 졸업자였다. 이에 비해 1965년에는 65세 이상 노인의 5%만이 학사 학위 이상을 이수하였다(Mather et al., 2019). 이 비율은 인종과 민족에 따라 다소 다르다. 백인의 89%, 아시아인의 89%, 아프리카계 미국인의 87%, 히스패닉의 67%가 고등학교 졸업자이다(Ryan & Bauman, 2016).

3. 동거형태와 생활방식

2017년 65세 이상 남성 노인의 70%, 여성 노인의 46%가 기혼이었으나 미망인이 전체 여성 노인의 33%를 차지하였으며 홀아비보다 3배가 많았다. 65세 이상 시설에 입소하지 않은 노인 인구의 절반은 배우자와 함께 살고 있었으며 28%는 혼자 살고 있었다. 독거노인의 비율은 나이가 들수록 증가하며, 75세 여성 노인의 거의 절반이 혼자 살고 있었다. 60세 이상의 조부모 100만 명이 손주들의 주요 돌봄제공자였다(Administration for Community Living, 2018). 노인 인구가 증가함에 따라 휠체어, 손잡이 또는 안전바, 욕실의자, 접이식 변기(elevated toilets), 계단 없는 단층 주택과 같이 안전하고 안락한 생활 환경이 필요하다(Vespa, 2020). 노인 인구 증가는 요양원 간호가 필요한 65세 이상 미국인 수를 50% 이상 증가시킬 것이다(Mather et al., 2019).

이러한 통계를 이해하는 것은 보건의료인들이 21세기에 서비스할 노인들의 욕구와 한계에 대해 계획할 수 있게 한다. 삶의 방식, 지원 시스템, 소득원, 교육수준은 노인을 위한 간호계획에 모두 영향을 준다. 보건의료인들은 노인 인구에 관한 노인간호 자원과 다른 정보를 보건사회복지부에서 얻을 수 있다. WHO는 해당 국가의 일반적인 건강 프로그램에 노인의 건강 요구를 고려하도록 각국 정부에게 권고하고 있다.

4. 도전적 과제와 문제점

여러 요인이 노인의 건강과 안녕에 영향을 준다.

- 의료접근성 : 최적의 신체적 · 정신적 건강을 유지하기 위한 의료접근은 지역사회 자원에 대한 정보와 이동수단을 통하여 차단할 수 있다. 의료접근이 차단되면 예방적 관리는 무시되고 질병이나 질환이 발병된 후에 건강관리가 이루어진다.

- 소득감소 : 소득감소는 많은 노인의 문제이다. 사회보장과 연금수입이 생활과 건강관리 비용을 담당하지 못한다. 정년이 지난 후에도 일하는 것은 일부 노인에서는 일시적인 해결책이다. 1986년 나이에 따른 정년퇴직은 폐지되었으나 연령차별이 새로운 일자리를 찾는 데 문제가 되고 있다.
- 생활방식의 변화 : 생활방식의 변화에 적응하는 것이 노인의 신체적 · 정신적 안녕에 영향을 줄 수 있다. 확대가족 혹은 가족들이 가까이 사는 것이 적절하다는 근거가 제시되었다. 다른 선택으로 지원거주공동체(assisted–living community)는 노인에서 독립, 사회적 상호작용 및 긍정적인 자아상을 유지하는 데 도움이 된다. 이러한 공동체의 임대료는 주변 지역의 평균 임대료보다 훨씬 높아 고정 수입을 가진 사람들의 지불능력을 초과할 수 있다. 일부 노인들은 요양원에 입소하여 독립심과 생활의 조절력을 잃게 되는 반면에, 어떤 노인들은 부적절한 주거시설에 살기도 한다.
- 돌봄제공자의 보조 : 미국 질병통제예방센터(CDC)에 따르면, 가정간호보조를 필요로 하는 흔한 일상생활활동은 개인위생, 침대에서 휠체어로의 환자이송, 화장실 사용, 쇼핑, 식사준비 및 가벼운 집안일 등이다. 외래관리소와 가정간호 조직이 노인들에게 도움이 될 수 있다.
- 영양요구의 변화 : 치아 문제, 요리를 못하는 것, 혼자 먹기를 싫어하는 것, 통증 혹은 의학적 문제로 인한 권태감, 문화적 혹은 종교적인 음식에 대한 전통과 관련된 특정 요구를 해결해 주지 못하는 것이 식습관 변화에 원인이 될 수 있다. 칼로리 요구가 연령에 따라 감소하나 균형 잡힌 영양섭취는 필수적이다. 노인의 영양요구를 사정하는 것이 필수적이고, '급식배달서비스(Meals on Wheels)' 같은 지역사회 자원이 이용될 수 있다.
- 보조기구 : 노인이 독립적인 생활을 유지하는 데 보조기구(assistive devices)를 필요로 할 수 있다. 보조기구로는 보행기, 지팡이, 호흡장치, 보청기, 응급반응 전자기구들이 있다.
- 낙상예방 : 낙상예방은 시각이나 청각 문제, 반응이 느린 노인들에서 더 중요하다. 65세 이상 노인의 25% 이상이 매년 낙상하고, 낙상 관련 부상으로 인한 의료 비용은 연간 총 500억 달러 이상인 것으로 추산된다(Burns & Ramakrishna, 2018). 특정 약물의 사용은 어지러움증이나 불균형 상태를 일으킬 수 있고, 노인의 낙상에 대한 취약성을 증가시킨다. 보건의료인은 노인의 환경을 사정하고, 느슨한 깔개를 고정하고, 미끄러운 바닥을 개선하고, 어지러운 물건을 정리하고, 조명의 개선, 특히 계단 근처의 조명을 밝게 한다. 샤워장과 욕조에 손잡이를 설치하는 것도 사고예방에 도움이 될 수 있다. 높은 선반에 있는 물건을 꺼내는 것, 전구를 바꾸는 것, 계단을 오르내리는 것, 약병을 단순히 여는 것과 같은 활동에 대한 보조 및 안정성을 향상시키는 전략이 필요하다.
- 다중약물사용 : 다중약물사용(polypharmacy)의 문제는 노인들의 약물 이용 시 발생한다. 다중약물사용은 하루에 다수의 약물을 복용하는 것이다. 다양한 의학적 상황에서 약물을 처방받거나 처방없이 매장에서 구입할 수 있다. 약물 상호작용, 약물과 음식의 상호작용, 약물과 환경의 상호작용(햇빛에 노출 시 민감성 증가)으로 발생한다. 노인은 약물을 몸에서 배설하는 간과 신

장의 능력이 감소되어 약물 독성이 축적된다. 노인은 약물복용을 잊어버리거나 추가로 약물을 복용하여 약물복용량이 부족하거나 너무 많아 부작용을 일으키기 쉽다. 따라서 환자 감시와 교육이 필수적이다. 노트북, 전기 알람장치, 자동 약 투약기 같은 기억보조장치를 이용하는 것이 도움이 될 수 있다. 많은 노인이 모든 처방을 관리하는 한 의사보다는 여러 명의 의사로부터 진료를 받기 때문이다. 전자의무기록의 사용은 환자를 치료하는 모든 의사가 어떤 약물이 처방되었는지를 알도록 하는 방법이다.

- 노인학대 : 노인학대(elder abuse)는 매년 2백만 명 이상의 노인에서 발생한다. 노인학대는 가혹행위 또는 부양의무를 소홀히 하는 것으로 정의된다. 학대는 신체적, 정서적, 재정적 학대, 무시 또는 개인의 권리를 침해하는 것 등이 포함된다. 가족이나 보건의료인이 노인과 돌봄제공자의 상호작용을 관찰하고, 다른 가족 구성원들에게 잠재적인 학대상황을 알려줄 수 있다. 휴식간호를 위하여 지역사회 기관으로 돌봄제공자를 의뢰하는 것이 학대로 이어질 수 있는 스트레스를 줄일 수 있다.

5. 사회심리 발달

노인에게는 많은 발달 과업과 관련된 도전들이 있다(박스 13.1). 건전한 태도와 대처기전을 가진 노인은 지나간 젊은 시절을 한탄하지 않고 건강상의 제한에도 불구하고 삶의 성취와 의미를 발견한다. 그러나 체중 증가, 치아 문제, 시력과 청력의 감소, 기동성의 감소, 신체 이미지의 변화 등이 어려움을 유발하는 문제들이다. 노인은 자신이 늙었다는 것과 신체적인 건강과 생활 환경이 바뀌었다는 것을 인정할 때 학습 준비를 하게 된다. 질병예방 접근법으로 건강 생활습관과 건강 행위 추구는 노인 교육과 간호의 일차적 목표이다.

6. 사회심리 문제

노인은 친구와의 사회적 연결망이 동료의 죽음으로 좁아진다. 노인 퇴직자들의 공동체 속에서 살거나 노인을 위한 특정 사회적 활동을 조직하여 연결하지 않는다면 동료들과의 사회적 경험은 적어지게 된다. 노인이 지속적으로 확대가족의 구성원이라면 사회활동 및 관계가 소중하겠지만 가족관계는 또래관계와는 다르다.

자율성(autonomy, 자주적 방향 결정), 역량(competence, 효과적인 상호작용)과 친밀감(relatedness, 소속감)을 위한 기본적인 욕구는 사회적 활동에 동기를 부여하여 안녕감을 높인다. 이러한 기본적인 욕구를 충족시킬 수 있는 환경은 노인에게 긍정적인 사회적 상호작용을 가능하게 한다(그림 13.1).

이러한 목적을 달성하는 데 도움을 줄 수 있도록 주위상황을 설정하지 않으면, 완전한 의존성은 '자율성, 사회적 역량, 친밀감'을 만족할 만한 방법으로 지지하지 못한다. 노인을 위한 많은 생활보조용품이 세 가지 기본적인 욕구를 성취하는 데 도움을 줄 수 있다.

박스 13.1 노인의 과제와 도전

노인은 다음에 적응해야 한다:

- 폐경
- 은퇴와 목표와 힘의 방향 변경
- 수입의 감소
- 조부모 되기(Grandparenting)
- 새로운 직장으로 취업

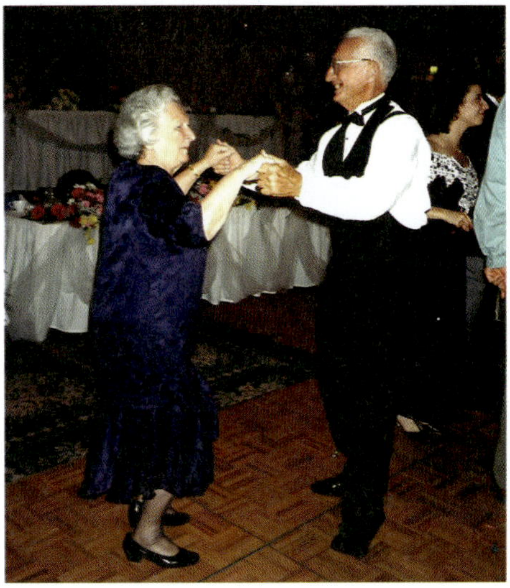

그림 13.1 사회적 활동과 긍정적인 상호작용이 노인의 행복감을 높인다.

1) 조부모

건강한 노인은 조부모의 역할을 맡게 될 때, 자녀가 부모들에게 하는 것보다 더 많은 것을 해 준다. 조부모의 역할은 자기 이미지를 높이고 활동수준을 증가시키며, 자기의 가치와 유용성을 가지게 하고, 삶의 의미와 질에 기여하기 때문에 노인들을 만족시킬 수 있다. 많은 노인들은 자녀가 그들이 피곤할 때 손주를 데려온다는 것을 알기 때문에 손주들과 더 많이 즐긴다. 일부 노인은 양자관계의 조부모 자원봉사를 하거나 지역사회에서 필요한 자원봉사를 찾는다. 가정에서 조부모의 역할이 모든 세대 사이에 건강한 관계가 유지될 때 손자들에게 긍정적인 경험을 제공할 수 있다.

조부모가 아프거나 장애를 가질 때 역할이 바뀌고 노인은 더 많은 도움을 필요로 한다. 역할 전환은 가족의 스트레스와 재정적인 부담이 될 수 있다. 많은 가족은 노인들을 돕고 가족 부양자를 지지하는 지역사회 프로그램을 모른다. 노인의 한계와 능력에 관한 가족 교육은 의사소통과 관계의 질을 돕고 개선시키는 동정심과 동기를 증가시킬 수 있다. 보건의료인들은 정서적 스트레스, 재정적 부담, 가족 부양자의 소진과 노인들의 소외가 발생하기 전에 그들이 이용 가능한 자원에 대해 가족들에게 교육하거나 안내할 수 있다.

2) 폐경

폐경 후기 삶에 적응하는 것은 여성 노인의 중요한 발달 과업이다. 폐경은 호르몬 생산과 기능의 감소 혹은 중지로 인해 적어도 1년 동안 월경이 없는 것으로 정의한다.

폐경은 질병이 아니다. 이것은 생애주기에서 자연적으로 발생한다. 대부분의 여성은 결국 폐경기 동안 발생하는 에스트로겐 수치의 변화에 적응하지만, 증상이 지속되는 여성의 경우 건강한 생활방식을 방해하는 폐경기와 관련된 불편감과 위험이 있으며 그것은 예방적인 의료를 위해 사정되어야 한다. 폐경기와 관련된 일부 불편감은 생식기의 위축, 혈관운동의 불안정, 심장질환, 유방암, 골다공증을 포함한다. 호르몬대체요법(hormone replacement therapy, HRT)은 이러한 불편감을 완화하지만 HRT의 안정성과 유용성에 관한 논쟁이 지속되고 있다. 보완대체요법[complementary and alternative medical (CAM) therapy]은 HRT가 추천되지 않을 때 이용될 수 있다. 보완요법은 전통적인 치료에 사용되는 이완, 바이오피드백 같은 비전통적인 치료법을 말한다. 대체요법은 전통적인 치료 대신 허브와 오일 등의 비전통적인 치료법을 말한다. 건강한 생활방식은 중요하다. 노화의 문화적 측면은 3장을 참조한다. 『의사를 위한 허브 치료 지침서(The Physician's Desk Reference for Herbal Medicines)』이 노인에서 사용된 대체요법을 평가하는 데 도움이 될 안내서로 이용될 수 있다.

갱년기와 폐경기 증상을 경험하는 여성에서 나타나는 일반적인 생활방식의 변화로는 수용성 젤이나 윤활제 이용을 포함한다. 우울증 발병을 예방하기 위해 허브 같은 CAM을 사용하려면 처방된 약이나 다른 치료법과의 상호작용 가능성에 대한 평가가 필요하다.

에스트로겐의 감소는 종종 질벽이 얇아지고 재채기나 웃을 때 소변이 새어 나오는 원인이 될 수 있다. 팬티라이너, 패드, 성인용 기저귀는 여성이 외출을 두려워하는 문제를 해결하는 데 도움이 될 수 있다.

3) 안전운전

대부분의 65세 이상 노인은 조기에 발견되지 않은 장애를 가지고 있는데, 그것은 도로 안전에 영향을 미칠 수 있다. 작업치료와 물리치료가 안전운전을 돕고 운전면허 취소를 늦출 수 있다. 그러나 운전이 더 이상 안전하지 않을 때는 면허를 취소해야 한다. 지역사회 내에서 이용할 만한 이동 수단에 대한 상담이 필수적이다. 이동에 대한 대처방안이 제시되지 않는다면 고립, 고독, 침체나 우울증이 발생할 수 있다.

4) 건강검진

건강검진은 초기 단계에서 건강 문제를 확인할 수 있고, 조기 중재와 더 큰 문제를 예방할 수 있다. 검진은 치과와 일반적인 신체적 평가를 포함한다. 물질남용, 약물과용, 성기능 장애, 요실금 및 생활양식의 변화가 필요한 다른 징후도 평가한다. 이동장애가 있을 경우 '급식배달서비스' 같은 지역사회 서비스나 치과의뢰는 영양을 유지하는 데 도움을 줄 수 있는 대안이 될 수 있다. 현재 미국예방서비스태스크포스(USPSTF, 2020)에서 A 또는 B 등급의 연령대에 권장하는 선별 검사는 다음과 같다(A: USPSTF는 순 이익이 지속 가능하다는 확신이 높을 때 권장하는 서비스, B: USPSTF 순 이익이 보통 수준이거나 순 이익이 보통이거나 지속될 것이라는 확신이 중정도일 때 권장하는 서비스).

- 우울증, 노인학대 및 친밀한 파트너 폭력 확인
- 고혈압 선별검사
- 낙상 위험 검사 및 낙상 예방을 위한 운동 중재 필요 확인
- 18세 이상 성인의 건강에 해로운 약물이나 알코올 사용 또는 흡연에 대해 질문하기
- 18~79세 성인의 C형 간염 선별검사
- 체질량 지수가 30 이상인 경우 체중 감량을 위한 중재의 필요성 확인
- 과체중 또는 비만인 경우 70세까지의 비정상 혈당 검사
- 40~75세 사이이고 심혈관 질환의 위험 요소가 있는 경우 콜레스테롤 감소 약물의 필요성 확인
- 65세 이상 여성을 대상으로 골밀도를 확인하기 위한 골다공증 선별검사
- 75세까지 대장암 선별검사
- 74세까지 여성을 위한 2년마다 유방 조영술 선별검사
- 흡연 경험이 있는 65~75세 남성에서 1회의 복부 대동맥류 초음파 검사
- 해마다 30갑의 흡연력이 있고 과거 15년 이내에 흡연한 55~80세 성인의 폐암 선별검사
- 69세 이하 남성의 전립선암 선별검사는 개인의 상황에 따라 결정

건강증진

알코올 남용을 사정하는 것은 건강검진의 측면에서 중요하다. 알코올 남용에 대한 빠르고 간단한 도구는 CAGE 질문지가 있다. 여기에는 음주와 특정습관에 관한 환자의 감정에 대한 네 가지 단순하고 비판단적인 질문이 포함되어 있다. 알코올 섭취와 관련된 특정 질문에 대한 두 가지 긍정적인 답변은 추후 평가나 추적조사 필요성을 의미한다(Ewing, 1984). 국립 알코올 및 약물 의존 위원회(National Council on Alcohol and Drug Dependence)에 따르면 노인의 병원 입원 중 최대 11%는 약물 및 알코올 관련 문제와 관련이 있으며, 10~15%의 사람들은 노인이 될 때까지 과음을 하지 않는다(National Council for Aging Care, 2020). 노인에서 알코올 사용은 낙상과 교통사고의 위험을 증가시키고 있는데, 알코올은 노인의 반응 시간을 늦추고 느리게 하기 때문이다. 또한, 노인들은 종종 한 가지 이상의 약물을 복용하므로 알코올을 함께 마시면 위험하거나 치명적일 수 있다(NIH, 2014). 노인은 근육량이 적고 장 통과 시간이 느리고 체내 수분 함량이 적기 때문에 간 손상, 혈압 상승, 뼈 약화, 당뇨병 악화, 기억력 또는 기분 장애를 일으킬 수 있는 알코올의 영향에 더 취약하다(National Council for Aging Care, 2020).

5) 성 특성

연령에 따라 성적 반응에 특정한 변화가 나타난다. 그러나 노인은 성생활을 하지 않는다는 생각은 사실이 아니다. 일부 노인들은 그들이 성적인 감정을 계속 가지고 있기 때문에 죄의식이나 비정상

적이라고 느낀다. 성적 불만족의 가장 흔한 원인은 배우자가 없기 때문이다. 이 연령대에서 이혼, 배우자 사망이나 질병이나 장애를 가진 배우자는 흔히 나타나는 문제이다. 남성들은 발기부전이 나타나는데, 지금은 치료 성공률이 매우 높다. 여성에서는 성교 시 통증(성교통)이 질 조직의 위축과 윤활물질의 감소로 나타난다. 두 문제 모두 쉽게 극복될 수 있다.

건강증진

HRT 또는 CAM은 성적 쾌감을 방해하는 갱년기 증상을 완화시킬 수 있다. 보건의료인들은 적절한 관리방법을 결정하기 전에 환자 개별적으로 HRT의 적합성을 평가해야 한다. 성에 대한 치료는 가능하며 도움을 줄 수 있다. 건강한 성생활을 유지하는 데에 주요 장애물은 성에 대해 말하는 것이 곤란하여 피하는 것이다. 그러므로 남성 노인과 여성 노인의 성적 기능을 사정하는 것이 보건의료인들의 책임이다.

6) 기억상실

노인은 특히 사람들의 이름과 얼굴을 기억하는 데서 기억력의 변화를 경험한다. 정상적인 기억상실은 연령과 관련이 있고, 일시적 기억상실은 우울이나 불안이 원인일 수 있다. 정상적인 기억상실이 눈에 띄게 나타날 때 알츠하이머병의 임상 전 증상으로 흔히 염려하게 된다(박스 13.2, 13.3).

건강증진

일상적으로 회상력을 위한 활동의 적극적인 생활양식은 기억력을 유지하는 데 도움이 된다. 아마 "신체를 사용하라. 그렇지 않으면 신체를 잃게 될 것이다."에 대한 현상이다. 그러나 연구에 따르면 노인은 젊은 사람들보다 사고처리와 작업수행에 많은 시간이 필요하다(APA, 2020). 암기하는 것보다 깊이 있게 처리된 지식이나 정보가 더 오래 기억된다. 젊고, 부유하며, 교육수준이 높아 기기들을 사용할 수 있는 65세 이상의 노인이 증가하고 있다. 노인의 약 40%는 스마트폰을 가지고, 32%는 태블릿 컴퓨터를 가지고 있다(Anderson & Perrin, 2017). 인터넷과 소셜 미디어 이용을 위해 기기를 사용하여 뉴스와 정보를 찾고, 친구 및 가족과 연결하고, 새로운 기술을 배우고, 책을 읽고, 기억력 게임을 한다(Anderson & Perrin, 2017). 기억력 저하가 반드시 불가피한 것은 아니다. 우울증이나 치매와 비교하여 정상적인 노화로 인한 기억력 감퇴에 대한 요약은 표 13.2를 참고하라.

박스 13.2 기억력 감소의 경고 증상

- 직업 기능에 영향을 주는 기억력 소실
- 익숙한 업무의 단계에 대한 기억의 어려움
- 지남력 소실
- 시간, 장소, 날짜에 대한 인지 부족
- 추상적 사고의 감소(구체적 사고에 대한 요구 증가)
- 기분, 언어, 인격 변화와 관련된 문제

박스 13.3 기억문제 원인 중 예방 가능한 것

- 약물 독성
- 우울증
- 대사성 문제(신장, 간 기능, 저혈당)
- 감각계 문제(청각, 시각, 감각 이상)
- 영양 결핍(탈수, 비타민 B_{12} 결핍, 철 결핍)
- 질병(폐렴, 기타 감염들)

표 13.2 정상 노화, 우울증, 치매로 발생한 기억력 감소

정상 노화와 관련된 기억력 감소	우울증과 관련된 기억력 감소	치매와 관련된 기억력 감소
발현시기를 구체적으로 확인할 수 있음	우울증과 함께 발현	발현시기를 설정하기가 어려움
징후의 진행이 느림	징후의 진행이 빠르거나 갑작스러움	느리거나 단계적인 징후의 진행
흔하지 않은 우울의 기왕력	흔하지 않은 우울의 기왕력	흔하지 않은 우울의 기왕력
기억력 소실에 불평	기억력 소실에 불평	기억력 소실을 인지하지 못함
장애를 강조	장애를 강조	장애를 은폐
수행하고자 하는 노력의 감소 혹은 증가	수행하고자 하는 노력의 감소	수행하고자 노력함
기록과 다른 기억 보조물 이용	노력하지 않음	기억 보조물 이용에 대한 지시가 필요함
기분변화가 지속되지 않음	우울 기분이 지속됨	감정의 불안정과 얕음
행동의 변화가 있거나 혹은 없음	행동의 변화가 손상보다 더 많음	행동의 변화로 손상이 일어남
야간의 수행능력 감소는 드묾	야간의 수행능력 감소는 드묾	야간의 수행능력 감소가 흔함
"모른다"는 답이 흔함	"모른다"는 답이 흔함	추측하거나 "잊어버렸다"는 답이 흔함
최근 기억과 장기 기억 소실이 동일함	최근 기억과 장기 기억 소실이 동일함; 특정사건의 기억력의 차이가 흔함	최근 기억은 손상, 장기 기억은 손상되지 않음; 특정 사건의 기억력의 차이가 드묾

7) 정서적 건강

감정과 정서조절은 사람들이 생애주기의 각 단계의 문제를 극복하는 것처럼 성장과 발달 과정에서 발달된다. 이전의 이론가들은 분리(disengagement)가 노인의 과업이라고 믿었다. 이것은 사람, 장소, 사물에 대한 정서적인 애착을 제거하는 것으로 자연적인 노화과정의 일부분을 의미한다. 우울 노인에서는 분리가 자연적이거나 건강한 과정이 아닌 것은 사실이다. 건강한 성인의 노화는 자연적으로 분리되지 않는다. 대신에 정서적인 학습과 역량이 지속된다. 노인의 오랜 생활에서 과거 경험은 정서적 반응에 대한 표현에 영향을 미친다.

문화적 고려사항

문화와 기대는 정서 상태에서 중요한 역할을 한다. 가까운 가족, 가족들의 삶에 더 많은 존경과 소속감, 가족들과의 의사소통과 관계를 유지하는 문화에서 노인들은 격려되고, 정서적 역량을 유지하며, 삶의 질이 향상될 수 있다.

8) 우울증

우울증이 노인에서 필연적으로 나타나는 것은 아니다. 일부 노인에서는 젊은 시절의 부정적인 태도의 연장으로 나타난다. 비관적인 시선으로 인생을 바라보는 젊은 사람은 노인 시기에 우울증 발병에 취약할 수 있다. 그러나 후기 발병 우울증(인격변화)은 뇌 자체의 변화로 발생할 수 있다. 주요 우울증의 진단을 위한 '정신장애 진단 및 통계편람 5판(Diagnostic and Statistical Manual of Mental Disorders, Fifth Edition, DSM-V)'의 기준에 나와 있는 우울증의 전통적인 증상은 이전 DSM보다 노인에게 더 정확하지만 모집단의 차이에 주의하여야 한다(Khoury et al., 2020). 노인들은 우울증의 부작용이 나타나는 다양한 의학적 상태에 대한 약을 복용하고 있다. 여러 가지 요인이 우울증에 대한 노인의 취약점을 증가시킨다. 만성적으로 취약한 건강은 스트레스를 유발하고, 활동을 감소시키고, 사회적 상호작용을 적게 하여 우울증을 일으킬 수 있다. 의학적 상태의 치료는 우울증을 더 악화시킬 수 있고, 우울증 그 자체가 신체적 질환을 일으킬 수도 있다.

미국정신의학회(American Psychiatric Association, APA)의 임상심리학 분야와 미국 노인정신의학회가 다양한 심리적 문제를 특별히 치료하도록 권고한 근거 기반 활동 지침을 개발하였다. 우울증을 가진 노인의 상태를 개선하기 위한 치료 및 서비스를 위한 근거 기반 활동은 결과를 개선하기 위한 치료 및 서비스에 대한 근거 기반 실무는 https://store.samhsa.gov/product/Treatment-Depression-Older-Adults-Evidence-Based-Practices-EBP-Kit/SMA11-4631에서 다운받을 수 있다.

정신건강간호 자원을 사정하고 이용하는 데 장애물은 낮은 비용으로 이용할 수 있는 자조(self-help) 기법의 출현을 가져왔다. 자조 자원은 책과 성직자 주도의 지지모임, 동료 상담과 성공한 이들에 대한 광고들이다. 많은 심리학자는 호흡운동, 음악 사용, 기공, 태극권, 명상, 지압, 마음챙김 요가와 같은 치료법을 보완하기 위해 CAM을 권장한다. 다양한 중재가 다학제적인 심리치료통합학회(Society for the Exploration of Psychotherapy Integration, SEPI)에 의해 채택되어 왔다. 이

환자교육

스트레스가 많은 노인의 생활을 돕는 것, 대처전략을 강화하고 사회적 지지를 제공하는 것은 많은 노인에서 우울증의 발병을 피하도록 도울 수 있다. 처음 우울증이 발병된 사람들에게 우울증상을 치료하도록 돕기 위해 경험과 극복전략을 가진 노인이 개별 또는 그룹의 전문치료사로 활동할 수 있다. 정신건강간호를 사정하고 위험인자와 우울증상을 초기에 검진하는 것은 노인에게 그들의 정서를 조절하도록 힘을 줄 수 있다.

것과 인지행동치료협회(Association for Behavioral and Cognitive Therapies, ABCT)와 미국의 불안 및 우울증협회(Anxiety and Depression Association of America, ADAA) 같은 전문적인 연결망이 효과적인 정신건강간호에 대해 학회를 열거나 화보를 제공한다. 미국퇴직자협회(American Association of Retired Persons, AARP)는 건강한 생활을 위한 교육으로 노인을 돕고 있다.

7. 임상적 질병

노인에서 좋은 건강은 종종 질병이나 장애가 없는 것으로 정의된다. 그러나 정상적인 신체변화가 난소부전, 폐경, 심혈관계 위험, 골격, 대사체계 변화 같은 노화로 나타난다. 생활의 변화로 정서적인 스트레스가 일어난다. 대부분의 노인들은 적어도 하나의 만성 질환을 가지고 있으며, 많은 노인이 복합 질환을 가지고 있다. 2015년에 보고된 상위 5개 만성 질환은 고혈압(58%), 고지혈증(48%), 관절염(31%), 심장질환(29%) 및 당뇨병(27%)이었다(USDHHS, 2018).

생애주기 고려사항

노화와 관련된 무증상의 심혈관 변화와 스트레스 생활사건들이 혼합되면 임상질환의 발병에 영향을 줄 수 있다. 젊은 시절에 성격적으로 그들의 감정을 숨기거나 억제하고 생활사건에 비관적인 생각을 가지는 사람은 나이가 들어감에 따라 임상질환에 더 높은 위험을 가지게 된다. 노인질환의 예방은 특히 긍정적인 태도와 대처기술을 개발하는 것이다.

8. 신체 활동

대사기능, 심장기능, 근력, 골격 구조를 포함한 많은 변화가 노화에 따라 발생한다. 이러한 많은 변화는 신체 활동 수준과 관계없이 발생하나 운동은 노화과정을 느리게 하고, 기대수명을 증가하고, 사망률을 감소시킨다(Mandsager et al., 2018).

안정 시 대사율은 연령에 따라 감소하고 안정상태 중에 칼로리 연소는 줄게 된다. 음식섭취와 에너지 방출(운동)이 조정되지 않으면 대사변화로 체중 증가를 일으킨다. 규칙적인 유산소운동은 칼로리 소비를 증가시키고 칼로리 균형을 유지하는 데 도움이 된다. 노인을 위한 경증–중간 강도의 유산소운동의 예로는 걷기, 수영, 댄스, 자전거 타기, 테니스 그리고 각종 유산소운동의 강습들이 포함된다.

근력강화운동은 신진대사 활동으로 근육 조직의 양을 늘리거나 연령과 활동량이 많지 않은 생활습관으로 인한 근육량의 저하를 지연시킬 수 있다(Butler-Browne et al., 2018). 노화로 인한 근육량의 감소는 일상생활 기능에 영향을 주고, 독립성을 방해하고, 삶의 질을 저하시킨다. 연령과 초기 근력 수준에 관계없이 규칙적인 근력강화 활동이 시행되어야 한다. 노인의 근력강화운동으로는 장보기, 요가, 태극권, 원예, 아령이나 밴드로 하는 운동 등이 포함된다. 안전한 환경에서 뒤나 옆으로 걷기 같은 규칙적인 균형잡는 운동이 낙상 빈도를 감소시킬 수 있다. 근육과 관절의 강화는 주요 위험 요인인 낙상 위험을 줄이고 낙상 시 상해의 가능성과 심각성을 줄인다.

신체 활동은 노인에서 인지기능의 보호 효과를 가진다는 근거가 있다(Reas et al., 2019). 신체 활동의 습관은 추후 알츠하이머 같은 질병과의 싸움에 도움이 된다.

성인 후기에 적극적인 사람은 신체 활동 수준을 지속해야만 한다. 노인은 신체 활동을 계속할 때 성인 중기와 같은 수준을 유지할 수 있다. 1주 과정 중에 중등도의 격렬한 신체 유산소운동을 2시간 30분 하는 것이 모든 연령대의 기본 목표이다. 이 기준에 도달되면, 격렬한 운동은 두 배로(1분간 격렬한 운동은 중등도 운동의 2분과 같음) 계산되고 일주일에 5시간이 권고된다. 격렬한 운동을 하는 것은 많은 이점이 있다.

성인 후기의 많은 사람이 수십 년 좌식 또는 좌식에 가깝게 시간을 보내기 때문에 체력수준이 낮아지게 된다. 노화과정으로 독립이 어렵게 되었을 때 신체 활동은 노인에서 심장기능, 근력, 균형유지와 관절가동범위를 유지하기 위한 중요한 요소가 된다. 유산소운동과 저항운동의 복합운동은 노화를 느리게 하고 높은 삶의 질을 유지하게 해 준다.

체력이 아주 저하된 노인은 저강도의 훈련으로도 높은 훈련효과를 얻을 수 있다. 개선효과는 주기적인 10분 운동을 맥박수가 100회에 도달할 때까지 운동할 때 볼 수 있고, 운동으로 심박수가 더 많이 증가할 때 더 높은 훈련효과를 얻을 수 있다.

9. 교육 방법

인간의 성장과 발달은 순차적인 형태로 일어나고, 발달 과업은 이러한 형태 안에서 시기나 단계와 관련된다. 그러므로 발달 단계 안에서 습득된 능력에 다양한 차이를 보이게 된다. 개인의 능력과 준비는 신체적, 생리적, 사회적 건강, 지원체계와 환경 스트레스, 개인적 동기화와 같은 발달 단계에 따라 좌우된다. 이것은 생활연령이 발달 단계의 특정 지표가 아니라는 것을 의미한다.

교육하기 좋은 시기(teaching moment)는 학습자가 변화와 성장을 수용하고자 하는 마음이 생기는 시점으로 정의한다. 학습자는 학습동기가 부여되어야 하고, 교육은 학습자와 관련되어야 하며, 학습자의 발달 단계와 능력에 적합해야 한다. 노인을 가르치는 사람과 노인이 상호존중한다면 학습은 더 효과적일 수 있다. 가르치는 사람은 노인의 평생 업적을 인정하고, 감사하며 개인적인 기준으로 판단하지 않아야 하며, 학습에 도움이 되는 환경을 조성해야 한다. 시각 보조물은 밝은 색상으로 크게 인쇄해야 하고, 노인의 시력저하는 색상 왜곡을 일으키므로 약물을 색으로 구분해서는 안 된다.

노인난청은 일반적으로 고음과 빠른 말이 영향을 미친다. 따라서 소리를 지르거나 음량을 높이는 것은 도움이 되지 않는다. 지역사회 및 의료 시설 내에서 얼굴 가리개 사용은 모든 연령대의 사람들에서 언어수용에 문제를 발생시킨다. 마스크는 음질을 저하시킨다. 이것은 주변 소음 및 음성 인식의 많은 부분을 차지하는 시각적 신호가 없어 청력감소를 가진 노인이 거의 말을 알아들을 수 없게 한다(Goldin et al., 2020). 정확하고 천천히 말하는 것, 말하는 동안 눈을 마주치는 것, 립스틱(시각적 인지를 보조하기 위해)을 바르는 것과 노인의 피드백을 얻기 위해 대화형 방법을 이용하면 전달된 정보를 명확하게 이해하게 된다.

단기간의 교육일정은 노인이 피로하거나 화장실에 가기 위해 방을 나서는 행위 등으로 인해 집중력에 방해받지 않고 모든 정보를 받아들이는 것을 가능하게 한다. 교육기간 중에 가르치는 사람은 노인의 경험과 요구를 확인하거나, 지금 여기에 관련된 화제를 제안함으로써 생활방식의 실천을 변화시켜야 하는 필요성에 대해 노인이 회피하거나 부인하는 것과 맞설 수 있다. 자율성, 사회적 수용성 및 강력한 대처기전에 대한 학습주제가 학습효과를 높일 수 있다. 정보의 반복은 기억력이 저하된 경우라면 정보를 장기기억 안으로 부호화하는 데 도움이 된다. 시각적으로, 구두로, 경험적으로(체험), 다양한 방법으로 정보를 제공하는 것도 학습에 상당한 도움이 된다. 하지만 노인이 이미 알고 있는 자료를 반복하는 것은 학습 동기를 감소시킬 수 있다.

건강증진

노화를 관리하는 중요한 목적은 질병과 장애를 예방하고, 인지기능을 유지하고, 활동적이고 건강한 생활양식을 유지하는 것이다. 심혈관 위험 요인의 사정, 영양요구, 골밀도, 시각, 청각과 기억상실, 우울증과 개인의 구체적인 관심사에 대한 사정은 노인 개개인의 교육계획 개발에 도움이 된다. 스트레스를 줄이고, 긍정적인 태도를 갖는 것은 성공적인 삶에서 중요하다(그림 13.2).

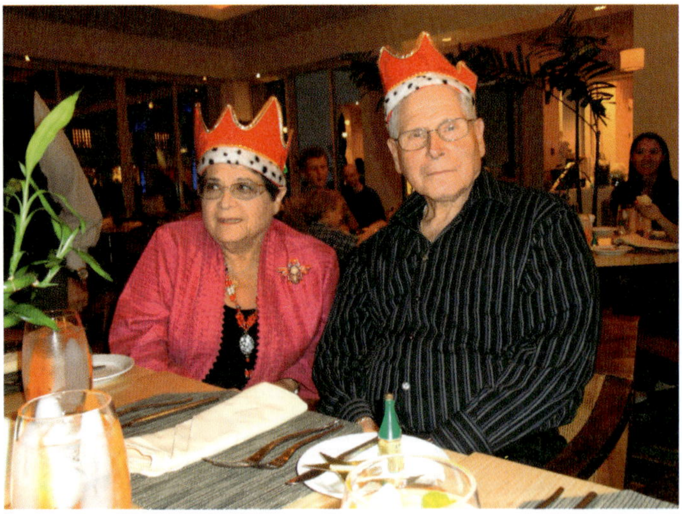

그림 13.2 노인은 다른 사람들과 기념일을 축하하거나 생활 속 행사에서 기쁨을 느낀다.

요점 정리

- 국민건강증진계획 2030의 목표는 안녕과 예방관리에 초점을 두어 수명과 삶의 질을 증진시키는 데 있다.
- 노인을 위한 건강 과제는 소득감소를 잘 관리하고, 생활방식의 변화를 조정하고, 예방적 건강관리를 사정하고, 영양을 유지하고, 사고를 예방하는 것이다.
- 노인학대는 신체적, 정서적, 재정적, 가혹행위 또는 부양의무를 소홀히 하는 것으로 신체적, 정서적, 재정적 학대, 무시 또는 개인의 권리를 침해하는 것 등이 포함된다.
- 폐경은 질병이 아니라 생애주기에서 자연적으로 발생하는 것이다.
- 노인을 위한 건강검진은 치과검진, 시력검진, 유방암 검사, 전립선암 검사, 혈당과 지질수치 확인, 체중과 혈압감시, 알코올과 우울증 검사가 포함된다.
- 노인이 성적으로 활발하지 않은 이유는 배우자가 없기 때문이다.
- 적극적인 사고와 생활양식의 유지는 노인의 기억력을 높일 수 있다.
- 노인을 위한 운동처방에는 유산소운동, 근력강화운동, 유연성 운동, 낙상예방을 위한 균형 증진운동이 포함되어야 한다.
- 체력수준이 저하된 노인은 낮은 강도의 운동에서 상당한 효과를 얻을 수 있다. 허약노인은 의자에서 수행하는 운동으로 도움을 받을 수 있다.
- 노인은 목록이나 일정표 같은 기억보조물의 이용이 도움이 될 수 있다.
- 노인에서 자율성, 사회적 역량과 친밀감의 기본적인 욕구는 사회적 상호작용을 지속시키고, 고립과 분리를 방지한다.
- 노인 우울증의 원인에는 여러 요인이 있다.
- 정신건강관리의 사정, 조기검진, 사회적, 심리적 중재는 노인 우울증 발병을 방지하는 데 도움이 된다.
- 구체적인 교육방법이 노인의 학습과정을 향상시킬 수 있다.

사례 연구

Smith씨는 72세의 홀아비이다. 그는 건강하지만 당뇨병 합병증으로 시력이 저하되었다. 주치의는 대장내시경을 받도록 권장하였다. 검사는 진정(sedation)이 필요하기 때문에 Smith씨는 예약시간부터 집까지 데려다주고 회복될 때까지 돌봐 줄 사람이 필요하였다. Smith씨는 친구나 이웃이 없으며, 자녀들은 다른 주에 살고 있다. 이러한 상황에서 예방적 건강관리를 어렵게 하는 문제는 무엇인가? Smith씨에게 사회적 고립에 대해 고려할 점은 무엇인가? 그 이유는 무엇인가?

연습문제

1. 다음 중 성인 후기에 해당하는 노인은 누구인지 모두 고르시오.

A. 이제 막 할머니가 된 50대 여성
B. 대기업에 다니고 있는 70대 남성
C. 뇌졸중으로 휠체어에 의존하고 있는 45세 남성
D. 병상에 누워 있는 72세 여성
E. 퇴직한 55세 남성

2. 노인들은 많은 과제에 직면해 있다. 과제에 대한 적절한 설명을 적으시오.

과제	설명
의료접근성	
소득감소	
생활양식의 변화	
돌봄제공자의 보조	
영양요구의 변화	
보조기구	
낙상예방	
다중약물사용	
노인학대	

A. 보청기를 사용함
B. 은퇴 후 사회 보장으로 살기 위해 고군분투함
C. 응급실 의사가 복용하고 있는 약과 상호작용하는 약을 처방함
D. 의사의 진료를 보러 갈 때 운전을 할 수 없음
E. 돌봄제공자가 서랍에서 보석을 훔침
F. 샤워를 돕기 위해 매일 간호사가 방문함
G. 자가간호의 도움을 받기 위해 아들 집으로 이사옴
H. 섬유질 음식을 씹을 수 없음
I. 바닥에서 헐렁한 깔개와 작은 물건을 제거함

3. 각 열에 사례(A, B, C)가 어디에 해당되는지 확인하시오.

정상 노화와 관련된 기억력 감소	우울증과 관련된 기억력 감소	치매와 관련된 기억력 감소

A. G부인은 배우자와 동거하고 있는 73세 여성이다. 자녀들은 그녀의 생일에 방문하였고, 음식과 케이크로 축하하기 위해 그녀가 좋아하는 식당에 데려갔다. 그날 저녁, 가족들은 이벤트에 대해 이야기를 했고, G부인은 당황해했다. 이유를 묻자 "모두가 자기 없이 좋아하는 식당에 갔다는 사실에 화가 났다."고 말했다.

B. C씨는 최근 직장에서 퇴직을 요청받은 68세이다. 34년을 함께한 아내가 6개월 전에 세상을 떠난 이후 그의 업무 성과는 계속해서 떨어졌다. 그는 근무일을 잃어버리고 마감일을 "잊었다"고 불평하였으며, 마감일을 지키지 않았다.

C. P씨는 74세의 은퇴한 보험 판매자이다. 그는 일을 하면서 고객의 이름, 얼굴 및 생활 환경을 기억하는 능력으로 고객과 상담을 편안하게 하였고, 성공하였다. 그는 5년 전부터 이러한 능력이 서서히 감소한다는 사실을 알게 되었고, 다시 만나기 전에 참조할 수 있도록 자신이 만난 사람에 대한 세부 정보를 적은 작은 메모장을 주머니에 넣고 다녔다.

4. 낙상의 원인과 예방법을 연결하시오.

낙상 원인	낙상 예방법
어지러움증 혹은 불균형	
생활환경	
화장실과 욕실의 미끄러움	
계단에서 걸려 넘어짐	

A. 외부 출입구나 승강기에 안전 경로 설치
B. 바닥에 헐렁한 깔개, 어수선한 물건 또는 조명의 밝기 사정
C. 약물 부작용을 사정하고, 감소된 평형성의 대안 마련
D. 손잡이, 욕실의자, 접이식 변기 설치, 조명 증가

5. 항목에서 적절한 내용을 선택하여 빈칸에 넣으시오.

A부인은 비슷한 연령대가 없는 아파트에 혼자 살고 있다. 그녀는 최근 체중이 감소하였다. 가정방문에서 (1) _______, _______와 관련된 것들이 노인들의 흔한 체중 감소의 원인이라고 하였다. 그녀의 필요열량은 (2) _______, 연령에 따라 _______. 그러나, (3) _______에 기초한 식이는 건강과 안녕에 필수적이다. A부인의 영양상태를 유지하기 위해 (4) _______, _______를 제안할 수 있다.

1. A. 우울증, B. 치과 문제, C. 사회적 고립, D. 질병 상태
2. A. 증가, B. 감소, C. 변함없음
3. A. 영양학적인 균형, B. 과도한 고단백, C. 과도한 저섬유질
4. A. 영양사와 상담, B. 급식배달서비스(Meals on Wheels) 연결, C. 지역의 노인 그룹에 연결, D. 질병 상태나 치과문제를 사정하기 위해 주치의에게 진찰을 받도록 제안

CHAPTER 14

고령 노인기

Advanced Old Age and Geriatrics

개요

정의
노화과정이론
세포변화
- 자유기
- 생체 시계(세포 예정사)
- 소모이론
- 면역이론

생리적 변화
- 뼈와 연골
- 혈관
- 폐
- 신장과 방광
- 대사
- 소화, 미각, 후각
- 치아
- 피부
- 눈
- 귀
- 신경계

성 특성
- 여성 노인의 성적 반응
- 남성 노인의 성적 반응
- 성 특성에 대한 질병의 영향

심리적 변화
발달 과업
보건의료인의 역할

학습목표

1. 노인병의 개념을 설명한다.
2. 특정 노인병 발생과 연관되는 고령 노인 인구의 증가에 따라 예측되는 미래에 대해 논의한다.
3. 노화이론을 설명한다.
4. 노인에게 일어나는 정상적인 생리적 변화를 기술한다.
5. 노인의 성적 요구를 설명한다.
6. 노인에서 나타나는 세 가지 심리적 변화나 과제를 제시한다.
7. 노화와 관련된 세 가지 특정 심리사회적 문제를 논의한다.
8. 노인의 주요 발달 과업을 열거한다.
9. 노인을 위한 네 가지 특정 건강증진활동을 열거한다.
10. 노인과 관련된 국민건강증진계획 2030의 목표를 달성하기 위한 노인의 식이, 운동, 스트레스 관리를 논의한다.
11. 노인에게 필요한 여러 가지 환경 조절에 대해 논의한다.
12. 입소를 위한 요양원 선정 시 고려해야 할 네 가지 요소를 기술한다.
13. 요양원 돌봄의 대안을 논의한다.
14. 일상생활활동을 설명한다.
15. 노인돌봄의 원리와 보건의료인의 역할을 논의한다.
16. 노인의 교육요구를 논의한다.

주요용어

일상생활활동 activities of daily living (ADLs)
지역사회 계속 거주 aging in place
노인차별 ageism
알츠하이머병 Alzheimer disease
세포소멸 apoptosis
위축 atrophy
생체 시계 biological clock
분리 disengagement
노인학대 elder abuse
자유기 free radical
노인의학 geriatrics
면역이론 immune theory
골다공증 osteoporosis
노쇠 senescence
소모이론 wear-and-tear theory

1. 정의

고령 노인은 생활연령이나 생리적 쇠약에 따라 정의하기도 하고, 심리적 변화가 나타나는 시기를 노인으로 정의하기도 한다. 통계 목적으로는 노인을 65~67세 이상으로 정의하며, '연장자(senior)'라는 용어는 허약이나 의존의 의미를 포함하는 '노인(elderly)'보다 더 선호하는 용어로 사용한다.

노쇠(senescence)는 노인 생의 기간에서 신체가 늙고 허약해지는 시기로 정의된다. 노쇠는 생의 말기나 마지막 단계의 신호로 생각한다. 노쇠는 점진적인 과정을 거치며 여러 방식과 다양한 속도로 나타난다. 고령 노인의 건강요구는 후기 노년기의 노인에 따라 다소 차이를 보일 수 있다. 예를 들어, 만성 질환의 발생은 80세 이후에 현저하게 증가한다. 사회 노년학자들은 노쇠를 연령별로 정의하였으며, 도디그 등(Dodig et al., 2019)은 세 기간으로 분류하였다.

- 초기 노인: 65~75세
- 중기 노인: 76~90세
- 후기 노인: 90세 이상

노화는 질병이 아니므로 노인 연령의 정의는 오래 살게 되고 건강관리가 개선됨에 따라 다양하다. 노인 연령의 범주는 급격하게 변화하고 있으며 표준 정의는 이미 현실을 반영하지 못한다. 현재 노년학자들은 노인 연령을 15년 이상 생존할 가능성이 없을 때로 간주한다(Sanderson et al., 2017). 이 장에서 고령 노인의 연령이란 용어는 75세 이상을 의미한다.

노인의학(geriatrics)은 급증하는 노인에 대한 학문으로 특정 건강관리 분야이다. 노인의학은 노화의 생물학, 심리학, 생리학과 사회적 측면을 포함한다. 고령 노인의 간호목표는 기능적 능력과 독립적으로 생활하는 능력을 최대화하는 것이고, 또한 질병과 장애의 기간을 단축시키는 것이다. 미국 노인을 위한 국민건강증진계획 2030의 주제와 목표를 소개하면 박스 14.1과 같다.

통계청(2011)에 따르면 90세 이상 미국 고령자는 2010년에 190만 명이었으며, 1980년보다 3배 증

박스 14.1 고령 노인을 위한 국민건강증진계획 2030 주제 및 목표

다음의 국민건강증진계획 2030 목표는 삶을 즐기고 사회에 기여하는 고령 노인을 많게 하기 위해 설계되었다.

- 예방적 건강서비스를 위한 접근 방법을 제공한다.
- 당뇨병과 심장질환과 같은 만성 질환을 관리한다.
- 치매를 진단하고 관리한다.
- 신체 활동 참여 증가와 같은 건강증진 활동을 격려한다.
- 불필요한 약물의 사용을 줄인다.
- 폐렴, 요로감염, 당뇨병, 낙상 및 욕창으로 인한 병원 방문 횟수를 감소시킨다.
- 청력과 시력 선별검사와 감염을 줄인다.
- 노인을 위한 간호제공자를 양성한다.
- 가사, 운송과 돌봄에 대한 조정을 향상시킨다.

가한 수치이며, 향후 40년 동안 4배로 증가할 것으로 예상된다. 2019년까지 85세 이상 노인은 661만 명이다. 다수의 보고에서 하나 이상의 장애를 가지고, 요양원에서 혼자 사는 고학력의 90세 이상 노인이 증가하고 있다. 여성이 많으며(85세 이상 여성 2.5%, 남성 1.3%)(U.S. Census Bureau, 2017), 90세 미만의 사람들보다 과부, 빈곤, 장애비율이 높다.

98세에 역사학 석사학위를 받은 노라 오흐스(Nola Ochs)를 포함하여 고령에 공헌과 업적을 남긴 사람이 많다. 유이치로 미우라(Yuichiro Miura)는 80세에 에베레스트를 등정했으며, 레오니트 후르비츠(Leonid Hurwicz)는 90세에 노벨 경제학상을 받았다(Coxwell, 2017).

2. 노화과정이론

노화과정은 세포의 유전자에 의한 수명을 위시하여 다양한 요인의 결과를 나타난다. 과거의 생활양식, 활동 정도, 식이 섭취 습관과 사회적 지지가 모두 노화과정에서 역할을 담당한다. 노화과정에 관한 선택된 이론들은 다음과 같다.

3. 세포변화

1) 자유기

이온은 세포 안에서 쌍으로 이동하며 안정적이다. 예를 들어, 나트륨과 염화물은 염화나트륨(소금)으로 세포 내에서 쌍으로 존재한다. 한 개의 이온이 깨져 쌍을 이루지 못할 때 자유기(free radical)가 된다. 자유기는 불안정하고, 결합할 다른 원자나 분자를 찾는다. 특히 산소는 다른 분자와 결합하여 활성산소를 생성한다. 이것은 회복할 수 없는 신체세포, DNA 및 미토콘드리아를 손상시키는 산화 스트레스 과정을 시작한다. 자유기의 수는 나이가 들어감에 따라 증가한다(Gladyshev, 2014).

2) 생체 시계(세포 예정사)

세포소멸(apoptosis)로 알려진 것으로 세포를 둘러싼 막이 파괴되는 것이다. 이 과정이 계속되면 조직파편(debris)은 세포의 구성 물질로 둘러싸여 제거된다. 이 생체 시계(biological clock) 과정은 여성에서 폐경을 발생시키고 결국 죽음에 이르도록 신체 변화를 가져온다. 흥미롭게도, 난소는 성인의 삶에서 예정된 노쇠를 가진 단 하나의 기관으로 모든 사람에서 노화 중에 완전한 기능 상실을 가져온다(Patton, 2018).

3) 소모이론

소모이론(wear–and–tear theory)은 기계와 동일시되고 있다. 기계의 부품들이 닳아서 못쓰게 되는 것처럼 사람의 신체도 그러하다. 사람의 경우 모든 조직이 쉽게 대치되거나 복구되지는 않는다. 심장이식에 비해 고관절이나 무릎관절 치환술이 빈번하고 용이한 것을 예로 들 수 있다(Vanhaelen, 2019).

4) 면역이론

나이가 들면 신체는 건강한 세포와 결손 세포 간의 차이를 확인하는 것이 어려워지면, 신체는 이 두 가지 세포 유형 모두를 파괴하는 반응을 보인다. 면역이론(immune theory)에서는 이러한 결과로 신체 면역반응이 장애를 가져오고, 이 장애는 다양한 질병이나 감염에 대한 감수성을 높여 사람에서 노화를 일으킨다고 간주한다(Queen et al., 2020; Trzewikoswki de Lima & De Gaspari, 2019). 흉선, 임파절, 비장 및 골수의 면역기능 저하가 면역체계의 장애를 가져온다고 생각한다(Zugich, 2018).

일회성 체세포 이론(disposable soma theory), 노화의 역사적 이론, 텔로미어 소멸 이론(telomere shortening theory), 적대적 다면발현 이론(antagonistic pleiotropy theory)(Vanhaelen, 2019) 같은 부가적 이론들이 있으나 여기에서는 언급하지 않는 것으로 한다. 그럼에도 불구하고 노화는 이러한 이벤트 중 하나가 아니라 여러 이벤트가 결합되어 발생한다.

신체는 가능한 한 기능저하에 대해 복구하려는 노력으로 스트레스 반응을 활성화시키고, 이는 여러 해에 걸쳐 세포 손상이나 세포 수의 감소를 초래한다. 신체가 예전처럼 자체적으로 손상을 복구할 수 없을 때 여러 신체 시스템에서는 변화가 일어난다.

4. 생리적 변화

1) 뼈와 연골

신체의 수분과 뼈 질량의 감소, 척추 디스크의 퇴행으로 노화과정에서는 키가 작아진다. 체질량의 감소와 신체 수분의 감소는 65세 이후에 발생한다. 신체의 교원질(collagen)은 경직되고 탄력소는 부서지게 된다. 이 성분들은 세포 간 물질 이동에 관여하며, 노화과정에서 이러한 변화가 생기면 세포기능이 감소한다.

에스트로겐의 감소는 골밀도를 유지시키는 신체의 칼슘 이용 능력을 저하시킨다. 골밀도의 감소로 골다공증(osteoporosis)이 발생하여 뼈가 약해진다. 이는 노인에서 골절의 원인이 된다. 자세와 균형의 변화로 낙상은 흔히 문제가 된다.

2) 혈관

동맥벽은 지방 축적과 결체조직으로 두꺼워져 동맥을 좁게 만든다. 이에 따라 관상동맥은 심근에 동맥혈 공급을 제대로 못하게 된다. 심근과 동맥내벽이 더 경직되고 탄력도가 감소한다(Alvis & Hughes, 2016). 산소 교환이 느려지고 혈압은 저하된 산소 공급을 보상하기 위해 상승하게 된다. 이러한 과정이 노인에서 고혈압을 일으키며, 혈압은 자세변화에 따라 빠르게 교정되지 않아 현기증, 실신 및 뇌졸중을 초래하기도 한다. 활동이나 스트레스에 대해 감지할 수 있는 반응이 지연될 수 있다. 이는 보건의료인이 통증, 스트레스나 불안이 있는지를 결정하는 데 활력징후의 변화를 관찰하는 것에 의지할 수 없음을 의미한다(Alvis & Hughes, 2016).

3) 폐

늑골과 연골은 더욱 굳어져 호흡근이 작용하는 것을 더 어렵게 한다. 노화로 인한 골다공증과 척추 높이의 감소로 인해 흉강이 작아진다. 폐조직의 탄력성 저하로 폐활량이 감소한다. 폐표면이 감소하여 산소 교환을 힘들게 한다. 노인은 효과적인 기침이나 심호흡을 할 수 없게 되어 호흡기 감염이 발생하기 쉽다(Alvis & Hughes, 2016).

4) 신장과 방광

신장의 혈액투과율이 감소되어 약제와 다른 물질은 체내에 더 오래 머물게 된다. 이로 인해 혈액 내 약물이 축적되어 용량과다 반응을 가져올 수 있다. 신장은 여과능력의 감소로 신부전이 발생하기 쉽다(Alvis & Hughes, 2016). 방광용량이 감소되어 흔히 빈뇨가 발생한다. 소변누출은 신체 활동으로 인해 방광에 압박이 가해져 요실금이 발생할 수 있다. 남성에서는 전립선이 커져 요도를 막아 빈뇨가 생기거나 소변 흐름을 완전히 막기도 한다. 소변 흐름의 폐쇄는 요정체로 알려졌으며, 의학적 중재를 필요로 한다.

5) 대사

대사저하는 당(자당)과 지질(지방)을 정체시킬 수 있다. 따라서, 노인에서는 근육량이 감소됨에 따라 체중이 증가하지 않더라도 노화와 함께 체지방이 증가하는 경향이 있다. 이것은 포도당과 지질 대사의 변화를 가져온다(Chia et al., 2018). 이러한 변화로 노인은 지질이나 포도당 수치가 상승한 심혈관 질환과 당뇨병이 발병할 위험이 있으며(Leung et al., 2018), 80세 이상의 50%에서 내당능 장애가 발생한다(Alvis & Hughes, 2016).

6) 소화, 미각, 후각

위장관계의 움직임 감소로 소화와 배설에 의해 위장을 비우는 것이 느려진다(Alvis & Hughes, 2016). 소화효소도 감소되어 식욕이 저하되고 소화 장애가 나타난다. 미뢰가 결체조직으로 대체되어 75세까지 약 40%의 미뢰만 남게 되며 이 또한 식욕저하를 초래한다(Patton, 2018). 염분에 대한 인식 감소, 쓴맛에 대한 감지 증가와 침의 양 감소로 먹는 것에 대한 흥미가 떨어져 식욕이 감소한다(Amarya et al., 2018). 80세 이상의 75%가 주요 후각장애를 가진다. 후각의 감소는 삶의 질에 영향을 미치고 식욕감소를 더할 수 있다(Amarya et al., 2018).

구개반사의 저하로 질식의 위험이 커지므로 노인은 앉은 자세에서 천천히 먹어야 한다. 연동운동(장 내용물이 위 장관 통로를 따라 움직이게 하는 물결과 같은 움직임)의 감소로 변비를 일으키고 가스로 불편해질 수 있다. 이 불편감은 종종 노인에게 완화제와 제산제를 사용하게 하며, 이 약제들은 영양분 흡수를 감소시켜 다른 건강 문제를 일으킬 수 있다.

7) 치아

턱뼈가 점차 줄어들고 잇몸의 순환이 감소하여 치아상실이 흔하다. 입안의 점막은 얇아지고 부드럽고, 건조하고 탄력이 떨어진다. 남아 있는 치아는 종종 적절하게 자르거나 씹는 것을 하지 못하게 된다(Lee et al., 2017). 이는 영양섭취에 영향을 미치며, 자아상에도 부정적인 영향을 미친다. 나이가 더 많아지면 잇몸이 나빠져 의치가 맞지 않거나 잇몸 궤양이 생길 수 있다. 정기적인 치과 검진이 필수적이다. 쉽게 씹을 수 있는 영양학적인 음식물을 보기 좋게 제공하는 것은 노인의 영양 요구를 충족시키도록 돕는다.

8) 피부

신체가 늙어감에 따라 피부세포의 재생과 대체에 시간이 걸리게 된다. 피하지방과 콜라겐의 감소로 피부는 얇아지고 '피부긴장도(탄력성)'는 떨어진다. 이로 인해 노인은 피부손상이 발생하기 쉽고 피부상처 치유가 느려진다. 얇아지고 건조한 피부는 주름을 생기게 하고 점과 같은 색소침착을 가져온다. 열감과 냉감을 인지하는 능력도 감소하여 노인은 화상의 위험이 증가한다. 촉각의 감소는 운동능력, 악력, 균형에 영향을 미친다(Amarya et al., 2018). 피부 땀샘의 수와 기능이 감소되어 환경의 온도변화에 적응이 어렵게 된다. 오한(저체온)과 열탈진이 쉽게 발생한다.

9) 눈

눈꺼풀의 탄력 감소와 안구 주변의 지방 감소는 눈을 비비고 눈물이 나는 원인이 된다. 눈물 생성의 감소는 눈 자극을 유발할 수 있다. 콜레스테롤의 침착은 눈의 홍채 주변에 황색고리를 형성한다. 시신경 세포 소실로 자세하게 보는 것이 더 어려워진다. 크기, 모양, 밝기를 인식하는 눈의 간상세포가 저하되면 야간운전이 어렵게 된다(Levine, 2019). 눈의 동공은 더 천천히 열리고 닫히므로 밝은 곳에서 어두운 곳으로 이동할 때 시각적으로 주변 환경에 적응하는 데 더 많은 시간이 필요하다. 백내장은 눈의 수정체에서 발생하여 노인의 시력을 더욱 감소시킨다(Fernandez et al., 2018). 백내장 수술은 이 연령대에서 일반적이며 대부분 시력이 회복된다.

고령과 당뇨병은 시신경의 위축(atrophy)과 안압 상승인 녹내장 발병의 두 가지 위험인자이다. 녹내장은 실명의 주요 원인이며 전 세계적으로 6천만 명 이상의 사람들에서 발생한다(Mancino et al., 2019). 모든 성인은 녹내장 발병에 대해 주기적으로 선별검사를 받아야 한다. 당뇨병은 혈액순환이 좋지 않아 망막에 변화를 초래한다(NIH, 2019). 노인성 황반변성은 노인에서 중심시력의 손실을 가져오는 망막변성이다. 일부 주변시력은 남아 있게 되며 완전 시력소실은 드물다.

10) 귀

중이골들의 퇴행성 변화는 청력을 감소시킬 수 있고 내이에 있는 코르티기관의 유모세포가 유의하게 감소되어 소리의 특정 주파수를 듣는 데 어려움이 생긴다(Patton, 2018). 치료하지 않은 청력

손상은 정신적, 신체적, 사회적 안녕에 부정적인 영향을 미칠 수 있으므로 조기에 치료해야 한다. 청력 소실은 매우 점진적이지만 많은 사람이 자신의 장애 정도를 인식하지 못한다(Lohler et al., 2019).

교육방법(Teaching Tip)

청력 소실이 있는 환자를 교육할 때, 의사소통을 명확하게 하고 이해를 높이기 위해 말한 것을 노인이 반복해 보도록 요청하는 것이 바람직하다.

11) 신경계

뇌 기능 저하는 노인에서 가장 큰 고려사항 중의 하나이다. 신경세포의 위축과 뇌의 크기는 40세 이후 10년마다 약 5%의 비율로 감소한다(Alvis & Hughes, 2016). 혈관벽에 지방이 축적되고, 뇌의 혈류가 느려지므로 뇌의 자극 전달은 느려진다. 운동성 반응과 자극에 관한 반응시간이 지연되어 환경에 대한 안전유지에 도전을 받게 된다.

5. 성 특성

나이가 들어감에 따라 성적 반응에서 특이한 변화가 발생한다. 그러나 노인이 성적 욕구가 없다거나 성적 친밀감을 느끼지 못한다거나 혹은 성적 만족이 없어진다는 통념은 근거가 없다(APA, 2020). 이러한 통념에 대한 이유 중 일부분은 사랑과 로맨스의 개념이 매스컴에서 묘사된 것처럼 젊은 사람에게 그리고 성관계를 임신에 더 많이 초점을 두고 있다는 것이다. 고령의 노인은 성적 감정이 계속된다는 것을 인식하기 때문에 이를 비정상적으로 느끼거나 심지어 죄책감을 가질 수 있다. 노인차별(ageism)은 노인에 대한 편견과 차별적 관행이며, 노인이 무성애자이고 성적 쾌락에 관심이 없다는 가정은 거짓이다(Dhingra, 2016). 요즘은 늙는 것에 저항하지 않는 것이 일반화되어, 여성 노인은 자신의 얼굴과 몸에서 나이와 이력에 따른 자연스러운 결과가 늘어나는 것을 수용하면서 신체 및 전신능력 유지에 자부심을 가진다.

건강증진

고령 노인 환자에게 성적 행동에 대한 투약의 잠정적인 효과에 대한 교육이나 고려 없이 종종 약이 처방된다. 노인에서 흔한 건강상태 때문에 처방되는 많은 약이 성적 관심, 흥분과 행동에 억제 효과가 있다. 투약요법의 이행을 높이기 위해 투약 효과에 대한 적절한 교육이 노인의 전반적인 건강관리 대책에서 필수적인 부분이 되어야 한다. 또한 노인에게 성병예방에 대해 알려주는 것도 중요하다. 왜냐하면 노인도 전염병에 감염되거나 전파되는 것은 젊은 층과 같기 때문이다. 노인은 면역체계가 감염과 싸울 수 있는 능력이 감소하고, 콘돔을 사용할 가능성이 적으며, 이혼 또는 배우자가 사망한 후 한 명 이상의 파트너와 데이트를 할 수 있고, 의사와 이러한 문제를 논의하는 것을 꺼리기 때문에 위험하다(Harvard Health, 2018).

성 특성에서 성격과 행위는 중요한 측면이 된다. WHO에 따르면, 총체적인 측면에서 볼 때 성 건강의 핵심 개념 요소는 다음과 같다.

- 성 건강은 웰빙에 관한 것이다. 이것은 존중, 안전, 차별과 폭력으로부터의 자유가 포함된다.
- 성 건강은 특정 인권의 실현에 달려 있다.
- 성 건강은 젊은 사람과 노인을 포함하여 개인의 일생 동안 관련이 있다.
- 성 건강은 다양한 성 특성과 성적 표현의 형태를 통해 표현된다.
- 성 건강은 성관련 규범, 역할, 기대, 권력의 역동에 의해 결정적인 영향을 받는다.

박스 14.2는 노화과정과 성에 미치는 영향을 상세하게 제공한다.

박스 14.2 고령 노인의 성 특성에 영향을 미치는 요인

태도/흥미
- 이전의 인생경험
- 신체상에 대한 인식
- 정신 기능
- 자기 기대감과 이미지 증진
- 사회적 접촉/격리
- 환경/사생활 보호

성적 건강
- 실금, 소변/대변 기구
- 거동 저하
- 발기부전과 폐경
- 만성 질환이나 말기질환
- 투약과 부작용

1) 여성 노인의 성적 반응

여성의 폐경 또는 갱년기는 성적 반응을 감소시키지 않는다. 호르몬 수치가 변화하기 때문에 여성은 질 점막의 건조, 안면 홍조 및 여러 가지 다른 호르몬과 관련된 신체 변화를 인지하게 된다(Dhingra et al., 2016). 잦은 성행위, 질 내 크림 및 수용성 윤활제 사용, 운동, 적절한 영양 섭취 및 콩 보충제는 호르몬대체요법(HRT)의 대안이 될 수 있다. HRT는 일부 여성에게 금기일 수 있다(NIH, 2017). 유두와 음핵의 성적 흥분 반응이 감소하지 않더라도 나이가 들면 성적 흥분 동안 질 분비물의 강도와 조직 팽창이 감소하여 성행위가 불편할 수 있다. 이는 일차적으로 에스트로겐 수치가 감소하기 때문이다. 비록 그 강도가 줄더라도 다양한 성극치감(오르가즘)에 도달하는 능력은 지속된다. 건강유지 계획의 일부분으로 여성은 정기적인 건강검진을 계속 받아야 한다.

2) 남성 노인의 성적 반응

테스토스테론 생산은 40~60세 사이에 감소하지만 그 뒤에도 어느 정도는 유지된다. 비록 성적 관심은 남아 있을지라도, 음경의 크기와 경도가 감소하며 정자생성, 움직임과 생존 기능이 감소한다(Dhingra et al., 2016). 발기를 일으키는 능력은 남성의 나이에 따라 지연될 수 있고 생리적인 자극이 더 필요할 수 있다. 불안 역시 발기 지연이나 성기능 저하의 요인이 될 수 있다. 그러나 남성 노인은 발기가 젊은 나이에 비해 더 오래 유지되나 오르가즘 후 발기 상실이 더 빠르게 일어난다(NIH, 2017). 오르가즘의 강도는 감소되나 쾌감은 여전히 유지된다.

남성의 성기능 감소는 여성과 유사하며 남성 갱년기에도 해당된다. 남성들 중에서는 안면 홍조, 답답한 느낌과 우울 같은 유사 증상을 경험한다. 이 증상들은 보통 테스토스테론, 합성 안드로겐과 일부에서는 에스트로겐과 같은 HRT로 치료가 된다(Patton, 2018).

3) 성 특성에 대한 질병의 영향

전립선암의 위험이 있으므로 주기적인 검진을 통해 예방적 선별검사인 전립선특이항원(PSA) 수치 검사와 전문가의 지침이 노인군에게 권고된다. 전립선암의 호르몬 치료는 음경의 발기를 일으키고 유지하는 데 방해가 될 수 있다. 전립선 수술을 받은 남성들 중에는 요도를 통해 밖으로 사정되지 않고 방광내로 역 사정되는 것을 경험하게 된다.

심장발작 이후에 노인은 추후관리로 필요한 식이변화에 대한 광범위한 정보를 받게 되지만 노인 당사자 혹은 배우자의 성적 요구를 충족시키기 위해 적용할 수 있는 가능한 대안에 대한 교육은 드물다(Illiades, 2019). 병원과 요양원은 종종 노인의 성적 요구에 둔감하며 성에 대한 기회, 사생활 보호 및 프로그램이 종종 간호계획에서 누락된다(Metzger, 2017). 생식기관 수술과 관련된 수술 후 지침에는 성 특성의 결과와 이들에 대한 대처방안들이 포함되어야 한다.

환자교육

보건의료인은 고령 환자, 수술 후 환자, 폐경 전후 및 폐경 후 여성의 성기능에 대한 불편감이나 문제가 있는 환자와 논의할 기회를 갖게 된다. 환자에게 신체 활동을 유지하는 것이 성적인 활동을 즐기는 데 도움이 될 수 있다고 교육해야 한다. Masters와 Johnson(1976)의 연구에서 배우자와 정기적인 성행위 또는 자위가 성적 쾌감을 유지하기 위한 능력에 도움이 된다고 설명하고 있다. 과식, 음주 및 좌식 생활 방식은 모두 성기능에 부정적인 영향을 미친다(NIH, 2017). 노화의 정상적인 변화는 감소할 수 있지만 만족스러운 성생활을 즐길 수 있는 능력을 없애지는 않는다.

보건의료인은 노인이 오해를 하지 않게 신체의 정상적인 변화와 반응에 대해 이해하도록 도와야 한다. 친밀감은 평생의 요구이다. 어떤 사람들은 안아 주고 애무하는 것이 요구의 모든 것이지만, 다른 사람들은 친구와 지적 및 정서적으로 친근감이 증진되는 형태를 선호하고 친밀감 요구를 충족시킬 수 있는 흥미 개발을 선호한다. 노인에서 성적 문제는 사정과 중재를 위해 보건의료인과 의논될 수 있다.

6. 사회심리적 변화

생애주기를 통하여 개인의 외모와 매력은 높은 가치를 지닌다. 대중매체와 소비시장에서는 젊음을 유지하기 위한 소비를 조정하고 있다. 이것과 다른 사회적 요인들은 부정적인 자아상을 만들 수 있다.

다행히 노화과정은 자신이 점점 늙어 가는 것을 나타내는 신체적 변화에 적응하고 대처할 수 있는 시간을 제공하도록 점진적으로 진행된다. 노화가 점진적이기는 하지만 역할의 변화는 급격할 수 있다. 다른 배우자가 장애를 가지게 되면, 다른 배우자는 돌봄제공자, 의사 결정권자, 가사도우미가 될 수 있다. 주요 변화는 스트레스를 줄 수 있으며 불안감이나 자존감 상실로 이어질 수 있다. 이러한 다양한 역할을 하는 데는 적응과 수용이 필요하다. 보건의료인은 변화하는 삶에서 발생하는 불안이나 우울증을 평가해야 한다. 노인 심리학은 이 연령대에 특정한 심리적 중재를 제공하는 데 중점을 둔 심리

문화적 고려사항

문화는 또한 노화과정에 영향을 미친다. 고령 노인들이 존경과 가치를 인정받는 문화에서는 자기가치감과 전반적인 건강에 기여하게 된다. 고령자를 회피하는(노인차별) 문화에서는 유용감이 저하되고 우울증이 발생할 수 있다. 노인들은 보통 독립성 상실과 자신들이 가족들에게 부담감을 주게 되는 장애에 대해 두려워한다(APA, 2020).

학 내에서 성장하는 분야이다(APA, 2016).

친구, 형제, 배우자의 상실은 외로움을 유발할 수 있다. 분리(disengagement)는 노인을 사회적 접촉으로부터 위축시키고 독립심과 타인에 대한 통제를 단념하게 한다(Crossman, 2020). 수입의 감소는 재분배를 필요로 하며 새로운 환경은 외로움을 강화할 수 있다. 일부 지침은 노인이 즐거워할 수 있는 새로운 관계와 활동을 찾는 데 도움이 될 수 있다. 손주 돌보기는 자식과 손주들이 가까이 있다면 만족감을 줄 수 있는 자원이 될 수 있다(그림 14.1). 고령 노인은 종종 새로운 일을 시작하는 것을 두려워하며 학습이 더딜 수 있는데, 그 이유는 나이가 들어감에 따라 기억력과 집중력이 감소하기 때문이다(APA, 2020).

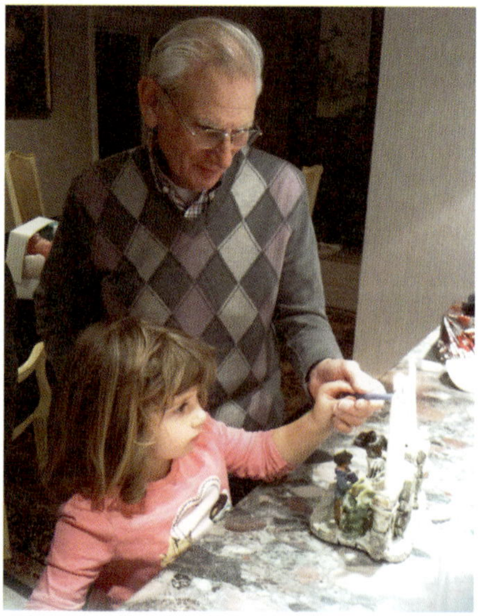

그림 14.1 손주 돌보기는 노인에게 만족감을 줄 수 있는 자원이 된다. 조손간 상호작용은 조부모와 손자 모두에게 유익하다.

기억력 감소, 의사소통 능력의 저하와 사회생활에서 기능의 저하 등 인지손상을 포함하는 치매(알츠하이머병)이 발현하는 경우 종종 타인에게 완전히 의존하게 된다. 치매를 가진 미국 노인들의 진단과 관리를 돕는 여러 자원과 조직인 미국노화서비스협회(American Association of Home and Services for Aging) 및 미국노인학회(GSA)가 있다.

2005년에 열린 이 주제에 대한 백악관 회의는 '고령화의 역동성: 인식에서 행동으로'라는 주제에 초점을 맞췄다. 1년 후, 장기 요양 전략, 영양 지원, 사회적 고립 퇴치를 위한 중재, 노인학대(elder abuse) 예방, 교통 지원과 같은 서비스를 제공하는 노인법이 2006년에 통과되었다. 이 법은 2020년에 5년 더 연장되었다(NCOA, 2020).

7. 발달 과업

자아통합 대 절망의 위기를 극복하는 것은 노인의 도전 과제이다(5장 참조). 불멸 대 소멸의 위기에 대한 극복은 고령 노인의 주요 과업이다. 자신의 과업 달성과 유산의 반영은 노인에게 자아통합감과 만족감을 줄 수 있고 생애주기에 대한 이전 단계들의 발달 과업을 성공적으로 극복함을 의미한다.

지난 과거 경험을 회상하는 것이 치료가 된다. 생의 경험에 대한 반영이 해결되지 못한 갈등과 실패감을 불러온다면, 이때는 절망감이 확대되어 불안, 괴로움, 심지어 스트레스와 질병을 가져올 수 있다. 자아통합은 회상을 통해 과거의 성취감과 긍정적인 유산이나 기억들을 후대에 남긴다는 인식으로 만족감을 드러낼 때 달성하게 된다(Westerhof et al., 2017). 만일 노인들이 즐거움을 줄 수 있는 활동에 우선순위를 둔다면, 노인들은 일상을 즐길 수 있다.

때로 고령 노인의 주요 발달 과업은 은퇴에 적응하는 것이다. 일자리 갖기는 이미 자기가치감의 유지를 위한 중심권이 아니므로 충만감과 만족감을 제공할 수 있는 취미나 흥미를 갖는 것이 좋은 정신건강을 유지하는 데 필수적이다(그림 14.2). 고령 노인의 또 다른 발달 과업은 노화에 따른 허약, 신체적 외모 및 생활양식에서 수반되는 변화를 받아들이고 적응하는 것이다.

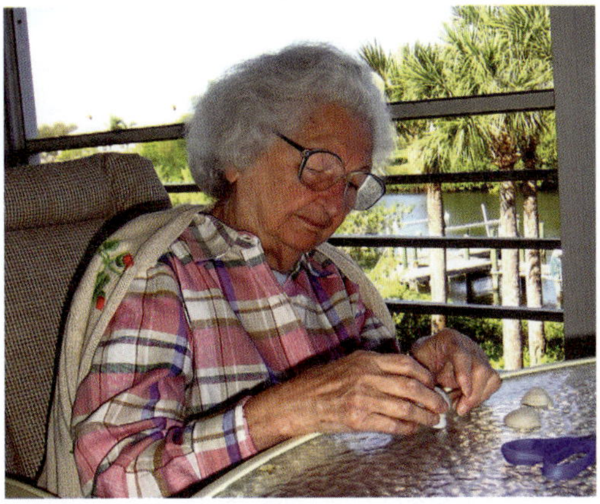

그림 14.2 노인은 취미나 활동에 참여함으로써 즐거움을 가지고 동시에 활발한 마음과 신체를 유지할 수 있다.

생애주기 고려사항

오늘날 더 좋은 음식, 더 안전한 환경과 기술화된 의학적 돌봄은 기대수명을 연장시키고 있다. 그러나 운동, 건강 식이와 스트레스 관리와 같은 생활양식의 조절은 이러한 목표 달성을 위해 필수적이다.

신체운동

"신체를 사용하라. 그렇지 않으면 신체를 잃게 될 것이다."라는 옛 격언이 있으며, 이는 사실이다. 생리적 기능의 손실의 부족과 관련이 될 수 있다(Patton, 2018). 규칙적인 운동은 신체 및 정신 건강을 증진시킨다. 국민건강증진계획 2030의 목표에 따라 규칙적인 운동은 가능한 한 오래 유지되어야 한다. 지침에 따라 규칙적인 신체 활동은 건강하고 허약한 노인에게 안전할 수 있으며 질병, 근력 약화, 낙상 및 인지 장애 발병 위험을 줄인다(McPhee et al., 2016). 노인을 위한 신체 활동의 지침은 13장에서 다루고 있다.

국민건강증진계획 2030의 목표

직업 활동

직장으로부터 은퇴에 적응하기 그리고 자원봉사활동, 취미나 여행으로 자기가치감과 충만감을 발견하는 것은 활발한 신체와 마음을 유지하는 데 도움이 된다. 이는 활동이론에 해당되며 노인의 긍정적 전환과 관련된다(HRF, 2020).

영양

적절한 영양섭취를 유지하는 것이 건강유지를 위해 중요하다. 치아손실, 의치에 적응, 느린 소화, 변비 그리고 구매력 감소나 영양가 있는 식사준비의 곤란 등이 극복해야 할 과제이다. 여러 지역사회에서는 노인 거주자에게 하루에 한 끼 식사를 제공하는 급식배달서비스(Meals on Wheels)를 실시하고 있다. 지역사회의 노인센터는 흔히 하루 한 번의 식사를 마련하고 있는데, 이러한 환경은 노인의 사회화를 제공하는 추가적인 이점이 있다.

질병예방

이상증상들에 대한 정기적인 건강검진과 추후관리를 제공하는 것은 건강유지를 위해 필수적이다. 질병통제예방센터(CDC)에서 권장하는 폐렴구균 백신(폐렴) 및 독감 예방접종도 권장된다. 권장 예방접종 목록은 CDC 웹사이트 https://www.cdc.gov/vaccines/schedules/downloads/adult/adult-combined-schedule.pdf에 있다(CDC, 2020). 심질환, 고혈압, 관절염 및 시각 장애와 같은 만성 질환에 대한 세심한 모니터링이 중요하다. 부동, 교통수단의 결여나 다른 요인들이 정기적으로 의학적 관리를 받도록 하는 것을 어렵게 한다. 대부분의 예방적 건강관리 검진은 75세 이후에는 정기적으로 제공되지 않는다. 왜냐하면 종종 선별검사에서 발견될 수 있는 질병의 발현 가능성이 검사 자체의 위험보다 적기 때문이다. 그러나 의료 기술이 발전하고 1980년대와 그 이후에도 좋은 건강을 유지할 수 있는 기회가 증가함에 따라 보건의료인은 유방암, 폐암, 피부 및 결장암, 골다공증, 심혈관질환, 당뇨병 검진을 제공할 때 이점과 위험을 비교해야 한다(USPSTF, 2020).

정신건강

우울증은 노인그룹에서 가장 흔한 정신건강 문제이다. 우울증은 주로 사회적 접촉으로부터 격리, 환경의 변화, 자아존중감의 저하, 사랑하는 사람의 상실에 의해 발생된다. 자살도 노인그룹에서 흔하다(Blackburn et al., 2017). 심리상담, 사회적 접촉과 지원의 확보 및 일상에서 즐거운 활동에 참여하는 것은 우울증의 발병을 예방하는 데 도움이 된다. 정신건강 유지를 위해 고령 노인들은 현실을 바로 알고 생리적 변화를 조절하는 대처 전략과 강점을 이용하며 긍정적이고 도달할 수 있는 새로운 목표를 세워야 한다.

환경조절

낙상 및 골절 위험성을 감소시키는 것은 안전한 환경을 제공함으로써 달성될 수 있다. 안전한 거주를 위해 거주지 배치에 대한 부분을 참고하도록 한다.

노인학대

노인학대의 정확한 정의는 주(USDOJ, n.d.)에 따라 다소 다르지만 노인학대는 정신적, 성적, 정서적 또는 신체적 고통을 가하는 것 혹은 최적의 생존에 필요한 돌봄제공을 소홀히 한 것(예: 방임)이다. 일부 학대의 경우 노인의 생활자금을 갈취하는 경제적인 것일 수 있다. 의존성, 허약, 질병 및 정신 장애는 노인을 학대에서 더 취약하게 만든다.

생애주기 고려사항(계속)

돌봄제공자가 가족일 때 배우자, 자녀, 직업 및 노인을 돌보는 것에 대한 피로와 감당하기 힘든 책무가 합해져 노인학대로 나타날 수 있다(Pillemer et al., 2016). 보건의료인은 휴식간호, 지지그룹, 교육 및 스트레스 관리와 같은 돌봄제공자의 지지 자원을 제공함으로써 중재를 할 수 있다(Pillemer et al., 2016).

학대의 징후는 우울증, 사회적 고립, 여러 곳에 멍이 듦, 설명하기 어려운 화상, 구축, 영양실조, 탈수, 추후 외래 방문 약속을 지키지 않음 등을 포함한다. 모든 돌봄제공자가 노인학대에 방심하지 말아야 하는데(USDHHS, 2016), 학대는 노인에 의해 보고되지 않을 수 있기 때문이다. 성인보호서비스로 의뢰하거나 다른 환경으로 이동시키는 것이 권장된다.

다중약물사용과 투약 오류

다중약물사용은 다른 종류의 만성 질환을 위해 처방된 여러 약물을 사용하는 것이다. 복용한 약물은 서로 상호작용을 나타내어 원하지 않는 부작용을 유발할 수 있다. 복잡한 약물사용 일정표(complex medication schedule)는 처방된 약물을 적절하게 복용하는 데 어려움을 겪는 노인을 도울 수 있다. 노인은 약 복용을 잊거나 사고로 중복복용을 할 수도 있는데, 이들은 독성이나 질병을 가져올 수 있다. 투약에 대한 모니터링은 국민건강증진계획 2030의 목표로 노인간호의 우선순위이다. 고령 노인에서 나타나는 기관의 기능저하는 신체에서 약물 배설을 지연시켜 독성으로 진전될 수도 있다(Halli-Tierney et al., 2019). 약용량과 효과는 신중하게 모니터링되어야 하고, 환자, 돌봄제공자, 보건의료인은 위험이 이점보다 큰 특정 약물 중단을 위해 약물 목록을 평가해야 한다.

거주지 변화

65세 이상 인구의 90%는 나이가 들어감에 따라 자신의 집에 머물기를 원하고 요양원이나 양로원 시설로 가는 것을 피한다. 미국에서 노인 인구가 증가함에 따라 '지역사회 계속 거주(aging in place)'의 움직임이 증가하고 있다. 지역사회 계속 거주는 연령, 소득 또는 능력 수준에 관계없이 자신의 집과 지역사회에서 안전하고 독립적이며 편안하게 살 수 있는 능력이다(USDHHS, 2020). 편안하게 생활하기 위해 집을 개조하는 것은 비용이 많이 들 수 있지만 자신의 집에서 안전하게 거주할 수 있도록 한다. 워커나 휠체어와 같은 이동 보조기구가 지나갈 수 있도록 출입구를 넓혀야 하며 문 손잡이는 문 레버로 교체해야 한다. 원활한 전환을 위해 외부 계단의 경사로 및 실내 문지방 경사로를 설치해야 한다. 싱크대, 식탁 높이 및 전자레인지는 앉은 자세로 사용하도록 낮추어야 한다. 샤워시설이 있는 욕조, 욕조 이동 벤치 또는 목욕 의자가 필요하며 안전 바, 높은 변기 및 욕실 문은 넘어질 경우 누군가가 욕실에 접근할 수 있도록 바깥쪽으로 열려야 한다. 미끄러운 바닥은 넘어질 수 있고, 사람들이 차가운 바닥에 깔개를 깔아 놓아 보행위험이 있을 수 있으므로 short-knap 카페트가 워커나 휠체어에 가장 적합하다. 조명은 밝아야 하지만 그림자나 눈부심이 없어야 하며 야간 조명이 유용하며 로커타입(rocker-type) 스위치여야 한다. 의료 경보 시스템은 필요할 때 모니터링과 지원을 제공한다. 스마트 홈 장치는 약물 알림 및 기타 다양한 자동화 기능을 위해 설정할 수 있다(AssistedLivingToday, 2020; Dengarden, 2019; TCPI, 2020; The Helping Home, 2019). 필요하기 전에 구입해 놓았다면 장기요양보험에서 가정간호 및 지원을 제공받을 수 있다. 일부 지역 사회에서는 보건의료인이 집에 있는 노인을 간호하고, 감독, 교육을 제공할 수 있다.

일부 시설은 최소한의 또는 중간 정도의 감독과 간호가 필요한 노인을 위해 주거 환경에서 생활 보조를 제공한다. 기억력 상실, 지남력 상실, 사회적 상황에서의 의사소통 및 기능 상실을 포함하는 알츠하이머병(Alzheimer disease)과 같은 인지 장애 및 기타 만성 질환은 목욕, 양치질, 옷 입기, 식사 같은 일상생활활동(activities of daily living, ADL)에 대한 완전한 의존으로 이어질 수 있다. 이는 장기요양시설 입소가 필요할 수도 있다(박스 14.3).

일부 요양원은 기본간호를 제공하고 다른 곳에서는 신체적, 레크리에이션 활동도 제공한다. 요양원 입소는 종종 독립성과 자신의 생활통제에 대한 포기를 요구하며, 많은 노인환자는 사적이지 못한 환경에 놓이게 된다. 요양원의 선택 요소들은 비용, 보험적용 범위, 의학적 서비스의 접근 가능성, 돌봄 철학, 직원, 사회적 서비스, 작업요법, 물리요법, 언어치료의 가능성 등이다(USDHHS, 2017). 일부 시설에서는 애완동물요법을 제공하는데 친구나 부양가족으로서 애완동물을 이용하는 것이다. 개방된 면회시간을 갖춘 집과 같이 깨끗한 환경, 영적간호와 시각적으로 즐거운 주변환경이 중요하다(박스 14.4).

박스 14.3 일상생활활동

지원 거주시설들은 청소, 세탁, 식사와 레크리에이션 활동을 도울 수 있다. 다음의 일상생활활동을 관리하는 능력은 독립적인 삶에서 필수적이다.

- 음식섭취
- 화장실 출입, 목욕과 몸단장
- 요리
- 장보기
- 약 복용

박스 14.4 거주지 변화에 대한 고려사항

- 건강관리와 사정에 대한 접근 가능성
- "내다버리기" 또는 도움을 받는 곳이라는 개인적 인식
- 환자의 재산에 대한 규제
- 허락된 개인 공간
- 특별한 요구의 조정
- 1인실 또는 다인실
- 반려동물 돌봄 실시, 거주 장소에 식물을 허락하기
- 동료 그룹의 활동
- 이용 가능한 재활 및 요법

8. 보건의료인의 역할

대부분의 노인들은 점진적인 노화과정을 다루기 위해 대처전략을 발전시키게 된다. 종종 환경의 작은 변화로 노인들의 기능에 대한 능력을 높일 수 있다. 예를 들어, 폐기능이 감소하고 고혈압이 있는 노인은 아파트 1층에서는 문제가 없지만 일상활동에서 계단을 올라가야 한다면 어려움을 겪게 된다.

가족의 상호작용을 관찰하는 것이 중요하다. 낙상의 두려움으로 휠체어나 와상 노인을 지나치게 움직이지 못하도록 제한하는 것을 주장하는 과보호적인 가족은 기능저하와 심리적 감퇴를 가져올 수 있는 의존성을 조장할 것이다. 노화의 변화에서는 노화율과 노화방법에 영향을 미치는 생리적, 심리적, 사회적, 경제적, 문화적 요인들이 포함된다.

노화에도 많은 긍정적인 측면이 있다. 노인들은 풍부한 경험, 전문가적 의견과 지혜를 다른 이들에게 제공할 수 있다. 조부모가 손자와의 관계를 통하여 제공할 수 있는 것은 자녀의 발달과 노인의 안녕에 매우 중요한 기여이다(그림 14.3). 고령 노인의 발달 과업에 대한 이해, 노인이 직면하는 생리적, 심리적 변화와 도전들을 알기 그리고 삶을 통제하거나 자율성을 유지하기 위한 고령 노인의 능력 부여는 노인간호의 초점이 된다(박스 14.5).

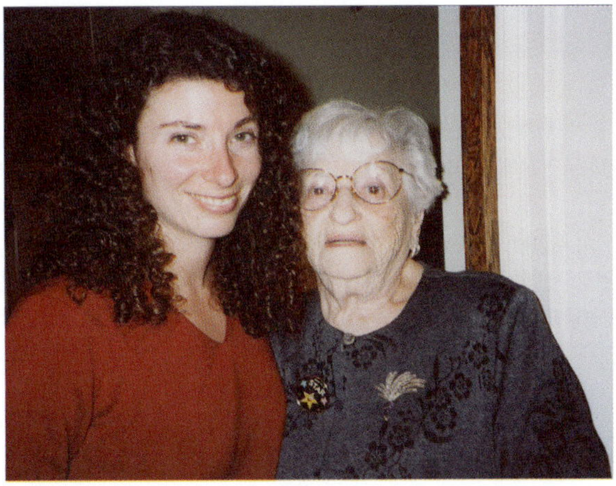

그림 14.3 친척이 100세 생일을 축하하기 위해 여성 노인을 방문하고 있다. 노인은 개인의 독립심을 가능하게 할 수 있는 거주 시설의 도움을 받을 수 있다. 노인의 집을 찾은 친구, 가족과 방문객은 노인의 경험, 지혜 및 고견을 접할 수 있다.

박스 14.5 고령 노인 간호 원리

- 자신감을 준다.
- 자아상을 높인다.
- 권한을 부여한다.
- 제공하기 쉬운 돌봄 방식에 대해 시범을 보인다.
- 가족을 포함한 사회적 지지체계를 구축한다.
- 적극적으로 경청한다.
- 영성, 희망, 신앙을 통합한다.
- 개별적 목표 설정을 돕는다.
- 운동과 영양을 확인한다.
- 건강에 대한 염려 사항을 추후 관리한다.

요점 정리

- 노쇠는 초기 노인, 중기 노인, 후기 노인으로 범주화된다.
- 고령 노인에서 생리적 변화는 전신에 영향을 미치지만 그 정도는 유전, 생활양식, 식이습관 그리고 사회적 지지에 좌우된다.
- 부동 대 소멸은 고령 노인이 직면해야 하는 주요 과업 혹은 도전이다.
- 노인이 참여할 수 있는 건강증진 활동들은 신체 운동, 균형 잡힌 영양, 예방적 건강유지(인플루엔자 백신주사 등)와 자신의 환경에 대한 안전성을 조정하기 등이다.
- 사랑받고 있으며 가치 있는 존재라는 지각의 필요성은 일생을 통해 지속되며 노인의 성적 요구를 충족시키는 것을 포함한다.
- 건강한 식이, 운동과 스트레스 관리를 포함한 생활양식의 조절은 수명을 연장시키는 현대 의학을 도울 수 있다.
- 노인학대는 노인을 신체적, 정신적, 사회적 혹은 재정적으로 방임하거나 혹사하는 것이다.
- 노인에게는 자택에서 살기, 가족과 함께 살기, 지원을 받는 아파트 혹은 숙련된 장기요양시설에 살기와 같이 다양한 거주에 대한 선택권이 있다.
- 일상생활활동에는 식사, 옷 입고 벗기, 세탁, 용변 및 의사소통을 독립적으로 수행하는 능력을 포함한다.
- 보건의료인은 노인의 일상적 과업을 충족시키는 데 있어 교육과 지침을 제공할 수 있다.

사례 연구

J씨는 84세의 아내와 함께 단독주택에 살고 있는 77세의 남성이다. J씨는 비교적 건강하고, 매우 활동적이며 건강하다. J씨의 아내는 최근 노쇠하고 있으며, 청각 및 시각 장애, 균형, 기억력, 영양상태에 문제가 있다. 체력과 활동수준이 매우 다르기 때문에 안전하게 노화를 보낼 수 있는 일들에는 어떤 것들이 있겠는가?

연습문제

1. 노화과정의 이론과 요약을 연결하시오.

이론	요약
자유기(free radicals)	
생체 시계(biological clock)	
면역이론(immune theory)	
소모이론(wear-and-theory)	

A. 세포에는 프로그램화된 수명이 있다. 수명이 다하면 분해되어 제거된다.
B. 시간이 지남에 따라 세포가 마모되거나 분해된다.
C. 분자 내의 이온은 나이가 들어감에 따라 더 자주 분리되고 다른 분자와 결합하여 산화 스트레스를 유발한다.
D. 노화된 면역 체계는 건강한 세포와 결함이 있는 세포를 구별할 수 없으므로 두 가지 유형을 모두 파괴한다.

2. 단어모음에 있는 단어들로 빈칸을 채우시오.

더 어렵게(harder)	더 적은(less)	더 큰(larger)	더 쉽게(easier)	감소한(reduced)
얻다(gains)	증가한(increased)	더 작은(smaller)	더 많은(more)	작아진다(loses)

늑골과 연골은 1.________ 굳어져 호흡근이 작용하는 것을 2.________. 노화로 인한 골다공증과 척추 높이의 3.________ 인해 흉강이 4.________. 폐조직의 탄력성 5.________ 폐활량이 6.________. 폐표면이 7.________ 산소 교환을 힘들게 한다.

3. 용어를 정의와 연결시키시오.

용어	정의
노인차별(ageism)	
녹내장(glaucoma)	
위축(atrophy)	
노쇠(senescence)	
세포소멸(apoptosis)	
분리(disengagement)	

A. 노인에 대한 편견과 차별적 행위
B. 크기 감소
C. 몸이 늙고 약해지기 시작하는 시기
D. 시신경 위축 및 안압 상승
E. 사회적 접촉에서 위축되고 독립을 포기하는 과정
F. 세포막이 파괴되어 세포가 사멸

4. 신장 및 방광의 연령 관련 변화는 다음과 같은 결과를 초래할 수 있다(해당 항목 모두 선택).

A. 여과율 감소와 혈류의 독소 침착
B. 드문 배뇨로 방광용적 증가
C. 전립선 비대증이 있는 남성의 요정체
D. 요실금 혹은 활동 중에 소변 누출

5. Ms. P.는 82세 여성이다. 그녀는 최근 체중이 빠져 의사와 체중감소에 대해 이야기를 나눴을 때, "예전처럼 음식이 맛있지 않다."고 말했다. Ms. P의 진술에서 연령 관련 변화는 무엇인지 모두 고르시오.

A. 나이가 들면서 혀 표면의 미뢰는 증가하지만 민감도가 변화한다.
B. 나이가 들수록 침의 양이 많아져 맛이 묽어진다.
C. 미뢰는 나이가 들면서 쓴맛에 더 민감하게 변한다.
D. 나이가 들면서 후각이 저하되어 식욕이 감퇴된다.
E. 미뢰는 나이가 들면서 염분에 대한 감각에 더 민감하게 변화한다.
F. 소화효소 감소로 식욕부진 및 소화장애를 일으킨다.

CHAPTER 15

생애 말기

Planning for the End of Life

개요

생애주기의 일부로서 죽음

죽음의 징후와 증상

죽음의 과정

- 임종 환자의 심리적 반응
- 죽음 과정과 관련된 가족의 행동
- 임종 환자를 위한 응급 간호
- 완화 의료와 호스피스

윤리적 · 법적 문제

- 사전연명의료의향서
  - *건강관리 영구 위임장*
  - *생전 유언*
  - *소생술 금지*
  - *의사의 연명의료계획서*
- 조력자살과 안락사

생애말기돌봄에서 보건의료인의 역할

죽음과 임종에 대한 아동의 개념

- 죽어 가는 아동
- 발달 단계별 죽음과 임종에 대한 개념
  - *유아*
  - *학령전기 아동*
  - *학령기 아동*
  - *청소년*

사후 신체적 간호

학습목표

1. 죽음에 직면한 환자의 애도과정을 기술한다.
2. 죽음 과정의 단계를 나열한다.
3. 죽음 과정과 관련된 행동에 대해 논의한다.
4. 호스피스 완화 의료의 철학을 기술한다.
5. 아동의 관점에서 삶의 질을 정의한다.
6. 임종 환자 권리장전(Dying Person's Bill of Rights)을 요약한다.
7. 임종 환자 가족의 반응과 욕구에 대해 논의한다.
8. 말기 간호와 관련된 윤리적 법적 쟁점들을 검토한다.
9. 말기 간호에서 보건의료인의 역할을 진술한다.
10. 말기 간호와 관련된 세 가지 문화적 실무를 진술한다.
11. 아동의 죽음과 임종에 대한 개념의 발달을 기술한다.
12. 성인과 아동을 위한 말기 간호의 유사점과 차이점을 논의한다.
13. 죽음이 임박했음을 나타내는 징후들을 나열한다.

주요용어

사전연명의료의향서 advance health-care directives (AHCDs)
조력자살 assisted suicide
문화적 역량 cultural competence
건강관리 영구 위임장 durable power of attorney for health care
안락사 euthanasia
호스피스 케어 hospice care
사전동의 informed consent
완화 의료 palliative care
의사의 연명의료계획서 Physician's Order for Life-Sustaining Treatment (POLST)
사망 공포증 thanatophobia
치료적 의사소통 therapeutic communication
치료적 함께함 therapeutic presence

1. 생애주기의 일부로서 죽음

죽음은 삶의 정상적인 한 부분이다. 대부분의 노인들은 생전 유언장이나 사전연명의료의향서의 작성, 혹은 묘지를 매입하는 등 장례식을 계획하며 죽음을 준비한다. 하지만 죽음 자체와 확연히 다른 죽음의 과정을 감정적으로 준비하는 사람은 거의 없다.

죽음에 관해 생각하는 대부분의 사람은 죽음이 노인과 관계있다고 생각하지만, 죽음은 노인에게만 해당되는 특별한 것이 아니다. 갑작스럽고 예상치 못한 젊은이들의 죽음은 살아 있는 사람들에게 다른 감정과 행동을 일으킨다. 죽음을 낯선 사람들에게 둘러싸인 급성치료병원에서 맞이할 수도 있고, 가족과 익숙한 돌봄제공자들(caregivers)이 있는 집이나 요양원의 병실에서 맞이할 수도 있다.

문화적 고려사항

생애 말기(end of life, EOL)라고 불리는 임종 환자의 간호는 보건의료인에 의해 다루어져야 하는 윤리적, 법적, 종교적, 문화적 책임을 포함한다.

죽어 가는 환자나 고통스러워하는 가족에게 정확하게 무엇을 해 주어야 할지는 특정한 기술이나 절차로는 설명할 수 없다. 환자와 가족의 요구를 충족시키기 위해서 융통성 있는 접근이 필요하다. 때로는 의료팀이 곁에 있어 주는 것만으로 지지가 될 때도 있다. 환자와 가족의 곁에 머물러 주거나, 손을 잡아 주고 감정이나 슬픔을 표현할 수 있도록 돕는 것이 힘이 될 수도 있다. 이것을 치료적 함께함(therapeutic presence)이라고 한다.

생애주기 고려사항

보건의료인은 환자와 가족의 소원, 종교적 · 문화적 요구 그리고 법적 · 윤리적 프로토콜을 이해해야 한다(죽음과 관련된 문화적 고려는 3장 참조). 하나의 단위로서 가족의 영적 · 심리적 요구는 신체적 · 사회적 요구 못지않게 중요하다. 삶의 만족과 영성은 죽음 불안 감소와 관련이 있는 것으로 나타났다(Renz et al., 2018; Taghiabadi et al., 2017). 대부분의 간호 계획은 제공된 간호의 긍정적 결과에 초점을 두고 있지만, 이것이 말기 간호의 목표는 아니다. 존엄한 죽음을 맞이하도록 하는 것은 생을 마감하는 데 있어 수준 높은 과정이다. 통증을 감소시키고, 안위를 증진시키며, 스트레스를 완화시키는 것은 임종 환자와 가족들을 위한 간호의 긍정적인 결과이다.

2. 죽음의 징후와 증상

가족은 죽음이 임박함을 보여주는 증상에 대비해야 하고(박스 15.1), 이러한 정보들에 대해 서로 이야기를 나누어야 한다. 비록 예견된 죽음이라고 할지라도 실제로 죽음을 맞이한다는 것은 대부분의 가족들에게 큰 충격을 안겨 줄 수 있다. 말기 간호와 관련된 자원들은 American Psychological Association (2020) End of Life Issues and Care 웹사이트(https://www.apa.org/pi/aging/programs/eol.)에서 찾아볼 수 있다.

박스 15.1 임박한 죽음의 흔한 징후

- 쇠약감 증가, 부동
- 체중 감소
- 식욕부진
- 장과 방광의 조절 상실
- 주변인식기능 저하*
- 땀, 발한
- 폐울혈[성긴 꼬르륵거리는 소리(loose gurgling sound), 이것은 임종 환자가 내는 소리라고 함]
- 변화된 호흡 양상(무호흡, 흔히 체인-스토크스 호흡이라고 함)
- 소변량 감소
- 느린 맥박
- 차고 축축한 사지
- 이완되고 열린 턱

* 잠을 자거나 혼수상태에 있다고 하더라도 청각은 마지막까지 남아 있는 감각기관이다. 가족과 간호제공자들은 임종 환자에게 계속해서 말을 걸어 주는 것이 필요하다.

3. 죽음의 과정

죽음의 과정은 심리적이며 생리적인 것이다. 심리적 죽음은 환자가 말기 질환이라는 진단을 받는 순간부터 시작된다. 때때로 배우자의 죽음이나 동료의 죽음은 자신의 죽음이 가까이 있다는 것을 깨닫게 해준다. 예를 들어, 노인은 자신이 자기 또래에서 유일하게 살아 있는 사람이라는 사실을 깨달을 때, 다가올 자신의 죽음을 직면하기 시작한다. 생리적 죽음은 신체기능의 저하될 때 시작된다.

1) 임종 환자의 심리적 반응

생애주기의 한 부분으로서 죽음은 과업과 반응을 동반한다. 죽음에 직면한 대부분의 사람들은 애도 과정을 겪는다(표 15.1). 이 과정의 처음 단계는 믿기지 않음이다(예: "나한테 이런 일이 일어날

표 15.1 죽음의 단계와 행동

단계	행동
부정 : "이것은 사실일 리 없어."	충격, 마비
분노 : "왜 하필 나야?"	와해 행동, 혼돈
협상 : 신과 협상하기	불안, 갈등, 혼란
우울 : 상실감	위축, 죄책감, 슬픔
수용 : "시간이 다 되었다."	취약성

출처 : Kübler-Ross E: On death and dying, New York, 1969, Macmillan; Kinney M, et al, editors: *AACN's clinical reference for critical care nursing*, ed 4, St Louis, 1996, Mosby; Stroebe H, Hansson R, Stroebe W, Schut H: *Handbook of bereavement research: consequences, coping and care*, Washington D.C., 2001, American Psychological Association.

수 없어."). 이 단계는 종종 울음과 슬픔을 동반하며, 그것은 죽음 후에 남겨질 것들, 놓치게 될 미래의 중요한 일들 그리고 관계나 활동에 있어 이루지 못할 기회들에 관한 것이다. 이 슬픔의 과정은 임상적 우울보다 먼저 올 수도 있고 아닐 수도 있다. 생애 말기에 대한 정상적인 슬픔은 일상적 활동을 위해 도움을 받아야 하는 일이 증가하거나 상태가 악화될 때 더 심해질 수 있다. 독립성을 잃어가는 상황은 슬픔 단계로 들어가는 촉발 요인이 되기도 한다.

장애와 의존성이 증가하면서 환자는 자신감을 상실하게 되고 신체상에 대해 염려하게 한다.

애도 과정(grief process)은 호스피스 완화의료팀의 노력으로 지지해 주어야 한다. 죽음의 과정에 대한 반응은 각 사람마다 다르며, 의료팀은 환자의 존엄성과 바람을 존중하며 지지해야 한다(Oates & Maani, 2020).

좋은 사회적 지지 체계는 죽음을 앞둔 환자가 애도 과정을 준비하는 것을 도울 수 있다. 보건의료인은 환자가 애도 단계를 이해하고 받아들이며, 지지체계를 가동시키고 대처 전략을 사용함으로써 죽음을 준비하는 것을 도울 수 있다. 치료적 함께함이란 환자나 가족과 함께 있어 주고 지지와 안위를 제공해주는 것이다. 치료적 의사소통(therapeutic communication)은 환자의 감정적 폭발이나 분노의 표현을 이해하고 환자가 감정을 말로 표현할 수 있도록 격려하는 것을 의미한다. 또한, 마음을 안정시키는 격려의 말을 전하는 것도 도움이 된다. 보건의료인은 지속적으로 가족과 의사소통하고 애도의 단계와 관련 행동들에 대해 설명해 주어야 한다. 환자와 함께 가족이나 과거의 성취와 살아온 삶에 대해서 이야기를 나누는 것 역시 도움이 될 수 있다(Coyle et al., 2015).

죽음을 직면한 환자들이 경험할 수 있는 일반적인 두려움을 확인하고 그 두려움을 완화시키기 위해 노력함으로써 우울해지는 것을 막을 수 있다. 가족과 의료진의 치료적 함께함은 포기에 대한 두려움을 줄여줄 수 있고, 환자와 가족을 교육하고 지지함으로써 미지의 세계에 대한 두려움을 감소시킬 수 있다. 간단한 이완 요법도 종종 도움이 된다. 간호 계획과정에서 얻은 영적 배경에 대한 정보는 개별화된 간호(individualized care)를 제공할 때 도움이 될 수 있는 영적 · 문화적 요구와 관례에 대한 사정을 가능케 한다. 환자와 가족과 친밀하게 일하는 다학제적 보건의료인은 평화롭고 존엄한 죽음을 맞이하도록 도울 수 있다.

어떤 환자들은 퀴블러 로스(Kübler-Ross)가 제시한 단계들을 거치지 않을 수도 있고, 거부 이후의 단계를 전혀 거치지 않을 수도 있다(표 15.1). 어떤 사람들은 죽음을 향해 가는 여정에서 때로는 이전 단계로 되돌아가기도 한다. 어떤 단계에서도 희망을 포기할 필요는 없다. 어떤 사람들은 말기로 진단받고 삶의 의지를 잃기도 하는 반면, 다른 사람들은 가능한 한 더 충만한 삶을 살기로 결심하기도 한다. 죽음의 과정에 대한 기준은 없다.

2) 죽음 과정과 관련된 가족의 행동

가족은 사랑하는 사람이 죽어 갈 때 다양한 반응을 보인다. 여러 가지 측면에서 이러한 행동들은 임종 환자의 반응과 비슷하며, 이를 인정하고 받아들여야 한다. 보건의료인들은 가족들의 요구를 사정함으로써 그들을 가장 잘 도와줄 수 있다. 준비와 교육은 가족들이 처해 있는 상황에 대처하도록 돕는 열쇠이다.

두 가지 특유의 행동, 즉 무력감과 죄책감을 빨리 알아차려야 한다. 그리고 적절한 중재를 가능한 한 빨리 제공하여야 한다. 무력감을 감소시키기 위해 보건의료인은 가족들에게 임종 과정에 대해 교육하고 정보를 제공해야 한다. 또한 가족들이 환자를 세수시키고 베개를 받쳐주거나 그들이 사랑하는 사람의 손을 잡을 수 있도록 침대 곁에 그냥 앉아 있도록 하는 등 간호 제공 시 돕도록 허용하는 것이 좋다.

죄책감은 보건의료인이 다루기에 훨씬 더 어려운 문제이다. 종종 환자가 있는 병원 환경은 가족이 경험하는 죄책감의 정도를 결정한다. 예를 들어, 환자가 중환자실에 있다면 가족들은 기계들에 압도당할 뿐만 아니라 환자를 살리기 위해 필요한 침습적 시술에 대해 이차적인 죄책감을 느낄 수도 있다. 대부분의 경우 가족들은 죄책감으로 인해 치료 결과나 죽어 가는 환자가 견뎌야 하는 고통의 정도에 상관없이 가능한 모든 치료를 하자고 주장하기도 한다. 그러므로, 임종 환자를 위한 보다 개별화되고 적절한 치료와 간호 계획을 수행하기 위해서 가족의 죄책감을 해결하는 것이 중요하다(American Cancer Society, n.d.).

죽음과 관련된 통증은 대부분의 사람들이 느끼는 공통적인 두려움인 것 같다. 많은 사람은 "죽음이 빠르고 통증이 없었으면 좋겠어요."라고 한다. 임종 환자들을 가능한 한 편안하게 해 주기 위해 통증을 완화시키는 다양한 방법을 사용할 수 있다. 이 방법들은 마사지, 체위 변경, 아로마 오일과 초, 지압, 침술, 허브 및 비마약성 또는 마약 진통제 등 그 범위가 다양하다. 목표는 임종 환자가 못다 한 일들을 다 마무리할 수 있도록 도우면서 통증을 최대한 경감시키는 것이다(Zeng et al., 2018).

가족, 친구 그리고 때로는 보건의료인도 임종 환자에게 무슨 말을 해야 하는지에 대한 조언을 구할 수도 있다. 사람들은 종종 말실수하는 것에 대한 두려움 때문에 임종 환자의 병상에서 가까이 가는 것을 꺼리기도 한다. 그로 인해 환자의 요구가 충족되지 못하기도 한다(가족들의 요구도 충족되지 않는다). 표 15.2는 해야 할 말과 하지 말아야 할 말, 즉 치료적 의사소통에 관한 몇 가지 예시를 제시하고 있다.

표 15.2 치료적 의사소통

해야 할 말(치료적인 말)	해서는 안 되는 말(비치료적인 말)
"당신의 기분이 어떤지 말해주세요."	"당신은 가족을 위해 강해져야 해요."
"울어도 괜찮아요."	"울지 마세요."
"고통스러운 기억을 떠올리는 것 같군요."	"그건 하나님(신)의 뜻입니다."
"얘기하고 싶다면 제가 여기 있을게요."	"통증이 곧 나아질 거예요."

문화적 고려사항

말기 환자 간호와 관련된 가족의 행동은 가족의 문화적 신념과 관행에 의해 부분적으로 영향을 받을 수 있다. 보건의료인들은 반드시 문화적으로 능숙해야 한다. 즉, 그들은 다른 사람의 문화적 관습을 인식하고 비판하지 않는 태도로 그들의 관례를 수용해야 한다. 문화적 역량(cultural competence)은 문화에 대한 인식, 다양한 문화적 관례에 대한 지식, 환자 치료 계획에 문화적 신념을 통합하는 기술 그리고 다양한 문화를 가진 사람과의 경험을 통해 개발될 수 있다. 보건의료 교육의 한 부분에서도 다양한 환자와 동료의 만남을 포함하고 있다. 문화가 사고, 언어, 상징적 유물(예: 팔찌나 부적), 특정 전통, 관습, 의식을 반영하는 행동에 영향을 미치고 있다는 사실을 이해하는 것은 보건의료인이 특정 문화 공동체의 행동과 관행을 이해하는 데 도움이 된다(Giger & Haddad, 2020).

문화와 건강관리는 상호적이다. 문화는 질병, 영양, 건강관리, 보건의료인들에 대한 개인의 태도에 영향을 미친다. 문화적 사정과 배경은 환자 치료 계획의 중요한 부분이다. 가족을 위한 간호 계획은 특히 말기환자 간호와 관련된 더 복잡한 문화적 사정을 용이하게 해줄 수 있다. 정확한 의사소통을 위해 언제든지 통역사들을 활용할 수 있도록 해주어야 한다.

3) 임종 환자를 위한 응급 간호

지난 수십 년 동안 의료 분야는 병들고, 다치고, 죽어가는 사람들을 돌보는 능력에서 긍정적인 변화를 가져왔다. 이제 보건의료인들은 새로운 기술의 발전으로 인해 재태 기간이 매우 짧은 미숙아를 돌볼 수 있게 되었다. 죽음 직전의 환자들도 끝없는 생명연장을 할 수 있게 되었다. 그러나 현대의학 기술로도 더 이상 생명을 유지하지 못하는 경우가 있다. 보통 이때 의사는 가족들에게 여러 선택지와 가능한 결과에 대해 알려준다. 가능한 선택지들은 산소호흡기, 심장을 뛰게 하고 혈압을 유지할 수 있는 약물을 투여하는 정맥 내 주사, 심폐소생술이다. 또 다른 대안은 생명유지 장치를 제거하고 진정과 통증 완화를 위한 약물 외에 모든 투약을 중단하는 것이다. 이 시간은 힘든 시간이 될 수 있으며, 특히 가족의 죽음을 처음으로 겪는 가족들에게는 더욱 그렇다. 심각한 상황이 닥치기 전에 이러한 이야기를 나눌 수 있다는 것은 환자와 가족 모두에게 선물과 같은 것이다(USDHHS, 2020). 임종 환자의 권리장전은 박스 15.2에 요약되어 있다.

박스 15.2 임종 환자의 권리장전

- 나는 내가 죽는 날까지 살아 있는 인간으로 대우받을 권리가 있다.
- 바라는 것이 나는 희망을 유지할 권리가 있다.
- 바라는 것이 바뀔 수는 있지만, 나는 희망을 유지하는 사람들의 돌봄을 받을 권리가 있다.
- 나는 다가오는 나의 죽음에 대해 나의 느낌과 감정을 표현할 권리가 있다.
- 나는 나를 위한 돌봄과 관련된 의사결정에 참여할 권리가 있다.
- 나는 돌봄의 목적이 '치료'에서 '안위'로 바뀌어야 하는 때가 오더라도 지속적인 의학과 간호학적인 관심을 기대할 권리가 있다.
- 나는 홀로 죽지 않을 권리가 있다.
- 나는 통증으로부터 해방될 권리가 있다.
- 나는 나의 질문에 대해 정직한 대답을 들을 권리가 있다.

박스 15.2 임종 환자의 권리장전(계속)

- 나는 기만당하지 않을 권리가 있다.
- 나는 나의 죽음을 수용하는 데 있어 나의 가족을 위해서, 가족으로부터 도움을 받을 권리가 있다.
- 나는 평화롭게 존엄성을 지닌 채 죽을 권리가 있다.
- 나는 다른 이들의 신념에 반대되는 나의 결정에 대해 판단받지 않고 나의 개별성을 유지할 권리가 있다.
- 나는 다른 이들에게 무엇을 의미하든 나의 신앙과 영적 경험을 충족시키고 논의할 권리가 있다.
- 나는 인간 육체의 신성함이 임종 후에도 존중 받을 것이라는 것을 기대할 권리가 있다.
- 나는 내가 죽음에 직면하도록 돕는 데 만족을 느끼며 나의 요구를 이해하는 데 민감하고 지각이 있는 사람에 의해 돌봄을 받을 권리가 있다.

출처 : the workshop "The Terminally Ill Patient and the Helping Person," sponsored by the Southwestern Michigan In-Service Education Council and conducted by Amelia J. Barbus, Associate Professor of Nursing, Wayne State University, 1975. From Barbus A. (1975). The dying patient's bill of rights, American Journal of Nursing 75, 99.

4) 완화 의료와 호스피스

죽음이 인간 현실의 일부라는 점은 잘 받아들여지지만 임종 과정에는 불평등이 만연할 수 있다. 연구에 따르면 임종 과정에서 수반되는 두 가지 가장 공통적인 두려움은 고통에 대한 두려움과 가족에게 부담이 되는 것에 대한 두려움이다(Timm, 2020). 죽어 가는 환자와 그 가족들에게 친절하고 능숙한 간호를 제공하는 것은 어려운 일이다. WHO는 완화 의료(palliative care)를 "생명의 위협이 되는 질병에 직면한 환자와 그 가족들의 삶의 질을 개선하는 접근방법이며, 통증과 신체적, 심리적 및 영적인 다른 문제들을 조기에 발견하고, 완벽한 사정과 치료를 통해 고통을 예방하고 완화하는 것"이라고 정의한다(WHO, 2020). 완화 의료는 중증질환이나 생명에 위협이 되는 질환을 갖고 있는 사람들의 삶의 질을 높이기 위해 전인적인 치료를 제공한다. 완화 의료는 질병 과정 중 어느 시점, 어떠한 의료환경에서도 접근 가능할 수 있고, 진단, 치료, 추적관찰 및 임종을 맞이하는 중에 어느 시기에나 적용할 수 있다. 이는 신체적 증상, 정서적 · 영적 필요, 돌보는 사람을 위한 지원 그리고 보험, 법적 우려사항 또는 직장의 문제와 같은 실제적인 필요에 집중한다(National Institutes of Health, 2020). 목표는 환자와 그 가족들이 가능한 한 최상의 삶의 질을 누리게 하는 것이다(National Institutes of Health, 2020).

호스피스 케어(hospice care)는 기대수명이 6개월 이하인 환자와 그 가족들에게 편안함을 제공하는 완화 의료의 개념이다. 호스피스에서는 증상완화를 실시하기도 하지만 치료 목적은 없고, 환자들은 호스피스 간호를 받는 동안 적극적인 치료를 하지 않는다는 것을 알고 있다. 환자의 필요에 따라, 그리고 죽음이 임박해 있고 정상적인 과정이라는 믿음에 근거하여 정서적, 영적 및 신체적 지원이 제공된다. 호스피스 의료진들은 사별 기간 전체에 걸쳐 유가족들을 돕기도 한다. 이 프로그램은 임종 환자의 충족되지 않는 요구에 대한 인식이 증가됨에 따라 그에 대한 해결책으로 영국에서 유래되었다. 호스피스 계획은 죽음이 정상적인 삶의 과정의 일부라는 철학에 기반을 두고 있다. 임종 환자의 신체적, 심리적, 영적 및 사회적 필요를 채워준다. 호스피스 프로그램은 1974년 미국

동부에서 시작되었고, 1982년에는 메디케어(Medicare)에서 보장하게 되었다.

호스피스 케어가 이루어지는 곳은 가정이나 장기간호시설 등 다양하다. 투약의 목적은 치유목적보다는 통증과 불편감을 완화시켜 주는 것이다. 호스피스 완화 의료 프로그램은 다학제적팀과의 연계를 통해 의사와 간호사를 중심으로 포괄적인 환자중심의 간호를 제공한다. 호스피스를 위하여 보험회사, 재향군인, 혜택 서비스, 의료보험/의료보장에서 비용을 지불하거나 개인이 비용을 부담한다. 호스피스 케어를 받을 수 있는 자격요건은 사용되는 재원의 규정에 의해 제한될 수 있다.

4. 윤리적 · 법적 문제

법적 문제는 법에 근거를 두는 반면, 죽음과 관련된 윤리적 문제는 가치관, 문화, 종교에 의해 영향을 받는다. 보건의료인들은 법에 대해 잘 알아야 하고, 환자와 가족의 문화적 요구를 인식해야 하며, 가족들이 선택할 수 있는 대안과 각 대안의 결과들을 잘 인식할 수 있도록 해야 한다. 사전동의(informed consent)는 개인의 존엄성과 권리 그리고 그들 자신과 그들이 받을 의료에 대해 의사결정을 내릴 수 있는 권리를 존중하는 데 기반한다.

케네디 윤리연구소는 1971년 워싱턴 D.C.에 설립되었다. 이 연구소는 법(공식 규칙)과 윤리(비공식 규칙) 및 생명윤리(의료 규정 및 연구)를 다루고 있다. 1978년에 설립된 의료와 연구 윤리 문제 연구를 위한 대통령 자문위원회(President Commission for the Study of Ethical Problems in Medicine and Research)는 보건의료체계의 문제점을 보고했다. 여기서 생애 말기와 관련된 주요 내용들, 즉 연명 의료 결정, 장기기증에 대한 동의, 의사결정하기 어려운 환자(incompetent patient)의 권리 등에 관해 연구하였다. 그 결과 사전동의, 사전의료의향서(advance directives), 건강관리 영구 위임장이 만들어졌다.

1) 사전연명의료의향서

사전연명의료의향서(advance health−care directives, AHCDs)는 환자가 죽음이 임박하거나 의사소통을 할 수 없을 때 사용하는 소생 방법의 정도나 결정에 관한 환자의 뜻을 의료진과 가족에게 알리기 위해 사용된다. 미국 의회는 1990년 Omnibus Budget Reconciliation 법의 일부로서 환자자기결정권에 관한 법(Patient Self−Determination Act)을 통과시켰다. 이 법은 1991년 12월에 발효되었다(U.S. Public Law 101−508). 환자자기결정권 법률에 의해 응급치료기관이나 장기요양시설에 입원하는 환자들에게 사전연명의료의향서 시행 여부를 확인해야 한다. 환자들이 사전연명의료의향서를 갖고 있지 않다면 병원당국은 환자가 입원할 때 사전연명의료의향서에 대해 소개하고 (1) 사전연명의료의향서를 명시할 수 있는 권리와 (2) 어떠한 의학적 치료를 받아들이거나 거부할 권리가 있음을 고지해야 한다.

아프거나 입원을 앞둔 상황에서 사전연명의료의향서를 작성하는 것은 심각한 문제점이 있다.

대부분의 환자는 응급상황이나 위기상황에서 병원에 입원하게 된다. 이러한 상황은 일반적으로 신체적 · 정서적 스트레스 상황이며, 치료 약물이 환자의 감각이나 사고를 둔화시켜 합리적이고 명확한 판단을 하는 것을 방해할 수 있다. 따라서 환자가 심각하게 아프기 전에 미리 사전연명의료의향서를 작성하고 서명해 둠으로써 위기상황에 처한 가족 구성원이 어려운 결정을 해야 하는 부담을 줄여 줄 수 있다. 심각한 질병이 발생하기 전에 의료진과 함께 사전연명의료의향서의 대략적인 개요에 대해 이야기를 나누는 것 또한 중요하다. 긴밀한 의사소통을 위해 작성한 사전연명의료의향서는 가족, 주치의, 지역 병원 파일에 보관해야 하며, 집에서 눈에 띄는 곳에 게시하여 응급의료진이 쉽게 찾을 수 있도록 하여야 한다(Scholten et al., 2018).

건강관리 영구 위임장

건강관리 영구 위임장(durable power of attorney for health care, DPOH)은 의료의사결정권을 환자가 지정한 사람에게 주는 일종의 사전지시서이다. 이는 환자가 의사소통을 할 수 없을 때 사용하는 것이므로 반드시 환자의 정상활동능력이 상실되기 전에 작성하고 서명해야 한다. 건강관리 영구 위임장에 따라 법적으로 치료 동의서에 서명할 수 있다. 이 위임장은 지정한 대리인에게 금융거래 결정권을 주는 일반적 영구 위임장과 혼동해서는 안 된다. 이 두 가지 유형의 위임장의 책임은 위임인의 사망과 함께 종료된다(Legalzoom, 2020).

생전 유언

생전 유언(living will)은 일반적으로 환자가 말기 질환에 걸리거나 정상활동능력을 상실하기 전에 작성된다. 이것은 생애 말기 치료에 대한 환자의 뜻을 진술한다. 미국의 각 주마다 생전 유언을 인정하는 것에 관하여 다양한 견해를 보이고 있지만, 일상적인 가족회의에서 이루어진 진술보다는 문서로 된 경우 효력을 가지며, 보통 생전 유언은 법원에서 존중하고 인정한다.

소생술 금지

소생술 금지(do not resuscitate order, DNR)는 환자의 생전 유언이나 건강관리 영구 위임장에 근거하여 의사만이 작성할 수 있다. 소생술 금지란 환자의 호흡이 정지되거나 심박동이 멈추었을 때(예: 심장이 수축하지 않거나 심전도 곡선이 거의 없는 경우) 심폐소생술과 같은 적극적 방법을 시도하지 않음을 의미한다.

의사의 연명의료계획서

의사의 연명의료계획서(Physician's Order for Life-Sustaining Treatment, POLST)는 의사가 환자와 대화하는 동안 작성한 문서로서, 진단, 예후 및 치료 목적에 따라 환자가 즉각적으로 받기 원하는 구체적 치료법을 설명하는 의사의 계획서에 해당된다. 이 문서는 잦은 입원과 생명이 위험한 임상적 상황이 발생할 가능성이 높은 상태에 있는 환자들에게 적절하다. 이는 DNR 지시서보다 더 자세하고 구체적이며, 해당 환자가 치료받는 장소와 관계없이 해당 지시는 반드시 따라야 한다. POLST의 구체적 내용은 각 주마다 다르다(Everplans, 2020).

2) 조력자살과 안락사

자살은 자신의 생명을 스스로 빼앗아 가는 것이다. 조력자살(assisted suicide)이란 환자 이외의 다른 사람이 자살을 돕는 행동을 말한다. 안락사(euthanasia)라는 단어는 그리스어인 eu(좋은)과 thanatos(죽음)에서 비롯되었다. 이것은 죽음에 이르게 하는 의도적 행위(예: 독극물 주사)를 하는 것이다. 조력자살과 안락사 모두 지난 수년 동안 법정에서 법적, 도덕적, 윤리적 문제가 되어 왔으며, 아직까지 논란이 많다. 현재, 9개 주에서 의사에 의해 행해지는 조력자살이 합법화되어 있다: 캘리포니아, 콜로라도, 하와이, 메인, 뉴저지, 오리건, 버몬트, 워싱턴, 콜롬비아 특별구. 몬타나 주는 법원 판결을 통해 의사에 의한 조력자살을 합법화하였다. 네덜란드, 독일, 스위스, 벨기에, 핀란드, 캐나다와 룩셈부르크는 의사에 의한 조력자살을 허용하고 있으며, 이들 중 일부는 적극적인 안락사를 일부 허용하고 있다(ProCon, 2020).

보건의료인들은 종종 환자나 가족들로부터 환자의 임종을 앞당겨 달라는 요청을 받을 수 있다. 조력자살과 안락사에 관한 논쟁의 핵심은 말기 완화의료가 효과적으로 통증을 줄여줄 수 있다면 조력자살이나 안락사에 대한 필요가 줄어들 수 있다는 점이다.

5. 생애말기돌봄에서 보건의료인의 역할

보건의료인은 반드시 죽음의 과정을 이해하고 환자와 가족들에게 지지와 공감을 제공하며, 가족들이 대안과 지원 자원들을 인식하고 관리할 수 있도록 도와야 한다. 간호에 있어 전문 실무의 기준은 호스피스완화간호사협회, 미국간호사협회와 국립 호스피스 완화 의료기관에 의해 공동으로 개발되었다. 생애말기돌봄(end of life care)에서 간호사와 보건의료인의 역할은 다음과 같다.

- 환자와 가족을 대상으로 진단에 대해 교육을 확실하게 한다.
- 치료에 관한 모든 가능한 옵션을 명확하게 제공한 후 사전동의를 받았는지 확인한다.
- 환자와 가족의 문화와 개인적 바람이 존중되었는지를 확인한다.
- 죽음이 임박하거나 발생한 경우 다학제적 의료팀과 의사소통한다.

6. 죽음과 임종에 대한 아동의 개념

아동의 죽음에 대한 이해는 종종 학교에서 식물과 동물의 삶의 과정에서 처음 배우게 된다. 학생들은 사회학 수업에서 장례식과 매장에 대한 문화적 · 종교적 관습에 대해 토론한다. 대중매체는 유명 인사의 삶과 죽음을 다룬다. 고등학생들은 죽을 권리나 죽음의 최종 운명에 관한 보고서를 작성하는 과제를 받기도 한다.

보건의료인들은 부모를 통하여 아이들이 죽음에 대한 긍정적인 태도를 가지고 완전히 이해할 수 있도록 도울 수 있다. 식물, 동물 또는 영화에 나오는 인물들을 사용하여 일상에서 상실에 관한 경험에 대해 이야기를 나눔으로써 위협적이지 않은 방법으로 죽음에 관해 토론할 기회를 가질 수 있다. 많은 아동 도서가 연령에 적합한 수준에서 죽음의 개념을 소개하고 있다. 아이들이 죽음과 애도에 관해 이해할 수 있도록 돕는 책들은 Scholastic Books 웹사이트에서 찾아볼 수 있다: https://www.scholastic.com/parents/books-and-reading/raise-a-reader-blog/7-touching-books-to-help-kids-understand-death-and-grief.html.

죽음이 언제 닥쳐오든지 죽음을 이해하고 다룰 수 있도록 아동을 준비시키기 위해서 삶과 죽음에 대해 토론하는 것은 성장발달 경험의 한 부분으로 받아들여야 한다. 죽음에 대한 이해가 피아제의 인지발달 단계(5장 참조)와 밀접하게 관련이 있기는 하지만, 죽음에 대한 개념에 대해 종종 가정, 학교, 교회에서 듣고 이야기를 나눔으로써 영향을 받게 된다. 아동들은 대개 애완동물이 죽었을 때 죽음에 관한 첫 경험을 하게 된다. 아이에게 애완동물이 잠을 자고 있는 것이라고 말을 하는 것은 아이의 죽음에 대한 이해를 돕는 것이 아니며, 아이는 잠자는 것을 두려워하게 될 수도 있다. 아동은 조부모가 세상을 떠나게 되면서 사람의 죽음을 처음 경험하게 된다. 죽음을 숨겨서는 안 되며 효과적인 대처 전략이 개발될 수 있도록 죽음에 대해 함께 이야기를 나누어야 한다.

1) 죽어 가는 아동

말기 질환을 앓고 있는 아동들은 죽음을 준비할 때 특정한 단계를 거치며 부모가 인식하고 있는 것보다 자신들의 상태에 대해 더 잘 인지하고 있다. 2세경의 어린 아동들은 부모의 정서와 비언어적 행동에 반응한다. 그러므로 지지적이고 비위협적인 방법으로 이해할 수 있는 용어를 사용하여 솔직하게 대화하는 것은 말기 아동의 돌봄에 있어 최적의 접근방법이다(APA, 2020). 말기 상태를 은폐하거나 숨기려는 노력은 부모와 아동 간의 진실한 의사소통을 방해할 뿐이다. 그러므로 의사소통은 거짓된 응원보다 더 유용할 수 있다.

말기 질환을 앓고 있는 아동이 죽음을 인식하는 초기단계에서 아동은 가족 내에서 정체성을 갖거나 아주 편안한 자리를 차지하게 된다. 아픈 아이들은 특별한 관심을 받을 수 있고 형제들은 종종 아픈 아이가 편애 받는 것을 이해하지 못하기도 한다. 말기 아동들은 투약과 치료, 회복 그리고 매일의 투약 요구에 대한 적응 간의 관계가 있다는 것을 곧 깨닫게 된다. 결국 상태가 악화되면서 아동은 자신이 또래들과 다르다는 것을 깨닫게 된다. 질병이 진행되면서, 아동은 그 질병을 평생의 도전으로 인식하게 되고 자신이 항상 아플 것이라는 것을 깨닫게 된다. 마지막 단계에서, 아동은 질병 말기의 본질에 대해서 인지하게 되고, 죽음에 대해 직접적으로 묻기도 하고, 내면의 두려움과 환상에 대해 표현할 수도 있다. 간호의 초점은 일차적으로 병에 대해 아동과 가족을 교육하는 데 둔다. 이후에는 아동과 가족이 표현하는 특정한 두려움이 간호의 초점이 된다. 연구결과에서 생존한 형제들은 성공적으로 학업을 마치거나 성인기 동안 가족을 형성하는 데 어려움을 겪는 것으로 나타났다. 형제들도 간호 계획에 포함되어야 하는데, 형제들이 방치되거나 벌을 받고 있다고 느끼지 않도록 돕고, 지나친 형제간의 경쟁심으로 나중에 죄책감을 가지지 않도록 하기 위함이다.

보건의료인의 역할은 환자, 부모, 형제, 가족, 학교관계자들을 지지하는 것이다. 아동의 죽음은 정상적인 생애주기의 한 부분은 아니다. 그러므로 아동의 죽음이 가족에게 미치는 정서적 충격은 매우 크다. 임종을 앞둔 아동을 위해 나이에 적합한 일상과 활동을 가능한 한 유지해야 한다. 모든 가족과 만날 수 있도록 격려해 주어야 한다. 아동의 질문에는 정직하게 대답해야 하고, 보건의료인은 가능한 한 아동에게 힘을 실어 주기 위해 노력해야 한다. 청소년들은 죽음이 임박하면 그들이 기대했던 삶이 사라진다는 것을 알고 있다. 청소년이 분노를 표출하는 것은 흔한 일이며 이것을 수용하고 이해해야 한다. 돌봄제공자 역시 자녀의 죽음에 대처하기 위해 동료의 지지 체계가 필요하다. 부모들은 애도 과정 동안 집에 남아 있는 자녀들과 가족들을 돌볼 수 있는 전략과 도움이 필요할 수 있다. 고통의 시기를 거치는 가족을 돕기 위하여 지역사회 자원을 활용할 수 있어야 한다.

2) 발달 단계별 죽음과 임종에 대한 개념

죽음과 임종은 아동의 나이와 발달 단계에 따라 다른 방법으로 이해되고 있다(표 15.3). 현재 일어나고 있는 일에 대하여 아동이 이해하는 정도를 인지하고, 임종 자녀를 둔 가족 그리고 가족을 잃은 아동과 의사소통하는 것은 중요하다. 영아와 어린 아동들에게 있어 분리 불안 장애는 반항(울음), 절망(슬픔) 그리고 고인과의 궁극적 분리의 단계로 나타날 수 있다.

표 15.3 발달 단계별 죽음에 대한 개념*

나이	개념	반응	중재
영아기	해당 없음	분리와 일상의 변화 혹은 양육자의 스트레스성 행동에 대해 반응한다.	가능하다면 익숙한 일상을 유지한다.
유아기	주변의 불안을 감지한다. 죽는다는 것과 그들이 죽을 수 있다는 것을 이해하지 못한다.	그들 주변의 불안과 정서를 떠안는다.	익숙한 일상을 유지한다. 무슨 일이 일어나고 있는지 간단하게 설명한다.
학령전기	죽음은 어른에 의해 두려운 것으로 이해한다. 죽음을 가역적인 것으로 생각하며 잠자는 것과 비슷하다고 여긴다. 마술적 사고가 현실을 왜곡시킬 수 있다.	가끔 죽음의 이유와 방법에 대해 질문한다. 그들의 생각이나 행위가 죽음을 야기하거나 질병을 야기 시킨다고 여긴다. 집착하거나 철회할 수 있다.	죽음이 잠자는 것과 같은 것이라고 설명하지 않는다. 일시적 퇴행 현상을 받아들인다. 아이들이 죽음의 원인이 아니라고 안심시킨다. 놀이를 통해 애도 과정을 용이하게 해 줄 수 있다.

표 15.3 발달 단계별 죽음에 대한 개념*(계속)

나이	개념	반응	중재
학령기	죽음이 영구적이며 비가역적이라는 것을 이해하기 시작한다. 그러나 가끔 죽음이 다른 사람에 의해 혹은 미래 원격조정자에 의해 발생한다고 생각하기도 한다. 삶이 다른 형태로 지속된다고 믿을 수 있다.	죽음의 세부적인 것에 호기심이 있다. 가족과 친구들로부터 분리되는 것에 두려움을 느낄 수 있다. 텔레비전 시청을 통해 죽음을 낭만적인 것으로 여길 수도 있다.	양육자의 정서적 긴장감은 아동이 감정을 표현하는 것을 더 어렵게 할 수도 있다. 애도 과정에 적극적으로 참여하도록 격려한다. 질문하도록 그리고 기분을 표현하도록 격려한다. 질문에 정직하게 답변한다.
청소년기	죽음이 영구적이고 비가역적임을 이해한다. 생의 의미에 대해 질문하기 시작한다.	죽음을 문화적이거나 종교적 신념 혹은 실제와 연관시킬 수 있다. 대부분 불멸성을 느낄 수 있고 죽음에 직면했을 때 공격적이고 반항적이 되기도 한다. 신앙은 죽음에 대처하는 데 도움이 될 수 있다.	부모가 청소년과 의사소통을 잘 할 수 있도록 추가적 노력이 필요할 수 있다. 청소년의 생각과 두려움을 잘 들어주고 질문에 정직하게 대답한다. 가족의 토의와 결정에 청소년을 참여시킨다.

* 죽음의 본질과 결과를 이해하는 아동의 능력은 문화, 경험, 인지 발달, 가족 안정성에 따라 달라진다. 아동의 외적 행동은 때때로 감정의 강도를 반영하지 않는다.

유아

유아는 헤어짐을 일시적인 것으로 볼 수 있는데, 그 이유는 부모로부터 분리되는 것과 대상영속성을 막 배우기 시작했기 때문이다. 유아의 행동은 돌봄제공자와 일상의 변화에 대한 반응으로 나타나거나, 이들이 경험하는 불안과 두려움을 반영하기도 한다.

학령전기 아동

학령전기 아동의 사고는 논리적이지 않다. 이들은 죽음이 가역적인 것이라고 생각한다. 마술적 사고에 사로잡힐 수 있고, 자신이 아픈 형제에 대해 부정적 생각을 했기 때문에 형제가 죽었다고 생각할 수 있으며, 이로 인해 죄책감이나 수치심을 경험할 수 있다. 절대로 죽음을 "잠자는 것"이라고 설명해서는 안 된다. 아동들은 버려질까 봐 두려워할 수도 있다. 학령전기 아동들은 심각한 질병을 벌이라고 생각할 수도 있고, 부모가 자신을 보호할 수 있는 능력이 없기 때문이라고 생각할 수도 있다.

학령기 아동

구체적 사고를 하는 학령기 아동들은 죽음이 영구적이며 죽은 형제가 가족활동에서 빠지게 된다는 것을 알게 된다. 이 발달 단계에서는 사망 공포증(thanatophobia) 혹은 죽음에 대한 두려움이 흔하며, 죽음의 원인이나 사후에 자신들에게 어떤 일이 일어날지 이해하지 못한 채 죽음을 끔찍한 무

(nothingness)의 상태라고 보기도 한다(Fritscher, 2020). 학령기 아동은 장례식이나 추모행사에 참석해야 한다. 그러나 자신의 죽음에 대해서는 아직 잘 이해하지 못한다.

청소년

청소년들은 추상적 사고를 할 수 있고 죽음의 영구성을 이해한다. 청소년들은 애도하고 죽음이 타인에게 미치는 영향을 이해할 수 있고, 자신의 종교나 의식 절차를 따를 수도 있다. 죽음을 앞둔 청소년은 다른 사람들에게 의존해야 하는 것에 대해 보통 분노를 느낀다. 안위와 통증 완화는 매우 중요하며 청소년들은 의사결정에 참여해야 한다. 이들은 자신의 죽음에 대처하는 것을 어려워할 수 있으며, 종종 위험한 활동에 참여함으로써 자신의 죽음을 부정하기도 한다(Stanford Children's Health, 2020).

아동에게 삶의 질은 아동의 연령에 맞는 활동에 건강한 아동이 하는 것처럼 참여하는 것이라는 것을 이해하는 것이 중요하다. 친구들의 방문이나 비록 짧은 시간이지만 학교에 가는 것은 아동과 가족이 임종 과정에 대처하는 데 도움이 된다.

7. 사후 신체적 간호

환자의 신체적인 보살핌은 환자의 문화와 기관의 규정에 따라 행해진다. 보건의료인은 사후 간호와 시신을 이송하는 것과 관련하여 규정이나 정책에 대해 가족들과 긴밀하게 소통해야 한다. 왜냐하면 절차가 시행될 때 문화나 종교적인 관행에 따라 융통성이 요구되기 때문이다. 죽음의 순간이야말로 가족들에게는 사랑한 사람을 만지거나 볼 수 있는 마지막 순간일 것이다. 따라서 고인과 함께 하는 사적인 시간을 가질 수 있도록 도와주고 존중해 주어야 한다. 아이가 사망한 경우, 부모들은 종종 담요에 싸인 아이를 한동안 품에 안고 있고 싶어 한다.

가족 구성원들은 가족과 친구들에게 사망 소식을 알리는 데 도움이 필요하다. 죽음에 관해 이야기하는 것은 치유 과정 중의 하나이다. 장례절차를 준비하거나 추도식을 계획하는 것에 관한 정보를 제공하는 것 또한 가족들에게는 큰 도움이 될 수 있다. 지역사회 자원을 이용하여 사별한 가족들을 지원하는 것은 그들로 하여금 혼자가 아니라는 것을 느낄 수 있도록 해준다. 미국 은퇴자협회(American Association for Retired Persons, 2020)에서는 환자들과 가족들을 돕기 위해 많은 자원을 제공하고 있다. 사랑하는 사람이 사망했을 때 해야 할 일들에 관한 정보는 다음의 웹사이트를 참고할 수 있다. https://www.aarp.org/home-family/friends-family/info-2020/when-loved-one-dies-checklist.html.

요점 정리

- 죽음에 직면한 환자의 애도 과정은 부정, 분노, 협상, 우울 그리고 수용이다.
- 호스피스 케어는 죽음이 삶의 정상적인 한 부분이라는 철학에 근거한다. 호스피스 케어는 공격적인 치료적 노력을 하지 않으며 죽음을 앞둔 환자의 신체적, 심리적, 정신적 그리고 사회적인 요구들을 다룬다.
- 완화 의료는 전인적 의료이다. 안위가 완화 의료의 핵심이다.
- 생애말기돌봄과 관련된 윤리적이고 법적인 쟁점은 사전연명의료의향서, 생전 유언, 소생술 금지에 대한 이해를 포함하고 있다.
- 조력자살 또는 안락사는 환자가 아닌 타인의 자살을 돕는 것을 말한다. 미국 대부분의 주에서 불법적인 행위이며 지금까지 법적, 도덕적 그리고 윤리적 논쟁으로 남아 있다.
- 생애말기돌봄 과정에서 가족의 문화적 관습은 존중되어야 한다.
- 가족과 친구들은 죽어 가는 환자에게 계속 이야기를 해야 한다. 왜냐하면 인간의 청각은 가장 마지막까지 남아 있는 감각이기 때문이다.
- 아동의 죽음에 대한 이해는 종종 학교에서 식물과 동물의 삶의 과정에서 처음 배우게 된다. 학생들과 선생들은 사회 시간에 관습과 문화에 관해 토론한다. 애완동물의 죽음은 아이들이 죽음에 관해 생각해 볼 수 있는 공통적인 경험일 것이다.
- 죽음과 임종은 아동의 나이와 발달 단계에 따라 다른 방법으로 이해되고 있다. 아이들이 이해하는 수준에 맞게 소통하는 것은 매우 중요하다.
- 아픈 아이들의 삶의 질은 연령에 적합한 일상생활과 활동들을 가능한 한 오랫동안 유지하는 것과 관련이 있다.
- 임종 징후는 쇠약함, 부동, 호흡 양상의 변화, 차고 축축한 사지 그리고 주변에 대한 인식 저하 등이다.
- 생애말기돌봄에서 보건의료인의 역할은 가족과 환자에게 선택할 수 있는 옵션들과 자원들에 대해 교육하고, 지지를 제공하며, 보건의료인과 지속적으로 소통하는 것이다. 보건의료인은 가족들이 생애말기돌봄 과정에 대처할 수 있는 전략과 자원을 제공할 수 있다.

사례 연구

78세 여성 M씨는 대장암 4기 진단을 받고 수술과 항암치료를 받았다. 항암치료는 효과가 없었으며 현재 간부전 상태이다. M씨는 더 이상 공격적인 치료를 받고 싶지 않다고 했으며, 자녀들도 M씨의 의사를 존중한다. M씨의 앞으로 치료 계획에 대해 논의하시오.

연습문제

1. 각 목표를 완화 의료, 호스피스, 양쪽 모두에 일치하는 것으로 분류하시오.

목표	완화 의료	호스피스	둘다
고통경감			
공격적이고, 치료를 목적으로 하는 치료			
심리적, 영적 상태 개선			
여명이 6개월 혹은 그 이하로 남은 환자들을 위한 특별한 지지 제공			
생명을 위협하는 질병의 조기 식별, 사정, 치료를 포함함			
애도기간 동안 남은 사람들을 도움			

2. 문서에 해당하는 정의를 연결시키시오.

문서	정의
사전연명의료의향서 (Advanced Health Care Directive)	
건강관리 영구 위임장 (Durable Power of Attorney for Health Care)	
소생술 금지 (Do Not Resuscitate Order)	
의사의 연명의료계획서 (Physicians' Order for Life-Sustaining Treatment)	

A. 응급의료상황에서 환자가 원하는 내용을 상세하고 구체적으로 기록한 휴대용 의료지시서식

B. 환자 대신 의료적 결정을 내리도록 누군가를 지정하는 법적 문서이며, 환자가 정상활동능력을 상실했을 때에만 효력이 있음

C. 당사자가 환자가 질병이나 무능력 상태로 인해 더 이상 자신을 위한 결정을 내릴 수 없을 때 어떤 행동을 해야 하는지를 정의한 법적 문서

D. 심장박동이 멈춘 상황 및/또는 호흡이 멈춘 상황에서 당사자가 육체적 또는 화학적 소생술을 원하지 않는다는 것을 지정한 문서로서 '심폐소생술 거부(No Code)' 또는 '자연사 허용(Allow Natural Death)'이라고도 알려져 있음

3. 다음 중 임종 환자의 권리장전에 포함되는 것은 무엇인지 모두 고르시오.

A. 나는 희망을 유지하는 사람들에 의해 돌봄을 받을 권리가 있지만 초점은 변할 수 있다.
B. 나는 나의 정신건강을 유지하기 위해 매일 가족과 친구들의 병문안을 받을 권리가 있다.
C. 나는 통증으로부터 자유로울 권리가 있다.
D. 나는 사후에도 내 신체의 존엄성을 존중받을 권리가 있다.
E. 나는 비용이나 편의에 상관없이 내가 원하는 곳에 묻힐 권리가 있다.
F. 나는 기만당하지 않을 권리가 있다.

4. 다음의 문장에서 괄호 안의 선택지 중 옳은 단어에 동그라미를 치시오.

A. 학령기 아동은 죽음이 **(영구적인/되돌릴 수 있는)** 것이라고 믿는다.
B. 죽음에 대한 **(두려움/수용)**은 흔한 일이다.
C. 그들은 장례식에 **(참여해서는 안 된다/참여해야 한다)**.
D. 그들은 자신의 죽음을 **(이해할 수 있다/이해하지 못한다)**.

5. 중재를 올바르게 정의하고 있는 칸에 표시하시오.

중재	안위 돌봄(Comfort care)	조력자살	안락사
환자가 자발적으로 복용할 수 있도록 의사가 다량의 수면제(Seconal 9,000mg)를 처방함			
통증을 완화하기 위해 적절한 용량의 Morphine을 투약함			
돌봄제공자가 다량의 Morphine(300mg)을 무의식 환자에게 주사함			

CHAPTER 16

상실, 슬픔 그리고 사별

Loss, Grief, and Bereavement

개요

상실의 개념
생애주기 동안의 정상적 상실
비정상적 · 비전형적 상실
상실에 대한 반응
죽음과 관련된 과제
- 슬픔
  - *문화, 종교와 죽음*
  - *슬픔의 정상적 반응*
  - *역기능적 슬픔*
- 보건의료인의 역할

생애주기 초기에 일어나는 슬픔
- 임부
- 영아
- 아동
- 청소년
- 성인 초기

회복 과정
- 재통합과 적응
- 슬픔에 이르는 과제 완수하기

슬픔 과정의 생존자 돕기
- 애도
- 장례의식과 가족의 과제
- 전 세계의 죽음과 장례의식

학습목표

1. 생애주기 동안 발생한 정상적 상실에 대해 나열한다.
2. 정상적 상실에 대한 반응이 삶의 상실에 대한 반응에 어떤 영향을 미치는지 진술한다.
3. 슬픔 과정의 단계와 과제에 대해 나열한다.
4. 슬픔, 애통, 사별의 차이를 설명한다.
5. 죽음과 관련된 문화적 관습에 대한 이해가 중요함을 서술한다.
6. 슬픔에 대한 정서적 · 인지적 · 행동적 반응을 기술한다.
7. 슬픔에 대한 비정상적인 반응의 두 가지 구성요소를 열거한다.
8. 생애주기의 각기 다른 발달 단계에서 보이는 상실과 슬픔에 대한 반응을 서술한다.
9. 슬픔 과정을 해소하는 단계의 성취에 대해 논의한다.
10. 애도를 표현하는 네 가지 방식에 대해 서술한다.

주요용어

예견되는 슬픔 anticipatory grief
사별 bereavement
연민 compassion
복합적인 슬픔 complicated grief
애도 condolence
문화 culture
지연된 슬픔 delayed grief
공감 empathy
추도사 eulogy
장례의식 funeral
슬픔 grief
유산 legacy
성숙적 상실 maturational loss
애통 mourning
상황적 상실 situational loss
동정 sympathy

1. 상실의 개념

상실은 삶의 자연스러운 부분이지만, 때로는 매우 고통스럽고 적응하기가 어렵다. 상실의 경험은 반드시 생애의 마지막 단계에서만 일어나는 것이 아니라, 모든 단계에서 발생할 수 있다.

2. 생애주기 동안의 정상적 상실

상황적 상실(situational loss)은 수입원의 상실이나 심각한 질환으로 인한 상실 등과 같이 예상치 못한 충격적인 삶의 경험이 일어날 때 발생한다. 성숙적 상실(maturational loss)은 생애주기를 살아가면서 한 개인에게 일어나는 일이다(Vasquez, 2020).

아마 첫 번째 성숙적 상실은 자궁의 안전 문제로 인한 신생아 상실일 것이다. 이후 어머니와 신생아 사이에 애착이 형성되면, 신생아의 목적은 생존에 반드시 필요한 어머니를 상실하는 것을 막는 것이다. 영아가 엄마에게 가지는 애착 행위나 남편이 아내에게 애착 행위를 가지고 있는 경우, 영아나 남편은 상실의 경험에 취약해진다.

유아는 부모의 사랑을 나눠 가질 경쟁자로 보이는 형제가 생길 때 부모의 독점적인 관심을 상실하는 경험을 한다. 사춘기 청소년은 종종 그들이 마음 속에 그리던 성인의 신체이미지가 형성되지 않을 때 상실을 경험한다.

대학생이 되어 집을 떠나는 청소년은 가정과 가족에 의한 안전을 상실하게 되고, 부모는 더 이상 자녀가 통제되지 않음을 경험하게 된다. 우리는 더 현실적인 삶의 목표에 안주할 때 무엇이 될지에 대한 꿈을 상실한다. 나이를 먹으면서, 우리는 젊음, 아름다움, 에너지, 시력, 건강을 잃게 되고, 이 모든 상실에 대처하는 법을 배워야 한다.

생애주기의 각 단계에서 정상적인 상실은 일종의 손에서 내려놓고 적응하는 것을 포함한다. 사람이 일생 동안 다양한 상실에 어떻게 반응하는가는 그 사람의 인격 발달에 기여하고, 생명을 잃었을 때 사별을 관리하는 방법에 기여한다.

3. 비정상적 · 비전형적 상실

미국의 경우, 1941년 진주만이 폭격당했을 때, 미국 전역의 가족은 국가 안보의 상실을 경험했다. 2001년 세계무역센터와 백악관이 공격을 당했을 때 다시 국가의 안보와 안전에 대한 신뢰를 상실했다. 미국의 가족들은 뚫을 수 없을 것 같은 바다의 해자(동물이나 외부인, 특히 외적으로부터의 침입을 방어하기 위해 성의 주위를 파 경계로 삼은 구덩이를 말한다. 방어의 효과를 더욱 높이기 위해 해자에 물을 채워 넣어 못으로 만든 경우가 많았다)와 같은 환경에 의해 보호받고 있다고 느꼈고, 그 안정감의 상실은 미국의 모든 사람에게 영향을 미쳤다. 2020년 코로나19 팬데믹 중에 심각하고 다각적인 상실이 일어났다. 2020년 8월에 미국에서 코로나19로 155,204명이 사망했고(CDC, 2020), 방역 기간 동안 미국을 비롯한 많은 나라의 모든 사람이 '정상적인 삶'의 다양한 측면을 상실했다(Zhai & Du, 2020).

4. 상실에 대한 반응

살면서 겪는 다양한 정상적인 상실에 대해 적응하기 위해 각 개인은 실망에 어떻게 대처하는지 배워야만 하고, 이러한 학습으로 성숙하고 개인적인 성장을 이루게 된다. 생애주기의 각 단계에서 일어나는 정상적인 상실에 대한 태도는 이후의 단계에서 일어나는 상실에 대해 어떻게 인지하고 관리해야 하는지를 결정한다(Renz et al., 2018). 과거의 상실을 잘 해결하지 못했을 경우, 다음 삶의 단계에서 상실을 직면하면 오래된 해결되지 않은 슬픔이 재활성화한다(Gesi et al., 2020). 에릭슨의 발달 단계를 계속 성공적으로 보내면서 노인기에 이르면 새로운 강점과 목표를 가지고 삶을 끝까지 즐기거나 아니면 단지 죽음만 기다리면서 시간을 보낼 수 있다.

5. 죽음과 관련된 과제

죽음은 궁극적으로 상실이다–생명에 대한 상실이다. 죽음을 앞둔 사람들과 소통을 하는 것이 중요하지만, 많은 사람은 죽음에 대해 논하는 것을 피한다. 삶의 단계에서 죽음을 경험하는 것은 누구나 가지고 있는 삶의 과제이다. 어떤 사람들은 죽음의 단계가 발생할 때 그것을 의식하게 되는 것을 원하지 않는다. 죽음의 순간에서 진정제를 원하거나 잠자는 동안 죽기를 원한다. 호스피스 운동은 말기 환자들이 존엄성을 지니고 임종의 과제를 경험하는 것을 가능케 했다(Rodriguez–Prat et al., 2016)(15장 참조). 한 개인이 세상에 남긴 유산이나 가족에 만족하면 그 개인은 영원한 삶을 사는 느낌을 줄 수 있다. 유산(legacy)은 손자가 될 수도 있고, 부, 문화, 조직 또는 저서가 될 수도 있다. 또한 영적인 연결고리를 확립하고, 모든 것의 마지막 재결합인 사후 세계가 있다는 믿음을 확립하는 것도 죽음의 과정 동안 추구해야 할 의미 있는 과제가 될 수 있다.

1) 슬픔

슬픔(grief)은 한 개인이 깊은 애착을 느끼는 사람이나 물건을 잃는 것에 대한 감정적인 반응이다. 그것은 사랑했던 사람이 될 수도 있고, 애완동물일 수도 있고, 직업이나 배우자, 건강 또는 그 외 다양한 애장품 등이 될 수도 있다(Meyers, 2016). 슬픔은 말기진단을 받았을 때는 실제적인 상실이 일어나기 전에 발생할 수도 있고 또는 사랑하는 사람의 실제 죽음이 발생했을 때 시작될 수도 있다. 애통(mourning)은 슬픔을 밖으로 드러내는 것으로, 대부분 문화적 상황이나 전통에 근거해서 나타난다. 지연된 슬픔(delayed grief)은 상실에 대한 반응이 늦게 나타나는 것으로 또 다른 큰 생활사건에 의해 촉발된다. 이전에 이미 알고 있는 상실에 대한 슬픔은 예견되는 슬픔(anticipatory grief)이 된다(St. Elizabeth Health Care, 2020). 복합적인 슬픔(complicated grief)은 죽음, 분노, 쓰라림에 대한 불신감, 강렬한 동경으로 인한 고통스러운 감정 그리고 고인에 대한 거슬리고 괴로운 생각들로 인해 장기화되고 쇠약해질 수 있는 슬픔으로 이 모든 것은 심각하고 손상된 상태로 남게 된다(Hamilton, 2016). 사별(bereavement)은 슬픔과 애통을 수반한다. 그것은 생존자들

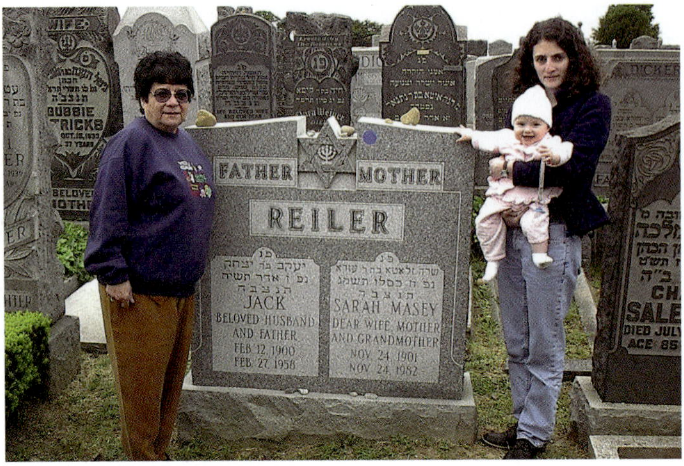

그림 16.1 대부분의 문화는 사별한 가족을 기념하는 의식을 가지고 있다. 고인을 다시 생각하고, 존경하고, 기도하기 위해 정기적으로 추모관을 방문하는 것은 슬픔의 과정을 건강하게 적응하는 방법이다.

이 상실의 현실에 처음으로 반응하는 시간, 상실에 대한 적응 그리고 그들이 삶의 기본구조 속에서 계속해서 나아갈 수 있는 시기로 진입하는 것을 의미한다(그림 16.1). 상실, 죽음과 슬픔의 역동성을 이해하는 것은 사별을 경험하고 있는 환자와 가족을 돕는 데 필수적이다(Center for the Grief Journey, 2018). 언어적, 비언어적 의사소통, 치료적으로 함께 함, 다학제간 협력 등은 보건의료인의 중요한 책임이다.

문화, 종교와 죽음

개인이 어떻게 슬퍼하는가는 종종 문화적, 종교적 전통과 관습에 따라 나타난다. 어떤 사람들은 언어적 또는 신체적인 표현을 통해서 상실의 과정을 경험하기도 하고, 어떤 사람들은 자기성찰을 통해서 상실의 과정을 겪기도 한다(Meyers, 2016). 문화(culture)는 세대를 통해서 전해지는 행위, 언어, 관습의 양식이다. 각 문화 안에서 이러한 관습은 다양할 수 있다(3장 참조). 보건의료인들이 종교적, 문화적 관습을 이해하는 것은 사랑하는 사람을 잃은 이후에 가족과 생존자가 겪는 슬픔에 대한 접근 방법을 개별화할 수 있다.

슬픔의 정상적 반응

슬픔 과정은 일련의 단계를 포함하지만, 이러한 단계를 통한 과정은 거의 순서가 정해져 있지는 않다. 슬픔의 정상적인 반응은 자주 신체적 증상(예: 에너지 부족, 체중 증가 또는 감소, 불면증), 감정적 증상(예: 분노, 불안, 안심 또는 절망), 인지적 증상(예: 불신감, 혼동, 집중하기 어려움), 행위적 증상(예: 울음, 기능 장애, 뒤로 물러남, 대인관계 변화) 등을 동반한다(Smith et al., 2019).

몇몇 이론가들은 오늘날 널리 받아들여지고 있는 슬픔의 단계들을 개략적으로 설명했다.

프로이트는 생존자가 고인과 관계를 끊고, 새로운 삶에 적응하고, 새로운 관계를 구축하는 '슬픔 과정(Grief Work)' 이론을 발전시켰다(Freud, 1917).

퀴블러 로스(1969)는 슬픔이 예측 가능한 일련의 단계를 따르는 '단계이론(Stage Theory)'을 제안했다.

1. 충격, 부정 및 고립
2. 분노
3. 협상, 원망 및 죄책감
4. 우울
5. 수용 (Axelrod, 2020)

슐츠(Schultz, 1978)와 보울비(1980)는 슬픔의 과정을 세 단계로 제안했다.

1. 초기 충격과 불신감
2. 갈망과 저항을 동반한 무감각과 압도적인 슬픔
3. 의미 있고 가능한 궁극적인 수용을 탐색하는 반영

현재의 개념에서 삶은 비선형적이므로, 갑작스럽고 예상치 못한 사건들에 의해 영향을 받으면 이전 단계로 이동하거나 후퇴하는 등 삶의 과정이 재편성될 수 있다. 갑작스럽고 예상치 못한 사건 이후의 새로운 단계로 이행하는 것은 평균적으로 약 5년 정도 걸린다. 그러므로 상실 이후에 나타나는 정상적인 슬픔의 반응은 정해진 순서가 없을 수도 있고, 빨리 해결되지 않을 수도 있다(Feiler, 2020).

표 16.1에서는 슬픔의 단계별 과제와 각 단계별 중재를 제안하고 있다.

표 16.1 슬픔 과정의 과제

단계	과제	중재
죽음에 대한 통고	가족과 친구들과 죽음 공유	초기 대처법을 돕거나 필요한 지역사회 자원에 의뢰 지지체계 사정
죽음의 실체에 대한 인식	슬픔을 표현하는 반응을 공유	분노가 보건의료인에게 향할 수 있음을 이해 죄책감을 지닌 생존자는 도움이 필요할 수 있음
적응 또는 재통합	가족구조와 삶의 목표를 재조직	생존자가 기념품을 만들고, 미래에 대한 계획을 세우고 사회에 재통합하는 데에 도움이 필요할 수 있음

출처 : Kübler-Ross(1969). *On death and dying*. Macmillan.

보건의료인은 치료적 실재함(therapeutic presence)으로 함께 하는 동안 즐겁고 비판단적인 태도를 유지하면서 생존자들이 강력한 지원 시스템을 확인하고 활용할 수 있도록 도와야 한다. 필요하면 지지그룹이나 사별 전문 상담가에게 의뢰하는 것은 매우 중요하다. 호스피스 기관은 이러한 자원에 접근할 수 있도록 도울 수 있다.

역기능적 슬픔

역기능적 슬픔은 정상적인 슬픔 과정의 예측 가능한 과정을 따라서 해결하지 못하는 것으로 생존자가 비정상적이거나 부적응적인 대처 전략에 의지하게 되는 결과를 초래한다. 역기능적 슬픔은 삶의 기능을 방해하는 결과를 초래하여 해결되지 않은 문제와 증상이 나타난다(St. Elizabeth health Care, 20020). 예를 들어, 어떤 경우에는 우울증의 주요 증상과 징후와 비슷하게 나타난다. 이러한 증상은 불면증, 정서적 연약성, 식욕의 변화, 친구나 지지체계로부터 이탈 등이다(박스 16.1). 이때에는 지지그룹, 치료자 및 상담전문가 등이 도움이 될 수 있다.

박스 16.1 역기능적 슬픔의 증상과 징후

- 지속적인 깊은 슬픔
- 인생에 대한 비관적인 표현
- 불안정, 분노, 비탄
- 잠들기 어렵거나 하루 종일 졸림 등의 수면 장애
- 외모에 대한 관심 감소
- 사회적 상호작용 및 활동 위축
- 부정, 방어적 태도
- 업무 수행이 산만해짐
- 기존의 정신건강 상태 악화
- 고인의 기념품에 과도하게 집착하거나 회피
- 필요한 일상생활 관리 불능
- 무모하거나 충동적이거나 잠재적으로 자기-파괴적 행동
- 자살에 대한 얘기 또는 실제 자살 시도

출처 : Bridges to Recovery (2020). *What are the signs of complicated grief disorder?* http://www.bridgestoRecovery.com/complicated-grief/signs-complicated-grief-disorder/.

사랑하는 사람의 죽음 이후에 첫 몇 달 동안은 어떤 증상이나 징후가 나타나는 것은 정상적임을 인식하는 것은 중요하다. 일반적으로 유족은 서서히 일상생활에서 정상적인 활동을 회복하고 가족이나 친구들과의 접촉을 유지하면서 다양한 유형의 지지를 수용하기 시작한다. 그러나 너무 장기간 동안 현실 세계로부터 벗어나서 고립되어 있는 것은 정상적이지 않다. 이러한 사별 과정이 너무 오래 걸리면 의학적이든 심리학적이든 어떤 형태로든 중재가 필요하다(Linde et al., 2017). 생존자가 고인이 없이는 이 세상에서의 삶이 가치가 없다고 느끼고 있다면 자살 생각을 하고 있을 수도 있다. 전문적인 중재가 필요하다. 사랑하는 사람이 자살한 경우 생존자의 슬픔 과정에 영향을 미칠 수 있다. 박스 16.2는 자살로 사망한 이후에 나타나는 전형적인 슬픔 반응이다.

박스 16.2 자살 이후에 따르는 슬픔의 특별한 측면

- 자살 사건은 사회적 오명을 수반함
- 비난을 자주 받음
- 경찰 조사는 죄책감을 증가시킴
- 생존자는 죽음을 막을 수 있었을 것이라고 느낌
- 생존자는 자존감의 저하를 느낄 수 있음
- 생존자는 거절당하고 버림받았다고 느낌
- 가족은 유전적인 성향에 대해 걱정할 수 있음

2) 보건의료인의 역할

보건의료인의 책임은 환자의 죽음에서 끝나는 것이 아니다. 슬픔 과정에 대해 가족을 준비하게 하고, 상담이나 다른 도움이 필요하면 지역사회 자원에 가족을 의뢰하는 것이 매우 중요하다. 간호의 초점은 환자와 그 가족에게 맞춰야 한다(4장 참조). 문화적 역량이 성공적인 의사소통과 지지의 핵심이다(3장 참조). 표 16.2에 어떻게 말하고, 어떻게 말하지 않아야 하는지에 대한 예시가 있다(15장 참조).

표 16.2 유족과의 의사소통*

치료적 대화	비치료적 대화
"고인의 죽음에 애도를 표합니다."	"어떤 기분인지 알고 있습니다."
"화가 나는 것은 괜찮습니다."	"신을 비난해서는 안 됩니다. 그렇게 느끼는 것은 안 됩니다."
"슬픔은 시간이 걸립니다. 천천히 하세요. 어떤 것도 서둘러 해결할 필요는 없습니다."	"당신은 일주일 이내로 좋아지실 것입니다."
"얘기 좀 하실래요? 제가 들어드리겠습니다."	"고인은 오래 충분한 삶을 사셨습니다."
"당신에게 이 슬픔은 쉽지 않은 일입니다. 고인에 대해 말씀해 주시겠어요?"	"무슨 일이 있었는지 제게 말씀해 주십시오."
"당신은 할 수 있는 한 최선을 다 하셨습니다. 울어도 괜찮습니다."	"죄책감 갖지 마십시오. 울지 마세요."

*가장 중요한 점은 청취이다.

6. 생애주기 초기에 일어나는 슬픔

1) 임부

주산기 상실은 매우 흔히 발생하며, 임신이 확인된 후 20%까지 유산이 발생할 수 있으며, 20주 이후 태아가 사산이 되는 경우도 1%이다. 이는 매우 깊은 슬픔이 된다(Weir, 2018). 왜냐하면 임부는 임신 2기에 태아의 움직임을 경험하면서 어머니와 아기 사이에 애착 감정이 생기기 시작하기 때문이다. 전형적으로 부모들은 그들의 미래와 태어나지 못한 아기의 미래를 함께 계획한다. 태아가 사산되면 부모 모두에게 반응이 나타나지만, 대부분 임부가 더 강렬한 슬픔의 고통을 경험하여 대인관계의 문제를 초래할 수 있다. 보건의료팀은 이 어려운 기간 동안 필요한 지지를 제공하기 위해 충분한 시간을 확보해야 한다.

태아 사망 원인과 이후 임신에 적용해야 할 명확한 정보를 제공해야 한다. 이전 임신에서 태아 사망을 경험한 임부는 이후의 임신에 대해서 긍정적인 태도를 증진하고 행복한 결과를 기대할 수 있도록 임신주기에 대한 정확한 이정표를 안내받을 필요가 있다(Wojcieszek et al., 2018).

만약 태아 사망을 경험한 임부가 청소년이었다면, 임부의 사고 과정에 대한 발달 단계와 임부 주변의 어른들의 태도에 따라 그 반응은 복잡해질 수 있다. 이 청소년 임부에게 태아 사망에 대한 충분한 슬픔의 과정을 경험하도록 허락해 주지 않았다면, 이러한 우울, 분노, 죄책감이 청소년의 성장발달 과정에 영향을 끼칠 만큼 큰 위기를 유발할 수 있다(NIH, n.d.). 보건의료인은 청소년에게 슬픔 과정에 대한 정보를 제공하고, 상담을 의뢰하고 일반적인 공감과 지지를 제공해야 한다.

신생아가 사망한 경우에는 독립된 한 개인으로서 아기의 존재를 인식하는 것이 중요하고, 기념으로 아기의 사진이나 머리카락, 발바닥 지문 등을 보관하도록 할 수도 있다(Mayo Clinic, 2020). '추억을 위한 기념 키트'는 부모에게 중요한 항목을 포함하여 수집할 수 있다(그림 16.2).

부모들 중에는 아기를 안아 보거나 같이 사진을 찍거나 작별인사로 애장품으로 아기에게 옷을 입히기를 원하기도 한다. 부모는 슬픔과정에 대해 말로 표현하도록 해서 각자가 원하거나 기대하는 행동을 이해하도록 한다. 장례절차는 추가로 제공될 수도 있다. 부모들을 지지그룹에 의뢰해서 아기 사망 이후 몇 주 내지 몇 달 동안 유용한 도움을 받을 수 있도록 한다. 공감하는 경청, 치료적 접촉 및 비언어적 지지 등은 부모에게 매우 도움이 된다. 형제자매나 확대가족이 있을 경우 이들에게도 주의를 기울여야 한다. 왜냐하면 다른 가족 구성원들은 그들의 감정을 부모처럼 쉽게 말하지 않을 수 있기 때문이다.

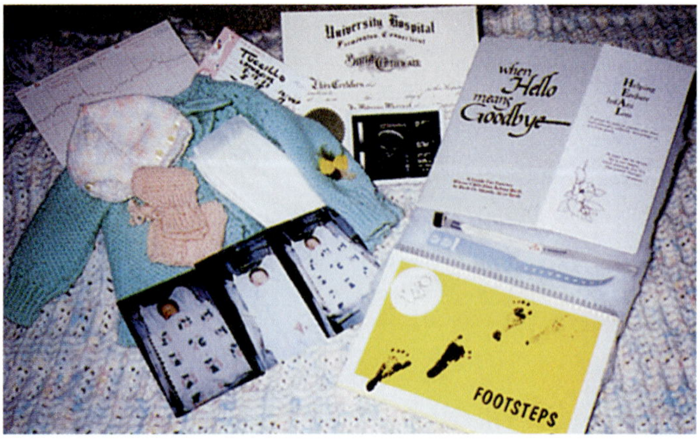

그림 16.2 임신과 관련된 상실(태아/신생아 사망) 후에 부모는 '추억 키트'를 집으로 가져갈 수 있다. 그 키트에는 아기 사진, 사망진단서, 발 지문, 아기 이름표, 초음파 사진, 아기 옷 등이 포함되는데, 부모에게는 개별 항목별로 다 소중할 수 있다.

2) 영아

영아가 생후 10개월이 되면 애착을 갖게 되고, 상실에 대한 반응이 가능해진다. 상실에 대한 영아의 반응은 성인이 되어서 다시 나타날 수도 있고, 애착을 형성하지 못하거나 정상적인 상실 경험에 대한 반응이 더 강하게 나타날 수 있다. 15장의 표 15.3은 영아와 아동의 발달 단계별 죽음에 대한 개념과 그 중재에 대한 설명이다.

3) 아동

어린 아동은 그들의 발달 단계에 맞는 방식으로 죽음에 반응하게 된다. 6세 아동은 죽음은 되돌릴 수 없는 것을 인식한다. 아동은 그들 곁을 떠난 고인에 대한 분노를 보일 수 있는데, 이렇게 자신이 고인의 떠남에 대해 비난한 것에 대한 죄책감을 갖게 되고, 이제 사랑받지 못하고 보호받지 못하게 될 것이라는 두려움을 갖는다. 미성숙한 아동은 그들의 감정에 대처하는 방법을 찾지 못한다(Schonfeld & Demaria, 2016). 이러한 스트레스를 경험하고 있는 아동은 그들을 잘 이해하고 있는 어른들의 지지와 지도가 필요하다(박스 16.3).

박스 16.3 상실에 대한 아동의 대처

- 아동이 구체적 조작기의 사고를 한다는 것을 기억하라. "갔다", "잠들었다" 등과 같은 표현은 삼간다. 간단하고 정직하게 답변하면서 자세한 내용은 아동이 이해할 수 있는 수준으로 설명한다.
- 아동에게 그들의 두려움과 슬픔을 얘기할 수 있게 한다.
- 아동이 슬픔을 표현할 수 있는 활동을 하게 한다. 슬픔 속에서도 신체적으로 활동할 수 있다.
- 상실을 강하게 상기시키면 아동의 슬픔이 다시 깨어날 것을 예상한다.
- 아동이 고인에 대해 기억하고, 회상하고, 얘기할 수 있도록 하되, 통제감을 위해 선택할 수 있도록 한다.
- 가능한 한 최대한 정규적인 일상생활은 유지한다.

출처 : Mental Health America (2020). *Helping children cope with loss*. https://www.mhanational.org/helping-children-cope-loss.

4) 청소년

청소년에게 죽음으로 인한 상실의 경험은 흔하다. 고등학교를 졸업할 때까지 청소년의 71%가 이러한 상실을 경험한다(Zakeri, 2020). 부모를 잃은 청소년은 이때 보통 성인 역할로 이행하는 시기로 성인 대 성인으로 부모와의 관계를 기대했던 것에 대해 비통해 한다. 청소년기는 자아정체감을 확립하는 시기인데, 돌아가신 부모와 자신의 성취감을 나누지 못하게 된 것을 슬퍼할 수 있다. 청소년은 살아 있는 부모와 남은 가족을 돕기 위해 돌아가신 부모가 하던 역할을 맡아야 할 필요가 있다고 느낄 수 있다. 또한 청소년은 이러한 슬픔으로 학업성취도가 떨어지거나, 이전 발달 단계로 퇴행하거나 두통이나 복통 등의 신체적 증상을 호소할 수도 있다(MHA, 2020).

5) 성인 초기

상실은 보통 슬픔으로 생각되지만, 젊은 성인들은 잃어버린 기회에 대한 분노, 미래에 대한 불안, 분노, 죄책감, 짜증, 심지어 안도감으로 반응할 수 있다. 모든 감정은 정상적이며, 대처를 위해 필요한 시간은 언제나 수용적이어야 한다. 젊은 성인은 죽은 사람의 죽음을 슬퍼할 뿐만 아니라 고인이 죽기 전에 가졌던 삶을 상실하는 것, 죽음이 다른 사람들과의 관계를 어떻게 변화시켰는지 그리고 미래의 사건들이 어떻게 변할지를 슬퍼할 수 있다(The Dougy Center, 2020). 슬픔의 과정을 통해 생존자가 상실과 관련된 감정을 일상생활에 통합하는 것을 돕는 것은 도전적이면서도 보람 있는 일이다.

7. 회복 과정

1) 재통합과 적응

대부분의 사람들은 사랑하는 사람을 잃은 후에 몇 년간은 감정적 고통 상태로 지낸다. 복합적인 슬픔은 이전에는 해결되지 않은 슬픔으로 정의되었다. 이는 원활하게 'new normal(새로운 정상)'로 통합하기가 어렵고, 성공적으로 적응하기 어렵다(Zisook & Reynolds, 2017). 상실로 인한 슬픔은 사적인 감정으로 여겨지기 때문에, 다른 사람들은 무엇을 말하고 무엇을 해야 할지 몰라서 쉽게 손을 내밀기가 어려울 수도 있다. 어떤 사람들은 "기분 나쁘게 생각하지 마세요." 또는 "울지 마세요."라고 말하기도 한다. 이러한 반응은 상실을 경험한 사람에게 슬픔을 보여서는 안 되는 것으로 간주하게 한다.

아동이 반려견을 상실하는 경험을 할 때, 부모들이 "걱정 마, 곧 다른 개를 데려올 거야."라고 말하면 아동이 슬픔을 극복하게 하는 것을 회피하게 만들 수도 있다. 이는 상실이 쉽게 다른 것으로 대체할 수 있음을 의미하게 한다. 슬픔을 느끼는 대로 보여 주지 않고 잃어버린 슬픔을 대신하려는 것은 슬픔에 대한 적절한 반응이 아니다. 왜냐하면 이러한 반응은 회복이 일어나지 않도록 하기 때문이다. 슬픔을 은폐하는 것을 장려하면 그 사람이 성공적으로 상실을 극복한 것처럼 행동하도록 강요하여 그 사람이 속한 사회적 집단으로 다시 빨리 받아들여지도록 하기 위한 것이 된다. 상실로 인한 슬픔으로 감정적인 고통, 불면, 혼동 및 행동 변화를 보이는 것을 불편하게 느끼게 되면 사회적 접촉에서 고립되게 된다. 또한 복합적 슬픔은 죽음이 너무 갑작스럽게 발생했거나 폭력적인 상황으로 발생했을 때, 고인과 아주 친밀한 관계였을 때, 정신적인 건강 문제가 있는 사람이거나 이전에 죽음과 관련된 상실 상황에서 지지체계가 열악했을 때 발생하기 쉽다(Zisook & Reynolds, 2017). 슬픔 과정에서 해결되지 않은 과제는 신체적 또는 정신적 질환을 초래할 수 있다. 보건의료인은 슬픔 과정에서 생존자가 건강한 치유 과정을 위한 과제를 완수할 수 있도록 도와야 한다. 슬픔 일기, 스토리텔링, 편지 쓰기, 미술치료 등과 활동이 도움이 될 수 있다(Art Therapy Resources, 2020; Raab, 2019).

2) 슬픔에 이르는 과제 완수하기

보건의료인은 슬픔 치유를 위한 과제를 가지고 있는 생존자에게 다음과 같은 제안을 할 수 있다.

1. 사랑하는 사람의 죽음에 대해 친구, 동료 생존자, 슬픔 회복 단체와 얘기해 본다. 회피는 소외를 초래한다.
2. 감정을 수용한다. 다양한 감정반응은 정상적인 것이다.
3. 신체적 · 정서적 건강증진을 위해 건강한 식단으로 식사하는 것, 운동하는 것, 적절한 수면을 취하는 것 등으로 당신과 당신 가족을 돌본다.
4. 같은 상실을 경험한 다른 사람들을 도울 방법을 모색한다. 다른 누군가를 돕고 있다고 느끼는 것은 당신에게 목적을 주고 기분도 나아지게 만든다.
5. 고인의 삶을 기억하고 기념한다. 생일이나 기념일과 같은 고인에게 특별한 날을 기념하고, 매일 작은 일에서도 고인을 기억한다. 사랑하는 사람이 좋아한 음식, 활동, 음악, 예술과 같은 것을 즐기는 것은 고인의 기억을 불러일으킬 수 있다(APA, 2020).

8. 슬픔 과정의 생존자 돕기

1) 애도

애도(condolence)는 특히 죽음을 맞이하여 동정(sympathy)을 표하거나 함께 슬퍼하는 것을 의미한다. 그러나 동정의 원래 의미는 동정한 사람에 대한 이해가 부족하고 상대방이 원치 않는 측은함에 기초한 반응으로 부정적인 의미를 가지고 있다. 공감(empathy)은 다른 사람의 고통을 인정하고 이해하려는 감정적 반응이다. 연민(compassion)은 사랑과 다정함에 의해 동기화되고 공감에 의한 통찰력을 이용하는 것을 의미한다(Sinclair et al., 2016). 애도를 표하려면 슬픔에 빠진 사람에게 다가가기로 결정해야 하는데, 이것은 감정적으로 어려울 수 있다. 생존자에게 위로와 이해를 전하면서 삶과 상실에 대한 깊은 지각을 유발할 수 있다. "내가 이런 상황에 처했다면 어떻게 했을까?"와 같은 질문은 불안함을 일으킬 수 있다. 애도를 전하는 사람들은 종종 무슨 말을 할지 모르기도 하고, 잘못된 말을 할까 걱정한다. 돕지 못함은 무력감이 들고, 조문을 표하는 도전을 어려워할 수 있다.

보건의료인은 환자 사망 후에 가족이나 생존자에게 편지를 통해 조문을 표할 수도 있다. 사망한 환자의 친구들은 종종 슬픔에 잠긴 생존자들에게 어떻게 위로를 드려야 할지에 대한 조언을 얻기 위해 보건의료인을 찾는다.

슬픔의 경험은 삶을 변화시킨다. 그 목적은 새로운 삶에 성공적으로 통합하기 위함이다. 유족을 지원하는 것은 그들이 그들의 존엄성을 지키고 그들이 겪어야 하는 과정을 이해하도록 돕는 것을 의미한다. 애도의 결과는 슬픔에 빠진 사람들의 상실감을 치료하기 위한 것이 아니다. 그들을 기쁘게 해 주는 것도 아니다. 애도는 쉽게 정서적 고통을 받는다. 슬픔에 빠진 사람이 버려졌다고 느끼기보다는 지지받고 있다고 느끼게 하고, 슬픔 과정을 좀 더 쉽게 건강하게 통과할 수 있도록 돕는다. 애도를 전하는 사람은 자신의 대처 전략을 강화하는 보상을 받을 수도 있다.

애도를 전하는 몇 가지 방법을 제안하면 다음과 같다.

1. 편지 쓰기 : 슬픔에 빠진 사람들에게는 상점에서 판매하는 카드보다 개인적으로 직접 쓴 애도의 편지가 더욱 의미가 있다. 고인에 대한 글은 소중히 간직하게 되고, 진심 어린 위로의 말은 고인에 대한 헌사가 되어 슬픔에 잠긴 생존자에게 위로가 될 것이다. 가장 좋아하는 기억과 필요할 때 도와주겠다는 진심어린 제안이 적절할 것이다. 편지를 쓸 때, "나는 당신이 어떻게 느끼고 있는지 정확히 잘 알고 있습니다."와 같은 구절은 슬픔에 빠진 사람들의 감정의 강도를 상하게 하므로 삼가야 한다. "울지 마세요."라고 말하면서 그 감정을 묻어두라는 조언을 해서는 안 된다. 연민과 지지, 추억에 대한 회상 그리고 도움을 제공해야 한다.
2. 생존자 방문하기 : 위로의 말 한마디, 어깨를 지지해 주는 손 그리고 얼굴을 맞대는 만남은 비통한 사람에게 매우 의미가 있다. 접촉은 슬픔의 무감각 단계를 뚫고 슬픔에 빠진 사람을 고립에서 벗어나게 할 수도 있다.
3. 장례식 추모객 접대에 대한 전화 통화 및 준비 지원하기 : 장례식에 참석하기 위해서 먼 지역에서 온 가족 친지를 위한 숙소에 대한 도움을 준다.
4. 사례품 선택이나 서비스 제공하기 : 슬픔에 빠진 생존들의 책임을 덜어 줄 수 있도록 식사 제공, 어린 아동 돌봄, 기타 활동을 제공한다.
5. 가정 적응 돕기 : 의복을 정리하거나 법적 책임을 나열하고, 우선순위 목록을 설정하도록 돕는다.
6. 어떤 경우에 특히 휴가 기간 동안 생존자들이 긍정적인 활동에 참여하도록 한다.
7. 고인의 사망일을 추모하고, 추도식 동안의 필요한 지원을 제공하고, 대처 전략을 강화한다.
8. 대처 자원 제공하기 : 책, 웹사이트, 지역사회 내 지지그룹 등은 슬픔에 빠진 생존자들이 슬픔 과정에서 빠져나올 수 있도록 도울 수 있다.

보건의료인은 사별 과정을 통해 슬픔에 잠긴 생존자들을 돕는 데 중요한 역할을 한다. 인생의 끝은 생애주기의 일부이며 상실에 대처하는 것은 어느 단계에서나 발전적인 과제가 될 수 있다. 동정과 애도를 표하기 위해 Legacy.com(2019) 웹 사이트를 방문하면 선택 가능한 목록을 볼 수 있다(http://www.legacy.com/news/sympathy-and-condolence-advice/).

2) 장례의식과 가족의 과제

장례를 준비하는 것은 고인의 남아 있는 가족이 경험하는 첫 번째 과제일 수 있다. 장례의식(funeral)은 고인의 죽음 직후의 활동으로 고인의 삶을 기억하기 위한 의미 있는 의식이다. 이는 종교적으로 행하기도 하고, 그렇지 않을 수도 있다. 고인을 위해 고인의 사체에 존중을 표하고 안치하는 것을 목적으로 한다. 가족을 위해서는 죽음의 실체와 마지막임을 확인하고, 슬픔을 표현할 수 있는 분위기를 제공하며, 지역사회 내 공동체가 조문할 수 있는 기회를 제공하는 목적이다. 장례의식은 고인의 생을 인식하고, 기념하고, 기리는 것이다.

장례의식은 다양한 장소와 다양한 기간 동안 열린다. 어떤 문화권에서는 가족들은 추도사를 준비한다. 추도사(eulogy)는 보통 장례식에서 고인에 대한 축약된 삶의 역사, 가정과 직장에서의 업적, 가족의 기억 그리고 고인이 삶에서 즐겼던 것에 대한 요약 등을 포함하여 고인을 추모하기 위한 것이다. 고인의 삶을 기리는 진지한 내용을 담기도 하고, 기억해야 할 유머러스한 순간들도 언급할 수 있다. 장례식은 매우 다양한 옵션으로 고인과 가족에게 맞출 수 있다(Funeralwise, 2020).

가족 구성원 상실과 관련한 가족의 과제는 가족 역할의 재조정을 포함할 수 있다. 누가 빨래를 하고, 요리를 하고, 어린이나 장애인을 돌보고, 생활에 필요한 돈을 벌 것인가 등에 대해 결정될 필요가 있다. 때로는 아동이 성인의 역할을 해야 할 경우도 있다. 자녀를 잃은 부모는 어린 자녀의 요구에 충분히 반응하지 못할 수도 있다. 가족의 자원을 사정하여 적절히 활용할 수 있도록 해야 한다(Potts, 2020). 그러나 사망 후 몇 주, 몇 달, 몇 년이 지나면서, 특히 가족들이 수 마일 떨어진 곳에 사는 경우, 공식적인 지지는 점점 줄어든다. 생존자들 사이에 재정적인 문제로 반감을 불러일으킨다면 전문적인 도움이 필요할지도 모른다. 사랑하는 사람의 죽음을 예상할 기회를 가진 생존자들은 그들이 직면하게 될 변화와 도전에 더 잘 대비할 수 있을 것이다. 그러나 실제 상황이 발생하면 슬픔 과정의 전형적인 단계로 진입하게 된다.

3) 전 세계의 죽음과 장례의식

모든 문화와 종교는 한 사람의 죽음과 장례와 관련된 전통적인 관습과 관례를 잘 문서화해 놓고 있다(Giger & Haddad, 2021). 관습은 슬픔에 빠진 가족에게 종교적 전통을 중심으로 해결할 수 있는 지침을 제공할 수 있다. 대부분의 죽음과 장례의식은 유사한 목적을 가지고 있다: 사람들이 한 자리에 모여 상실을 애통해하고, 고립을 예방하고, 고인에 대한 정중한 예의를 갖춰서 의미 있는 방법으로 고인을 추모하는 것이다(Meyers, 2016). 애도 의식에는 고인과 조문객을 위한 복장 규정, 특별한 기도문이나 주문을 낭독하는 것, 고인의 몸에 특정한 처치를 하거나 또는 특별한 의식을 행하는 것 등이 포함될 수 있다(Everplans, 2020). 어떤 관습들은 간단한 기억, 의식 그리고 장례식을 포함하며, 다른 관습들은 더 정교한 관습을 가지고 있다. 지역사회와 가족들은 슬픔을 나누기 위해 종종 초대된다. 거의 모든 종교가 죽은 사람들을 기억하고 그들의 삶을 기념한다. 많은 사람이 사후 세계를 기념한다. 애도 및 장례 관행은 시간이 지남에 따라 변하고 문화마다 다르지만 슬픔 자체는 그렇지 않다. 우리의 삶에서 자연스러운 시간으로 보기 어렵고 의미를 부여하기 어려운 상황에서도 통제감을 가지고 어떠한 장례식이라도 존중해야 한다.

2020년 전 세계 코로나19 팬데믹 때처럼 강제 격리 기간이 길었던 시기에는 많은 이들이 사망자와 긴밀히 접촉할 수 없었고, 단체모임이 허용되지 않아 슬픔과 장례의식을 치르기가 어려웠다. 고인의 사체를 준비하고 의식을 행하는 것과 같은 전통은 거의 불가능했고, 일반적인 전통에 대한 변화를 만들어내야만 했다(CDC, 2020). 가족 구성원들은 그들이 성장하면서 경험하는 것을 통해 그들의 문화적 · 종교적 전통을 배우게 된다. 그리고 고인의 유언, 생전 신탁(living trust)과 같은 문서들을 통해 고인의 마지막 소원을 보기도 한다. 하지만 심각한 질병이나 사망이 발생하기 전에 고인의 마지막 소원에 대해 가족이 적극적으로 논의하는 것이 가장 좋다.

요점 정리

- 상실(죽음)은 삶의 일부분이다. 정상적인 상실은 삶의 모든 단계에서 발생할 수 있고, 이러한 상실에 반응하면서 대처 전략을 개발해 나간다.
- 상실과 관련된 종교적 문화적 의식을 이해하는 것(문화적 역량)은 보건의료인에게 슬픔에 빠진 생존자와 가족의 개별적인 요구에 대처할 수 있게 한다.
- 슬픔은 상실에 대한 정서적 반응이다.
- 사랑하는 사람의 죽음이 임박한 것으로 보일 때, 죽음을 앞두고 예상된 슬픔이 발생한다. 예상된 슬픔으로 인한 슬픔 과정에 대해 미리 준비를 할 수도 있지만, 슬픔 과정의 단계는 동일하게 진행된다.
- 애통은 슬픔에 대한 외적 경험이다.
- 사별은 슬픔과 애통을 포함한다.
- 일반적으로 슬픔의 단계는 다음과 같다: 초기 충격과 불신, 갈망과 저항을 동반한 무감각과 압도적인 슬픔, 의미 있고 가능한 궁극적인 수용을 탐색하는 반영
- 슬픔 과정의 과제는 상실 사건 공유, 상실의 실체 인식, 슬픔 표현 공유 및 삶의 목표의 재조직과 재통합을 포함한다.
- 슬픔 과정의 변화는 갑작스러운 죽음, 예상치 못한 죽음, 아동의 죽음 등과 같은 경우에 일어날 수 있다.
- 과거에 경험한 상실을 잘 해결하지 못한 경우에는 은퇴, 노화, 배우자의 죽음 등과 같은 상실 상황에서 역기능적이 될 수도 있다.
- 슬픔의 표정을 감추거나 잃어버린 것을 대체하려는 시도는 건강한 적응과 회복을 유도하지 못한다.
- 슬픔을 표현하는 것, 변화를 수용하는 것, 긍정적 또는 부정적 기억을 만드는 것 등은 슬픔의 과정을 통해서 다음 단계를 진행하는 데 도움을 줄 수 있다.
- 극도의 분노로 인한 고통 없이 고인에 대해 긍정적으로 또는 부정적으로 기억되는 것을 표현하는 능력은 생존자에게 슬픔의 과정에 대한 성공적인 진행에 대한 지표가 될 수 있다.
- 애도는 생존자와 함께 슬픔을 공유하는 것이다. 애도를 표현하는 방법은 매우 다양하다.

사례 연구

부모 2명, 신생아, 2세 유아, 청소년, 조부모 1명으로 구성된 가족이 작은 단독주택에 함께 살고 있으며, 이들이 많이 사랑하는 14년 된 반려견도 함께 살고 있다. 가족은 첫 아이가 태어났을 때 강아지를 키우기 시작했지만, 조부모가 하루의 대부분을 집에 있기 때문에 강아지는 그들 가족의 가까운 동반자가 되었다. 개가 노령으로 죽었을 때, 각각의 가족 구성원들이 그들의 발달 단계에 따라 그 상실에 대해 어떻게 슬퍼할지에 대해 논의하시오.

연습문제

1. 앞의 사례 연구를 참고하여, 부모, 청소년, 조부모의 슬픔 반응을 적절한 칸에 배치하시오.

정상적 슬픔 반응	역기능적 슬픔 반응

A. 애완동물의 유골이 묻힌 정원에 기억판이 놓여 있다.
B. 오랫동안 개와 함께 지내는 친구나 이웃과 만나기를 꺼린다.
C. 개 사진을 보면 눈물을 흘린다.
D. 죽음이 오랫동안 일어나지 않을 것처럼 생각한다.
E. 개를 위한 장례식을 치른다.
F. 개에 대한 기억을 상기시키는 것이나 모든 사진을 휴지통에 넣는다.

2. 다음은 슬픔 반응에 대한 서술이다. 발달 단계별로 가장 잘 부합하는 반응과 연결하시오.

발달 단계	슬픔 반응
	부모의 역할을 맡거나, 학업성취도가 저하됨
	사랑하는 사람을 그리워하며 울부짖는, 위로할 수 없는 울음소리
	고인 없이 앞으로 미래가 어떻게 될지 불안해 함
	돌봄을 받지 못하는 것에 대한 두려움 또는 고인에 대한 분노

A. 영아
B. 아동 초기
C. 청소년
D. 성인 초기

3. 다음의 유형에 대한 정의를 알맞게 연결하시오.

반응의 유형	정의
슬픔	
애통	
지연된 슬픔	
예견되는 슬픔	
복합된 슬픔	
사별	

A. 상실에 대한 반응이 늦게 나타나는 것으로, 종종 또 다른 큰 생활사건에 의해 촉발됨
B. 한 개인이 깊은 애착을 느끼는 것을 잃는 것에 대한 감정적인 반응
C. 쇠약해지고, 고통스럽고, 거슬리는 생각과 감정
D. 슬픔을 밖으로 드러내는 것
E. 상실에 반응하고 적응해 나아가는 과정
F. 실제적인 상실이 일어나기 전에 발생하는 슬픔

4. 슬픔의 단계를 적합한 순서대로 나열하시오.

A. 우울
B. 협상
C. 분노
D. 수용
E. 쇼크, 부정, 고립

5. 최근에 36세 된 임부가 만삭아를 사산하였다. 다음의 반응들 중 정상적인 슬픔 반응의 징후로 맞는 것은?

A. 아기의 장례를 계획한다.
B. 아기 방에 있는 가구를 자선단체에 기부한다.
C. 분만 후 오랫동안 개인위생을 신경 쓰지 않는다.
D. 언니가 아기를 위해 사준 신생아 용품 등으로 아기를 기억할 만한 물건을 만들어 간직한다.

참고문헌

Bibliography and Online Resources

1장

Centers for Disease Control (2019). National vital statistics report, 68(7), 1–66. Retrieved April 26, 2020 from https://www.cdc.gov/nchs/data/nvsr/nvsr68/nvsr68_07–508.pdf.

Centers for Disease Control and Prevention (2017). Healthy People 2020 midcourse review. Retrieved August 16, 2020 from https://www.cdc.gov/nchs/healthy_people/hp2020/hp2020_midcourse_review.htm.

Centers for Disease Control and Prevention (2017). National Center for Health Statistics adolescent health. Retrieved April 26, 2020 from https://www.cdc.gov/nchs/fastats/adolescent–health.htm.

Centers for Disease Control and Prevention (2018). Health, United States. Retrieved August 16, 2020 from https://www.cdc.gov/nchs/hus/index.htm.

Centers for Disease Control and Prevention (2019). Reproductive health, infant mortality. Retrieved April 26, 2020 from https://www.cdc.gov/reproductivehealth/maternalinfanthealth/infantmortality.htm.

Central Intelligence Agency (2020). Country comparison: Life expectancy at birth. The world factbook. Retrieved April 26, 2020, from https://www.cia.gov/library/publications/the–world–factbook/fields/355rank.html.

Central Intelligence Agency (2020). The world factbook country comparison infant mortality rate. Retrieved April 26, 2020 from https://www.cia.gov/library/publications/the–world–factbook/rankorder/2091rank.html.

Dietary Guidelines Advisory Committee (2020). Scientific report of the 2020 Dietary Guidelines Advisory Committee: Advisory report to the Secretary of Agriculture and the Secretary of Health and Human Services. US Department of Agriculture, Agricultural Research Service.

National Academies of Sciences, Engineering, and Medicine (2020). *The leading health indicators 2030: Advancing health, equity, and well–being*. The National Academies Press. https://doi.org/10.17226/25682.

National Vital Statistics System, National Center for Health Statistics, Center for Disease Control and Prevention (2017). 10 leading causes of death by age group United States 2017. Retrieved April 26, 2020, from https://www.cdc.gov/injury/wisqars/pdf/leading_causes_of_death_by_age_group_2017–508.pdf.

Office of Disease Prevention and Health Promotion (2020). Healthy People 2030 Framework. Retrieved April 26, 2020 from https://www.healthypeople.gov/2020/About–Healthy–People/Development–Healthy–People–2030/Framework.

Office of Disease Prevention and Health Promotion (2020). Secretary's advisory committee on national health promotion and disease prevention objectives for 2030: Recommendations for an approach to Healthy People 2030. Retrieved April 26, 2020 from https://www.healthypeople.gov/sites/default/files/Full%20Committee%20Report%20to%20Secretary%205–9–2017_1.pdf.

U.S. Department of Health and Human Services (2000). *Healthy People 2010*. International Publishing, Inc.

United Nations (2020). Millennium development goals. Retrieved April 26, 2020 from https://www.undp.org/content/undp/en/home/sdgoverview/mdg_goals.html.

United States Department of Health and Human Services (2014). Healthy People 2020 leading health indicators: Progress update. Retrieved April 26, 2020 from https://www.healthypeople.gov/sites/default/files/LHI-ProgressReport-ExecSum_0.pdf.

United States Department of Health and Human Services (2020). Healthy People 2030. Retrieved from https://health.gov/healthypeople.

United States Department of Health and Human Services (2020). Proposed objectives for inclusion in healthy people 2030. Retrieved April 26, 2020 from https://www.healthypeople.gov/sites/default/files/ObjectivesPublicComment508.pdf.

United States Department of Health and Human Services (2020). Secretary's advisory committee on national health promotion and disease prevention objectives for 2030. Report #7 assessment and recommendations for proposed objectives for Healthy People 2030. Retrieved April 26, 2020 from https://www.healthypeople.gov/sites/default/files/Report%207_Reviewing%20Assessing%20Set%20of%20HP2030%20Objectives_Formatted%20EO_508_05.21.pdf.

United States Environmental Protection Agency (2018). *EPA's environmental quality index supports public health*. Retrieved from https://www.epa.gov/healthresearch/epas-environmental-quality-index-supports-public-health.

Weiss, H., & Ferrand, R. (2019). Improving adolescent health: an evidence-based call to action. *The Lancet, 393*(10176), 1073-1075.

Online Resources

https://health.gov/healthypeople
https://www.cdc.gov/
https://www.healthypeople.gov/2020/About-Healthy-People/Development-Healthy-People-2030/Framework
https://www.hhs.gov/
https://www.who.int/

2장

American Hospital Association (2003). The patient care partnership understanding expectations, rights, and responsibilities. Retrieved May 1, 2020 from https://www.aha.org/system/files/2018-01/aha-patient-care-partnership.pdf.

American Medical Association (2017). American health care act. Retrieved May 1, 2020 from https://www.ama-assn.org/sites/ama-assn.org/files/corp/media-browser/public/government/advocacy/ahca-top-line-summary.pdf.

Centers for Disease Control and Prevention (2015). State school immunization requirements and vaccine exemption laws. Retrieved May 1, 2020 from https://www.cdc.gov/phlp/docs/school-vaccinations.pdf.

Centers for Medicare & Medicaid Services (2010). The affordable care act's new patient's bill of rights. Retrieved May 1, 2020 from https://www.cms.gov/CCIIO/Resources/Fact-Sheets-and-FAQs/aca-new-patients-bill-of-rights.

Chen, I., Richter, P., & Miner, L. (2011). FDA's new role in tobacco control. *Contemporary Pediatrics, 28*(11), 39-45.

Mason, D., Perez, A., McLemore, R., & Dickson, E. (2020). *Policy and politics in nursing and health care* (8th ed.). Elsevier.

National Council of State Boards of Nursing, Inc. (2020). NLC member states. Retrieved May 1, 2020 from https://www.ncsbn.org/nlcmemberstates.pdf.

National Council of State Boards of Nursing, Inc. (2020). Nurse licensure compact. Retrieved May 1, 2020 from https://www.ncsbn.org/nurse-licensure-compact.htm.

Schiff, E., Attias, S., Matter, I., Sroka, G., Nae, B., Arnon, Z., Samuels, N., Grinberg, O., & Ben-Arye, E. (2019). Complementary and alternative medicine interventions for perioperative symptoms: A comparative effectiveness study. *Complementary Therapies in Medicine*, *44*, 51-55. Retrieved May 1, 2020 from https://www.sciencedirect.com/science/article/abs/pii/S0965229919301190#!.

Social Security Agency (2020). Retirement benefits. Retrieved May 1, 2020 from https://www.ssa.gov/planners/retire/agereduction.html.

The Joint Commission (2013). Accreditation guide for hospitals. Retrieved May 9, 2020, from https://www.jointcommission.org/-/media/deprecated-unorganized/imported-assets/tjc/system-folders/assetmanager/accreditation_guide_hospitals_2011pdf.pdf?db=web&hash=350D19DE3CEF201A9C270B07B7D0FBCD.

Online Resources

https://www.aha.org/
https://www.cdc.gov/phlp/index.html
https://www.ncsl.org/
https://www.fda.gov/tobacco-products
https://smokefree.gov/
https://teens.drugabuse.gov/

3장

Banwell, C., Ulijaslek, S., & Dixon, J. (2013). *When culture impacts health*. Elsevier.

Cherry, B., & Jacob, S. (2019). *Contemporary nursing issues, trends, & management* (8th ed.). Elsevier.

Giger, J., & Davidhizar, R. (2002). Transcultural nursing assessment. *International Nursing Review*, *37*(1), 199-203.

Giger, T., & Haddad, L. (2020). *Transcultural nursing: assessment and intervention* (8th ed.). Elsevier.

Kaiser Family Foundation (2013). Race/ethnicity. Retrieved May 1, 2020 from https://www.kff.org/medicaid/state-indicator/medicaid-enrollment-by-raceethnicity/?currentTimeframe=0&sortModel=%7B%22colId%22:%22Location%22,%22sort%22:%22asc%22%7D.

Micozzi, M. (2018). *Fundamentals of complimentary, alternative, and integrative medicine* (6th ed.). Elsevier.

Pew Research Center (2016). 10 demographic trends shaping the U.S. and the world in 2016. Retrieved July 25, 2020 from https://www.pewresearch.org/fact-tank/2016/03/31/10-demographic-trends-that-are-shaping-the-u-s-and-the-world/.

Riley, J. (2019). *Communication in Nursing* (9th ed.). Elsevier.

The Church of Jesus Christ of Latter-Day Saints (n.d.). Word of wisdom. Retrieved July 25, 2020 from https://www.churchofjesuschrist.org/study/manual/gospel-topics/word-of-wisdom?lang=eng.

United Nations World Population Prospects (2019). United States population 2020 (live). Retrieved July 25, 2020 from https://worldpopulationreview.com/countries/united-states-population.

United States Census Bureau (2017). American community survey. Retrieved May 1, 2020 from https://www.census.gov/acs/www/data/data-tables-and-tools/data-profiles/2017/.

United States Census Bureau (n.d.). Quick facts United States. Retrieved May 1, 2020 from https://www.census.gov/quickfacts/fact/table/US/PST045219.

Wold, G. (2008). *Basic geriatric care* (4th ed.). Mosby/Elsevier.

Online Resources

https://minorityhealth.hhs.gov/omh/browse.aspx?lvl=2&lvlid=53

https://www.ahrq.gov/

https://www.ausmed.com/cpd/articles/cultural-assessment

https://www.hhs.gov/ash/oah/resources-and-training/tpp-and-paf-resources/culturalcompetence/index.html

https://www.hrsa.gov/

https://www.nccih.nih.gov/

https://www.NCCIH.NIH.gov/health/complimentary

https://www.nih.gov/institutes-nih/nih-office-director/office-communications-public-liaison/clear-communication/cultural-respect#:~:text=Cultural%20respect%20benefits%20consumers%2C%20stakeholders%2C%20and%20communities%20and,also%20critical%20for%20achieving%20accuracy%20in%20medical%20research.

4장

American Academy of Child and Adolescent Psychiatry (2018). Social media and teens. Retrieved May 7, 2020 from https://www.aacap.org/AACAP/Families_and_Youth/Facts_for_Families/FFF-Guide/Social-Media-and-Teens-100.aspx.

American Psychiatric Association (2015). *Cognitive and behavioral intervention for PTSD Nov 2015 Position Statement*. Retrieved from https://www.apa.org/ptsd-guideline/treatments.

American Psychiatric Association (2019). *AAP guidelines for treatment of depression*. Retrieved from www.ARA.org.

Baronowski, T., & Nader, P. (1985). Family health behavior. In D. Turk, & R. Kerns (Eds.), *Health, illness and family*. Wiley [classic].

Bowlby, J. (1951). *Maternal care and mental health*. Columbia University Press [classic].

Chartrand, M., Frank, D., White, L., & Shope, T. (2008). Effects of parents' wartime deployment on behavior of young children in military families. *Archives of Pediatrics and Adolescent Medicine*, *162*(11), 1009-1114.

Chen, W., & Adler, J. (2019). Assessment of screen exposure in young children, 1997 to 2014. *Journal of American Medical Association Pediatrics*, *173*(4), 391-393.

Child Welfare Information Gateway (2019). Foster care statistics 2017. U.S. Department of Health and Human Services, Children's Bureau. Retrieved May 7, 2020 from https://www.childwelfare.gov/pubPDFs/foster.pdf.

Child Welfare Information Gateway (2020). *Reasonable efforts to preserve or reunify families and achieve permanency for children*. U.S. Department of Health and Human Services, Administration for Children and Families, Children's Bureau. https://www.childwelfare.gov/pubPDFs/reunify.pdf.

Duvall, E., & Miller, B. (1985). *Marriage and family development* (6th ed.). Harper and Row [classic].

Eth, S., & Pynoos, R. (Eds.). (1985). *PTSD in children*. American Psychiatric Press [classic].

Federal Trade Commission. (2013). Children's online privacy protection rule, final rule. *Federal register, 78*(12). Retrieved May 7, 2020 from https://www.ftc.gov/enforcement/rules/rulemaking-regulatory-reform-proceedings/childrens-online-privacy-protection-rule.

Firth, J., Torous, J., Stubbs, B., Firth, J., Steiner, G., Smith, L., Alvarez-Jimenez, M., Gleeson, J., Vancampfort, D., Armitage, C., & Sarris, J. (2019). The "online brain": How the internet may be changing our cognition. *World Psychiatry, 18*(2), 119-129. https://10.1002/wps. 20617.

Garfield, C. (2009). Variations in family composition. In W. Carey, A. Crocker, W. Coleman, E. Elias, & H. Feldman (Eds.), *Developmental-behavioral pediatrics* (4th ed.). Saunders.

Graham, J., & Forstadt, L. (2010). *Child development and screen time: bulletin #4100*. University of Maine Cooperative Extension Publications. Retrieved from www.HTTP://UofMaine.EDU/publications/4100e.

Havighurst, R. (1974). *Developmental tasks and education*. David McKay [classic].

JAMARDA Resources (2020). Cultural diversity training and educational products for health care providers. Retrieved July 11, 2020 from http://www.jamardaresources.com/.

Kaiser Family Foundation (2010). *Generation M2: media in the lives of 8-18 year olds*. Retrieved November 2011 from www.KFF.org/entmedia.

Kaiser Permanente (2019). Screen time and kids: Setting limits for better health. Retrieved May 4, 2020 from https://thrive.kaiserpermanente.org/thrive-together/live-well/screen-time-kids-setting-limits-better-health.

Kim, H. (2011). Children of divorced parents often fall behind classmates in math and social skills. *American Sociological Review, 78*(3), 487-511.

Kleigman, R., Stanton, B., St Geme, J., III, Schor, N., & Behrman, R. (Eds.). (2016). *Nelson textbook of pediatrics* (20th ed.). Elsevier.

Landry, G. (2016). Sports medicine. In R. Kleigman, B. Stanton, J. St Geme, III, N. Schor, & R. Behrman (Eds.), *Nelson textbook of pediatrics* (20th ed.). Elsevier.

Leifer, G. (2019). *Introduction to maternity & pediatric nursing* (8th ed.). Elsevier.

Pagani, L., Fitzpatrick, C., Barnett, T., & Dubow, E. (2010). Prospective association between early childhood TV exposure and academic, psychosocial, and physical well-being by middle childhood. *Archives of Pediatrics and Adolescent Medicine, 64*(5), 425-431.

Pew Research Center (2019). Social media fact sheet. Retrieved May 7, 2020 from https://www.pewresearch.org/internet/fact-sheet/social-media/.

Popenoe, D. (1989). The family transformed. *Family Affairs, 2*(2-3), 1-5. [classic].

Population Reference Bureau (2020). U.S. household composition shifts as the population grows older; more young adults live with parents. Retrieved May 7, 2020 from https://www.prb.org/u-s-household-composition-shifts-as-the-population-grows-older-more-young-adults-live-with-parents/.

Rocha, S. (2019). Talking with teens and families about digital media use. The Brown University Child and Adolescent Behavior Letter. Retrieved May 4, 2020 from https://onlinelibrary.wiley.com/doi/full/10.1002/cbl.30361.

Smilkstein, G. (1978). The family Apgar: a proposal for a family function test and its use by physicians. *Journal of Family Practice,* (6), 1231-1238.

Tanner, J. L. (2009). Separation, divorce and remarriage. In W. Carey, A. Crocker, W. Coleman, E. Elias, & H. Feldman (Eds.), *Developmental-behavioral pediatrics* (4th ed.). Saunders.

Teng, Z., Nie, Q., Guo, C., Zhang, Q., Liu, Y., & Bushman, B. J. (2019). A longitudinal study of link between exposure to violent video games and aggression in Chinese adolescents: The mediating role of moral disengagement. *Developmental Psychology*, 55(1), 184–195. https://doi.org/10.1037/dev0000624.

Thyen, U., & Perrin, J. (2009). Chronic health conditions. In W. Carey, A. Crocker, W. Coleman, E. Elias, & H. Feldman (Eds.), *Developmental–behavioral pediatrics* (4th ed.). Saunders.

Torres, F. (2020). *What is post traumatic stress disorder?* American Psychiatric Association. Retrieved from www.psychiatry.org/patients–families/PTSD/What–is–PTSD.

U.S. Bureau of Labor Statistics (2020). Employment characteristics of families summary. Retrieved May 7, 2020 from https://www.bls.gov/news.release/famee.nr0.htm.

U.S. Department of Health and Human Services (2019). Characteristics of families served by the child care and development fund (CCDF) based on preliminary FY2018 data. Retrieved May 7, 2020 from https://www.acf.hhs.gov/occ/resource/characteristics–of–families–served–by–child–care–and–development–fund–ccdf.

U.S. Department of Labor (2017). 12 stats about working women. Retrieved May 7, 2020 from https://blog.dol.gov/2017/03/01/12–stats–about–working–women.

Online Resources

https://www.mhanational.org/

https://www.urban.org/

https://thebowencenter.org/theory/

5장

Alligood, M. (2016). *Nursing theorists and their work* (9th ed.). Elsevier.

Arlin, P. (1975). Cognitive development in adulthood: a 5th stage? *Developmental Psychology*, *11*, 602. [classic].

Bandura, A. (1977). *Social learning theory*. Prentice–Hall [classic].

Brofenbrenner, U. (1979). *The ecology of human development*. Harvard University Press [classic].

Carey, W., Crocker, A., Coleman, W., Elias, E., & Feldman, H. (Eds.). (2009). *Developmental–behavioral pediatrics* (4th ed.). Saunders.

DuVall, E. (1977). *Marriage and family development*. JB Lippincott [classic].

Erikson, E. (1994). *The life cycle completed: a review*. WW Norton.

Gopnik, A. (2016). Cognitive development: Domains and theories. In R. Kleigman, B. Stanton, J. St Geme, III, N. Schor, & R. Behrman (Eds.), *Nelson textbook of pediatrics* (20th ed.). Elsevier.

Gormly, A., & Brodzinsky, D. (1989). *Lifespan human development*. Harcourt Brace [classic].

Haggerty, R., & Friedman, S. (2003). History of developmental and behavioral pediatrics. *Journal of Developmental and Behavioral Pediatrics*, *24*, 215.

Haith, M., & Benson, J. (2008). *Encyclopedia of infant and early childhood development*. Elsevier.

Havighurst, R. (1974). *Developmental tasks and education*. D. McKay [classic].

Hoover, W. (2006). White House Conference on Child Health: Address to the White House on Child Health and Protection, 1930. In J. Wooley, & E. Peters (Eds.), *The American Presidency Project*. Santa Barbara California University. Gerhard Peters Database online https://oac.cdlib.org/findaid/ark:/13030/kt6j49r12c/.

Kegan, R. (1982). *The evolving of self: a theory of human development*. Howard Press [classic].

Kleigman, R., Stanton, B., St Geme, J., III, Schor, N., & Behrman, R. (Eds.). (2016). *Nelson textbook of pediatrics* (20th ed.). Elsevier.

Kohlberg, L. (1964). Development of moral character and moral ideology. In H. Hoffman, & L. Hoffman (Eds.), *Review of child development research*. Russell Sage [classic].

Leifer, G. (2019). *Introduction to maternity and pediatric nursing* (8th ed.). Elsevier.

Levinson, D. J., Darrow, C. N., & Klein, E. B. (1978). *The seasons of a man's life*. Knopf [classic].

Loevinger, J. (1979). *Scientific ways in the study of ego development*. Clark University Press [classic].

Piaget, J. (1926). *The language of the child*. Harcourt Brace [classic].

Reider, P., Wisiniewski, P., Alderman, B., & Campbell, S. (2017). Microbes and mental health: A review. *Brain, Behavior, and Immunity*, *66*(1), 1–17.

Reitzes, D., & Mutran, E. (2004). Transition to retirement: stages and factors that influence retirement adjustment. *International Journal of Aging and Human Development*, *59*(1), 63–84.

Skinner, B. (1987). *Verbal behavior*. Appleton–Century–Croft [classic].

Stambuk, A., Rusac, S., & Sucic, A. (2013). Process of retirement: an attempt at checking Atchley's model of adjustment. *Periodicum Biologorum*, *115*(4), 567–574.

Vygotsky, L. (1962). *Thoughts and language*. MIT Press [classic].

Watkins, O. (2016). Development of the authentic self: An exploration of gender neutral parenting. *Journal of Undergraduate Research School of Education and Childhood*, *2016*(1), 21–30. Leeds Beckett University. Retrieved June 5, 2020 from https://www.leedsbeckett.ac.uk/-/media/files/riches/spotlight-volume-1-2016.pdf#page=22.

6장

Bentley, A., Collier, S., & Rotimi, C. (2017). Diversity and inclusion in genomic research: Why the uneven progress? *Journal of Community Genetics*, *8*(4), 255–266. https://doi.org/10.1007/s12687-017-0316-6.

Brazelton, T. (1973). *The neonatal behavioral assessment scale*. JB Lippincott [classic].

Dunlop, A., Muller, J., Ferrante, E., Edwards, S., Dunn, A., & Corwin, E. (2015). Maternal microbiome and pregnancy outcomes that impact infant health: a review. *Advances in Neonatal Care*, *15*(6), 377–385.

Flynn, J. (1987). Massive IQ gains in 14 nations: what IQ tests really measure. *Psychological Bulletin*, *101*, 171. [classic].

Giger, J. (2016). *Transcultural nursing*. Elsevier.

Halvatsiotis, P., Panagiotou, O., Koulouvaris, P., Raptis, A., Bamias, A., Kalantaridou, S., & Valsamakis, G. (2020). Benefits of exercise in pregnancies with gestational diabetes [published online ahead of print, 2020 Jul 7]. *Journal of Maternal–Fetal & Neonatal Medicine*. https://doi.org/10.1080/14767058.2020.1786515.

Kim, H., Sitarik, A., Woodcroft, K., Johnson, C., & Joratte, E. (2019). Birth mode, breast feeding, pet exposure and antibiotic use associated with gut microbiome and sensitization. *Current Allergy and Asthma Reports*, *19*(4), 22. https://doi.org/10.1007/s11882-019-0851-9.

Leifer, G. (2012). *Maternity nursing, an introductory text* (11th ed.). Saunders.

Lundstrom, K. (2019). Gene therapy today and tomorrow. *Diseases*, *7*(2), 37. https://doi.org/10.3390/diseases7020037.

Moore, K. L., & Persaud, T. V. N. (2008). *The developing human: clinically oriented embryology* (8th ed.). Saunders.

Murray, S. S., McKinney, E. S., & Gorrie, T. M. (2001). *Foundations of maternal–newborn nursing* (3rd ed.). Saunders.

Mutic, A., Jordan, S., Edwards, S., Ferrante, E., Taylor, A., & Yang, I. (2019). The postpartum maternal and newborn microbiomes. *American Journal of Maternal Child Nursing*, *42*(6), 326 - 331.

National Institutes of Health (2020). What are genome editing and CRISPR-Cas9? Retrieved May 24, 2020 from https://ghr.nlm.nih.gov/primer/genomicresearch/genomeediting.

Neu, J. (2013). The pre- and early microbiome: Relevance to subsequent health and development. *Journal of Neurology*, *13*(2), e592 - e599.

Nio Leon, R. (2005). *Are IQ tests biased?* Retrieved November 2001 from www.Psychpage.com.

Poyatos-León, R., García-Hermoso, A., Sanabria-Martínez, G., Álvarez-Bueno, C., Cavero-Redondo, I., & Martínez-Vizcaíno, V. (2017). Effects of exercise-based interventions on postpartum depression: A meta-analysis of randomized controlled trials. *Birth*, *44*(3), 200 - 208. https://doi.org/10.1111/birt.12294.

Ross, M., & Ervin, H. (2016). Fetal development and physiology. In S. Gabbe, J. Niebyl, J. Simpson et al. (Eds.), *Obstetrics: Normal and problem pregnancies*. Elsevier.

Ross, M., & DeSal, M. (2017). Developmental origins of adult health and disease. In S. Gabbe, J. Niebyl, J. Simpson, M. Landon et al. (Eds.), *Obstetrics: Normal and problem pregnancies*. Elsevier.

Rubin, R. (1961). Maternal behavior. *Nursing Outlook*, (9), 692.

Rubin, R. (1961). Puerperal change. *Nursing Outlook*, *9*(12), 743 - 755.

Rubin, R. (1963). Maternal touch at first contact with the newborn infant. *Nursing Outlook*, *11*, 828. [classic].

Rubin, R. (1967). Attainment of the maternal role: part 1 processes. *Nursing Research*, (16), 237 - 245.

Rubin, R. (1975). Maternal tasks in pregnancy. *American Journal of Maternal-Child Nursing*, *4*(3), 143.

Rubin, R. (1977). Binding-in in the postpartum period. *American Journal of Maternal-Child Nursing*, *6*(1), 65 - 75.

Rubin, R. (1984). *Maternal identity and the maternal experience*. Springer.

Valentine, G., Prince, A., & Aagaard, K. (2019). The neonatal microbiome and metagenomics: What do we know now and what is the future? *NeoReviews*, *20*(5), e258 - e271.

Vargas-Terrones, M., Nagpal, T. S., & Barakat, R. (2019). Impact of exercise during pregnancy on gestational weight gain and birth weight: an overview. *Brazilian Journal of Physical Therapy*, *23*(2), 164 - 169. https://doi.org/10.1016/j.bjpt.2018.11.012.

Wu, W., Kong, Q., Tian, P., Zhai, Q., Wang, G., Liu, X., Zhao, J., Zhang, H., Lee, Y., & Chen, W. (2019). Targeting gut microbiota dysbiosis: potential interventional strategies for neurological disorders. *Engineering*, *6*(4), 415 - 423. https://doi.org/10.1016/j.eng.2019.07.026.

Online Resources

https://thinkculturalhealth.hhs.gov/

https://www.genome.gov/human-genome-project

https://www.hhs.gov/surgeongeneral/reports-and-publications/physical-activity-nutrition/index.html

https://www.hmpdacc.org/overview/

7장

Erikson, E. (1994). *The life cycle completed: a review*. WW Norton.

Carey, W., Crocker, A., Elias, E., Feldman, H., & Coleman, W. (Eds.) (2009). *Developmental-behavioral pediatrics* (4th ed.). Saunders.

Czaenabay, D., Dalmago, J., Martins, A., & Quaeroz, A. (2019). Repeated three-hour maternal deprivation as model of early life stress alters maternal behavior, olfactory learning and neural development. *Journal of Neurobiology of Learning and Memory*, *163*(9), 107040. https://doi.org/10.1016/J.NLM.2019.107040.

Feigelman, S. (2016). Development of behavior: overview and assessment of variability. In R. Kleigman, B. Stanton, J. St Geme, III, N. Schor, & R. Behrman (Eds.), *Nelson textbook of pediatrics* (20th ed.). Elsevier.

Gaensbauer, T. (2002). Representation of trauma in infancy: clinical and theoretical implications for understanding early memory. *Journal of Infant Mental Health*, *23*(3), 259 - 277.

Hoecker, J. (2016). *What is the best way to predict a child's height?* Mayo Clinic Children's Health.

Kleigman, R., Stanton, B., St Geme, J., III, Schor, N., & Behrman, R. (Eds.). (2016). *Nelson textbook of pediatrics* (20th ed.). Elsevier.

Leifer, G. (2019). *Introduction to maternity & pediatric nursing* (8th ed.). Elsevier.

National Association for Sport and Physical Education (2009). Active start: A statement of physical activity guidelines for children birth to age 5 (2nd ed.). Accessed June 29, 2020 from www.aahperd.org.

Parks, E., Shaikhkhalil, A., Groleau, V., & Wendell, D. (2016). Feeding healthy infants, children and adolescents. In R. Kleigman, B. Stanton, J. St Geme, III, N. Schor, & R. Behrman (Eds.), *Nelson textbook of pediatrics* (20th ed.). Elsevier.

Virgilio, S., & Clements, R. (2020). Active start: A statement of physical activity guidelines for children birth to Age 5 (3rd ed.). Accessed December 18, 2020 from www.ShapeAmerica.org/standards/guidelines/activestart.aspx.

Online Resources

https://heal.nih.gov/research/infants-and-children/healthy-brain

https://www.hhs.gov/surgeongeneral/reports-and-publications/physical-activity-nutrition/index.html

https://www.nidcd.nih.gov/health/speech-and-language

www.brightfutures.org/mentalhealth/index.html

8장

Burr, H. (1933). Modern theories of development. *Yale Journal of Biologic Development*, *6*(2), 201 - 203. [classic].

Douglass, J., & Clark, M. (2015). Integrating oral health to overall health care to prevent early childhood caries: Need, evidence and solutions. *Pediatric Dentistry*, *37*(3), 266 - 274.

Feigelman, S. (2016). The preschool years. In R. Kleigman, B. Stanton, J. St Geme, III, N. Schor, & R. Behrman (Eds.), *Nelson textbook of pediatrics* (20th ed.). Elsevier.

Feldman, H., & Messick, C. (2009). Language and speech disorders. In W. Carey, A. Crocker, W. Coleman, E. Elias, & H. Feldman (Eds.), *Developmental-behavioral pediatrics* (4th ed.). Saunders.

Gottfried, A., & Bathurst, L. (1983). Hand preference across time is related to intelligence in young girls, not boys. *Science*, *221*, 1074. [classic].

Greenbaum, L. (2016). Micronutrient mineral deficiencies. In R. Kleigman, B. Stanton, J. St Geme, III, N. Schor, & R. Behrman (Eds.), *Nelson textbook of pediatrics* (20th ed.). Elsevier.

Hillman, J., & Spigarelli, M. (2009). Sexuality development and direction. In W. Carey, A. Crocker, E. Elias, H. Feldman, & W. Coleman (Eds.), *Developmental-behavioral pediatrics* (4th ed.). Saunders.

Kinsey, A., Pomeroy, W., & Martin, C. (1948). *Sexual behavior in the human male*. Saunders [classic].

Leifer, G. (2019). *Introduction to maternity & pediatric nursing* (8th ed.). Elsevier.

Marcdante, K., & Kleigman, R. (2019). *Nelson essentials of pediatrics*. Elsevier.

Parks, E., Shaikhkhalil, A., Groleau, V., & Wendell, G. (2016). Feeding healthy infants, children and adolescents. In R. Kleigman, B. Stanton, J. St Geme, III, N. Schor, & R. Behrman (Eds.), *Nelson textbook of pediatrics* (20th ed.). Elsevier.

Shaywitz, E., & Shaywitz, B. (2016). Dyslexia. In R. Kleigman, B. Stanton, J. St Geme, III, N. Schor, & R. Behrman (Eds.), *Nelson textbook of pediatrics* (20th ed.). Elsevier.

Simms, M. (2016). Language development and communication disorders. In R. Kleigman, B. Stanton, J. St Geme, III, N. Schor, & R. Behrman (Eds.), *Nelson textbook of pediatrics* (20th ed.). Elsevier.

Turk, M. (2016). Health and wellness for children with disabilities. In R. Kleigman, B. Stanton, J. St Geme, III, N. Schor, & R. Behrman (Eds.), *Nelson textbook of pediatrics* (20th ed.). Elsevier.

USDA (2020). *Dietary guidelines for Americans* (9th ed.). Retrieved from https://www.dietaryguidelines.gov/.

Weiss, C. E., & Lillywhite, H. E. (1976). *Communication disorders: a handbook for prevention and early detection*. Mosby.

Online Resources

https://www.medic8.com/healthguide/sports-medicine/prevention/equipment.html

https://www.nhtsa.gov/equipment/car-seats-and-booster-seats

https://www.nhtsa.gov/road-safety/child-safety

www.aap.org

www.AAP.org/periodicityschedule.

www.allergicchild.com

www.CDC.gov/vaccines

9장

Airton, L. (2019). *Gender: your guide. Adams Media*. Simon & Schuster.

American Academy of Child and Adolescent Psychiatry (2017). *Bulletin Facts for Families #46 Home Alone Children*

American Academy of Pediatrics (2019). *Reference manual of pediatric dentistry* (pp. 341–353, 220–224).

Betz, C., Hunsberger, M., & Wright, S. (1994). *Family centered nursing care of children* (2nd ed.). Saunders.

Bus, A., Takas, Z., & Kegal, C. (2015). Affordance and limitation of electronic storybooks for young children's emerging literacy. *Developmental Review*, *35*(1), 79–97.

Carey, W., Crocker, A., Coleman, W., Elias, E., & Feldman, H. (Eds.). (2009). *Developmental–behavioral pediatrics* (4th ed.). Saunders.

Feigelman, S. (2016). Middle childhood. In R. Kleigman, B. Stanton, J. St Geme, III, N. Schor, & R. Behrman (Eds.), *Nelson textbook of pediatrics* (20th ed.). Elsevier.

Felt, L., & Robb, M. (2016). *Technology addiction: Concern, controversy, and finding a balance*. Retrieved from https://www.commonsensemedia.org/sites/default/files/uploads/research/csm_2016_technology_addiction_research_brief_1.pdf.

Guernsey, L., & Levine, M. (2015). *Tap, click, and read: Growing readers in a world of screens*. Jossey-Bass.

Kabali, H., Irigoyen, M., & Nunez-Davis, R. (2016). Exposure and use of mobile media devices by young children. *Pediatrics, 136*(6), 644-650.

Kim, B. (2015). The popularity of gamification in the mobile and social era. *Library Technology Reports, 51*(2), 5-9.

Kleigman, R., Stanton, B., St. Geme, J., Schor, N., & Behrmann, R. (Eds.). (2016). *Nelson textbook of pediatrics* (20th ed.). Elsevier.

Kollmayer, M., Schober, B., & Spiel, C. (2018). Gender stereotypes in education: Development, consequences, and interventions. *European Journal of Developmental Psychology, 15*(4), 361-377. https://doi.org/10.1080/17405629.2016.1193483.

Kollmayer, M., Schultes, M., Schober, B., Hadosi, T., & Spiel, C. (2018). Parent's judgement about desirability of toys for their children: Association with gender role attitude, gender typing of toys, and demographics. *Journal of Sex Roles, 791*, 329-341. https://doi.org/10.1007/s11199-017.

Leifer, G. (2019). *Introduction to maternity & pediatric nursing* (8th ed.). Elsevier Saunders.

McClellan, M. (1984). On their own: Latchkey children. *Pediatric Nursing, 10*(2000), 198-202.

Naglieri, J. (2020). 100 Years of intelligence testing: We can do better. Traditional intelligence tests are outdated and should be replaced by those based on brain function. *APA Newsletter*.

Olitsky, S., Hug, D., Plummer, L., Stahl, E., Ariss, M., & Lindquist, T. (2016). Growth and development of the eye. In R. Kleigman, B. Stanton, J. St Geme, III, N. Schor, & R. Behrman (Eds.), *Nelson textbook of pediatrics* (20th ed.). Elsevier.

Rappley, M., & Kallman, G. (2009). Middle childhood. In W. Carey, A. Crocker, E. Elias, H. Feldman, & W. Coleman (Eds.), *Developmental-behavioral pediatrics* (4th ed.). Saunders.

Reed, J., Hirsch-Pasek, K., & Golinoff, R. (2017). Learning on hold: Cellphones side-track parent-child interactions. *Developmental Psychology, 53*(8), 1428-1436.

Rodesky, J., Christakis, D., Moreno, M., & Cross, C. (2016). Council on communication and media. *Pediatrics, 138*(5), e2162593. https://doi.org/10.1542/peds.2016-2593.

Sege, R., & Siegel, B. (2018). Council on child abuse and neglect and committee on social aspects of child and family health, effective discipline to raise healthy children. *Pediatrics, 142*(6), e20183112. https://doi.org/10.1542/peds.2018-3112.

SIECUS (2020). *The future of sex education initiative 2020: National sex education standard: Core content and skills K-12*. SIECUS Publications.

Sturner, R. (2009). General principles of psychological testing. In W. Carey, A. Crocker, E. Elias, H. Feldman, & W. Coleman (Eds.), *Developmental-behavioral pediatrics* (4th ed.). Saunders.

Substance Abuse and Mental Health Services Administration (2020). Why you should talk with your child about alcohol and other drugs. Retrieved June 14, 2020 from https://www.samhsa.gov/underage-drinking/parent-resources/why-you-should-talk-your-child.

Watkins, O. (2016). Development of the authentic self: An exploration of gender neutral parenting. *Journal of Undergraduate Research School of Education and Childhood, 1*, 21-30. Leeds Beckett University. Retrieved June 15, 2020 from https://www.leedsbeckett.ac.uk/-/media/files/riches/spotlight-volume-1-2016.pdf#page=22.

World Health Organization (2018). *Physical activity*. Retrieved from https://www.who.int/news-room/fact-sheets/detail/physical-activity.

Online Resources

www.SIECUS.org
www.CDC.gov/vaccines/index.HTML
www.Healthychildren.org

10장

ACOG (2016). Committee opinion #653 concerns regarding social media and health issues in adolescents and young adults. Retrieved from https://pubmed.ncbi.nlm.nih.gov/26942388/.

Adelson, S., & Schuster, M. (2016). Gay, lesbian and bisexual behavior. In R. Kleigman, B. Stanton, J. St Geme, III, N. Schor, & R. Behrman (Eds.), *Nelson textbook of pediatrics* (20th ed.). Elsevier.

American Psychiatric Association (2016). What is gender dysphoria? Retrieved July 3, 2020 from https://www.psychiatry.org/patients-families/gender-dysphoria/what-is-gender-dysphoria.

Aoyama, B., & McGrath-Morrow, S. (2020). Vaping: Poisoning a new generation of kids: Vaping and electronic cigarette use in the pediatric population. *Contemporary Pediatrics*, *37*(4), 20–25.

Bockting, W. (2016). Sexual identity development. In R. Kleigman, B. Stanton, J. St Geme, III, N. Schor, & R. Behrman (Eds.), *Nelson textbook of pediatrics* (20th ed.). Elsevier.

Burstein, R. (2016). The epidemiology of adolescent health problems. In R. Kleigman, B. Stanton, J. St Geme, III, N. Schor, & R. Behrman (Eds.), *Nelson textbook of pediatrics* (20th ed.). Elsevier.

Centers for Disease Control and Prevention (2020). Physical activity. Retrieved from https://www.cdc.gov/physicalactivity/index.html.

Cherian, S., Kumar, A., Estrada, Y., & Martin, R. (2020). E cigarette and vaping products associated with lung injury: A review. *American Journal of Medicine*, *133*(6), 657–663. https://pubmed.ncbi.nlm.nih.gov/32179055/.

Cullen, K., Gentzke, A., Sawdey, M., Chang, J., Anic, G., Wang, T., Creamer, M., Jamal, A., Ambrose, B., & King, B. (2019). E cigarette use among youth in US. *JAMA*, *332*, 2095–2103. https://pubmed.ncbi.nlm.nih.gov/31688912/.

Evans-Polce, R., Velez, P., Boyd, C., McCabe, W., & McCabe, C. (2020). Trends in e-cigarette, cigarette, cigar and smokeless tobacco among US adolescents 2014-2018. *American Journal of Public Health*, *110*(2), 163–165.

Holland-Hall, C., & Burstein, G. (2016). The adolescent physical and social development. In R. Kleigman, B. Stanton, J. St Geme, III, N. Schor, & R. Behrman (Eds.), *Nelson textbook of pediatrics* (20th ed.). Elsevier.

Kaljee, L. (2016). Cultural issues in pediatric care. In R. Kleigman, B. Stanton, J. St Geme, III, N. Schor, & R. Behrman (Eds.), *Nelson textbook of pediatrics* (20th ed.). Elsevier.

Kleigman, R., Stanton, B., St. Geme, J., Schor, N., & Behrmann, R. (Eds.). (2016). *Nelson textbook of pediatrics* (20th ed.). Elsevier.

Leifer, G. (2019). *Introduction to maternity & pediatric nursing* (8th ed.). Elsevier.

Lindsey, L. (2020). *Gender roles: A sociological perspective* (6th ed.). Prentice Hall.

Spinks-Franklyn, A. (2019). Teens gone wild: Helping parents navigate adolescent challenges. Presentation October 22, 2019 to AAP Annual Conference & Exhibition, New Orleans, LA. Retrieved from https://www.aappublications.org/news/2019/08/19/nce19wildteensvideo081919.

Stager, R. (2016). Substance abuse. In R. Kleigman, B. Stanton, J. St Geme, III, N. Schor, & R. Behrman

(Eds.), *Nelson textbook of pediatrics* (20th ed.). Elsevier.

WHO (2020). Economic and financing considerations of self-care interventions for sexual and reproductive health and rights summary report. Retrieved from https://www.who.int/reproductivehealth/publications/economic-financing-considerations-self-care-interventions-srhr/en/.

Zimlich, R. (2019). How to help teen parents navigate adolescence. AAP Conference and Exhibition in New Orleans LA. Contemporary Pediatrics News Media October 2019.

Online Resources

www.aap.org/
www.plannedparenthood.org
www.seventeen.com/sexsmarts
www.siecus.org
https://www.contemporarypediatrics.com/
http://teenmentalhealth.org/wp-content/uploads/2019/10/teening-your-parent-LATESTmin-2.pdf

11장

Ainsworth, B., Haskell, W., Whitt, M., Irwin, M., Swartz, A., Strath, S., O'Brien, W., Bassett, D., Schmitz, K., Emplaincourt, D., Jacobs, D., & Leon, A. (2000). Compendium of physical activities: An update of activity codes and MET intensities. *Medicine and Science in Sports and Exercise*, *32*(Suppl 9), S498 - S504. https://doi.org/10.1097/00005768-200009001-00009.

Augustyn, M., Frank, D., & Zuckerman, B. (2009). Infancy and toddler years. In W. Carey, A. Crocker, E. Elias, H. Feldman, & W. Coleman (Eds.), *Developmental-behavioral pediatrics* (4th ed.). Saunders.

Barbieri, R. (2017). The American College of Obstetricians and Gynecologists. Practice bulletin no. 184: Vaginal birth after cesarean delivery. *Obstetric Gynecology*, *130*, 1167. https://doi.org/10.1097/AOG.0000000000002398.

Berger, K. S. (2020). *The developing person through the lifespan* (8th ed). Worth Publishers.

Centers for Disease Control and Prevention (2016). Mean age of mothers is on the rise: United States, 2000-2014. Retrieved from https://www.cdc.gov/nchs/products/databriefs/db232.htm.

Centers for Disease Control and Prevention (2020). *HPV vaccine safety*. Retrieved from https://www.cdc.gov/vaccines/vpd/hpv/hcp/safety-effectiveness.html.

Central Intelligence Agency (2019). *Mother's mean age at first birth*. Retrieved from https://www.cia.gov/the-world-factbook/field/mothers-mean-age-at-first-birth/.

Commons, M., Richards, F., & Armon, C. (1982). *Beyond formal operations: late adolescent and adult cognitive development*. Praeger [classic].

Dong, L., Block, G., & Mandel, S. (2004). Activities contribution to total energy expenditure in US: Results of NHAPS study. *International Journal of Behavioral Nutrition and Physical Activity*, *1*(4), 1 - 4.

Gilligan, T., Lin, D., Aggarwal, R., Chism, D., Cost, N., Derweesh, I. H., Emamekhoo, H., Feldman, D. R., Geynisman, D. M., Hancock, S. L., LaGrange, C., Levine, E. G., Longo, T., Lowrance, W., McGregor, B., Monk, P., Picus, J., Pierorazio, P., Rais-Bahrami, S., & Pluchino, L. A. (2019). Testicular cancer, version 2.2020, NCCN Clinical Practice Guidelines in Oncology. *Journal of the National Comprehensive Cancer Network*, *17*(12), 1529 - 1554. https://doi.org/10.6004/jnccn.2019.0058.

Leifer, G. (2019). *Introduction to maternity & pediatric nursing* (8th ed.). Elsevier.

Levinson, D., Darrow, C., & Klein, E. B. (1978). *The seasons of a man's life*. Knopf [classic].

Lowdermilk, D. L., Perry, S. E., & Bobak, I. M. (2000). *Maternity and women's health care* (7th ed.). Mosby.

Martin, S. J., Sherly, M., & McLeod, M. (2018). Adverse effects of sports supplements in men. *Australian Prescriber, 41*(1), 10 - 13. https://doi.org/10.18773/austprescr.2018.003.

Murstein, B. (1982). Marital choices. In B. Wolman (Ed.), *Handbook of developmental psychology*. Prentice Hall [classic].

Piercy, K., Troiano, R., & Ballard, R. (2018). Physical activity guidelines for Americans. *JAMA, 320*(19), 2020 - 2028.

Rawlins, P., Williams, S., & Beck, C. (1993). *Mental health psychiatric nursing*. Mosby.

Rowe, D., Welsh, G., & Hell, D. (2011). Stride rate recommendations for moderate intensity walking. *Medicine and Science in Sports and Exercise, 43*(2), 312 - 318.

Seigel, R., Miller, K., & Jemal, A. (2019). Cancer statistics, 2019. *CA, A Cancer Journal for Clinicians, 69*(1), 7 - 34.

Smock, P., & Schwartz, C. (2020). The demography of family: A review of pattern and change. *Journal of Marriage and Family, 82*(1), 9 - 34.

Tambo, A., Roshan, A., & Pace, N. (2016). Testosterone and cardiovascular disease. *The Open Cardiovascular Medicine Journal, 10*, 1 - 10. https://doi.org/10.2174/1874192401610010001.

Troino, R. P., Berrigan, D., Dodd, K. W., Mâsse, L. C., Tilert, T., & McDowell, M. (2008). Physical activity in the US measured by accelerometer. *Medicine and Science in Sports and Exercise, 40*(1), 181 - 188.

U.S. Preventive Services Task Force (2020). *A and B recommendations*. Retrieved from https://www.uspreventiveservicestaskforce.org/uspstf/recommendation-topics/uspstf-and-b-recommendations.

United States Department of Health and Human Services (2018). Physical guidelines for Americans (2nd ed.). Retrieved from https://health.gov/sites/default/files/2019-09/Physical_Activity_Guidelines_2nd_edition.pdf. U.S. Department of Health and Human Services/U.S. Department of Agriculture, 2015-2020.

Online Resources

https://www.dietaryguidelines.gov/sites/default/files/2020-12/Dietary_Guidelines_for_Americans_2020-2025.pdf

https://oldwayspt.org/traditional-diets/latin-american-diet/latin-american-diet-pyramid

https://www.uspreventiveservicestaskforce.org/uspstf/recommendation-topics/uspstfand-b-recommendations

www.cancer.org

www.cdc.gov/ncipc/dvp/youpt/datviol.htm

12장

Adlin, E. V. (2020). Age-related low testosterone. *Annals of Internal Medicine, 172*(2), 151 - 152. https://doi.org/10.7326/M19-3815.

American Psychological Association (2020). Sandwich generation moms feeling the squeeze. Retrieved June 16, 2020 from https://www.apa.org/helpcenter/sandwich-generation.

Brickwood, K. J., Watson, G., O'Brien, J., & Williams, A. D. (2019). Consumer-based wearable activity trackers increase physical activity participation: Systematic review and meta-analysis. *Journal of Medical*

Internet Research mHealth and uHealth, 7(4), e11819. https://doi.org/10.2196/11819.

Crimmins, E., Shim, H., Zhang, Y., & Kim, J. (2019). Differences between men and women in mortality and the health dimensions of the morbidity process. *Clinical Chemistry*, *65*(1), 135–145. https://doi.org/10.1373/clinchem.2018.288332.

Erikson, E. (1994). *The life cycle completed: a review*. WW Norton.

Harvard Men's Health Watch (2019). Mars vs. Venus: The gender gap in health. Retrieved June 16, 2020 from https://www.health.harvard.edu/newsletter_article/mars-vs-venus-the-gender-gap-in-health.

Levinson, D., Darrow, C., & Klein, E. (1978). *The seasons of a man's life*. Knopf.

Malone, J. C., Liu, S. R., Vaillant, G. E., Rentz, D. M., & Waldinger, R. J. (2016). Midlife Eriksonian psychosocial development: setting the stage for late-life cognitive and emotional health. *Developmental Psychology*, *52*(3), 496–508. https://doi.org/10.1037/a0039875.

Masters, W., Johnson, V., & Kolodny, R. (1986). *Masters and Johnson on sex and human loving*. Little Brown [classic].

Mukhalalati, B., & Taylor, A. (2019). Adult learning theories in context: A quick guide for healthcare professional educators. *Journal of Medical Education and Curricular Development*, *6*. https://doi.org/10.1177/2382120519840332.

National Cancer Institute (2018). Menopausal hormone therapy and cancer. Retrieved June 16, 2020 from https://www.cancer.gov/about-cancer/causes-prevention/risk/hormones/mht-fact-sheet.

Newton, N., Vandewater, E., & Stewart, A. (2016). Stagnation: is it the dark side of generativity? *The Gerontologist*, *56*(3), 243.

Thomas, H. N., Hamm, M., Hess, R., & Thurston, R. (2015). Correlates of sexual activity and satisfaction in midlife and older women. *Annals of Family Medicine*, *13*(4), 336–342. https://doi.org/10.1370/afm.1820.

Thomas, H. N., Hamm, M., Hess, R., & Thurston, R. (2018). Changes in sexual function among midlife women: "I'm older and I'm wiser.". *Menopause*, *25*(3), 286–292. https://doi.org/10.1097/GME.0000000000000988.

U.S. Preventive Services Task Force (2020). Screening recommendations. Retrieved June 16, 2020 from https://www.uspreventiveservicestaskforce.org/uspstf/topic_search_results?category%5B%5D=All&searchterm=screening.

World Health Organization (2020). Sexual and reproductive health. Retrieved June 16, 2020 from https://www.who.int/reproductivehealth/topics/sexual_health/sh_definitions/en/.

Online Resources

https://www.cdc.gov/cancer/breast/basic_info/risk_factors.htm

https://www.mayoclinic.org/healthy-lifestyle/mens-health/basics/mens-health/hlv-20049438

www.nlm.nih.gov/medlineplus/hormonereplacementtherapy.html

13장

Administration for Community Living (2018). 2017 profile of older Americans. Retrieved July 12, 2020 from https://acl.gov/sites/default/files/Aging%20and%20Disability%20in%20America/2017OlderAmericansProfile.pdf.

American Psychiatric Association. (2013). *Diagnostic and statistical manual of mental disorders* (5th ed.). American Psychiatric Publishing.

American Psychological Association (2020). Memory changes in older adults. Retrieved July 3, 2020 from https://www.apa.org/research/action/memory-changes.

Anderson, M., & Perrin, A. (2017). *Tech adoption climbs among older adults*. Pew Research Center. Retrieved July 24, 2020 from https://www.pewresearch.org/internet/2017/05/17/tech-adoption-climbs-among-older-adults/.

Britannica (2020). Old age. Retrieved July 28, 2020 from https://www.britannica.com/science/old-age.

Burns, E., & Ramakrishna, K. (2018). Deaths from falls among persons aged ≥65 years - United States, 2007-2016. *MMWR Morbidity and Mortality Weekly Report*, *67*, 509-514.

Butler-Browne, G., Mouly, V., Bigot, A., & Trollet, C. (2018). *How muscles age, and how exercise can slow it*. The Scientist. Retrieved July 3, 2020 from https://www.the-scientist.com/features/how-muscles-age--and-how-exercise-can-slow-it-64708.

Ewing, J. (1984). Detecting alcoholism: the CAGE questionnaire. *JAMA*, *252*, 1905-1907. [classic].

Goldin, A., Weinstein, B. E., & Shiman, N. (2020). How do medical masks degrade speech perception? *Hearing Review*, *27*(5), 8-9. Retrieved September 17, 2020 from https://www.hearingreview.com/hearing-loss/health-wellness/how-do-medical-masks-degrade-speech-reception.

Havighurst, R. (1974). *Developmental tasks and education*. David McKay [classic].

Khoury, R., Chakkamparambil, B., Chibnall, J., Rajamanickam, J., Kumar, A., & Grossberg, G. (2020). Diagnostic accuracy of the SLU AMSAD scale for depression in older adults without dementia. *Journal of the American Medical Directors Association*, *21*(5), 665-668.

Mandsager, K., Harb, S., & Cremer, P. (2018). Association of cardiorespiratory fitness with long-term mortality among adults undergoing exercise treadmill testing. *JAMA*, *1*(6), e183605. https://doi.org/10.1001/jamanetworkopen.2018.3605.

Mather, M., Scommegna, P., & Kilduff, L. (2019). *Fact sheet: aging in the United States*. Population Reference Bureau. Retrieved July 24, 2020 from https://www.prb.org/aging-unitedstates-fact-sheet/.

Merriam-Webster (n.d.). Senior citizen. Retrieved July 28, 2020 from https://www.merriam-webster.com/dictionary/senior%20citizen.

Munsterman, E. (2020). Our aging patients: Are we prepared? *Gastroenterology Nursing*, *43*(4), 320-321.

National Council for Aging Care (2020). Alcohol abuse amongst the elderly: a complete guide. Retrieved July 24, 2020 from https://aging.com/alcohol-abuse-amongst-the-elderly-a-complete-guide/.

National Institutes of Health (NIH), National Institute on Aging (2017). Facts about aging and alcohol. Retrieved July 24, 2020 from https://www.nia.nih.gov/health/facts-about-aging-and-alcohol.

National Institutes of Health (NIH), National Institute on Alcohol Abuse and Alcoholism (2014). Harmful interactions, mixing alcohol with medicines. Retrieved July 24, 2020 from https://pubs.niaaa.nih.gov/publications/Medicine/medicine.htm.

Pew Research Center (2020). More older Americans are working and working more, than they used to. Retrieved July 3, 2020 from https://www.pewresearch.org/fact-tank/2016/06/20/more-older-americans-are-working-and-working-more-than-they-used-to/.

Reas, E., Laughlin, G., Bergstrom, J., Kritz-Silverstein, D., Richard, E., Barrett-Connor, E., & McEvoy, L. (2019). Lifetime physical activity and late-life cognitive function: The Rancho Bernardo study. *Age and Ageing*, *48*(2), 241-246. https://doi.org/10.1093/ageing/afy188.

Ryan, C., & Bauman, K. (2016). Educational attainment in the United States: 2015. US Census Bureau. Retrieved July 12, 2020 from https://www.census.gov/content/dam/Census/library/publications/2016/

demo/p20–578.pdf.

Thomson Healthcare. (2007). *PDR for herbal medicines* (4th ed.). Thomson Reuters.

United States Department of Health and Human Services (USDHHS) Administration for Community Living (2018). 2017 Profile of older Americans. Retrieved July 3, 2020 from https://acl.gov/sites/default/files/Aging%20and%20Disability%20in%20America/2017OlderAmericansProfile.pdf.

US Department of Health and Human Services (2011). Evidence–based practices KIT: knowledge information transformation guide to EBPs. Treatment of depression in older adults evidence–based practices (EBP) KIT. Retrieved July 3, 2020 from https://store.samhsa.gov/product/Treatment–Depression–Older–Adults–Evidence–Based–Practices–EBP–Kit/SMA11–4631.

US Preventative Services Task Force (2020). Recommendation topics A and B recommendations. Retrieved July 12, 2020 from https://www.uspreventiveservicestaskforce.org/uspstf/recommendation–topics/uspstf–and–b–recommendations#:~:text=Main%20navigation,–Home&text=The%20USPSTF%20recommends%201%2Dtime,years%20who%20have%20ever%20smoked.&text=The%20USPSTF%20recommends%20screening%20for,who%20are%20overweight%20or%20obese.

USPSTF Grade Definitions. Retrieved July 25, 2020 from https://www.uspreventiveservicestaskforce.org/uspstf/grade–definitions.

Vespa, J. (2019). The graying of America: more older adults than kids by 2035. The U.S. joins other countries with large aging populations. US Census Bureau. Retrieved July 24, 2020 from https://www.census.gov/library/stories/2018/03/graying–america.html.

Vespa, J., Engelberg, J., & He, W. (2020). *Old housing, new needs: are U.S. homes ready for an aging population? P23–217.* U.S. Department of Commerce, U.S. Census Bureau. Retrieved July 24, 2020 from https://www.census.gov/content/dam/Census/library/publications/2020/demo/p23–217.pdf.

Online Resources

https://adaa.org/

https://store.samhsa.gov/product/Treatment-Depression-Older-Adults-Evidence-Based-Practices-EBP-Kit/SMA11-4631.

https://www.abct.org/Home/

https://www.census.gov/library/publications.html

www.aagponline.org/proffacts_mh.asp

www.agingstats.gov

www.DHHS.gov/aging

14장

Alvis, B., & Hughes, C. (2016). Physiology considerations in the geriatric patient. *Anesthesiology Clinics, 33*(3), 447–456. https://doi.org/10.1016/j.anclin.2015.05.003.

Amarya, S., Singh, K., & Sabharwal, M. (2018). *Aging process and physiological changes*. Intechopen. https://doi.org/10.5772/intechopen.76249. Retrieved July 31, 2020 from https://www.intechopen.com/books/gerontology/ageing–process–and–physiological–changes.

American Psychological Association (2016). Geropsychology: it's your future. Retrieved August 6, 2020 from https://www.apa.org/pi/aging/resources/geropsychology.

American Psychological Association (2020). Older adults health and age–related changes. Retrieved August

2, 2020 from https://www.apa.org/pi/aging/resources/guides/older.

AssistedLivingToday (2020). 5 must–have home modifications for seniors aging in place. Retrieved August 3, 2020 from https://assistedlivingtoday.com/blog/home–modifications–for–seniors–aging–in–place/.

Blackburn, P., Wilkins–Ho, M., & Wiese, B. (2017). Depression in older adults: diagnosis and management. *BC Medical Journal*, *59*(3), 171–177. Retrieved August 2, 2020 from https://bcmj.org/articles/depression–older–adults–diagnosis–and–management.

Butler, R. (1969). Age–ism: Another form of bigotry. *Gerontologist*, *9*(4), 243–246. [classic].

Centers for Disease Control (2020). Recommended adult immunization schedule. Retrieved August 2, 2020 from https://www.cdc.gov/vaccines/schedules/downloads/adult/adult–combined–schedule.pdf.

Chia, C., Egan, J., & Ferrucci, L. (2018). Age–related changes in glucose metabolism, hyperglycemia, and cardiovascular risk. *Circulation Research*, *123*(7), 886–904. https://doi.org/10.1161/CIRCRESAHA.118.312806.

Coxwell, K. (2017). Growing old is optional! More stories of amazing accomplishments by people older than you. Retrieved July 28, 2020 from https://www.newretirement.com/retirement/growing–old–is–optional–more–stories–of–amazing–accomplishments–by–people–older–than–you/.

Crossman, A. (2020). *Disengagement theory*. Retrieved from https://www.thoughtco.com/disengagement–theory–3026258.

Cummings, E., & Henry, W. (1961). *Growing old*. Basic Books [classic].

Dengarden (2019). Elderly care house design for our old age–elderly care home. Retrieved August 3, 2020 from https://dengarden.com/safety/Home–Design–Ideas–for–Our–Old–Age.

Dhingra, I., De Sousa, A., & Sonavane, S. (2016). Sexuality in older adults: clinical and psychological dilemmas. *Journal of Geriatric Mental Health*, *3*(2), 131–139. https://doi.org/10.4103/2348–9995.195629.

Dodig, S., Cepelak, I., & Pavic, I. (2019). Hallmarks of senescence and aging. *Biochemia Medica*, *29*(3), 030501. https://doi.org/10.11613/BM.2019.030501.

Duffin (2020). Population of the United States by sex and age 2019. Statistica. Retrieved August 3, 2020 from https://www.statista.com/statistics/241488/population–of–the–us–by–sex–and–age/#:~:text=Population%20of%20the%20United%20States%20by%20sex%20and,and%2024–years–old%20in%20the%20United%20States%20in%202019.

Fernandez, J., Rodriguez–Vallejo, M., Martinez, J., Tauste, A., & Pinero, D. (2018). From presbyopia to cataracts: a critical review on dysfunctional lens syndrome. *Journal of Ophthalmology*. Article ID 4318405. https://doi.org/10.1155/2018/4318405.

Gladyshev, V. (2014). The free radical theory of aging is dead. Long live the damage theory! *Antioxidants & Redox Signaling*, *20*(4), 727–731. https://doi.org/10.1089/ars.2013.5228.

Halli–Tierney, A., Scarbrough, C., & Carroll, D. (2019). Polypharmacy: evaluating risks and deprescribing. *American Family Physician*, *100*(1), 32–38. Retrieved August 2, 2020 from https://www.aafp.org/afp/2019/0701/p32.html.

Harvard Health (2018). Sexually transmitted disease? At my age? Retrieved July 31, 2020 from https://www.health.harvard.edu/diseases–and–conditions/sexually–transmitted–disease–at–my–age.

Health Research Funding (2020). The activity theory of aging explained. Retrieved August 3, 2020 from https://healthresearchfunding.org/the–activity–theory–of–aging–explained/.

Illiades, C. (2020). *A healthy sex life after angioplasty*. Healthgrades. Retrieved August 6, 2020 from https://www.healthgrades.com/right–care/angioplasty/a–healthy–sex–life–after–angioplasty.

Lee, S., Shih, S., Leu, Y., Chang, W., Lin, H., & Ku, H. (2017). Implications of age–related changes in anatomy for geriatric–focused difficult airways. *International Journal of Gerontology*, *11*(3), 130–133.

Leung, E., Wongrakpanich, S., & Munshi, M. (2018). Diabetes management in the elderly. *Diabetes Spectrum, 31*(3), 245 – 253. https://doi.org/10.2337/ds18–0033.

Levine, H. (2019). How your eyes change with age. Retrieved August 3, 2020 from https://www.aarp.org/health/conditions–treatments/info–2019/eye–changes–with–age.html.

Lohler, J., Cebulla, M., Shehata–Dieler, W., Volkenstein, S., Volter, C., & Walther, L. (2019). Hearing impairment in old age, detection, treatment, and associated risks. *Deutsches Arzteblatt International, 116*(17), 301 – 310. https://doi.org/10.3238/arztebl.2019.0301.

Mancino, R., Martucci, A., Cesareo, M., Giannini, C., Corasaniti, M., Bagetta, G., & Nucci, C. (2019). Glaucoma and Alzheimer disease: One age–related neurodegenerative disease of the brain. *Current Neuropharmacology, 16*(7), 971 – 977. https://doi.org/10.2174/1570159X16666171206144045.

Masters, W., & Johnson, V. (1976). *The pleasure bond*. Bantam [classic].

McPhee, J., French, D., Jackson, D., Nazroo, J., Pendleton, N., & Degens, H. (2016). Physical activity in older age: perspectives for healthy ageing and frailty. *Biogerontology, 17*, 567 – 580. https://doi.org/10.1007/s10522–016–9641–0.

Metzger, E. (2017). Ethics and intimate sexual activity in long–term care. *AMA Journal of Ethics, 19*(7), 640 – 648. https://doi.org/10.1001/journalofethics.2017.19.7.ecas1–1707.

National Council on Aging (2020). Older Americans Act. Retrieved August 2, 2020 from https://www.ncoa.org/public–policy–action/older–americans–act/.

National Institutes of Health. (2017). *Sexuality in later life*. National Institute on Aging. Retrieved August 3, 2020 from https://www.nia.nih.gov/health/sexuality–later–life.

National Institutes of Health (2019). Diabetic retinopathy. National Eye Institute. Retrieved August 3, 2020 from https://www.nei.nih.gov/learn–about–eye–health/eye–conditions–and–diseases/diabetic–retinopathy.

Patton, K. T. (2018). *Anatomy & physiology* (10th ed.). Mosby.

Pillemer, K., Burnes, D., Riffin, C., & Lachs, M. (2016). Elder abuse: global situation, risk factors, and prevention strategies. *The Gerontologist, 56*(Suppl 2), S194 – S205. https://doi.org/10.1093/geront/gnw004.

Queen, N., Hassan, Q., & Cao, L. (2020). Improvements to healthspan through environmental enrichment and lifestyle interventions: where are we now? *Frontiers in Neuroscience, 14*. https://doi.org/10.3389/fnins.2020.00605.

Sanderson, W., Scherbov, S., & Gerland, P. (2017). Probabilistic population aging. *PLoS One, 12*(6), e0179171. https://doi.org/10.1371/journal.pone.0179171.

Shanbhag, S., Nayak, A., Nayayan, R., & Nayak, U. (2019). Anti–aging and sunscreens: Paradigm shift in cosmetics. *Advanced Pharmaceutical Bulletin, 9*(3), 348 – 359. https://doi.org/10.1571/apb.2019.042.

TCPI (2020). Understanding the lighting needs of the aging eye. Retrieved August 3, 2020 from https://www.tcpi.com/lighting–aging–eye–understanding–lighting–need–growing–population/.

The Helping Home (2019). Alexa for seniors: 21 extremely practical ways older adults can use Amazon Echo devices. Retrieved August 3, 2020 from https://thehelpinghome.com/alexa–for–seniors–21–extremely–practical–ways–older–adults–can–use–amazon–echo/.

Trzewikoswki de Lima, G., & De Gaspari, E. (2019). Study of the immune response in the elderly: is it necessary to develop a vaccine against *Neisseria meningitidis* for the aged? *Journal of Aging Research, 2019*, 9287121. https://doi.org/10.1155/2019/9287121.

U.S. Census Bureau (2017). American Community Survey. Retrieved August 3, 2020 from https://www.census.gov/acs/www/data/data–tables–and–tools/narrative–profiles/2017/report.php?geotype=nation&usVal=us.

U.S. Department of Health and Human Services National Institute on Aging (2016). Elder abuse. Retrieved August 2, 2020 from https://www.nia.nih.gov/health/elder-abuse.

U.S. Department of Health and Human Services National Institutes of Health, National Institute on Aging (2020). Aging in place: Growing older at home. Retrieved August 6, 2020 from https://www.nia.nih.gov/health/aging-place-growing-older-home.

U.S. Department of Health and Human Services National Institutes of Health, National Institute on Aging (2017). How to choose a nursing home. Retrieved August 3, 2020 from https://www.nia.nih.gov/health/how-choose-nursing-home#:~:text=%20How%20to%20Choose%20a%20Nursing%20Home%20,the%20nursing%20director.%20The%20Medicare%20Nursing..%20More%20.

United States Department of Health and Human Services (2020). Healthy People 2030. Retrieved from https://health.gov/healthypeople.

United States Department of Justice (n.d.). Elder abuse and elder financial exploitation statutes. Retrieved August 6, 2020 from https://www.justice.gov/elderjustice/prosecutors/statutes?page=8.

US Preventative Services Task Force (2020). Recommendation topics A and B recommendations. Retrieved July 12, 2020 from https://www.uspreventiveservicestaskforce.org/uspstf/recommendation-topics/uspstf-and-b-recommendations#:~:text=Main%20navigation,-Home&text=The%20USPSTF%20recommends%201%2Dtime,years%20who%20have%20ever%20smoked.&text=The%20USPSTF%20recommends%20screening%20for,who%20are%20overweight%20or%20obese.

Vanhaelen, Q. (2019). Non-programmed (non-adaptive) aging theories. Retrieved July 31, 2020 from https://www.researchgate.net/profile/Quentin_Vanhaelen/publication/333609513_Non-programmed_Nonadaptive_Aging_Theories/links/5cf8ecd0299bf1fb185bca9b/Non-programmed-Nonadaptive-Aging-Theories.pdf.

Westerhof, G., Bohlmeijier, E., & McAdams, D. (2017). The relation of ego integrity and despair to personality traits and mental health. *Journals of Gerontology*, *72*(3), 400-407. https://doi.org/10.1093/geronb/gbv062.

World Health Organization (2020). Sexual and reproductive health. Retrieved August 6, 2020 from https://www.who.int/reproductivehealth/topics/sexual_health/conceptual_elements/en/.

Zugich, J. (2018). The twilight of immunity: Emerging concepts of aging of the immune system. *Nature Immunology*, *19*, 10-19. https://doi.org/10.1038/s41590-017-0006-x.

Online Resources

https://www.ahrq.gov/prevention/guidelines/index.html

https://www.cdc.gov/violenceprevention/elderabuse/index.html

https://www.guidelinecentral.com/summaries/sexuality-in-the-older-adult-in-evidencebased-geriatric-nursing-protocols-for-best-practice/#section-396

https://www.mhanational.org/preventing-suicide-older-adults

https://www.nimh.nih.gov/about/directors/thomas-insel/blog/2010/the-under-recognized-public-health-crisis-of-suicide.shtml

15장

American Academy of Family Physicians (2020). Advance directives and do not resuscitate orders. Retrieved August 4, 2020 from https://familydoctor.org/advance-directives-and-do-not-resuscitate-orders/.

American Cancer Society (n.d.). Coping with the loss of a loved one. Retrieved August 2, 2020 from https://www.cancer.org/content/dam/CRC/PDF/Public/6036.00.pdf.

American Psychological Association (2020). When your child is diagnosed with chronic illness. Retrieved August 2, 2020 from https://www.apa.org/topics/chronic-illness-child.

American Association for Retired Persons (2020). https://www.aarp.org/home-family/friends-family/info-2020/when-loved-one-dies-checklist.html.

Barbus, A. (1975). The dying patient's bill of rights. *American Journal of Nursing*, *75*, 99.

Bates, A., & Kearney, J. (2015). Understanding death with limited experience in life: dying children's and adolescents' understanding of their own terminal illness and death. *Current Opinion in Supportive and Palliative Care*, *9*(1), 40-45. https://doi.org/10.1097/SPC.0000000000000118.

Bluebond-Langner, M. (1996). *In the shadow of illness: Parents of siblings of the chronically ill child*. Princeton University Press.

Coyle, N., Manna, R., Johnson Shen, M., Banerjee, S., Penn, S., Pehrson, C., Krueger, C., Maloney, E., Zaider, T., & Bylund, C. (2015). Discussing death, dying, and end-of-life goals of care: A communication skills training module for Oncology nurses. *Clinical Journal of Oncology Nursing*, *19*(6), 697-702. https://doi.org/10.1188/15.CJON.697-702.

Everplans (2020). What's a POLST (Physicians Orders for Life Sustaining Treatment)? Retrieved August 2, 2020 from https://www.everplans.com/articles/whats-a-polst-physicians-orders-for-life-sustaining-treatment.

Feifel, F. (1977). *The meaning of death to children: new meanings of death*. McGraw-Hill [classic].

Fletcher, J., Mailick, M., Song, J., & Wolfe, B. (2013). A sibling death in the family: common and consequential. *Demography*, *50*(3), 803-826. https://doi.org/10.1007/s13524-012-0162-4.

Fritscher, L. (2020). *Helping your child with the fear of death. What parents should know about thanatophobia*. VeryWellMind. Retrieved August 4, 2020 from https://www.verywellmind.com/fear-of-death-in-children-2671783.

Giger, J., & Haddad, L. (2020). *Transcultural nursing: assessment and intervention* (8th ed.). Elsevier.

Kübler-Ross, E. (1969). *On death and dying: what the dying have to teach doctors, nurses, clergy and their families*. Macmillan [classic].

Kinney, M., Brooks-Brunn, J., Molter, N., Byars, S., Dunbar, S., & Vitello-Cicciu, J. (1998). *AACN clinical reference for critical care nursing* (4th ed.). Mosby.

Legalzoom (2020). What is a durable power of attorney? Retrieved August 4, 2020 from https://www.legalzoom.com/articles/what-is-a-durable-power-of-attorney.

Legalzoom (2020). What is a living will? Retrieved August 4, 2020 from https://www.legalzoom.com/knowledge/living-will/topic/what-is-a-living-will.

National Institutes of Health. (2020). *Palliative care in cancer*. National Cancer Institute. Retrieved August 2, 2020 from https://www.cancer.gov/about-cancer/advanced-cancer/care-choices/palliative-care-fact-sheet#what-is-palliative-care.

Oates, J., & Maani, C. (2020). *Death and dying*. StatPearls. Retrieved August 2, 2020 from https://www.ncbi.nlm.nih.gov/books/NBK536978/.

ProCon (2019). States with legal physician-assisted suicide. Retrieved August 2, 2020 from https://euthanasia.procon.org/states-with-legal-physician-assisted-suicide/.

ProCon (2020). Euthanasia and physician-assisted suicide around the world. Retrieved August 2, 2020 from https://euthanasia.procon.org/euthanasia-physician-assisted-suicide-pas-around-the-world/.

Renz, M., Reichmuth, O., Bueche, D., Traichel, B., Schuett Mao, M., Cerny, T., & Strasser, F. (2018). Fear, pain, denial, and spiritual experiences in dying process. *American Journal of Hospice & Palliative Care*, *35*(3), 478–491. https://doi.org/10.1177/1049909117725271.

Scholten, G., Bourguignon, S., Delanote, A., Vermeulen, B., Van Boxem, G., & Schenmakers, B. (2018). Advance directive: does the GP know and address what the patient wants? Advance directive in primary care. *BMC Medical Ethics*, *19*, 58. https://doi.org/10.1186/s12910-018-030502.

Stanford Children's Health (2020). A child's concept of death. Retrieved August 4, 2020 from https://www.stanfordchildrens.org/en/topic/default?id=a-childs-concept-of-death-90-P03044.

Stroebe, H., Hansson, R., Stroebe, W., & Schut, H. (2001). *Handbook of bereavement research: consequences, coping and care*. American Psychological Association.

Taghiabadi, M., Kavosi, A., Mirhafez, S., Keshvari, M., & Mehrabi, T. (2017). The association between death anxiety with spiritual experiences and life satisfaction in elderly people. *Electronic Physician*, *9*(3), 3980–3985. https://doi.org/10.19082/3980.

Timm, H. (2020). *It seems people don't fear death, as much as they fear the process of dying*. Discover Society. Retrieved August 2, 2020 from https://discoversociety.org/2018/02/06/it-seems-people-dont-fear-death-as-much-as-they-fear-the-process-of-dying/.

U.S. Department of Health and Human Services (2020). *Advance care planning: healthcare directives*. National Institute on Aging. Retrieved from https://www.nia.nih.gov/health/advance-care-planning-healthcare-directives.

World Health Organization (2020). WHO definition of palliative care. Retrieved August 2, 2020 from https://www.who.int/cancer/palliative/definition/en/.

Zeng, Y., Wang, C., Ward, K., & Hume, A. (2018). Complementary and alternative medicine in hospice and palliative care: A systematic review. *Journal of Pain and Symptom Management*, *56*(5), 781–794. Retrieved August 2, 2020 from https://www.jpsmjournal.com/article/S0885-3924(18)30390-7/pdf.

Online Resources

https://www.aarp.org/home-family/friends-family/info-2020/when-loved-one-dieschecklist.html

https://www.apa.org/pi/aging/programs/eol.

https://www.scholastic.com/parents/books-and-reading/raise-a-reader-blog/7-touchingbooks-to-help-kids-understand-death-and-grief.html

www.aacn.nche.edu/ELNEC/index.htm

www.AmericanHospice.org

16장

American Psychological Association (2020). Grief: Coping with the loss of your loved one. Retrieved August 6, 2020 from https://www.apa.org/topics/grief.

Art Therapy Resources (2020). Case study: Using art therapy for a client who is grieving. Retrieved August 6, 2020 from https://arttherapyresources.com.au/case-study-grief/.

Axelrod, J. (2020). *The 5 stages of grief & loss*. Psychcentral. Retrieved August 6, 2020 from https://psychcentral.com/lib/the-5-stages-of-loss-and-grief/.

Bowlby, J. (1960). Grief and mourning in infancy and early childhood. *Psychoanalytic Study of the Child*, *15*, 9–52. [classic].

Bowlby, J. (1980). *Attachment and loss* (vol 3). Basic Books [classic].

Bridges to Recovery (2020). What are the signs of complicated grief disorder? Retrieved August 6, 2020 from https://www.bridgestorecovery.com/complicated-grief/signs-complicated-grief-disorder/.

Centers for Disease Control (2020). Cases in the U.S. Retrieved August 4, 2020 from https://www.cdc.gov/coronavirus/2019-ncov/cases-updates/cases-in-us.html.

Centers for Disease Control and Prevention (2020). Funeral guidance. Retrieved August 6, 2020 from https://www.cdc.gov/coronavirus/2019-ncov/daily-life-coping/funeral-guidance.html.

Centre for the Grief Journey (2018). Theories of grief. Retrieved August 6, 2020 from https://griefjourney.com/startjourney/for-professionals-and-caregivers/articles-for-professionals-and-caregivers/theories-of-grief/.

Cherry, B., & Jacob, S. (2019). *Contemporary nursing issues, trends, & management* (8th ed.). Elsevier.

Erikson, E. (1994). *The life cycle completed: A review*. WW Norton.

Everplans (2020). Funeral traditions of different religions. Retrieved August 6, 2020 from https://www.everplans.com/articles/funeral-traditions-of-different-religions.

Feiler, B. (2020). *Life is in the transitions*. Penguin Press.

Freud, S. (1917). Mourning and melancholia. *The Standard Edition of the Complete Psychological Works of Sigmund Freud*, *14*, 1914-1916.

Funeralwise (2020). Funeral customs by religion, ethnicity, and culture. Retrieved August 6, 2020 from https://www.funeralwise.com/customs/.

Gesi, C., Carmassi, C., Cerveri, G., Carpita, B., Cremone, I., & Dell'Osso, L. (2020). Complicated grief: What to expect after the Coronavirus pandemic. *Frontiers in Psychiatry*, *11*, 489. https://doi.org/10.3389/fpsyt.2020.00489.

Giger, J., & Haddad, L. (2020). *Transcultural nursing: assessment and intervention* (8th ed.). Elsevier.

Hamilton, I. (2016). Understanding grief and bereavement. *British Journal of General Practice*, *66*(651), 523. https://doi.org/10.3399/bjgp16X687325.

Kübler-Ross, E. (1969). *On death and dying: what the dying have to teach doctors, nurses, clergy and their families*. Macmillan [classic].

Legacy Staff (2019). *Sympathy and condolence advice*. Retrieved from https://www.legacy.com/news/sympathy-and-condolence-advice/.

Linde, K., Treml, J., Steinig, J., Nagl, M., & Kersting, A. (2017). Grief interventions for people bereaved by suicide: A systematic review. *PLoS One*, *12*(6), e0179496. https://doi.org/10.1371/journal.pone.0179496.

Mayo Clinic (2020). Pregnancy loss: How to cope. Retrieved August 6, 2020 from https://www.mayoclinic.org/diseases-conditions/pregnancy-loss-miscarriage/in-depth/pregnancy-loss/art-20047983.

Mental Health America (2020). Helping children cope with loss. Retrieved August 6, 2020 from https://www.mhanational.org/helping-children-cope-loss.

Meyers, L. (2016). *Grief: going beyond death and stages*. Counseling Today. Retrieved August 6, 2020 from https://ct.counseling.org/2016/10/grief-going-beyond-death-stages/.

National Institutes of Health, National Institute of Mental Health (n.d.). Helping children and adolescents cope with disasters and other traumatic events: What parents, rescue workers, and the community can do. Retrieved August 6, 2020 from https://www.nimh.nih.gov/health/publications/helping-children-and-adolescents-cope-with-disasters-and-other-traumatic-events/index.shtml.

Potts, L. (2020). *What to do when a loved one dies*. American Association of Retired People. Retrieved August 6, 2020 from https://www.aarp.org/home-family/friends-family/info-2020/when-loved-one-dies-checklist.html.

Raab, D. (2019). *Creative ways of dealing with the loss of a loved one*. Psychology Today. Retrieved August

6, 2020 from https://www.psychologytoday.com/us/blog/the-empowerment-diary/201912/creative-ways-dealing-the-loss-loved-one.

Renz, M., Reichmuth, O., Bueche, D., Traichel, B., Schuett Mao, M., Cerny, T., & Strasser, F. (2018). Fear, pain, denial, and spiritual experiences in dying process. *American Journal of Hospice & Palliative Care*, *35*(3), 478 – 491. https://doi.org/10.1177/1049909117725271.

Rodriguez-Prat, A., Monforte-Royo, C., Porta-Sales, J., Escribano, X., & Balaguer, A. (2016). Patient perspectives of dignity, autonomy and control at the end of life: Systematic review and meta-ethnography. *PLoS One*, *11*(3), e0151435. https://doi.org/10.1371/journal.pone.0151435.

Schonfeld, D., & Demaria, T. (2016). Supporting the grieving child and family. *Pediatrics*, *105*(2), 445. https://doi.org/10.1542/peds.2016-2147.

Schulz, R. (1978). *The psychology of death, dying and bereavement*. Addison-Wesley [classic].

Sinclair, S., Beamer, K., Hack, T., McClement, S., Raffin Bouchal, S., Chochinov, H., & Hagen, N. (2016). Sympathy, empathy, and compassion: a grounded theory study of palliative care patients' understandings, experiences, and preferences. *Palliative Medicine*, *31*(5), 437 – 447. https://doi.org/10.1177/0269216316663499.

Smith, M., Robinson, L., & Segal, J. (2019). Coping with grief and loss. Retrieved August 6, 2020 from https://www.helpguide.org/articles/grief/coping-with-grief-and-loss.htm?pdf=13250.

St. Elizabeth Health Care (2020). Types of grief and loss. Elizz. Retrieved August 6, 2020 from https://elizz.com/caregiver-resources/types-of-grief-and-loss/.

The Dougy Center (2020). *Help for young adults*. Retrieved from https://www.dougy.org/grief-resources/help-for-young-adults/.

Vasquez, A. (2020). Situational vs. maturational loss: What is the difference? Retrieved August 6, 2020 from https://www.joincake.com/blog/situational-loss-maturational-loss/.

Weir, K. (2018). Healing the wounds of pregnancy loss. *Monitor on Psychology*, *49*(5), 26. Retrieved August 6, 2020 from https://www.apa.org/monitor/2018/05/pregnancy-loss.

Wojcieszek, A., Shepherd, E., Middleton, P., Lassi, Z., Wilson, T., Murphy, M., Heazell, A., Ellwood, D., Silver, R., & Flenady, V. (2018). Care prior to and during subsequent pregnancies following stillbirth for improving outcomes. *Cochrane Database of Systematic Reviews*, *12*(12), CD012203. https://doi.org/10.1002/14651858.CD012203.pub2.

Zakeri, L. (2020). *Students coping with grief & loss at school*. Retrieved from https://www.accreditedschoolsonline.org/resources/managing-grief/.

Zhai, Y., & Du, X. (2020). Loss and grief amidst COVID-19: A path to adaptation and resilience. *Brain, Behavior, and Immunity*, *87*, 80 – 81. https://doi.org/10.1016/j.bbi.2020.04.053.

Zisook, S., & Reynolds, C. (2017). Complicated grief. *Focus*, *15*(4), 12s – 13s. https://doi.org/10.1176/appi.focus.154S14.

Online Resources

https://www.aarp.org/relationships/love-sex/info-11-2010/naked_truth_broken_heart.html

https://www.legacy.com/news/sympathy-and-condolence-advice/

www.adec.org

www.compassionbooks.com

www.nmha.org/reassurance/childcoping.cfm

색인

Index

ㄷ

ㄹ

ㅁ

ㅇ

ㅈ

ㅊ

ㅋ

ㅌ

ㅍ

ㅎ

A

B

C

D

E

F

G

H

I

L

M

N

O

P

R

S

T

V

W

Y

Z